Geschichte der MEDIZIN

Von der Antike bis zum Jahr 2020

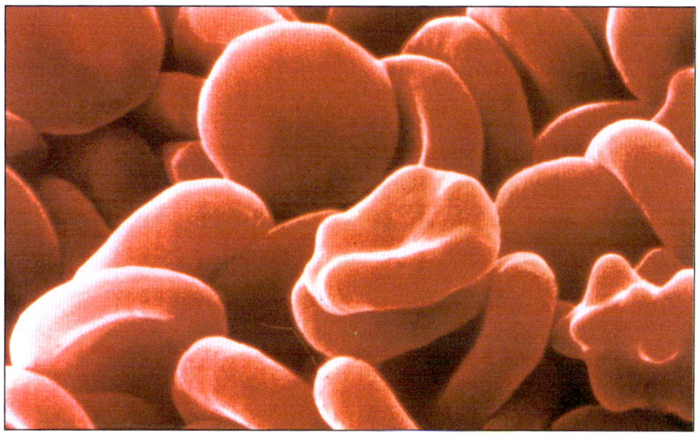

Für Dorothy und Edgar Duin
und für Geoffrey Sutcliffe und Mish

Geschichte der MEDIZIN

VON DER ANTIKE BIS ZUM JAHR 2020

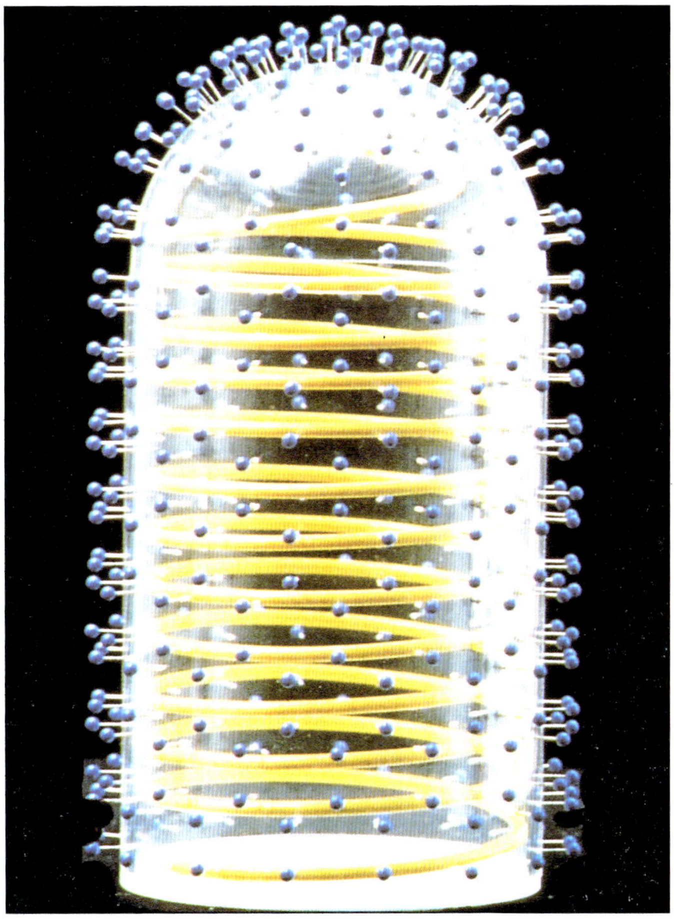

VORWORT VON

PROFESSOR HERO VAN URK

NANCY DUIN / JENNY SUTCLIFFE

AUS DEM ENGLISCHEN VON SEBASTIAN VOGEL

vgs

Dieses Buch ist als Darstellung interessanter Fakten und Aspekte der Geschichte und einer denkbaren Zukunft der Medizin zu betrachten. Es sollte nicht als Grundlage für eine Selbstdiagnose oder -behandlung herangezogen werden. Im Krankheitsfalle suchen Sie bitte Ihren Arzt auf.

Die Deutsche Bibliothek – CIP-Einheitsaufnahme
Duin, Nancy:
Geschichte der Medizin : von der Antike bis zum Jahr 2020 / Nancy Duin ; Jenny Sutcliffe. Vorw. von Hero van Urk. Aus dem Engl. von Sebastian Vogel. – Köln : vgs, 1993
Einheitssacht.: A history of medicine <dt.>
ISBN 3-8025-1267-7
NE: Sutcliffe, Jenny:

Titel der englischen Originalausgabe:
A History of Medicine,
erschienen bei Simon & Schuster Ltd,
London 1992

Umschlaggestaltung: PRO NOVO Designstudio, Wuppertal
Lektorat: Marcus Reckewitz, Bonn
Satz: ICS Communikations-Service GmbH, Bergisch Gladbach
Druck und Bindung: Graficromo SA
Printed in Spain
ISBN 3-8025-1267-7

Inhalt

Vorwort

WER WIE ICH IM AUSGEHENDEN 20. Jahrhundert lebt und arbeitet und mit einem gewissen Gefühl der Spannung dem 21. entgegensieht, versteht vielleicht nur schwer, warum ich eine neue Geschichte der Medizin begrüße. Ich verbringe mein Leben ohnehin schon vergraben in einer Flut gelehrter medizinischer Fachzeitschriften, gewichtiger Lehrbücher und seltsamer medizinischer Atlanten. Warum also sollte ich als praxisorientierter Chirurg auf die Geschichte der Medizin zurückblicken und mir die Zeit nehmen, mich mit den Neuerern früherer Zeiten vertraut zu machen?

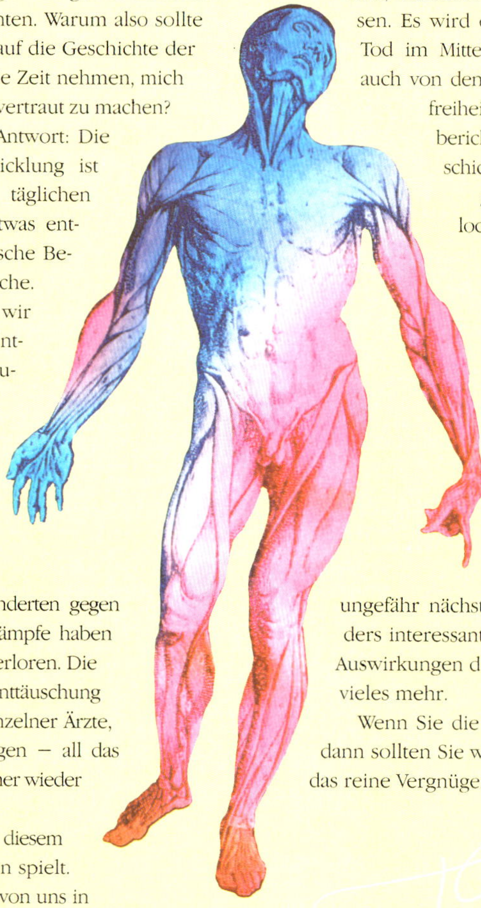

Darauf gibt es eine einfache Antwort: Die Kenntnis der historischen Entwicklung ist wichtig, und wenn ich der täglichen Informationsflut entgehen und etwas entspannen will, dann ist die historische Betrachtung genau das, was ich brauche. Sie ist sogar unabdingbar, wenn wir versuchen wollen, gegenwärtige Entwicklungen zu verstehen und zukünftige vorauszusagen – genau wie Politiker die Lehren aus alten und neuen Kriegen beherzigen sollten, wenn sie die Konflikte der Zukunft lösen oder vermeiden wollen. Die Verhältnisse sind analog, denn die Menschen kämpfen seit Jahrhunderten gegen die Krankheit – manche dieser Kämpfe haben wir gewonnen, andere haben wir verloren. Die Geschichte solcher Kämpfe, die Enttäuschung der Forscher, die Hartnäckigkeit einzelner Ärzte, die Siege, aber auch die Niederlagen – all das sollte nach meiner Überzeugung immer wieder erzählt und gelehrt werden.

Am reizvollsten finde ich aber an diesem Buch, daß es auf mehreren Ebenen spielt. Es enthält Tatsachen für diejenigen von uns in der Medizin, die historische Orientierungspunkte suchen, es hat darüber hinaus aber auch einen hohen Unterhaltungswert, nicht nur für Mediziner, sondern auch für das allgemeine Lesepublikum, und das in einer Weise, wie es meines Wissens noch nie zuvor versucht wurde. Die Autoren nehmen den Leser mit auf eine faszinierende Reise durch die Jahrhunderte und Kontinente, mit Geschichten von Aberglauben, Tapferkeit, Seltsamkeiten, außergewöhnlichen Persönlichkeiten, Beharrlichkeit gegenüber dem Unwahrscheinlichen, Verfolgung und Begeisterung.

Sie werden auf den folgenden Seiten von den schrecklichen Irrtümern und von den Erfolgen der Medizin im alten Griechenland, im Römischen Reich und im frühen Mittelalter lesen. Es wird davon die Rede sein, wie der Schwarze Tod im Mittelalter die Bevölkerung dezimierte, aber auch von den Triumphen wie der Narkose, der Keimfreiheit, der Impfungen und der Antibiotika wird berichtet werden. Doch es ist nicht nur die Geschichte der Siege und Niederlagen und der großen Männer und Frauen: Zu dem verlockenden Abenteuer, das die Entwicklung der Medizin war, gehörten auch Erscheinungen wie Dogmatismus, der sich auf religiöse oder politische Macht stützte, sowie Unehrlichkeit und Betrug.

Eine weitere reizvolle und einzigartige Besonderheit dieses Buches wird in seinem Untertitel deutlich: »Von der Antike bis zum Jahr 2020«. Bedeutende Wissenschaftler und Ärzte geben jeweils für ihr Fachgebiet einen faszinierenden Ausblick auf die Entwicklung der Medizin der ungefähr nächsten 30 Jahre. Das erscheint mir besonders interessant, denn es umfaßt zum Beispiel auch die Auswirkungen der Genkartierung, der Überalterung und vieles mehr.

Wenn Sie die GESCHICHTE DER MEDIZIN interessiert, dann sollten Sie weiterlesen, und Sie werden sehen: Es ist das reine Vergnügen!

Hero van Urk,
Professor für Chirurgie,
Leiter der Abteilung für Gefäßchirurgie,
Erasmus-Universität Rotterdam
Sekretär der Europäischen Gesellschaft für Gefäßchirurgie

Morgan Samuel Editions möchte allen danken, die zum Entstehen dieses Buches beigetragen haben; sie sind auf Seite 256 im einzelnen aufgeführt. Besonders danken wir dem bekannten Medizinhistoriker Professor Sir John Dewhurst für seine vielen hilfreichen und konstruktiven Anmerkungen zum Text.

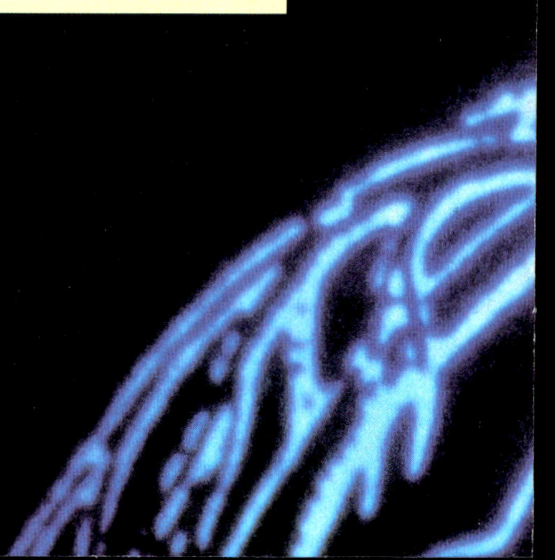

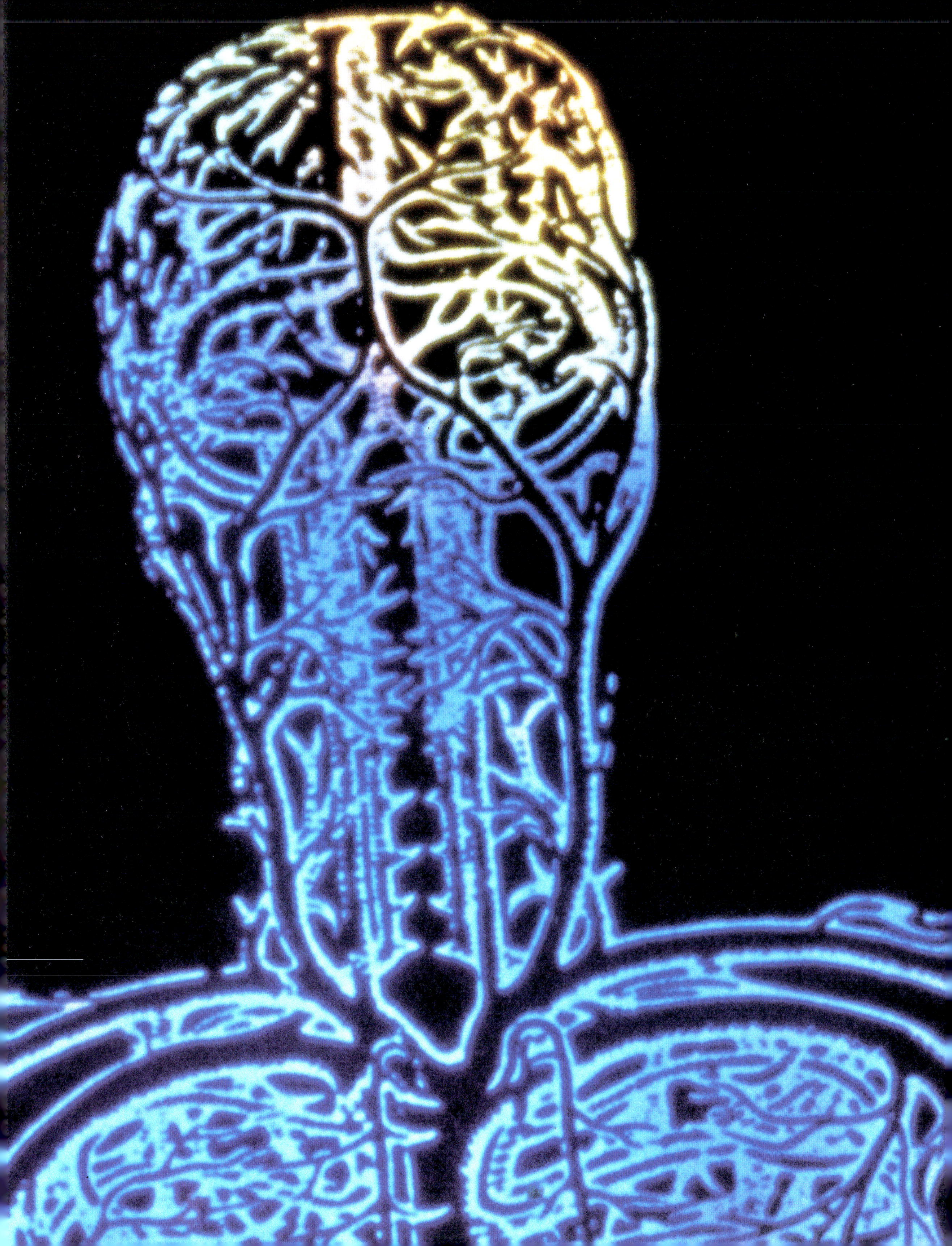

1 Die Anfänge der Medizin

Die Geschichte der Medizin beginnt mit Kampf – mit dem Kampf ums Überleben und um das Verstehen einer Welt, die sich für ihre ersten menschlichen Bewohner so darstellte, als würde sie von den Launen geheimnisvoller Mächte regiert. Jahrtausendelang betrieben die Menschen eine Art primitiver Krankheitsvorbeugung, indem sie die Götter durch Gebete und Opfer besänftigten – sehr viel mehr konnten sie nicht tun.

Nach und nach sammelte sich ein Wissensschatz an, der sich auf zufällige Beobachtungen und das Prinzip von Versuch und Irrtum gründete. Wenn man böse Geister für die Ursache von Krankheiten hielt, dann war es doch verständlich, einem Menschen, der an rasenden Kopfschmerzen litt, ein Loch in den Schädel zu bohren, um der Ursache der Beschwerden einen »Ausweg« anzubieten. Ohne zu ahnen, daß dadurch manchmal der Schädelinnendruck tatsächlich beseitigt wurde, war man einfach zufrieden damit, daß die Methode hin und wieder wirkte.

Langsam, in kleinen Schritten, nahm die Zivilisation Gestalt an, und damit stieg auch der Umfang der medizinischen Kenntnisse. Die alten Ägypter behalfen sich zunächst mit Zaubersprüchen und ihrer psychotherapeutischen Wirkung. Dann schrieb der Babylonier Hammurabi die Methoden der Medizin nieder. Als nächstes wurden im jüdischen Recht Vorschriften für Ernährung und Hygiene niedergelegt.

Die ersten Versuche, Medizin als Wissenschaft zu betreiben, entwickelten sich, mehr oder weniger gleichzeitig, in Griechenland, Indien und China. Es brach ein goldenes Zeitalter an, doch schon bald wurde es hinweggefegt: durch den Fall Roms, durch die Horden der Barbaren und durch die Zerstörung der Schatzkammer antiker Gelehrsamkeit in Alexandria. Das düstere Mittelalter der Medizin begann. Das Licht des Wissens wurde in der islamischen Welt des Nahen Ostens am Leben erhalten. Als die Mauren Spanien eroberten und die Kreuzritter im Heiligen Land kämpften, kehrten lange vergessene, mittlerweile weiterentwickelte Erkenntnisse ins Abendland zurück.

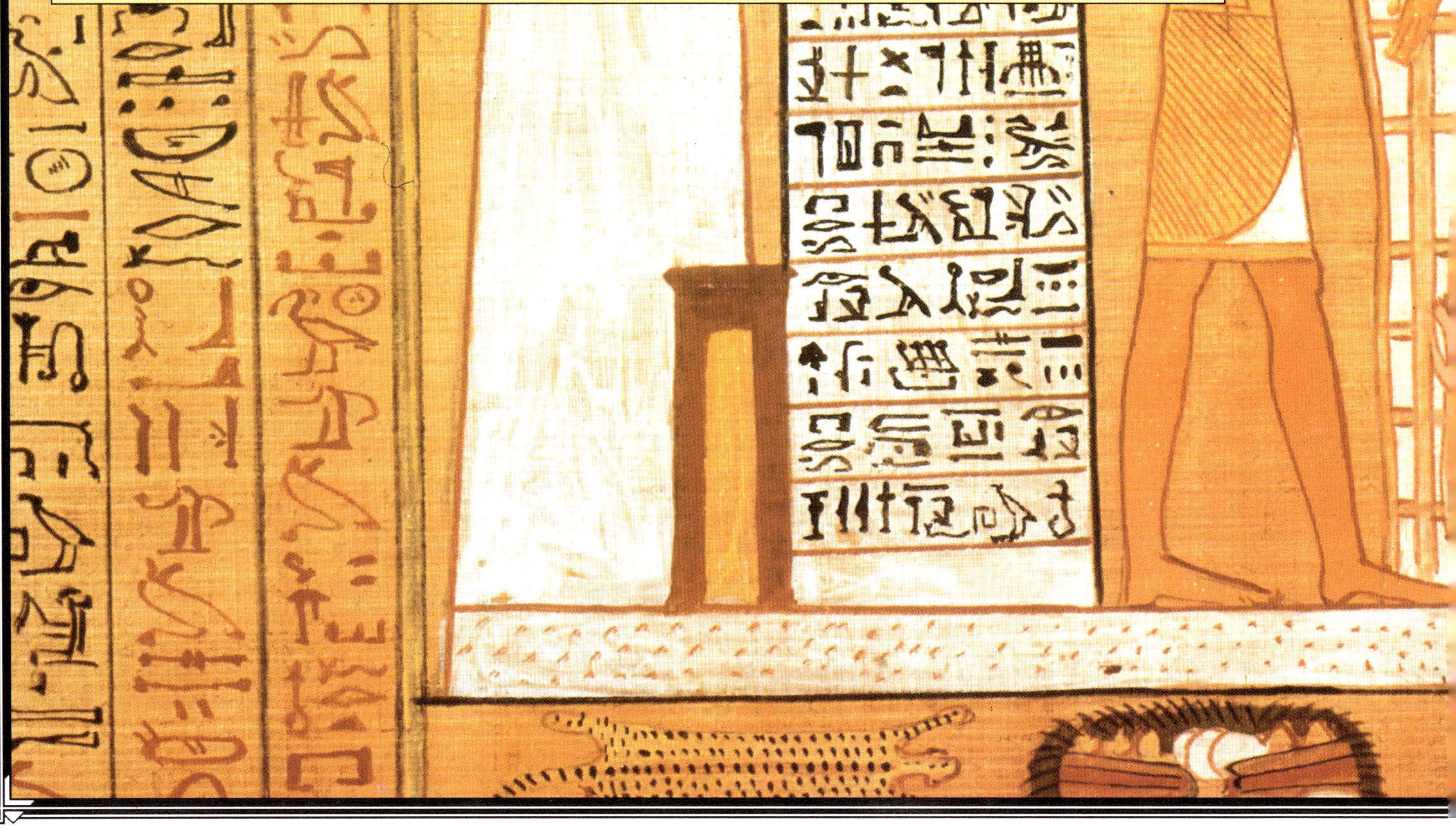

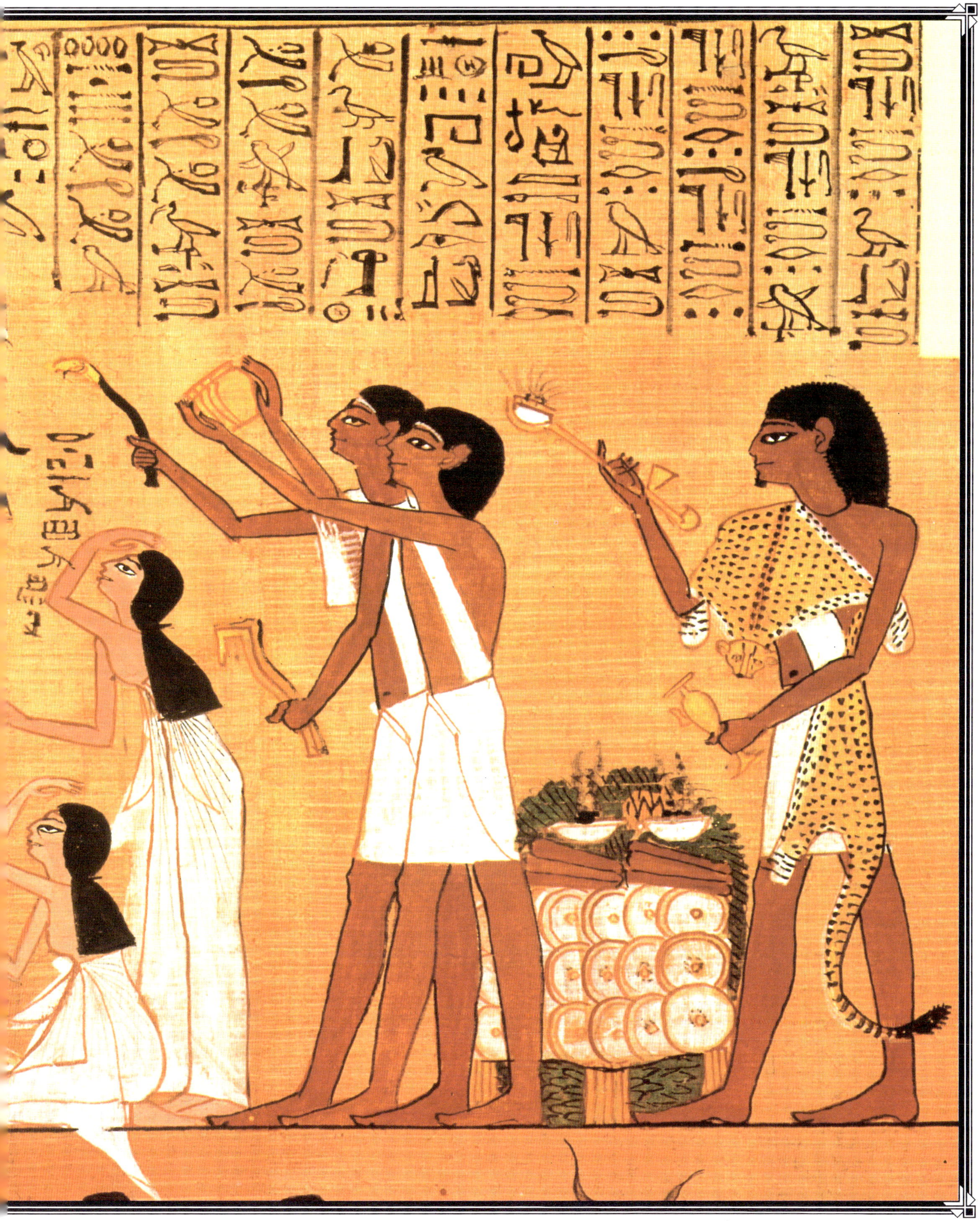

OBEN: *Ägyptische Priesterärzte (aus dem Totenbuch des Hunefer, ca. 1310 v. Chr.)*

Gesundheit in der Frühgeschichte

Der Kampf ums Überleben

Die durchschnittliche Lebenserwartung betrug bei Frauen 30 Jahre, bei Männern 35 Jahre

ALS MENSCH GEBOREN zu werden, war für unsere Vorfahren in prähistorischer Zeit ein Glücksfall. Tiere verloren bis zu 80 Prozent ihrer Nachkommen schon bei der Geburt oder kurz danach. Menschen dagegen konnten 70 bis 80 Prozent ihrer Kinder großziehen. Manche Menschen lebten sogar über das fortpflanzungsfähige Alter hinaus – was bei Tieren höchst ungewöhnlich ist –, und diese Lebensverlängerung stellte einen wichtigen Anpassungsvorteil dar.

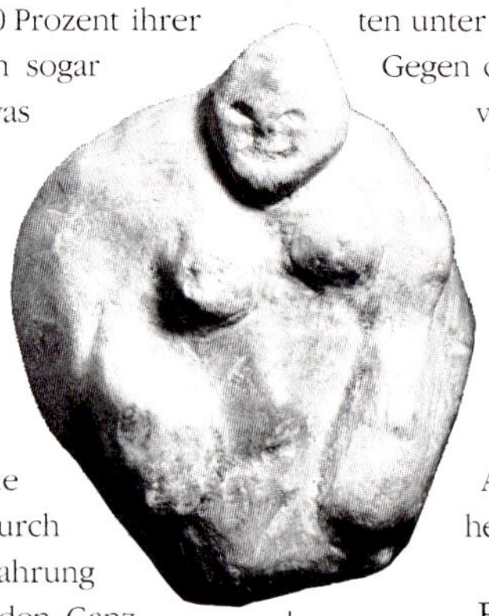

Vermutlich litten unsere primitiven Vorfahren an weniger Krankheiten als wir in der Industriegesellschaft. Die frühen Sammler und Jäger waren jedoch Erkrankungen ausgesetzt, hervorgerufen von Organismen, die im menschlichen Körper überleben und durch Berührung, Niesen, Atem oder verseuchte Nahrung auf andere Gruppenmitglieder übertragen wurden. Ganz obenan standen Infektionen durch Bakterien und Einzeller, die den Darm besiedeln (einige davon erzeugten Ruhr). Auch Viren, darunter die Herpeserreger, und Darmwürmer waren bei den Menschen der Frühzeit Krankheitsursachen.

»Zufällige« Infektionen mit Organismen, deren Lebenszyklus normalerweise in Tieren ablief, entstanden durch den Umgang mit Wild, das geschlachtet und gegessen wurde. Die Jäger kamen mit Tollwut, Toxoplasmose, Milzbrand, Tetanus, Trichinose und vielen anderen Krankheiten in Berührung. Auch die Umwelt barg Gefahren: In Afrika übertrugen Tsetsefliegen die Trypanosomen, Parasiten, die die Schlafkrankheit verursachen. Zecken übertrugen Viren, und anaerobe Bakterien im Erdboden erzeugten unter anderem Wundbrand und Botulismus.

Gegen die Erreger vieler Krankheiten, die im Körper ständig vorhanden waren, wurden die Menschen nach und nach immun, so daß die Erkrankungen milder verliefen. Die Infektion mit einem Erreger, der Menschen nur gelegentlich befiel und gegen den sie deshalb keine Abwehrkräfte besaßen, konnte jedoch verheerende Folgen haben.

Soweit man weiß, gab es in dieser Frühzeit vermutlich keine Krankheiten, die uns heute unbekannt sind. Allerdings wird mancher, heute relativ harmlose Krankheitsverlauf damals sehr viel aggressiver gewesen sein.

Ein hartes und gefährliches Leben

Die Menschen der ersten Nomadenstämme waren dennoch verblüffend gesund, von hohem Wuchs und ausgestattet mit guten Zähnen. Männer erreichten ein Durchschnittsalter von 35 Jahren, Frauen starben durchschnittlich fünf Jahre früher. Diese Differenz war nicht nur eine Folge der Schwangerschaften und der

Das fehlende Wissen der prähistorischen Menschen um die grundlegenden Vorgänge von Leben, Geburt und Tod wurde durch rituelle Symbole ersetzt. OBEN: *Eine Fruchtbarkeitsgöttin.* UNTEN: *Eine Jagdszene.*

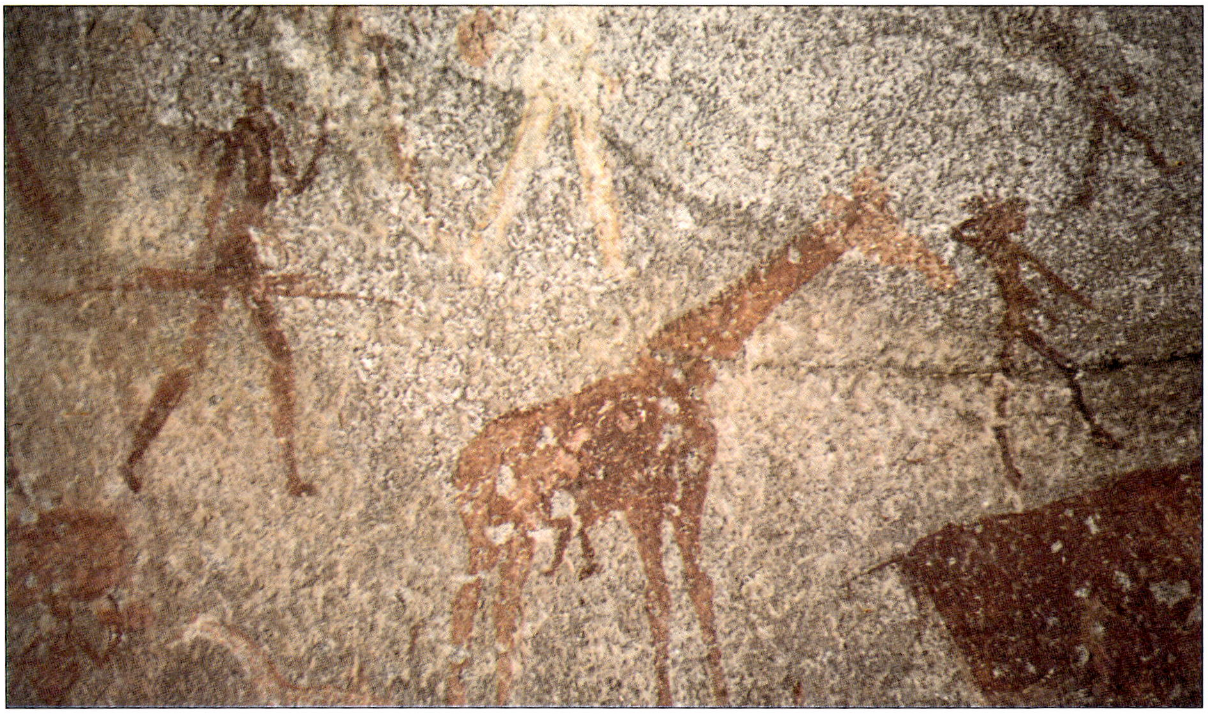

Gefahren bei der Entbindung, sondern auch durch die sonstigen Aufgaben der Frauen bedingt: Sie verlegten die Lagerplätze, trugen schwerste Lasten, sammelten Nahrungsmittel und kochten.

Die Ursachen für die geringe Lebenserwartung dieser Menschen waren weniger die verbreiteten Krankheiten, als vielmehr ihr hartes Nomadenleben, extreme Klimabedingungen und Krieg. Archäologische Funde einer Ausgrabungsstätte am Nil bewiesen, daß dort vermutlich fast die Hälfte der Bevölkerung gewaltsam starb.

In der mittleren Steinzeit (etwa 8000 v. Chr.), als die ersten Menschen nach und nach seßhaft wurden, ging die durchschnittliche Körpergröße offenbar zurück. Dies mag auf eine weniger reichhaltige Ernährung zurückzuführen gewesen sein, aber möglicherweise waren es auch die Auswirkungen neuer Infektionskrankheiten.

Erste Siedlungen

Um 5000 v. Chr. waren viele Nomadenstämme seßhaft geworden. Anfangs kam das der Gesundheit zugute, und die Lebenserwartung stieg, besonders bei den Frauen, denn die Belastungen des Wanderlebens fielen weg; hinzu kam, daß die Krankenpflege einfacher wurde. Auch die Nahrungsversorgung war gesichert, und so konnten die Menschen immer mehr Abwehrkräfte gegen verbreitete Infektionskrankheiten entwickeln. Aber die Seßhaftigkeit hatte für die Gesundheit auch Nachteile. Mit zunehmendem Handel kamen auch mehr Krankheiten in Umlauf. Ein weiteres Problem stellten die Anhäufung von menschlichen Abfällen und das enge Zusammenleben mit Haustieren dar. Der Unrat zog Ratten und andere krankheitsübertragende Tiere an, und die Menschen wurden immer wieder von Parasiten befallen, beispielsweise von den Erregern der Bilharziose (Schistosomiasis).

Als man Land für den Ackerbau rodete, verloren nichtmenschliche Primaten ihren Lebensraum. Diese Tiere waren die wichtigsten Wirte der Mücken und der von ihnen übertragenen Malariaparasiten und Gelbfieberviren. Diese Erreger befielen nun statt dessen die Menschen, die sich oft in der Nähe von Sümpfen und Flußläufen niedergelassen hatten, den Brutgebieten der Mücken. Besonders die Malaria übte einen gewaltigen Einfluß auf die weitere Wachstumsentwicklung der Gesellschaften aus.

In der Jungsteinzeit und in der frühen Bronzezeit war die durchschnittliche Körpergröße der Menschen nach wie vor geringer als die ihrer altsteinzeitlichen Vorfahren. Erst heute und nur in den wohlhabenden westlichen Ländern haben die Menschen wieder die durchschnittliche Körpergröße jener Zeit erreicht. Die Ernährung der Menschen in der Jungsteinzeit war nicht besonders vielseitig, sie bestand vor allem aus Getreide.

Als die Bevölkerungsdichte in den Siedlungen um 2000 v. Chr. zunahm, stieg auch die Anzahl der Epidemien von Kinderkrankheiten. Das enge Zusammenleben führte zweifellos auch zu vielen persönlichen Konflikten und Depressionen, den ersten Vorläufern heutiger Streßsymptome.

EIN LOCH IM KOPF

Die prähistorischen Menschen glaubten, Schmerz und Krankheit entstünden außerhalb des Körpers – nicht nur durch Verletzungen, sondern auch durch böse Geister. Geistheiler und Schamanen beschäftigten sich damit, die feindseligen Wesen auszutreiben. Wenn ihnen dies nicht gelang, dann half vielleicht eine Operation.

Bei der Trepanation, einem der wenigen archäologisch belegten medizinischen Verfahren aus prähistorischer Zeit, wurde ein kleines Loch in den Schädel geschnitten, oft mit einem Instrument, das einem Bohrer ähnelte. Auf diese Weise behandelte man Kopfschmerzen, Epilepsie und manche Formen der Geisteskrankheit. Diese Behandlungsmethode wandte man auf der ganzen Welt an, im Gallien und Böhmen der Jungsteinzeit ebenso wie in Nordafrika, Asien, Tahiti, Neuseeland und Südamerika.

Besonders verbreitet war die Trepanation im alten Peru – dort benutzte man scharfe Messer aus Obsidian, Stein und Bronze. Man hat Schädel mit bis zu fünf Löchern gefunden. Wer die Operation überlebte, dessen Wunde wurde mit Kürbis- oder Muschelschale, Stein oder auch mit Silber oder Gold verschlossen. In Europa trug man die herausgeschnittenen runden Knochenstücke als Amulett.

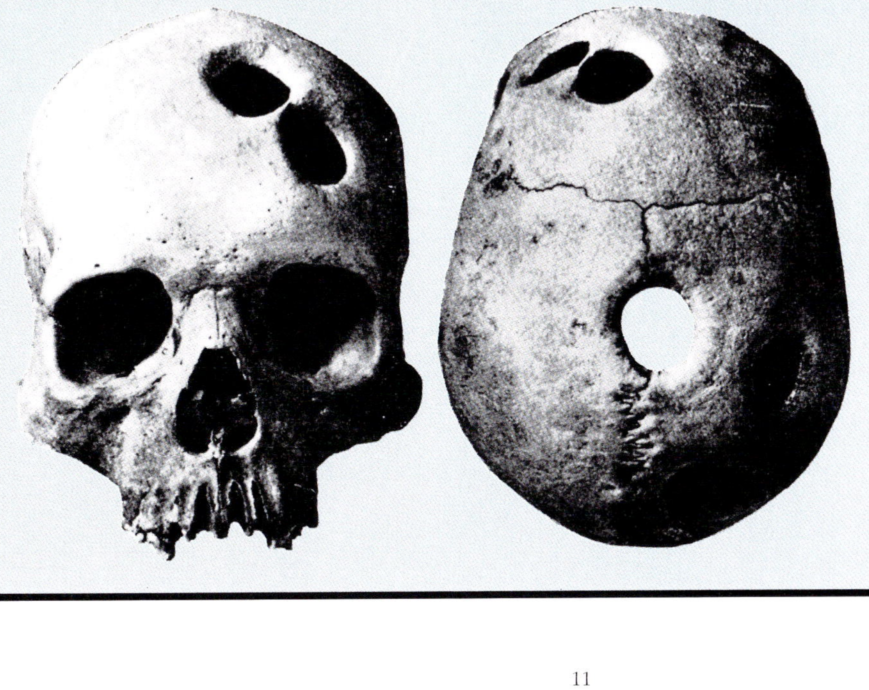

Ein männlicher Schädel aus Patallacta (Peru); man erkennt vier Trepanationslöcher – nach Ansicht von Experten heilten alle Wunden wieder zu.

Medizin im alten Ägypten

Zaubersprüche als Psychotherapie

Sie kämpften mit Huflattich, Zwiebeln und positivem Denken gegen ihre Krankheiten

DIE MENSCHEN, DIE SICH im Niltal niederließen, führten Krankheiten auf böse Geister zurück, die durch Mund, Nase oder Ohren in den Körper eindrangen und die Lebenssubstanz des Opfers vernichteten. Um diese Geister zu bekämpfen, murmelte ein Magier Zaubersprüche und vollzog Austreibungsrituale. Bei Brandverletzungen betupfte er die Wunde mit der Muttermilch einer Frau, die gerade zuvor einen Jungen geboren hatte; außerdem rief er die Göttin Isis an und wiederholte dabei Worte, die sie der Legende nach ausgerufen hatte, um ihren Sohn Horus vor dem Verbrennen zu bewahren: »In meinem Mund ist Wasser, und der Nil ist zwischen meinen Beinen. Ich komme, um das Feuer zu löschen.«

Vom Zauberspruch zur Diagnose

Als die Magier den Zusammenhang zwischen verschiedenen Behandlungsmethoden und dem Verlauf bestimmter Krankheiten erkannten, begannen sie damit, ihre Beobachtungen auf Papyrus festzuhalten. Einige Exemplare existieren noch heute, so zum Beispiel der Papyrus Ebers aus der Zeit um 1550 v. Chr. Diese Schriftstücke, in denen die Medizin zum erstenmal systematisch eingeteilt wird, enthalten »Rezepte« zur Behandlung bestimmter Krankheiten und Symptome. Der Papyrus Ebers führt

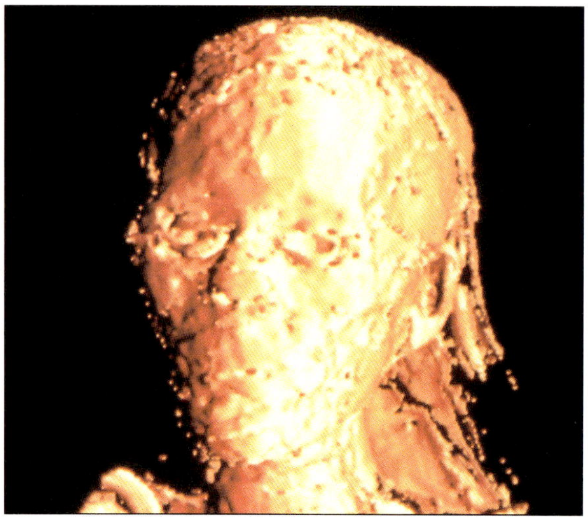

OBEN: *Ta-bes, eine mumifizierte ägyptische Sängerin. Die räumliche Darstellung wurde erst durch die Computertomographie möglich, mit der man den Gesundheitszustand vor ihrem Tod untersuchen wollte.*

21 Methoden zur Behandlung von Husten auf; zusammen mit anderen Papyri werden mindestens 15 Baucherkrankungen sowie 29 Augen- und 18 Hautleiden beschrieben.

Im Medizinerberuf entwickelten sich nach und nach drei Zweige: Erstens die Ärzte, die eine Heilung mit der inneren und äußeren Anwendung von Arzneien versuchten. Sie benutzten eine Vielzahl verschiedener Mittel, von Lattich und Zwiebeln

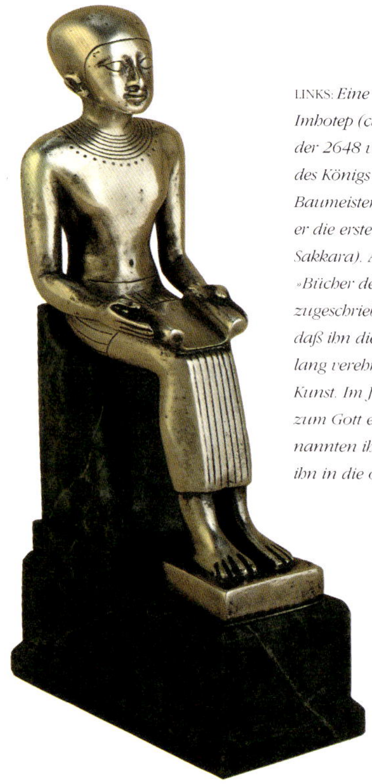

LINKS: *Eine Statue des Ärztegottes Imhotep (ca. 600 v. Chr.). Imhotep, der 2648 v. Chr. starb, war Ratgeber des Königs Djoser und königlicher Baumeister (möglicherweise entwarf er die erste Stufenpyramide in Sakkara). Auch das religiöse Werk »Bücher der Weisheit« wird ihm zugeschrieben. Aber der Grund dafür, daß ihn die Menschen 2000 Jahre lang verehrten, war seine ärztliche Kunst. Im Jahr 535 v. Chr. wurde er zum Gott erklärt. Die Griechen nannten ihn Asklepios und reihten ihn in die olympische Götterwelt ein.*

bis zu Alaun, Nilpferdfett und menschlichen Exkrementen. Als zweites gab es die Chirurgen (im Papyrus Ebers die Priester Sachmets), die vor allem äußere Verletzungen, Brüche und Verrenkungen behandelten. Den Bauch öffneten sie zwar nie, aber sie nahmen äußere Operationen vor, zum Beispiel Beschneidungen, das Öffnen von Furunkeln und das Herausschneiden von Zysten. Dazu benutzten sie raffinierte Messer, Zangen und Sonden. Wunden brannten sie mit glühenden Eisen aus.

Geist über Materie

Den dritten Zweig der ägyptischen Medizin repräsentierten die Zauberer und Geistheiler, die das Böse mit Beschwörungen und Amuletten bekämpften.

Ärzte, Chirurgen und Geistheiler teilten die Krankheiten übereinstimmend in drei Gruppen ein: »Ich werde die Krankheit behandeln« bedeutete Aussicht auf Heilung. »Ich werde mit der Krankheit kämpfen« hieß, daß eine Heilung schwierig war. Und dann gab es noch die »unheilbare Krankheit«. Bei den Krankheiten der beiden letzten Kategorien, vor allem bei der dritten, hielt man den Einsatz übernatürlicher Kräfte für das Nützlichste. Bei manchen Leiden galt die Anweisung »du sollst deine Hand nicht an so etwas legen«. Solchen Fällen begegnete man weder mit einer Operation noch mit heilenden Medikamenten, sondern lediglich mit lindernden Arzneien und Zaubersprüchen sowie der Kraft des positiven Denkens.

HEILUNG AUS DEM TOTENREICH

Durch die Praxis des Mumifizierens erwarben die Ägypter weit weniger anatomische Kenntnisse, als man zunächst annehmen könnte. Sie entfernten zwar den Inhalt von Bauch und Brustkorb (mit Ausnahme des Herzens, das an seinem Platz blieb) und konnten deshalb viele innere Organe unterscheiden, doch man ging dabei sehr grob vor und untersuchte nicht deren Anordnung. Die Bedeutung des Herzens war nicht bekannt – man betrachtete es zwar als den Sitz der Intelligenz und des Lebens überhaupt –, aber das Prinzip des Blutkreislaufs hatte man nicht erkannt.

Die Mumifizierung hatte dennoch eine tiefgreifende, allerdings eher indirekte Wirkung auf die Entwicklung der medizinischen Wissenschaft. Das Aufschneiden von Leichen war in Ägypten ein vertrauter Ritus und öffnete damit ungewollt der Forschung die Türen, denn später erlaubten die ptolemäischen Herrscher Ägyptens (320–30 v. Chr.) ihren griechischen Ärzten, den menschlichen Körper durch Sezieren systematisch zu studieren (s. Seite 19).

Viele Jahrhunderte später soll ein Jude aus Alexandria namens Elmagar Kreuzritter und Sarazenen mit »Mumie« behandelt haben, einem Pulver aus gemahlenen Teilen einbalsamierter Leichen. Die gleiche »Therapie« verwendete im 14. Jahrhundert auch Guy de Chauliac (s. Seite 31), der Chirurg des Papstes Clemens VI. Noch zu Beginn des 16. Jahrhunderts stand »Mumie« in hohem Ansehen. François I. von Frankreich trug stets ein Päckchen bei sich für den Fall eines Unfalls, denn man hielt es für nützlich bei Blutergüssen und Verletzungen, wandte es aber auch innerlich gegen verschiedene Leiden an. Das Pulver, von dem behauptet wurde, es sei aus Mumien hergestellt, stammte in Wirklichkeit von den Leichen gestorbener Sträflinge, die in Asphalt gehüllt an der Sonne getrocknet wurden.

Mumifiziert wurden vereinzelt im Laufe der Jahrhunderte auch einige europäische Herrscher. Die ägyptischen Methoden dienten beispielsweise dazu, die Leichen Heinrichs VI. und Ludwigs XIV. von Frankreich zu konservieren.

Heute verraten uns die ägyptischen Mumien eine Menge über die alten Ägypter selbst. Wie die modernen Paläopathologen entdeckten, litten sie an Blasen-, Nieren- und Gallensteinen, Schistosomiasis (Bilharziose), Gefäßkrankheiten, Blinddarmentzündungen, Brusterkrankungen und zahlreichen Augenleiden. Die rheumatoide Arthritis war so verbreitet, daß man bei fast allen Skeletten Hinweise darauf findet. Dagegen war Karies äußerst selten, und für Krankheiten wie Rachitis oder Syphilis gibt es bisher keine Anhaltspunkte.

UNTEN: *Der dreistufige Vorgang des Mumifizierens begann damit, daß man die inneren Organe entfernte. Herz und Nieren legte man wieder an ihren Platz, die Eingeweide wurden einbalsamiert und in Krügen versiegelt (oben, Mitte). Der Körper ohne innere Organe wurde in Natron gelegt, eine natürliche Verbindung, die viel Salz und das für die Konservierung noch wichtigere Natriumbicarbonat enthält. Das Natron zog die Flüssigkeit aus dem Körper, der anschließend gesäubert und bandagiert wurde. Die Bandagen wurden zahlreich und raffiniert angelegt: Man wickelte Hunderte von Leinenstreifen eng um Gelenke, Gliedmaßen und schließlich um den ganzen Körper. Später stellten die Priester jedoch fest, daß zu viele Bandagen den Zerfall begünstigten, weshalb man diese Form der Mumifizierung aufgab.*

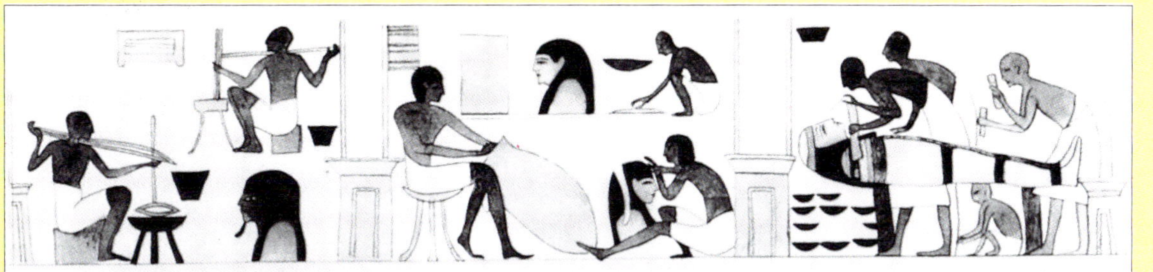

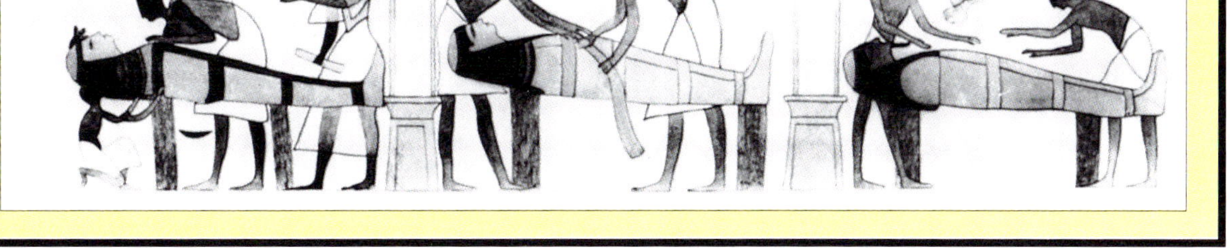

Der fruchtbare Halbmond

Gesetze reglementieren die Medizin

Wenn der Patient bei der Operation starb . . . verlor der Chirurg eine Hand

ALS DIE VORFAHREN DER ÄGYPTER das Niltal besiedelten, hatte der »fruchtbare Halbmond« – das Gebiet des heutigen Iran, Irak, Syrien, Libanon und Israel – schon den Aufstieg und Fall zahlreicher Hochkulturen gesehen. Mesopotamien, das »Zweistromland« zwischen Euphrat und Tigris, war von diesem Auf und Ab besonders betroffen: Dort herrschten nacheinander die Sumerer, Amoriter, Babylonier, Elamiter und Assyrer.

Unsere Kenntnisse über ihre Medizin stammen fast ausschließlich von Tonplatten mit Keilschrift. Die meisten medizinischen Texte gehörten zur Bibliothek Assurbanipals, des unbarmherzigen Assyrerkönigs, der von 668 bis 627 v. Chr. regierte. Von den 20 000 Schrifttafeln, die man 1853 in Ninive bei Mosul im Irak entdeckte, enthielten ungefähr 660 medizinische Texte. Die darin mitgeteilten Kenntnisse waren zu der Zeit, als die Tafeln entstanden, vielfach schon mindestens 1000 Jahre alt.

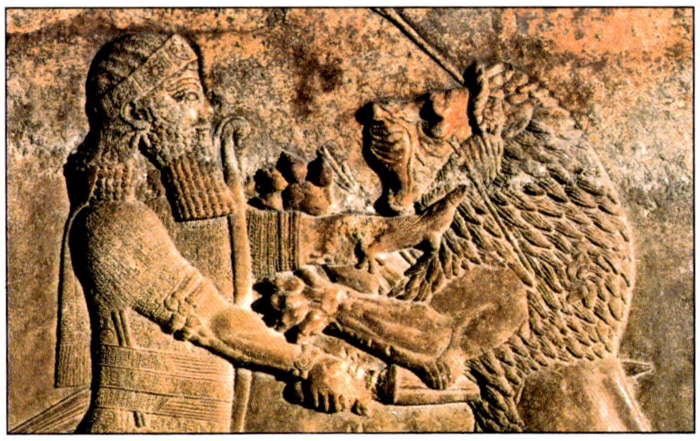

OBEN: *Assurbanipal stößt einem Löwen das Schwert ins Herz (Relief an einer Wand des Palastes in Ninive).*

Wie die ägyptischen Papyri, so führen auch die Schrifttafeln aus Mesopotamien Krankheiten, Arzneien und Heilungsaussichten auf. Es werden Krankheiten wie zum Beispiel die Gelbsucht genannt, und gelegentlich wird auch ein Zusammenhang zwischen Krankheit und Übertragungsweg erwähnt, beispielsweise bei Geschlechtskrankheiten. Im allgemeinen behandelte man Krankheiten aber immer auch unter Einbeziehung der Götter. Dabei spielten esoterische Betrachtungen eine große Rolle. So maß man der Zahl der Brustwarzenöffnungen während der Schwangerschaft große Bedeutung bei: fünf oder sechs waren schlecht, sieben bis zehn waren gut. Die Babylonier waren darüber hinaus hervorragende Astronomen und begründeten einen großen Teil ihrer religiösen und medizinischen Praktiken mit dem astrologischen Einfluß der Himmelserscheinungen.

Der medizinische Berufsstand teilte sich auf in die Zauberer *(ashipu)* und die Ärzte *(asu)*. Die Zauberer, die Amulette und Beschwörungen anwandten, arbeiteten eng mit den Ärzten zusammen, die vor allem einfache erste Hilfe leisteten, Medikamente verabreichten und Operationen vornahmen. Nach einer Schrifttafel, in der Assurbanipal zitiert wird, waren sie »geübt im Operieren mit einem Metallmesser«. Doch mit Ausnahme des Hammurabi-Kodex (s. Seite 15) gibt es fast keinen Hinweis, welcher Art diese Operationen waren.

Immerhin wissen wir aber aus der ältesten medizinischen Aufzeichnung der Welt, einer sumerischen Tontafel von 2150 v. Chr., daß die Ärzte (anders als bei den Ägyptern) die Wunden auswuschen, Umschläge machten und Verbände anlegten. Verletzungen wurden in Bier und heißes Wasser getaucht. Umschläge bereitete man aus zerstoßenen Piniennadeln, Pflaumen, Weinhefe und Echsenkot – eine Liste mit etwa 230 solcher »Arzneien« fand man unter den archäologischen Überresten einer assyrischen Apotheke. Auch die Destillation, die man lange Zeit für eine viel jüngere Erfindung gehalten hatte, war bereits bekannt: Man stellte damit eine »Essenz« aus Zedern und andere ätherische Öle her.

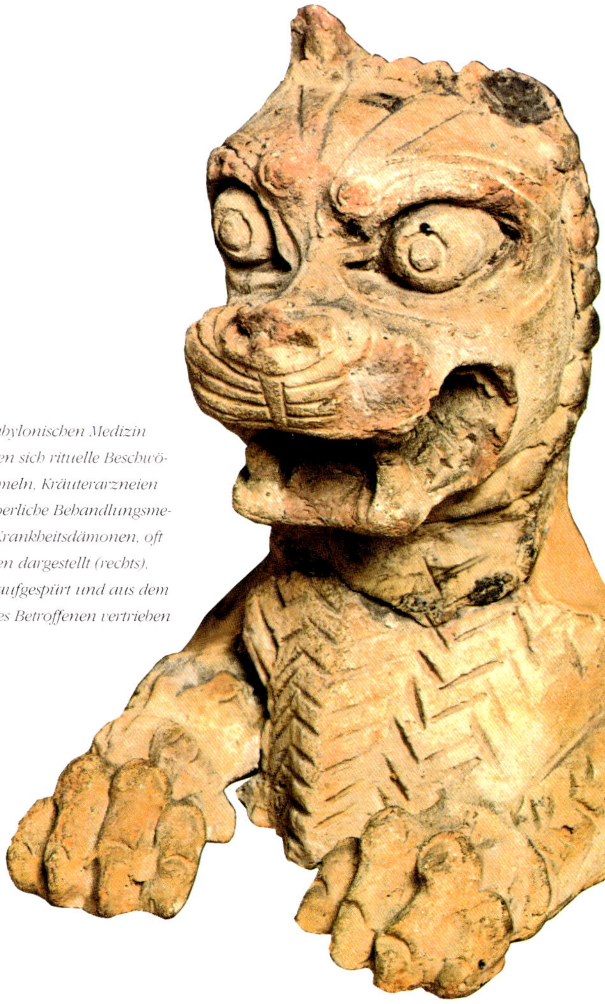

In der babylonischen Medizin vereinigten sich rituelle Beschwörungsformeln, Kräuterarzneien und körperliche Behandlungsmethoden. Krankheitsdämonen, oft als Statuen dargestellt (rechts), mußten aufgespürt und aus dem Körper des Betroffenen vertrieben werden.

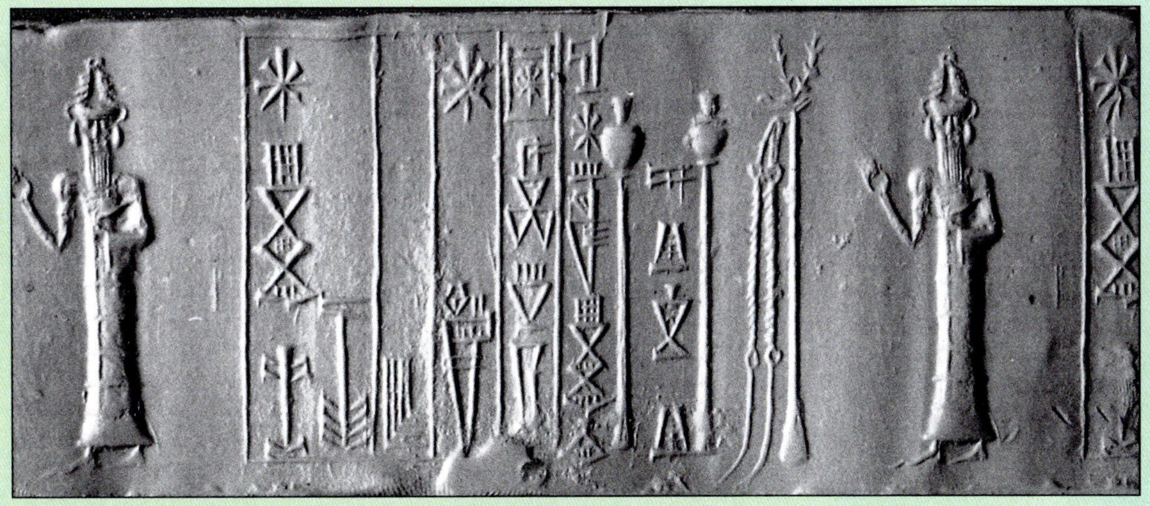

MEDIZIN IM ALTEN TESTAMENT

OBEN: Dieses 4000 Jahre alte sumerische Rollsiegel zeigt die Göttin Gir, die den Frauen bei der Entbindung beistand.

Aus dem Alten Testament, das zwischen dem 8. und 3. Jahrhundert v. Chr. geschrieben wurde, obwohl es weitaus ältere Ereignisse verzeichnet, geht deutlich hervor, daß Krankheit nach Ansicht der alten Hebräer eine Strafe Gottes war und daß nur Priester helfen konnten.

Man kannte zwar Hebammen, Beschneidungen, erste Hilfe und Behandlungsmethoden für Knochenbrüche, doch besonders erfolgreich war man im Bereich der Volksgesundheit. Die Priester fungierten als Gesundheitsbeamte und sorgten dafür, daß Krankheiten möglichst nicht von Mensch zu Mensch weitergegeben wurden. Sie waren peinlich auf Sauberkeit bedacht und verlangten, daß man sich nach dem Berühren eines toten Körpers oder einer unreinen Substanz sowie vor dem Essen die Hände wusch – eine bemerkenswerte Regel bei einem Wüstenvolk, die wahrscheinlich in der Zeit unter der Herrschaft des Pharao von den ägyptischen Priestern übernommen worden war. Die Geistlichen bestanden auch darauf, daß Abfälle außerhalb der Lager verbrannt und Exkremente vergraben wurden. Wenn Verdacht auf Lepra oder Pest bestand, wurden die Kleider des Betroffenen gewaschen oder verbrannt, und sein Haus wurde entweder zerstört oder desinfiziert (dazu kratzte man die Wände ab). Die Patienten wurden 40 Tage lang isoliert – diese Regel übernahmen die Christen im Mittelalter, um sich vor dem Schwarzen Tod zu schützen (s. Seite 30). Von quaranta, dem italienischen Wort für vierzig, stammt der Begriff »Quarantäne«.

Der Hammurabi-Kodex

Die Babylonier waren wahrscheinlich die ersten, die die Medizin mit Gesetzen regelten. 1901 fand man bei Ausgrabungen in Susa (Iran) drei große Stücke polierten schwarzen Diorit. Zusammengesetzt ergaben sie einen über zwei Meter hohen, mit Keilschrift bedeckten Pfeiler. Es war, wie die Archäologen bald feststellten, Babylonisch.

Der obere Teil des Pfeilers zeigt, wie der König Hammurabi (ca. 1695 v. Chr.) von Schamasch, dem babylonischen Gott der Sonne und des Rechts, die Vollmacht zum Erlassen von Gesetzen erhält. Darunter sind 282 Gesetze über Gesellschaftsstrukturen, Wirtschaft, Industrie, Familienleben – und medizinische Praxis aufgeführt. 17 Gesetze regelten, wieviel ein Arzt für verschiedene Arbeiten erhalten sollte und was in seine Verantwortung fiel. So legte der Hammurabi-Kodex beispielsweise fest: »Wenn ein Arzt bei einem Adligen mit einem Bronzemesser eine größere Operation ausgeführt hat, die das Leben des Adligen rettet ... soll er zehn Silberschekel erhalten.«

Das war gutbezahlte Arbeit: Zehn Schekel waren der Lohn eines Zimmermanns für 450 Arbeitstage. Dafür trug der Arzt aber auch ein hohes Risiko:

»Wenn ein Arzt an einem Adligen eine Operation vornimmt ... und dadurch den Tod des Adligen verursacht ... soll man ihm die Hand abschneiden.«

Den folgenden Zauberspruch gegen »Fieberkrankheit« von R. Campbell Thompson aus Devils and Evil Spirits of Babylonia *(1905) könnten die Zauberer benutzt haben:*

Fieber hat den Mann umgeworfen wie ein Sturm
Befallen hat es ihn und seinen Stolz vernichtet ...
Sein Mund spuckt Galle und die Feuchtigkeit darin
Ist bar aller Süße ...
Nimm ein weißes Zicklein aus Tammuz,
Leg es vor den Kranken hin
Nimm das Herz ihm aus dem Leib,
Daß der Fiebernde es greifen kann ...
Ruf die großen Götzen an,
Daß der böse Geist, der böse Dämon, jener Unhold,
Jenes Fieber und das schwere Leid,
Das den Körper dieses Manns beschwert
Ausgetrieben wird aus ihm und seinem Haus!
O böser Geist! O böser Dämon! Schrecklicher Satan!
Unhold! Krankheit des Herzens!
O Kopfschmerz! O Kopfschmerz! O Zahnschmerz!
O Pestilenz! O grimmiges Fieber!
Beim Himmel, bei der Erde! Hinweg mit Euch!

Die Medizin des Ostens

Eine andere Tradition

Seepferdchenpulver gegen Kropf, Elefantenhaut bei Entzündungen

DIE ENTWICKLUNG DER MEDIZIN in China und Indien unterschied sich stark von der Medizin anderer Kulturen der Antike, aus denen die heutige Medizin des Westens hervorgegangen ist.

Das alte China

Um 400 v. Chr. hatte sich die Medizin in China von Religion und Zauberei gelöst und wurde von Fachleuten betrieben. Diese waren in einem staatlichen System organisiert und wurden nach ihren Leistungen eingestuft. Auf der untersten Stufe standen die Chirurgen, eine kleine Gruppe, die von den Chinesen als »drittrangige Doktoren« bezeichnet wurden.

Chinesische Ärzte versuchten, Krankheiten durch die Wiederherstellung eines harmonischen Gleichgewichts zu heilen – einerseits zwischen den fünf Grundelementen Erde, Wasser, Feuer, Holz und Metall, aus denen nach ihrer Auffassung alle Dinge bestanden, und andererseits zwischen den beiden entgegengesetzten, sich ergänzenden Kräften Yin und Yang. Yin war die dunkle, feuchte, weibliche Seite; Yang die helle, trockene, männliche. Die Überzeugung der Chinesen, daß das eine nicht ohne das andere existieren kann, zeigt sich an der ursprünglichen Bedeutung der Worte: Yin heißt »schattige Seite des Hügels«, und Yang bedeutet »sonnige Seite des Hügels«.

Vieles von dem, was wir über die frühe chinesische Medizin wissen, stammt aus dem *Nei-ching* (frei übersetzt »Handbuch der Medizin«), das vermutlich zwischen 479 und 300 v. Chr. zusammengestellt wurde. Es ist in Form einer Unterhaltung zwischen dem »Goldenen Kaiser« Huang-ti, der vermutlich von 2629 bis 2598 v. Chr. lebte, und seinem obersten Minister Ch'i Po niedergeschrieben und beschäftigt sich fast ausschließlich mit Akupunktur: der Heilung von Krankheiten durch Energie *(chi)*, die an einem von 365 Punkten (bei anderen Schulen sind es 600) in den Körper oder aus ihm herausfließt, wenn man dort feine Nadeln einsticht. Die Punkte sind auf Meridianen angeordnet, senkrechten Linien, durch die *chi* fließt und die jeweils mit einem Organ in Verbindung stehen. Sie entsprechen nicht dem Nervensystem – das Sezieren von Menschen war streng verboten, und die Ärzte hatten nur wenige anatomische Kenntnisse –, aber manche folgen offenbar bekannten Wegen des Schmerzes, der sich bei Gallensteinen zum Beispiel bis ins Schulterblatt ziehen kann.

Das *Nei-ching* beschreibt auch, daß der Arzt zwölf Pulsschläge tasten sollte, in jedem Handgelenk sechs. Die möglichen Eigenschaften des Pulsschlages werden sehr poetisch beschrieben, zum Beispiel als »glatt wie ein fließender Strom«, »tot wie ein Stein«, »wie Wasser, das vom Dach tropft« oder »leicht, als wenn man die Haut mit einer Feder berührt«. Die Prozedur konnte viele Stunden dauern. Die chinesischen Ärzte wandten auch die »Moxibustion« an: Ein Kegel aus pulverisiertem Beifußkraut (lat. Moxa) wurde auf einen Akupunkturpunkt gesetzt und angezündet. Die Hitze und die dabei entstehende Blase sollten das Yang verstärken. Mit Sicherheit überdeckten sie jeden Schmerz, der von einer Krankheit stammte, doch nur, weil sie einen neuen hervorriefen.

DER CHIRURG UND DER GENERAL

Im alten China gab es nur einen einzigen Chirurgen, der so berühmt war, daß sein Name über die Jahrhunderte überliefert wurde: Hua T'o, der vermutlich vor etwa 1800 Jahren lebte. Einer seiner Patienten war der Kriegsherr Kuan Yun. Als Kuans Arm von einem vergifteten Pfeil getroffen wurde, schnitt und schabte Hua die Wunde bis auf den Knochen aus – der Kriegsherr spielte währenddessen Schach und trank Wein. Er muß ein Meister im Zähnezusammenbeißen gewesen sein, denn die Geschichte verzeichnet nicht, ob er eine Akupunktur-Anästhesie erhalten hatte.

Unvernünftigerweise glaubte Hua, daß er über die Politik erhaben sei. So kam Tsao Tsao, Kuans Todfeind, mit starken Kopfschmerzen zu ihm, und Hua entschloß sich, ihn mit Trepanation zu behandeln (s. Seite 11). Als er gerade beginnen wollte, hatte Tsao plötzlich die Idee, Hua könnte von Kuan den Auftrag haben, ihn zu ermorden, deshalb ließ er den armen Chirurgen auf der Stelle töten.

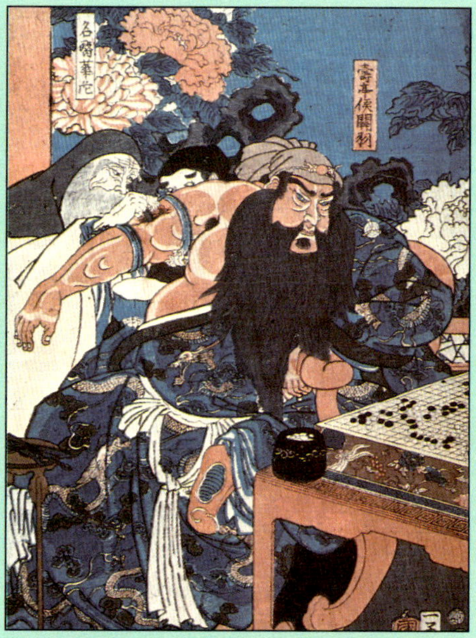

RECHTS: *Der altchinesische Chirurg Hua T'o operiert Kuan Yuns Arm, während der Patient Wein trinkt und Schach spielt. Huas letzter Lohn für seine Dienste war der Tod.*

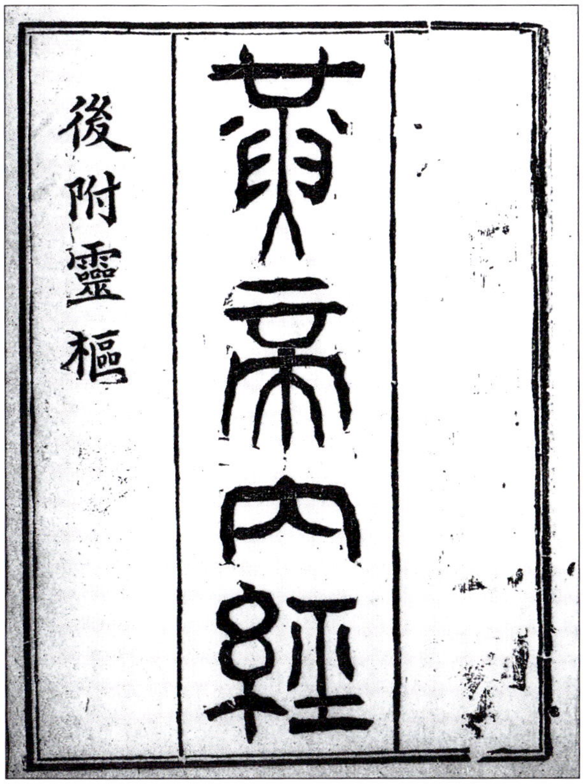

OBEN: *Eine Seite aus dem* Nei-Ching *(Handbuch der Medizin). Es verzeichnet eingehende Unterhaltungen zwischen dem Kaiser und seinem obersten Minister über die Akupunktur.*

Die Chinesen verfügten auch über einen umfangreichen Arzneischatz mit etwa 2000 Substanzen und 16 000 Zubereitungsformen, darunter nicht nur pflanzliche. Viele davon erscheinen vom westlichen Standpunkt seltsam oder sogar abstoßend. Man gab den Kranken pulverisierte Seepferdchen gegen Kropf, Schlangenfleisch gegen Augenleiden, eine Mischung aus Tintenfischtinte und Essig bei Herzkrankheiten und Elefantenhaut gegen anhaltende Entzündungen.

Das alte Indien

Wann das indische Ayurveda-Medizinsystem (wörtlich »Wissen vom Leben«) entstanden ist, läßt sich nicht feststellen. Es gibt kaum schriftliche Aufzeichnungen. Erhalten sind nur die vier *Vedas*, heilige Bücher in Sanskrit. Die Ayurveda-Medizin gründet sich auf zwei Abhandlungen, die das *Atharva Veda* ergänzen und vermutlich von den altindischen Ärzten geschrieben wurden, nach denen sie benannt sind: das *Charaka Samhita* beschäftigt sich vorwiegend mit Medizin, das *Sushruta Samhita* behandelt die Chirurgie.

Anders als die chinesische Medizin ist die Ayurveda-Heilkunst in die Religion eingebettet. Beschwörungsformeln und das Deuten von Vorzeichen waren ebenso wichtig wie das Verabreichen von Arzneien und das Operieren. Wie die Chinesen, so legten auch die indischen Ärzte zahlreiche Punkte (insgesamt 107) am Körper fest, die sogenannten *marmas*, die als entscheidend für die Gesundheit betrachtet wurden. War jemand an einem solchen Punkt verletzt, hatte das für gewöhnlich tödliche Folgen – zum Teil entsprechen diese Punkte dem Verlauf wichtiger Arterien, Nerven und Sehnen.

Die indischen Ärzte glaubten ebenfalls, daß die Störungen verschiedener körpereigener Substanzen – hier waren es Wind *(vayu)*, Galle *(pitta)*, Schleim *(kapha)* und Blut *(rakta)* – die Ursache von Krankheiten seien. Diese Theorie, von Reisenden nach Griechenland gebracht, war vermutlich die Grundlage für die Lehre von den »vier Körpersäften« (s. Seite 18).

Die Inder hatten hervorragende Chirurgen. Nirgendwo anders in der antiken Welt wurde in so großem Umfang operiert. Es gab 121 verschiedene Stahlinstrumente: Skalpelle, Sonden, Katheter und sogar Magnete zum Entfernen von Metallgegenständen. Man führte damit vielfältige Behandlungen aus: Ausbrennen von Fisteln, Vernähen von Wunden, Ableitung von Flüssigkeit, Staroperationen, Entfernen von Blasen- und Nierensteinen und, was bemerkenswert ist, die Wiederherstellung von Nasen und Ohrmuscheln mit Hilfe der plastischen Chirurgie.

DIE ERSTE NASENPLASTIK

Das Abschneiden von Körperteilen war im alten Indien als Strafe sehr verbreitet. Oft trennte man die Nase des Übeltäters ab. So ergaben sich für die Ayurveda-Ärzte zahlreiche Gelegenheiten zum Üben und Experimentieren; sie entwickelten eine Methode, mit der die ersten bekannten plastischen Operationen der Nase möglich wurden.

Man schnitt ein blattförmiges Hautstück aus der Stirn, und zwar so, daß es am Nasenrücken angewachsen blieb. Diesen Hautlappen klappte man nach unten und nähte ihn fest. Um die Luftwege während des Abheilens offenzuhalten, führte man zuletzt zwei hölzerne Röhrchen in die »Nasenlöcher« ein. Ein ähnliches Verfahren, Rhinoplastik genannt, ist auch heute in der plastischen Chirurgie gebräuchlich.

UNTEN: *Ein indischer Ochsentreiber, dessen Nase zur Bestrafung abgeschnitten und später vollständig wiederhergestellt wurde; das Bild erschien im Oktober 1794 im* Gentleman's Magazine of Calcutta *und versetzte nicht nur die britischen Kolonialherren in großes Erstaunen.*

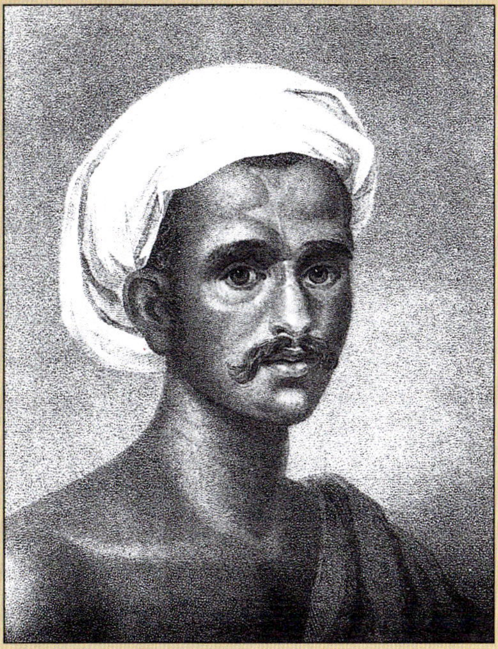

Das alte Griechenland

Der Ursprung der hippokratischen Tradition

»Meine Verordnungen werde ich treffen ... nach bestem Vermögen und Urteil.«

ALS DIE GRIECHISCHE HOCHKULTUR aufblühte, machte man für Krankheiten nicht mehr Götter oder Sünden verantwortlich, sondern Störungen im Körper selbst.

Die Theorie von den vier Körpersäften war die Grundlage einer umfangreichen medizinischen Tätigkeit. Wie Chinesen und Inder, so glaubten auch die Griechen an ein Gleichgewicht. Wenn das Gleichgewicht der Säfte gestört war, so die Griechen, wurde man krank.

DIE VIER KÖRPERSÄFTE

Die Griechen glaubten an die Existenz von vier Körpersäften. In ihrer Vorstellung entsprachen die Körpersäfte den vier Elementen und ihren Eigenschaften und wurden verschiedenen Körperbereichen zugeordnet.

Körpersaft	Element	Eigenschaft	Körperbereich
Blut	*Luft*	*Heiß, feucht*	*Blut*
Schleim	*Wasser*	*Kalt, feucht*	*Gehirn*
Gelbe Galle	*Feuer*	*Heiß, trocken*	*Leber*
Schwarze Galle	*Erde*	*Kalt, trocken*	*Milz*

Ärzte und Behandlung

Die Ärzte waren gewöhnlich auf Wanderschaft – ihre Reisen nannte man seltsamerweise »Epidemien«; manche praktizierten allerdings auch in Praxisräumen in den Städten. Sie besaßen in der Regel kein Land und waren gesellschaftlich nicht besonders hoch angesehen, obwohl ihr Berufsstand sicherlich eine gewisse Bedeutung hatte.

Sie legten Wert auf Sauberkeit und untersuchten Wunden mit speziellen Geräten. Außerdem befragten sie die Kranken eingehend nach den Symptomen und suchten in den Lebensumständen und der Umwelt der Patienten nach Faktoren, die sich negativ auf ihre Gesundheit hatten auswirken können. Verletzungen wurden mit Mischungen aus Kräutern und Mineralien *(enbemes)* sowie mit Essig und Wein behandelt – alles Substanzen mit keimtötender Wirkung. Sie benutzten auch Druckverbände und bedienten sich der Auskultation (Abhören des Brustkorbes mit dem Ohr) – Methoden, die nach dem Untergang der griechischen Kultur bis zum 15. Jahrhundert in Vergessenheit gerieten. Noch wichtiger war vielleicht die Einstellung der Ärzte: Sie betrachteten sich nicht als Schiedsrichter zwischen Göttern und Menschen, sondern als Diener der Kranken. Manche Methoden, die sie dabei anwandten, waren allerdings weniger nützlich. Wunden wurden viel zu stramm verbunden, und Eiterbildung

DER HIPPOKRATISCHE EID

Den hippokratischen Eid, eine der Grundlagen heutiger medizinischer Ethik, mußten wahrscheinlich die Studenten ablegen, die zur Ärzteschule von Kos zugelassen wurden. Er wurde vermutlich nicht von Hippokrates selbst niedergeschrieben.

»Ich schwöre, Apollon den Arzt und Asklepios und Hygieia und Panakeia und alle Götter und Göttinnen zu Zeugen anrufend, daß ich ... meine Verordnungen treffen werde zu Nutz und Frommen der Kranken, nach bestem Vermögen und Urteil; ich werde sie bewahren vor Schaden und willkürlichem Unrecht. Ich werde niemandem, auch nicht auf seine Bitte hin, ein tödliches Gift verabreichen oder auch nur dazu raten. Auch werde ich nie einer Frau ein Abtreibungsmittel geben. Heilig und rein werde ich mein Leben und meine Kunst bewahren ... Ich will ... mich enthalten jedes willkürlichen Unrechtes und jeder anderen Schädigung, auch aller Werke der Wollust an den Leibern von Frauen und Männern, Freien und Sklaven. Was ich bei der Behandlung sehe oder höre oder auch außerhalb der Behandlung im Leben der Menschen, werde ich, soweit man es nicht ausplaudern darf, verschweigen und solches als Geheimnis betrachten ...«

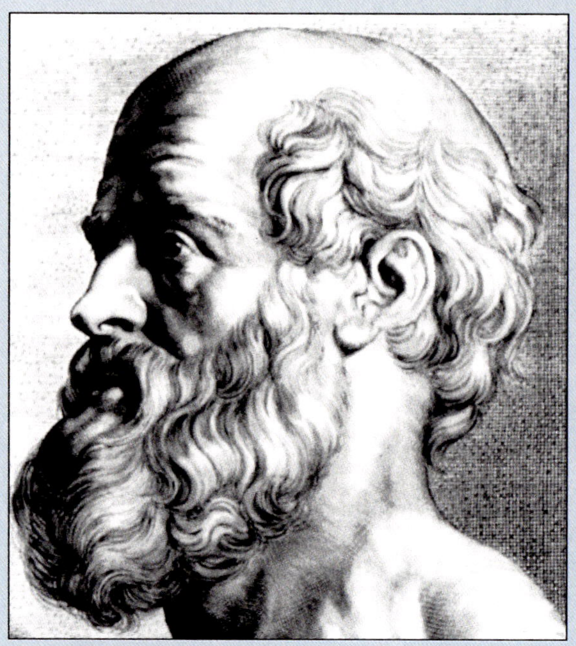

OBEN: *Hippokrates in einer Darstellung des flämischen Malers Peter Paul Rubens. Der griechische Arzt trug mehr als jeder andere dazu bei, daß man die Vorstellung fallenließ, Krankheiten würden von den Göttern geschickt und seien nicht vorhersehbar.*

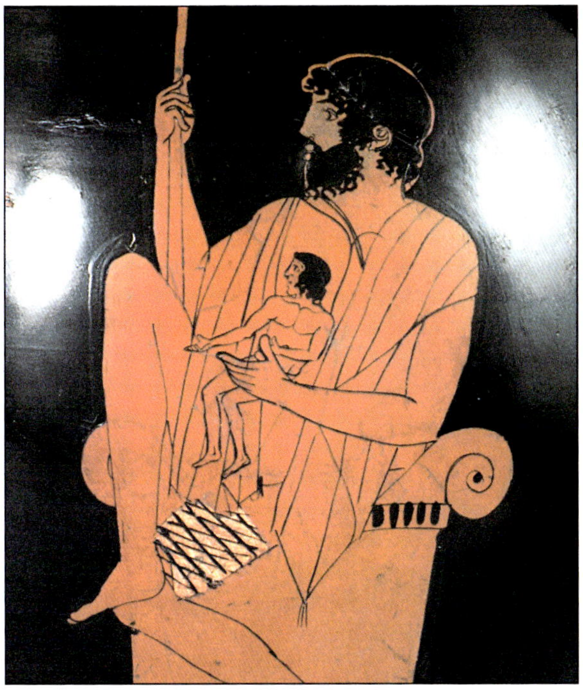

OBEN: *Diese Darstellung auf einer griechischen Vase zeigt Telethos, dessen Oberschenkel kreuzförmig verbunden ist.*

VERLORENE HERRLICHKEIT

Alexandria, die griechische Stadt, die Alexander der Große 331 v. Chr. in Ägypten gegründet hatte, war berühmt wegen ihrer Bibliothek, die etwa 700 000 Bände umfaßt haben dürfte, und wegen ihres Museums (»Haus der Musen«), einer staatlich finanzierten Forschungseinrichtung. Es gab in diesen hellenistischen Enklaven zwar wenig ägyptische Einflüsse, doch die ptolemäischen Herrscher gestatteten das Sezieren von Leichen, was bei den Griechen untersagt war. Herophilos, der im 3. Jahrhundert v. Chr. lebte, war der erste echte Anatom. Er entdeckte und benannte die Prostata und den Zwölffingerdarm (der Name weist auf die Länge des Organs hin). Außerdem unterschied er Arterien und Nerven sowie sensorische und motorische Nerven, und er untersuchte zum erstenmal systematisch das Gehirn.

Die Ärzte von Alexandria entdeckten auch eine lebensrettende Methode: das Abbinden von Blutgefäßen. Es ermöglichte Operationen, die bis dahin unmöglich waren, so die Entfernung von Kropf und Gallensteinen, die Behebung von Leistenbrüchen, aber auch Amputationen.

Schließlich sank Alexandrias Bedeutung, aber zuvor brachte es noch seinen einflußreichsten Studenten hervor: Galen (s. Seite 22). Im Jahr 295 n. Chr. wurde das Museum bei einem Volksaufstand zerstört. Im Jahr 391 brannte christlicher Pöbel die Bibliothek nieder. Wenige Jahre später lynchten die Christen die erste bedeutende Gelehrte in der Wissenschaftsgeschichte, die griechische Mathematikerin und Philosophin Hypatia.

hielt man für einen ausgezeichneten Weg, um das Phlegma (Schleim) zu entfernen. (Mit »Schleim« bezeichnete man jede farblose oder weiße Ausscheidung außer Sperma und Muttermilch.) Selbst wenn ein Patient bereits aus einer Wunde blutete, nahm der Arzt ihm manchmal noch an anderer Stelle Blut ab, um den vermeintlichen Überschuß dieses Körpersaftes zu beseitigen. In ähnlicher Weise verschrieb man auch Brech- und Abführmittel; manche dieser Arzneien, zum Beispiel Nieswurz, konnten jedoch durchaus auch tödlich wirken. Und schließlich verschrieb man, um eine Vermehrung der Körpersäfte zu vermeiden, eine äußerst eingeschränkte Ernährung.

Hippokrates

Der bedeutendste aller Ärzte im alten Griechenland war Hippokrates (4. Jahrhundert v. Chr.). Er war Arzt und Chirurg (allerdings führte er nur kleinere Eingriffe aus, zum Beispiel die Entfernung von Hämorrhoiden und Polypen) und wurde Leiter der Ärzteschule auf der Insel Kos in der Ägäis. Seine Arbeiten und die seiner Nachfolger sind im *Corpus Hippocraticum* gesammelt, einem Werk von über 70 Bänden.

Insbesondere durch die Beschäftigung mit den Heilungsaussichten unterschied sich Hippokrates' Schule von den Lehren anderer Ärzte jener Zeit, die in erster Linie Symptome aufdeckten und Diagnosen stellten. Die Ärzte von Kos gingen einen Schritt weiter: Sie versuchten, ihren Patienten den Ausgang des Leidens vorauszusagen – der Mut zur Prognose schuf Vertrauen bei denen, die sich ihnen anvertraut hatten.

Tempelmedizin

Die griechischen Ärzte erkannten auch die Wichtigkeit des geistigen Wohlbefindens für den Heilungsprozeß. Wenn alles andere versagte, schickten sie ihre Patienten zu einem der vielen *Asklepieien*, den Heiligtümern des Schutzgottes der Ärzte Asklepios sowie seiner Töchter Hygieia (Gesundheit) und Panacea (Heilung). Asklepios war oft von einer Schlange begleitet – daher stammt das Sinnbild des Heilberufs: die um einen Stab gewundene Schlange.

Die von Priesterärzten psychotherapeutisch und diätisch behandelten Pilger erholten sich in den Tempeln in einer angenehmen Umgebung. Sie lasen die Inschriften auf den Marmorpfeilern, die ihnen von den Wunderheilungen des Gottes berichteten. Dann legten sie sich zur Nachtruhe nieder, denn sie glaubten, Asklepios werde ihnen erscheinen und eine »Traumarznei« zeigen.

UNTEN: *Asklepios sieht, mit seinem von einer Schlange umwundenen Stab in der Hand, zu, wie ein Arzt einen Patienten untersucht.*

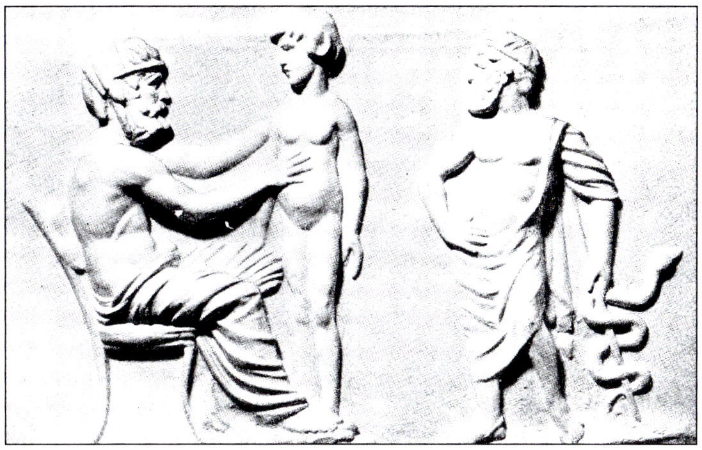

Das alte Rom

Die griechische Tradition wird fortgesetzt

Grabsteine berichten: »Die Vielzahl der Ärzte brachte mich um«

IN DER ANFANGSZEIT bestand die römische Medizin aus kaum mehr als einer Besänftigung der Götter und herkömmlicher Volksmedizin. Dann, im Jahr 298 v. Chr., wurde Rom nach den Berichten des Historikers Livius von der Pest heimgesucht, und die Stadt suchte Hilfe bei dem griechischen Gott Asklepios (der in Rom Aesculapius hieß). Man schickte ein Schiff nach Griechenland, und der Gott ging in Gestalt einer Schlange an Bord. Nach der Ankunft in Rom schwamm die Schlange zu einer Insel im Tiber. Dort errichtete man einen Tempel, und die Pest verschwand. Mit diesem mythologischen Ereignis begann der Überlieferung nach der griechische Einfluß auf die römische Medizin. Schließlich war die abendländische Heilkunst fast ausschließlich von den Griechen entwickelt, und das blieb auch die folgenden Jahrhunderte so.

Der erste griechische Arzt, der in Rom Erfolg hatte, war Asklepiades von Bithynia. Er vermied es, griechische Theorien zu predigen, und lehnte viele extreme Behandlungsmethoden ab, die damals in Rom üblich waren. Sein Motto lautete: *cito tuto iucunde* (schnell, sicher, angenehm). Dieses maßvolle Vorgehen – und vermutlich auch seine Gewohnheit, Wein sehr freigebig zu verschreiben – begünstigte auch die Anerkennung anderer griechischer Ärzte. Die Griechen gründeten in Rom Ärzteschulen, die alle vom Corpus Hippocraticum beeinflußt waren. Es gab drei Hauptgruppen: Die Dogmatiker waren bemüht, die Ursachen von Krankheiten zu verstehen und billigten das Sezieren als Mittel zum Zweck. Sie betrieben Medizin jedoch vor allem theoretisch. Die Empiriker versuchten, durch Erfahrungen und Beobachtungen wirksame Arzneien zu finden, und die Methodiker glaubten, die Ärzte sollten nur wenigen einfachen Regeln folgen, die man in sechs Monaten erlernen konnte – komplizierte Theorien und das Sammeln langjähriger Erfahrungen lehnten sie ab.

Der Status der Ärzte

Im Jahr 46 v. Chr. versprach Julius Caesar allen, die in Rom eine freie Kunst lehrten, das Bürgerrecht. Das betraf auch die Ärzte, die häufig Sklaven oder Freigelassene waren. Als Antonius Musa, ein früherer Sklave von Marcus Antonius, Kaiser Augustus 23 v. Chr. durch kalte Hydrotherapie von einer schweren Erkrankung heilte, wurde er reich belohnt, und man gewährte allen Ärzten Steuerfreiheit.

Während der Regierungszeit des Kaisers Vespasian (69–79 n. Chr.) wurden die Ärzte sogar vom Militärdienst befreit. Diese Privilegien führten zu einem solchen Ansturm auf den Medizinerberuf, daß Kaiser Antonius Pius im Jahr 160 n. Chr. die Zahl der *archiatri*, der »staatlichen Ärzte«, einschränkte.

Es gab drei Gruppen von Ärzten: Selbständige mit eigener Praxis, Angestellte bei Familien oder beim Kaiser, und die *archiatri*, die von der jeweiligen Stadt dafür bezahlt wurden, daß sie sich um ihre Bürger kümmerten. Bis zum Jahr 200 n. Chr., als eine ärztliche Zulassung eingeführt wurde, konnte sich jeder, Mann oder Frau, als Arzt bezeichnen. Eine Ausbildung zu erhalten war schwierig – als Lehrling war man darauf angewiesen, sich einem Arzt anzuschließen und von ihm zu lernen, denn Krankenhäuser *(valetudinaria)* gab es nur an den Grenzen des Reiches für verwundete Soldaten und auf den Landgütern für die Sklaven, und lediglich die Wohlhabenden konnten es sich leisten, zu den medizinischen Zentren wie Alexandria und Ephesus zu reisen, um dort eine umfassende Ausbildung zu erhalten. Darüber hinaus waren medizinische Schriften teuer oder gar nicht erhältlich. Die Gilden kauften allerdings oft Bücher für ihre Mitglieder, und auch an alle Militärstützpunkte schickte man medizinische Texte. Auf diese Weise verbreitete sich das medizinische Wissen nach und nach in alle Winkel des riesigen Römischen Reiches.

Die gesellschaftliche Stellung hing davon ab, wieviel Geld und wieviel Land man besaß. Die meisten Ärzte hatten keines von beiden, aber gut ausgebildete Heilkundige in den Haushalten der Adligen erlangten dennoch hohes Ansehen. Einige von ihnen waren allerdings eher wegen ihres Reichtums als wegen ihrer medizinischen Fähigkeiten berühmt. Weitaus größer war die Zahl der *medici*, der armen Ärzte, die in kleinen Läden *(tabernae medicae)* an den Straßen arbeiteten.

In den Augen der einfachen Leute verbrachten die Ärzte ihre Zeit nur damit, untereinander zu theoretisieren und zu diskutieren. Hin und wieder kam es vor, daß ein Patient mit der falschen Heilmethode getötet wurde und der Arzt anschließend von den

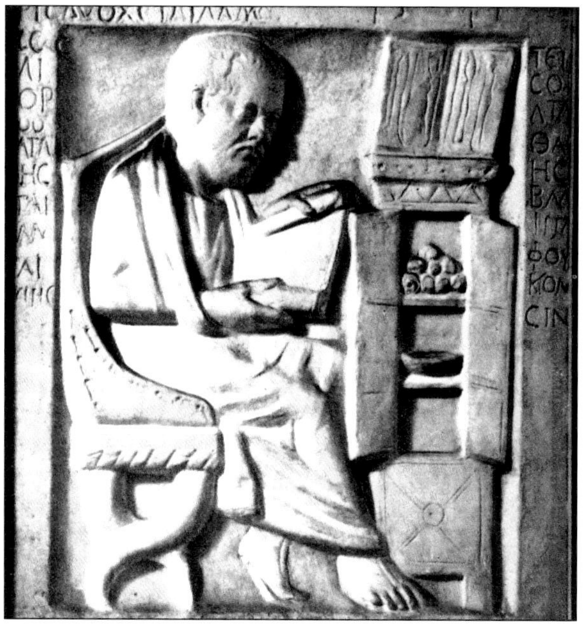

OBEN: *Ein griechisch-römischer Arzt sitzt in seinem Arbeitsraum in Rom am Schreibtisch und ist in Lektüre einer Schrift vertieft. Das Relief von einem Sarkophag (ca. 100 n. Chr.) zeigt außerdem das Sprechzimmer des Arztes mit einem Schrank voller chirurgischer Instrumente.*

Verwandten auch noch ein Honorar verlangte. Der schlechte Ruf der Medizin spiegelte sich folglich auch in der Literatur wider. So schrieb der Historiker Plinius:

»Zweifellos zögern all diese Ärzte bei ihrer Jagd nach Berühmtheit durch Neuerungen nicht, diese mit unserem Leben zu erkaufen ... deshalb auch jene düstere Inschrift auf einem Grabstein: ›Die Vielzahl der Ärzte brachte mich um‹.«

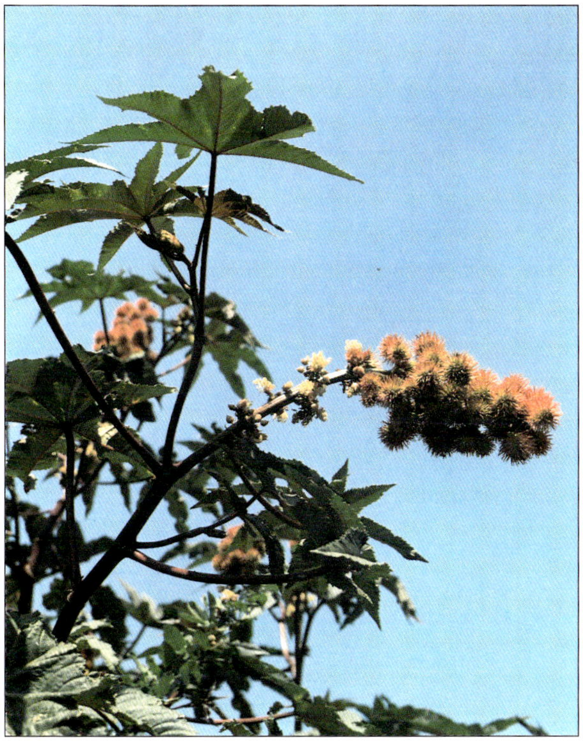

OBEN: *Die Rizinuspflanze* Ricinus communis *lieferte die Zutaten für eine der vielen hundert Arzneien, die der römische Arzt Dioskurides zubereitete. Sein Werk* De Materia Medica *machte ihn zur unumstrittenen Autorität für pflanzliche Arzneien – über 1500 Jahre lang wurde seine Bedeutung nicht ernsthaft in Frage gestellt.*

Frauen und Medizin

Ärztinnen beschäftigten sich vorwiegend (allerdings nicht ausschließlich) mit weiblichen Erkrankungen. Eine Inschrift spricht von einer *medica a mammis*, einer Spezialistin für Brustkrankheiten. Hebammen *(obstetrices)* waren vor, während und nach der Geburt eines Kindes für die medizinische Betreuung zuständig. Die meisten von ihnen waren vermutlich einfache Landfrauen, die ihr Handwerk durch langjährige Erfahrung gelernt hatten, aber andere studierten auch Schriften über Frauenheilkunde und Geburtshilfe, und einige von ihnen wurden bedeutende und anerkannte Autoritäten.

Der bekannteste Arzt, der über Gynäkologie schrieb, war jedoch ein Mann: Soranus von Ephesus, der etwa 100 n. Chr. lebte. Vieles von dem, was er in seinem Werk *Gynaecologia* schrieb, gilt auch heute noch. Er lehnte die bis dahin gültige Vorstellung der Griechen ab, die Gebärmutter wandere im Körper der Frau umher und verursache deshalb Schmerzen. Wie seine Zeitgenossen glaubte allerdings auch er, sie sei für bestimmte Geisteskrankheiten verantwortlich. Diese Idee blieb lange erhalten, und so machte man die Hysterie (vom griechischen *hystera*, Gebärmutter) zu einer Domäne der Frauen.

Die Munition der Medizin

Alle Ärzte verwendeten pflanzliche Arzneien, und für so seltene Substanzen wie »Balsam aus Mekka« oder »indisches Lycium« entwickelte sich ein schwunghafter Handel. Eine große Nachfrage gab es auch für ein Gemisch aus über 60 Zutaten, darunter Vipernfleisch und Opium, das man gerne als Universalarznei einsetzte.

Die Römer stellten Listen von Arzneipflanzen zusammen. Die umfangreichste (die noch bis in die Renaissance verbreitet wurde) war das fünfbändige Werk *De Materia Medica* von Dioskurides (ca. 64 v. Chr.). Es führt etwa 600 Arzneien auf, doch nur etwa einem Fünftel davon würde man heute einen medizinischen Nutzen zuschreiben.

In der Chirurgie gab es große Fortschritte: Man kannte ungefähr 200 medizinische Instrumente, darunter auch den Vaginalspiegel – ein solches Gerät fand man in Pompeji. Leider stand den technischen Fertigkeiten der Römer ihre nur sehr begrenzte Kenntnis der menschlichen Anatomie gegenüber.

CELSUS

Ein Werk, das gut ausgebildete Ärzte gern zu Rate zogen, war De Medicina (über Medizin), das der Gelehrte Cornelius Celsus während der Regierungszeit des Kaisers Tiberius (14–37 n. Chr.) schrieb. Das achtbändige Werk, das noch heute vollständig erhalten ist, verrät eine Menge über Denken und Praxis der römischen Ärzte. Celsus kannte den Unterschied zwischen frischen Wunden und Geschwüren, die nur langsam heilen, und er wußte, daß man Venen abklemmen und so Blutungen verhindern kann. Er beschrieb komplizierte chirurgische Eingriffe wie die Entfernung von Kropf und grauem Star, und er erwähnte auch die plastische Chirurgie, die vermutlich aus Indien (s. Seite 17) nach Rom und zu Celsus gelangte. Am wichtigsten aber war, daß Celsus als erster eine akute Entzündung definierte: rubor et tumor cum calore et dolore (Rötung und Schwellung mit Hitze und Schmerz).

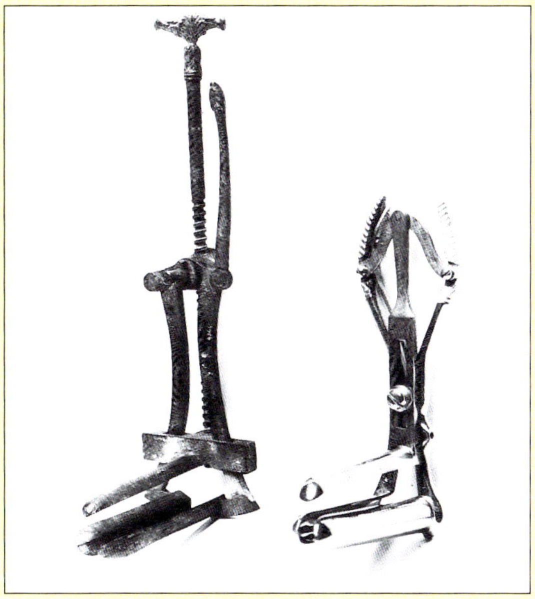

RECHTS: *Das römische Rektoskop (links) ähnelt dem modernen Instrument (rechts).*

Galen

Das Genie: Mit 13 hatte er schon drei Bücher geschrieben, doch die Entwicklung der Medizin hemmte er für 1000 Jahre

DER ARZT, DER DIE MEDIZIN fast 15 Jahrhunderte lang beeinflussen sollte, wurde in der damals griechischen Stadt Pergamon (in der heutigen Türkei) ungefähr im Jahr 129 n. Chr. geboren. Galen war ein Wunderkind: Mit 13 hatte er schon drei Bücher geschrieben. Nach einer Ausbildung in Mathematik, Architektur, Astronomie, Landwirtschaft und Philosophie wandte er sich der Medizin zu und studierte sie zwölf Jahre lang (erstaunlich lange für die damalige Zeit) in seiner Heimatstadt sowie in Smyrna, Korinth und – was am wichtigsten war – in Alexandria. Nach Pergamon zurückgekehrt, arbeitete er drei Jahre lang als »Arzt der Gladiatoren«; dabei benutzte er Wunden als »Fenster zum Körper«, an denen er die menschliche Anatomie studierte.

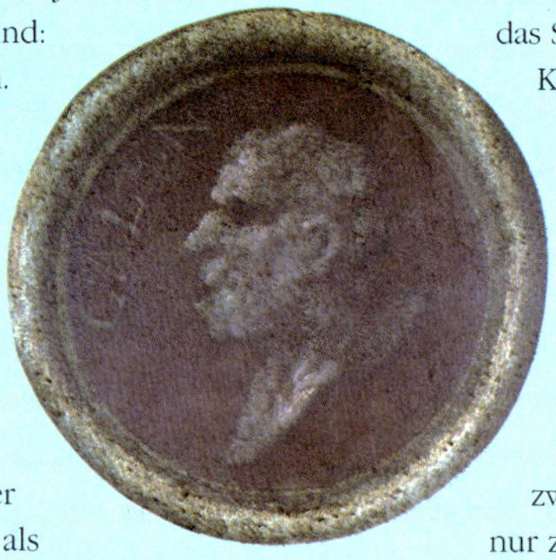

Im Jahr 162 n. Chr. ging Galen, damals 33 Jahre alt, nach Rom. Um sich bekannt zu machen, führte er seine anatomische und chirurgische Geschicklichkeit öffentlich vor, oft vor den bedeutendsten Persönlichkeiten des Reiches. Eine seiner Spezialitäten war das Durchtrennen der Nerven am Hals eines lebenden Schweins. Wenn er sie nacheinander durchtrennte, quiekte das Schwein zunächst weiter. Sobald er aber einen der Kehlkopfnerven traf, hörte das Quieken zum Erstaunen der Menge auf. Die Zuschauer vermochten natürlich nicht zu erkennen, daß Galen mit diesem Schnitt die Lehrmeinung von Aristoteles widerlegte, wonach die geistigen Fähigkeiten im Herzen liegen. Offensichtlich war nämlich das Gehirn, das über die Nerven erreicht wird, der entscheidende Ort. Noch viele andere Tiere fielen Galens Messer zum Opfer, darunter sogar zwei Elefanten, aber soweit man weiß, sezierte er nur zwei menschliche Leichen.

Mit Galens Ansehen wuchs sein Kundenkreis, zu dem schließlich auch Kaiser Marcus Aurelius gehörte. Galen wurde sehr reich – von Konsul Boethus verlangte er 400 Goldstücke (das 15fache des üblichen Satzes), weil dieser ihn nachts zu seiner Frau gerufen hatte.

UNTEN: *Zwei Verfahren Galens zur Korrektur von Schäden der Wirbelgelenke in einer Darstellung aus dem 16. Jahrhundert. Die Bilder erinnern eher an Folter als an orthopädische Eingriffe.*

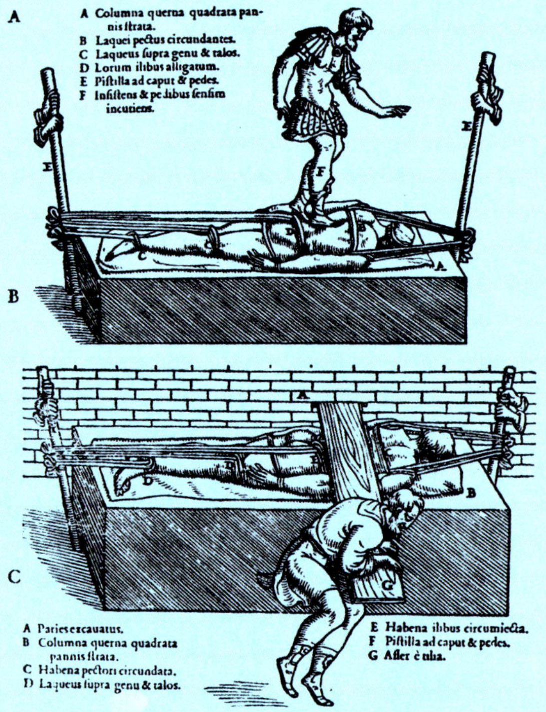

Die Einheit der Medizin

Durch seine anatomischen Untersuchungen trug Galen unschätzbar viel zum medizinischen Wissen bei, auch wenn er sich vor allem mit Tieren beschäftigte, so daß manche Einzelheiten, auf den Menschen angewandt, falsch waren. Er untersuchte nicht nur die Funktion der Nerven, sondern er erkannte auch die Bedeutung des Blutes für die Ernährung des Gewebes. Er zeigte, daß sowohl Arterien als auch Venen Blut führen und untersuchte die Auswirkungen von Verletzungen an verschiedenen Stellen des Rückenmarks. Und er zögerte nicht, eine andere Meinung zu vertreten als die rivalisierenden Medizinschulen in Rom. Vielleicht noch wichtiger war, daß er immer wieder die Einheit der Medizin beschwor, die Einheit von Kopf und Hand, Arzt und Chirurg, Überlegung und Erfahrung.

Galen war ein arroganter, unfreundlicher Mann. Seine Gelehrsamkeit und Redegewandtheit setzte er ein, um seine Gegner zu bekämpfen. Im Jahr 166 n. Chr. verließ Galen plötzlich Rom und ging für drei Jahre nach Pergamon – er behauptete, einen Anschlag seiner Konkurrenten zu fürchten. Möglicherweise schrieb er bis zu 600 Bücher, aber in denen, die erhalten sind, findet sich keine einzige Bemerkung über Freunde, und soweit man weiß, wurde seinem großen medizinischen Talent auch kein Denkmal gesetzt, was überraschen mag, sagte Galen doch: »Wer berühmt werden will, muß sich nur mit allem vertraut machen, was ich erreicht habe.«

Seine umwälzenden anatomischen Arbeiten kamen erst im Spätmittelalter ans Licht. Für die anderen Abhandlungen kann man das leider nicht behaupten, denn Galen verschaffte der griechischen Lehre von den vier Säften (s. Seite 18) eine so starke

Stellung, daß sie sogar Teil eines kirchlichen Dogmas wurde. Seine umfassenden pharmazeutischen Arbeiten – die Rezepte für die nicht besonders wirksamen Arzneien wurden häufig aus dem ursprünglichen Griechisch in ein verstümmeltes Latein übersetzt – dienten jahrhundertelang als Nachschlagewerke, und sein Eintreten für Aderlaß und den später so genannten »löblichen Eiter« war lange Zeit die Ursache vieler Leiden und Todesfälle. Aber vielleicht am zerstörerischsten war Galens Vorstellung, alles sei Teil eines großen Plans, den nur er erkennen könne. Wenn Tatsachen nicht zu diesem Plan paßten, ignorierte er sie; wenn er keine Beweise hatte, stellte er unmögliche Annahmen als Tatsachen hin. Die ersten Christen griffen die Vorstellung vom großen Plan auf und fügten die Vorstellung vom Leiden des Menschen hinzu. In den folgenden Jahrhunderten riskierte jeder, der die Theorien des großen Plans und der vier Säfte in Frage stellte, schwere Strafen. Auf diese Weise wurde der Fortschritt der Medizin über 1000 Jahre lang aufgehalten.

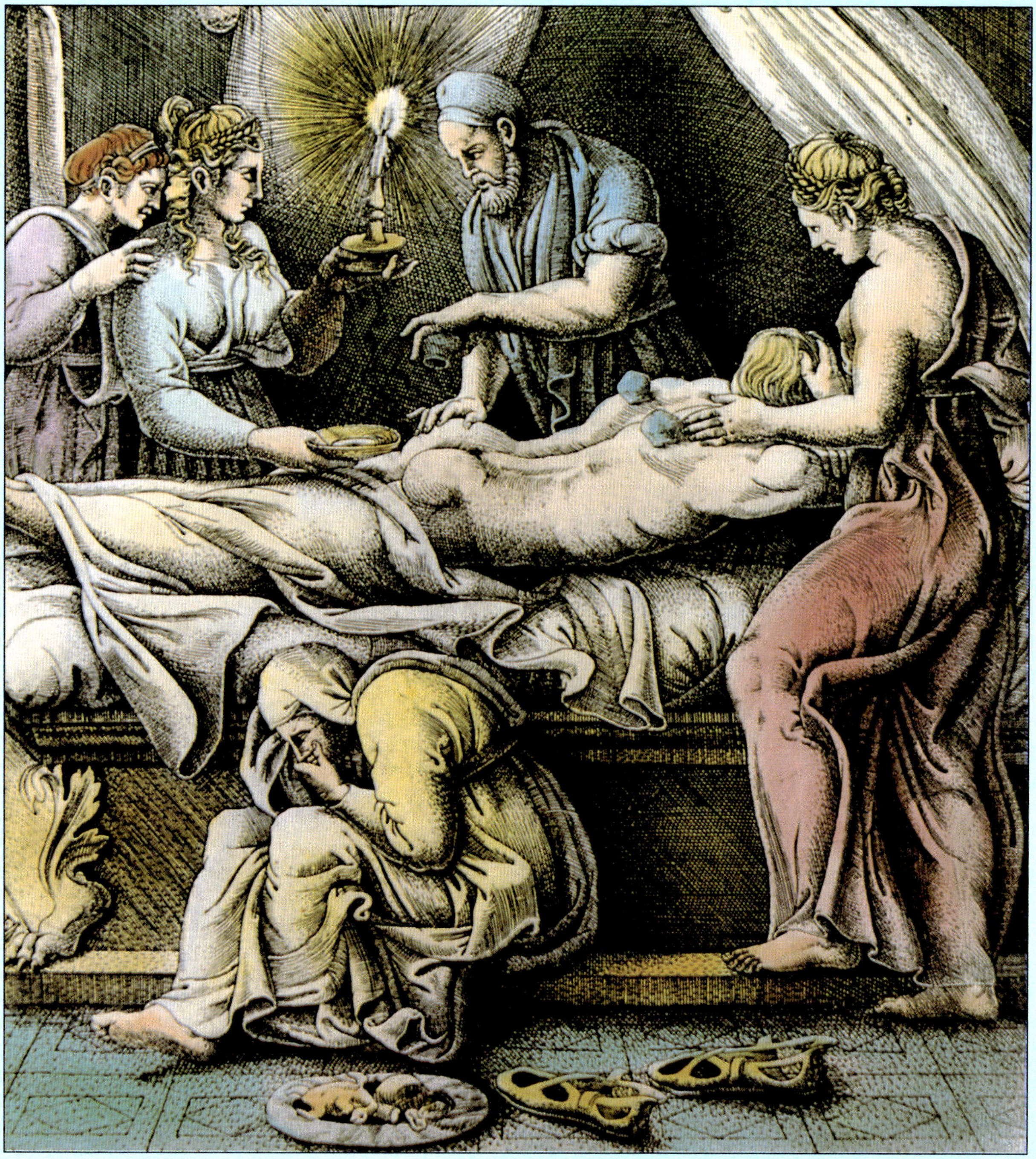

OBEN: *Eine Methode, die nahezu alle römischen Ärzte anwandten, war das Schröpfen: Man zündete Stoffasern in einem kleinen Gefäß (meist aus Metall) an, das anschließend auf die Haut gesetzt wurde. Die Flamme verbrauchte den Sauerstoff in dem Gefäß, so daß ein Unterdruck entstand, der die »schädlichen Säfte« aus dem Körper ziehen sollte. Entweder setzte man das Gefäß auf eine Wunde oder einen speziell angebrachten Einschnitt, so daß Blut herausgezogen wurde, oder man praktizierte das sogenannte »trockene Schröpfen«, im Glauben, die Saugwirkung auf der Haut reiche aus.*

Das Mittelalter

Von Klöstern zu Medizinschulen

Die Ärzte prüften den Urin, und Bader warben mit Blut

ALS DAS RÖMISCHE REICH im fünften Jahrhundert n. Chr. unter dem Ansturm der germanischen Stämme zusammengebrochen war, verlagerte sich das Zentrum der abendländischen Gelehrsamkeit nach Konstantinopel (heute Istanbul), der Hauptstadt des Oströmischen Reiches, das damals schon seit 150 Jahren christlich war. Schnell griff in Westeuropa die Kirche nach Menschen und Macht. Die spekulativen Lehren Galens wurden stürmisch begrüßt. Die Flamme des wissenschaftlichen Forschens war erloschen.

Krankheiten betrachtete man jetzt als einen Teil der Beschaffenheit des Menschen: Je mehr die Menschen mit der Seele beschäftigt waren, desto weniger kümmerten sie sich um den Körper. Medizin wurde zu einer Frage des Schicksals, und aus Verschreibungen wurden Gebete.

Christliche Nächstenliebe

Die Kirche lehrte zwar, daß die Krankheit eine Folge der Sünde sei, aber Krankenpflege war zugleich auch ein Akt christlicher Nächstenliebe, die zur Gründung vieler Krankenhäuser führte. Eines der ersten schuf Fabiola (gest. 399 n. Chr.), eine wohlhabende Römerin. Es folgten weitere, von denen eines in Konstantinopel sogar bis zu 7000 Patienten aufnehmen konnte. Es entstanden religiöse Einrichtungen zur Krankenversorgung, eine davon baute nach 1280 das große Hospital Santa Maria Nouva in Florenz, das im 15. Jahrhundert 300 Betten hatte und neun Ärzte beschäftigte. Außerdem gab es die Hospitäler der geistlichen Ritterorden (Johanniter, Deutschorden, Lazarusorden), die während der Kreuzzüge gegründet wurden.

Im 13. Jahrhundert gab es in Westeuropa etwa 19 000 Hospitäler; meist boten sie Essen, Unterkunft und Gebet für Pilger, Alte, Arme und auch Kranke.

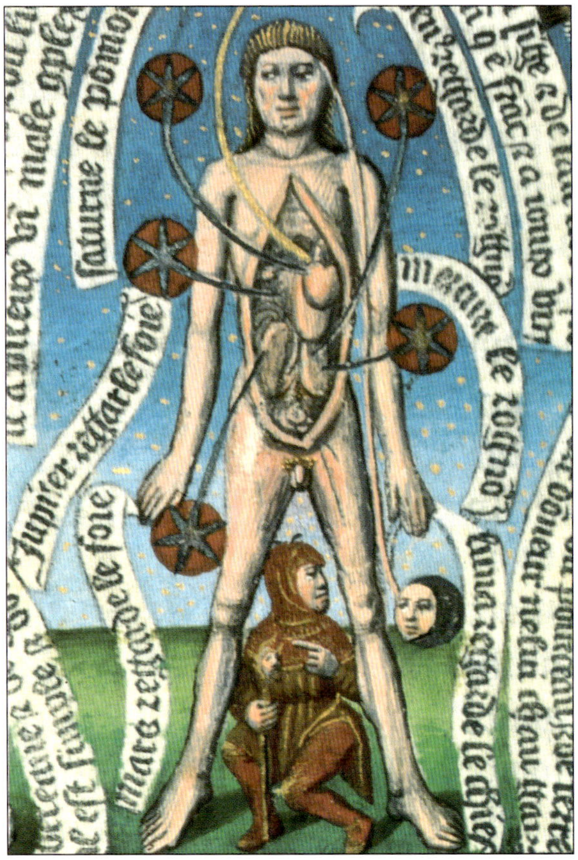

OBEN: *Im Mittelalter waren Körper und Gesundheit untrennbar mit dem Kosmos verbunden – die Gesundheit wurde nach diesen Vorstellungen von Planeten und Tierkreiszeichen gelenkt.*

Die Erhaltung antiker Gelehrsamkeit

Viele Klöster wurden zu Zentren der Heilkunst, aber für die Medizin bedeutsam waren sie vor allem, weil man dort die medizinischen Schriften früherer Zeiten aufbewahrte, kopierte und studierte. Anfangs waren das vor allem Galens Werke. Von ihnen blieben allerdings nur wenige erhalten, und dann oft nur unvollständig: Es fehlten vor allem schriftliche Zeugnisse seiner anatomischen Kenntnisse und seines Glaubens an die Bedeutung des Experimentierens.

Später gelangten auch die Arbeiten der Gelehrten aus Spanien und dem Nahen Osten (s. Seite 28) in den Westen, und man übersetzte und studierte eifrig die antike Literatur, die bis dahin vergessen worden war. Das erweiterte den Kenntnisstand: Man vergrößerte den medizinischen Wortschatz und kombinierte die Theorie der Physiologie mit dem, was man über Logik und Naturphilosophie wußte, und legte damit die Grundlage für die umwälzenden Arbeiten der Renaissance.

Gesetze und Ausbildung

Mit dem Untergang Roms verschwand auch die medizinische Gesetzgebung. Gelegentlich stellten weltliche Instanzen eigene Regeln auf: Der Ostgotenkönig Theoderich, der vom Jahre 471 bis 526 in Rom herrschte, ernannte einen Beamten zur Überwachung der Ärzte. Im westgotischen Spanien wurden im 7. Jahrhundert entsprechende Gesetze erlassen. Im allgemeinen aber oblag die Aufsicht wie auch die Krankenpflege der Kirche. Dennoch gab es auch einige weltliche Ärzte und Heilkundige der Volksmedizin und Magie – sie waren wohl die ernsthaftesten Konkurrenten der kirchlich organisierten Krankenversorgung.

Von 1050 bis 1225 veränderte sich die Gesellschaft in Westeuropa stark. Bevölkerung, Städte und Wirtschaft wuchsen, und es gab immer mehr Lesekundige und weltliche Heilkundige. Als die Medizin immer mehr zum Geschäft wurde, unternahm die Kirche Schritte, um die Ausbreitung dieser »Infektion« auf die Klöster zu verhindern. Auf dem Konzil von Tours im Jahr 1163 wurde den Mönchen verboten, Medizin »um weltlicher Reichtümer willen« zu betreiben. Dann, 1215, untersagte das vierte

Laterankonzil den Geistlichen der größeren Orden das Ausbrennen und chirurgische Schnitte. Vier Jahre später wurde den Geistlichen außerhalb der Klöster durch ein päpstliches Dekret verboten, ihren kirchlichen Amtsbereich zu verlassen und Medizin zu studieren.

Auch weltliche Gesetze wurden wieder eingeführt. Roger II. von Sizilien (1095–1154), einer der mächtigsten Könige im Mittelmeerraum, ordnete an, wer Medizin praktizieren wolle, müsse sich einer Prüfung durch königliche Beamte unterziehen. Sein Enkel, Kaiser Friedrich II. (1194–1250), übertrug die Verantwortung für diese Prüfungen den »Meistern« von Salerno (s. Seite 27). Außerdem legte er Gebührensätze für die medizinische Behandlung fest (für die Armen war sie umsonst), und verbot den Ärzten, mit den Apothekern gemeinsame Sache zu machen und die Patienten durch Verschreibung teurer Medikamente zu schröpfen. Ähnliche Verordnungen wurden 1283 auch in Spanien und 1347 in Deutschland erlassen. Sie sorgten dafür, daß die Ärzte gut ausgebildet waren und trugen damit viel zum Ansehen des Berufsstandes bei.

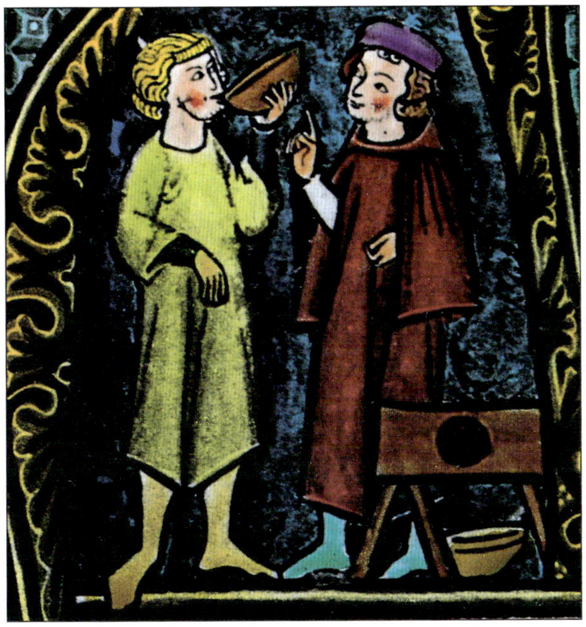

Die Ärzteausbildung in Europa nahm von den Anfängen im Salerno des 10. Jahrhunderts einen steilen Aufstieg. Im Jahr 1220 ernannte Papst Honorius III. Kardinal Konrad als Aufseher für den medizinischen Unterricht im französischen Montpellier. Durch seine Anordnung, es dürfe dort niemand als Student angenommen werden, der nicht von einem anerkannten Lehrer unterrichtet wurde, entstand die erste medizinische Fakultät des Westens. Bald gab es angesehene Schulen für Medizin in Paris, Montpellier, Parma, Bologna, Padua, Ferrara und Tübingen, alle mit einem Ausbildungsgang von vier bis fünf Jahren.

Diagnose und Therapie

Die Grundlage für Diagnose und Therapie war die griechische Lehre von den vier Körpersäften in der von Galen überarbeiteten Form. Sie hatte sich allerdings inzwischen zu einer Theorie weiterentwickelt, die nicht nur körperliche, sondern auch seelische und soziale Eigenschaften erklärte. Danach machte ein Überschuß an Blut, Schleim, gelber oder schwarzer Galle den Betreffenden sanguinisch, phlegmatisch, cholerisch oder melancholisch, und die Furchtsamkeit der Frauen wie auch ihre Menstruation erklärte man mit ihrem kalten und feuchten »Wesen«.

LINKS: *Diese Miniatur zeigt einen Arzt, der seinem Patienten einen Arzneitrank verabreicht.*

UNTEN: *Eine Seite aus dem* Decamerone *von Bocaccio: Man erkennt, wie Blutegel verwendet wurden.*

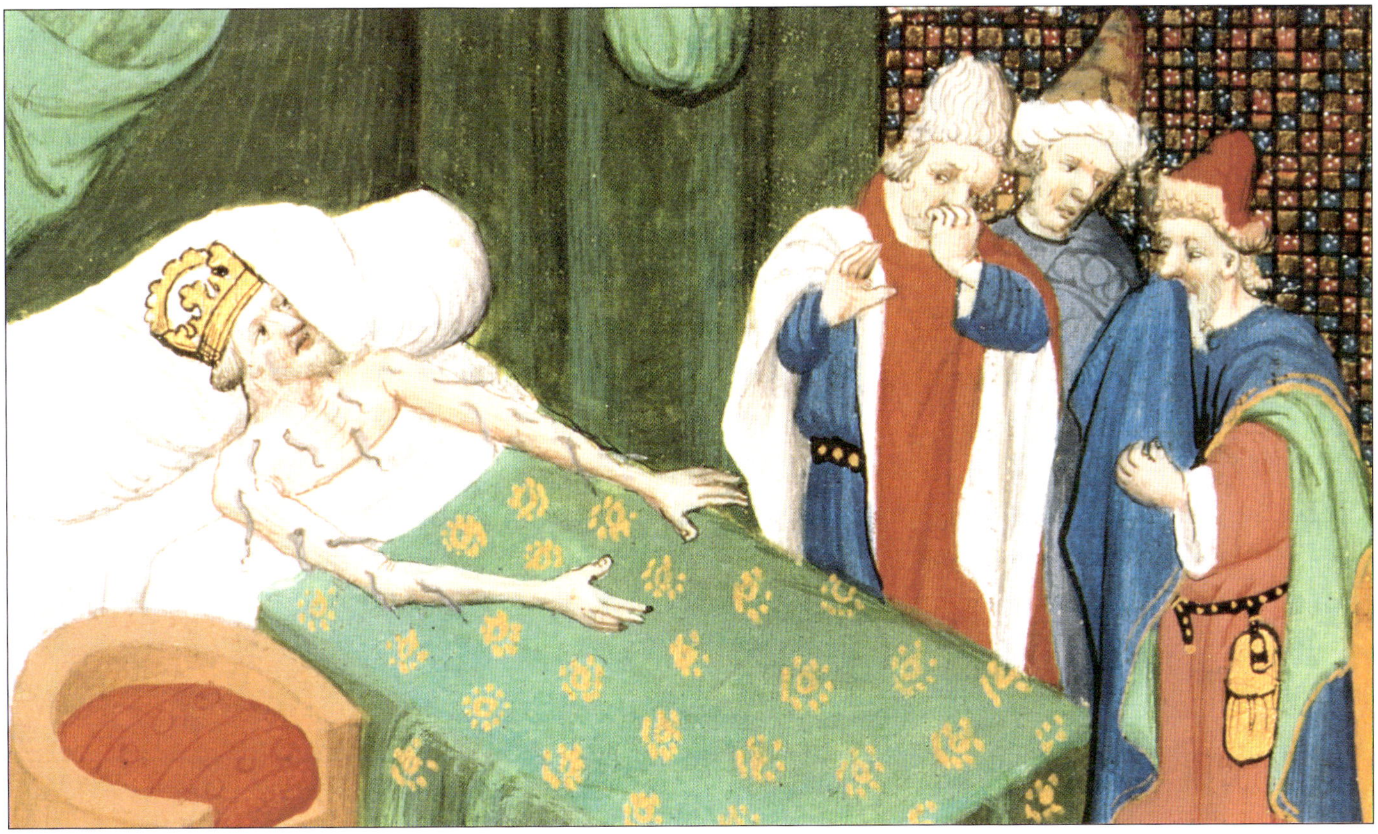

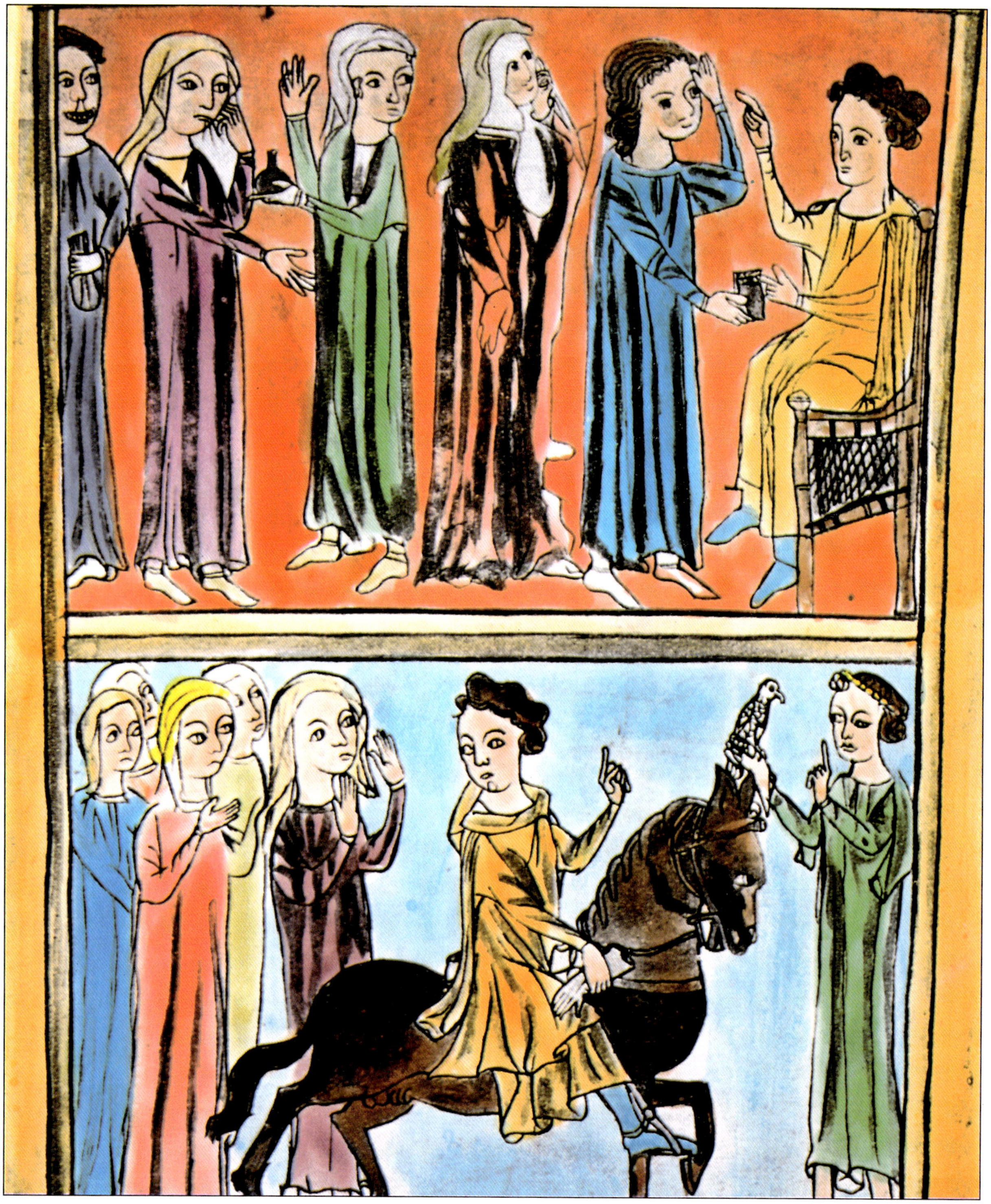

OBEN: Patienten im Europa des 13. Jahrhunderts stehen Schlange, um einem wandernden Arzt ihre Beschwerden zu schildern und Arznei zu erhalten. Solche Heilkundigen zogen von Stadt zu Stadt.

Ein Arzt, der einen Patienten zum erstenmal besuchte, beobachtete das Erscheinungsbild, hörte sich die Krankengeschichte an, fühlte den Puls und untersuchte den Urin. Die Urinbetrachtung war die verbreitetste Diagnosemethode – 29 verschiedene Beobachtungen konnte man daran anstellen. Die Urinflasche wurde zum Symbol der Ärzte. In Verträgen zwischen Städten und Ärzten wurde oft festgelegt, daß auf Wunsch der Urin aller Bürger untersucht werden sollte. Viele mittelalterliche Therapiemethoden wie Schröpfen und Aderlaß, aber auch Arzneien und Ernährungswesen waren römischen Ursprungs, die man jedoch verfeinerte. Schröpfen und Aderlaß wurden schließlich zum Ritual.

Bader und Ärzte

Vom 13. Jahrhundert an übertrug man Operationen, Hitzebehandlungen und das Richten von Brüchen zunehmend einer eigenen Handwerkszunft, den Badern und Chirurgen: Die letzte Gruppe erhielt ihre Ausbildung vorwiegend nicht an Universitäten, sondern in Form einer Lehrzeit, deren Länge und Qualität von den Gilden bestimmt wurde. Die Aufgabenteilung war nicht eindeutig, denn auch die Ärzte schröpften mit erhitzten Instrumenten und ließen zur Ader.

Nur wenige Chirurgen nahmen komplizierte Operationen vor, und wenn, dann nur bei lebensbedrohlichen oder äußerst schmerzhaften Krankheiten, zum Beispiel bei Blasensteinen, Verschluß der Harnwege und Zahnschmerzen. Man entwickelte auch eine Art von Anästhesie, um die Schmerzen zu mildern: Schwämme, die mit Opium oder Alraun getränkt waren, wurden in Mund oder Nase gesteckt. Wahrscheinlich wirkten sie aber nicht sehr gut, denn auf zeitgenössischen Abbildungen kann man sehen, daß die Patienten während der Operationen festgehalten werden mußten.

Die Chirurgenausbildung verbesserte sich, als islamische Werke über Chirurgie übersetzt wurden, für die Gebildeten zunächst ins Lateinische und dann, vom 14. Jahrhundert an, auch in die Umgangssprache des einfachen Volkes. Die mittelalterlichen Chirurgen schrieben auch neue Lehrbücher: Das erste, die *Chirurgie* von Roger Frugard aus Parma (ca. 1180), erlangte große Bedeutung. Der Höhepunkt war die *Große Chirurgie* von Guy de Chauliac (1363), ein systematischer Überblick über das ganze Gebiet, in dem zum erstenmal seit dem 3. Jahrhundert Galens Arbeiten über anatomische Physiologie einbezogen wurden.

Trotz solcher Fortschritte wuchs die Kluft zwischen Ärzten und Chirurgen. Die meisten Bader (die eine gewisse medizinische Ausbildung hatten) konnten nicht lesen, aber alle wollten gerne die einträglichen medizinischen Behandlungen ausführen, um ihr Einkommen, das sie maßgeblich mit Rasieren und Haareschneiden verdienten, aufzubessern. In London warf man den Badern im Jahr 1307 vor, daß sie ihre medizinischen Dienste auf eine Weise anpriesen, die auch heute noch recht taktlos erscheint: Sie zeigten Gefäße voll Blut und hängten blutige Lumpen an Stangen vor ihre Läden. Studenten, die in die medizinische Fakultät der Pariser Universität aufgenommen werden sollten, mußten schwören, nie eine Operation vorzunehmen.

SALERNO: DIE ERSTE MEDIZINISCHE FAKULTÄT

Schon im 10. Jahrhundert war die italienische Stadt Salerno als ein Zentrum der Heilkunst berühmt. Zwei Jahrhunderte später entstand dort die erste medizinische Fakultät. Der Legende zufolge waren ihre Gründer ein Jude, ein Araber, ein Grieche und ein Römer. Durch ihre geographische Lage südlich von Neapel kam sie in Kontakt mit der griechisch- und arabischsprechenden Welt, und sie war nur etwa 100 Kilometer von der Benediktinerabtei Monte Cassino entfernt, wo medizinische Schriften aus dem Arabischen übersetzt wurden.

Zunächst führte man in Salerno, statt Bücher zu studieren, die Tradition der praktischen Heilkunst fort. Männer und Frauen wurden Mitte des 11. Jahrhunderts gemeinsam unterrichtet. Eine der besten Heilkundigen war eine Frau namens Trotula, die in Volksmärchen als »Dame Trot« unsterblich wurde. Männer und Frauen suchten ihren Rat, und sie schrieb über die Krankheiten beider Geschlechter. Ihr berühmtestes Werk mit dem Titel* De Mulierum Passionibus *behandelte jedoch die Gynäkologie und Geburtshilfe: »Weil ich, Trotula, den Schmerz der Frauen bedaure und weil ich von einigen dringend gebeten worden bin, habe ich dieses Buch über die Krankheiten geschrieben, die ihr Geschlecht betreffen.«

Im 12. und 13. Jahrhundert hatte Salerno seine Blütezeit. Der Titel »Doctor« mit der Bedeutung »Arzt« wurde dort offiziell seit 1180 verwendet und man stellte einen Lehrplan auf, der sich auf medizinische Lehrbücher stützte. Die berühmteste Veröffentlichung der Schule war das* Regimen Sanitatis Salernitanum, *das Arnold von Villanova (1234–1311) zugeschrieben wird.

Nachdem unter Heinrich VI. Salerno im Sommer 1194 geplündert worden war, verließen die besten Gelehrten nach und nach die Stadt, um an anderen Orten medizinische Fakultäten zu gründen. Die Schule von Salerno bildete noch bis zum Anfang des 19. Jahrhunderts Ärzte aus. Erst 1812 wurde sie auf Anordnung Napoleons geschlossen.

UNTEN: *Roger von Salerno betrachtet einen Patienten mit einem deutlich sichtbaren Kieferabszeß (links) und behandelt einen augenkranken Patienten mit einer Kräuterarznei (rechts).*

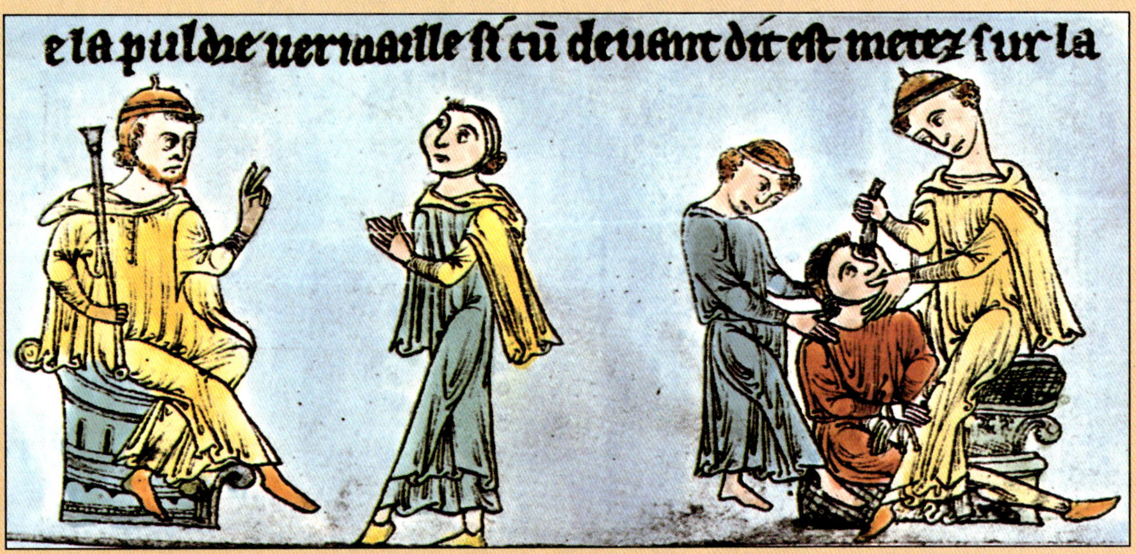

Die Auferstehung der antiken Medizin

Von Persien nach Spanien

Er beschrieb Masern und Pocken, dann erblindete er durch sein eigenes Buch

VIELE MEDIZINISCHE WERKE der alten Griechen und Galens erreichten Westeuropa nach einer Rundreise von mehreren Jahrhunderten. Im Jahr 431 belegte die Kirche Nestorius, den ketzerischen Patriarchen von Konstantinopel, und seine Anhänger mit dem Bann. Einige flohen nach Persien, und dort, in Jundi Shapur, machten sie die Universität mit ihrer medizinischen Fakultät und dem Krankenhaus zu einem der führenden geistigen Zentren. Die Nestorianer übersetzten alle griechischen Bücher, die sie auftreiben konnten, ins Syrische – darunter auch den *Corpus hippocraticum* und die Werke Galens.

Mit dem Aufstieg des Islam im 7. Jahrhundert verbreiteten sich auch die Ärzteschulen. Im östlichen Kalifat von Bagdad übersetzten islamische Gelehrte und Ärzte weiterhin griechische Werke, und fügten dabei auch eigene Anmerkungen hinzu.

Die islamische Gelehrsamkeit

Rhazes (gest. 925) verfaßte aufgrund eigener Erfahrungen die ersten genauen Beschreibungen von Masern und Pocken, und er erkannte, daß Fieber eine Form der Krankheitsabwehr sein kann. *Continens Liber*, eine seiner etwa 200 Abhandlungen, brachte ihm Ruhm, machte ihn aber auch blind: Er beleidigte einen Mullah, der daraufhin verlangte, man solle ihm mit seinem eigenen Buch auf den Kopf schlagen, bis eines von beiden entzwei gehe. Infolge dieser Tortur erblindete der bis dahin führende Autor der islamischen Medizin.

Auf Rhazes folgte Avicenna (980–1037), auch als Ibn Sina bekannt, dessen umfassende Kenntnisse an die Galens heranreichten. Sein *Canon Medicina* umfaßt eine Million Worte und wurde zu einer medizinischen Bibel, die Galens Werke zunächst in der arabischen Welt und später – bis ins 17. Jahrhundert – auch in Westeuropa verdrängte. Er erkannte, daß Tuberkulose ansteckend ist und daß Krankheiten sich auch über das Wasser und den Boden verbreiten können. Er empfahl darüber hinaus, statt des Messers das Brenneisen zu benutzen, und setzte damit die arabische Abneigung gegen das Sezieren fort. Über Nordafrika verbreitete sich der Islam bis nach Spanien und Südwestfrankreich, bis die Christen 732 in der Schlacht von Tours ein weiteres Vordringen verhinderten. Das Zentrum des westlichen Kalifats war die spanische Stadt Córdoba. Dort gab es 50 Krankenhäuser, 70 öffentliche Bibliotheken und die angesehenste Universität des 10. Jahrhunderts.

Der vielleicht größte Chirurg des Mittelalters war Albucasis (936–1013). Er wurde in Córdoba geboren und schrieb *al-Tassrif*, das erste illustrierte Lehrbuch der Chirurgie. Darin beschrieb er das Öffnen von Abszessen, Augenoperationen und die Behandlung von Wirbelsäulenverformungen.

Im Jahr 1148 floh der 13jährige Maimonides (geboren als Moses ben Maimon), Sprößling einer jüdischen Gelehrtenfamilie, nach Fez in Marokko, weil das fanatische islamische Herrschergeschlecht der Almohaden ganz Spanien unter seine Herrschaft brachte. Dann ging er nach Kairo und wurde dort Leibarzt des Sarazenensultans Saladin. Dessen Feind, der englische Kreuzritter Richard Löwenherz, versuchte vergeblich, sich die Dienste des jüdischen Arztes zu sichern. Maimonides untersuchte den Kranken, nicht die Krankheit. Er lehnte auch die Astrologie ab und versuchte, Medizin und Religion zu trennen. Er schrieb: »Lehre die Zunge, ›ich weiß nicht‹ zu sagen, und du wirst Fortschritte machen.«

Einige Werke dieser Persönlichkeiten wurden zunächst von dem geheimnisvollen Constantinus Africanus (ca. 1020–1087)

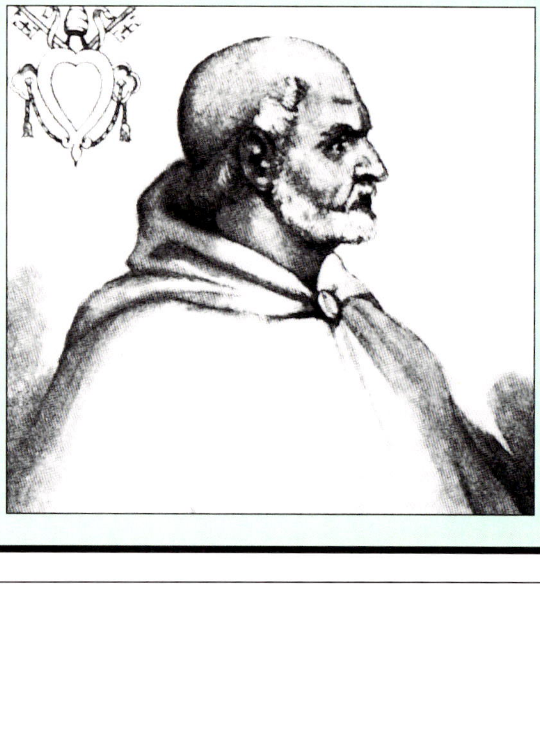

DER EINZIGE ARZT, DER AUCH PAPST WURDE

Obwohl die Kirche versuchte, sie davon abzuhalten, wurden viele nicht in Klöstern lebende Geistliche zu Ärzten. Einer davon war Petrus Hispanus (Peter von Spanien), der in Paris studiert hatte. Mitte des 13. Jahrhunderts stellte er **Das Schatzkästlein des armen Mannes** ***zusammen, ein medizinisches Handbuch, in dem er Huflattich gegen Kopfschmerzen, Lattichsamen zur Dämpfung des Geschlechtstriebes und Schweinedung bei Nasenbluten empfahl.***

Kurz nachdem er zum Arzt des Vatikans ernannt worden war, starben nacheinander die Päpste Gregor X. (1271–1276), Innozenz V. (1276) und Adrian V. (1276). Dennoch wählten die Kardinäle Petrus zum Nachfolger, vielleicht in der Hoffnung, er werde sich mit seiner Heilkunst gesund erhalten. Aber noch im gleichen Jahr stürzte ein Palastdach ein und erschlug ihn.

ÄRZTINNEN AUF DER ANKLAGEBANK

Von Salerno aus, wo Trotula gewirkt hatte, verbreiteten sich zwar die dort gelehrte medizinische Ausbildung und Praxis, nicht aber die liberale Haltung. In England, Frankreich und dem übrigen nördlichen Europa war es Frauen verboten, an Universitäten zu studieren, und man verweigerte ihnen die Genehmigung zur Ausübung der Heilkunde. Hier durften sie nur als Hebammen und »weise Frauen« arbeiten.

In Paris standen 1322 fünf Frauen unter Anklage, weil sie ohne Genehmigung medizinisch tätig gewesen waren. Eine von ihnen war Jacqueline Felicie de Almania.

Kronzeuge der Anklage war der Chirurg Johann von Padua. Frauen durften nicht als Anwälte arbeiten, und er behauptete, es sei noch wichtiger, daß sie auch als Ärzte nicht tätig würden, denn sein Leben zu verlieren sei schließlich etwas Ernsteres als einen Prozeß zu verlieren. Acht von de Almanias Patienten sagten zu ihren Gunsten aus und erklärten, sie seien von ihr geheilt worden, nachdem männliche Ärzte versagt hätten.

De Almania argumentierte, Frauen würden von einer Ärztin eine bessere Behandlung erhalten, weil sie auch »Brüste, Bauch und Füße« untersuchen könnte, was einem männlichen Arzt nicht möglich war.

Der Gerichtshof war nicht überzeugt und erklärte, es sei »sicher, daß ein Mann, der in der vorgenannten Kunst anerkannt ist, die Kranken besser heilen kann als jede Frau«. Alle fünf Frauen wurden für schuldig befunden und bestraft: Man exkommunizierte sie.

ins Lateinische übersetzt. Er hatte in Babylon und Tunesien Medizin und Magie studiert und tauchte 1072 mit einer großen Sammlung arabischer Manuskripte in Salerno auf. Später wurde er Mönch in Monte Cassino. Dort übersetzte er die Werke arabischer, jüdischer und griechisch-römischer Ärzte, besonders aber die Schriften Galens. Im 12. Jahrhundert setzten Gerard von Cremona und seine Schüler die Übersetzungsarbeiten in Spanien fort. Burgundio von Pisa übertrug Galens Werke aus dem Griechischen – so begann die Wiederentdeckung der antiken Texte im Abendland, die dann in der Renaissance von den Humanisten fortgesetzt wurde.

DER ABT UND DIE ÄRZTE

Im Winter 1150/51 erkrankte Peter der Ehrwürdige, Abt von Cluny, an Blutstauung in der Brust und Kopfschmerzen. Wegen dringender Arbeiten hatte er seinen zweimonatlichen Aderlaß verschoben, und jetzt, als er an »der Krankheit, die Katarrh heißt« litt, hatte er das Gefühl, es sei zu gefährlich. Nachdem er aber vier Monate gelitten hatte, ließ er zu, daß man ihm zweimal eine große Menge Blut abnahm. Seine Befürchtungen bewahrheiteten sich: Er verlor die Stimme, konnte nicht mehr predigen, und der Blutandrang war so stark wie nie zuvor.

Die Ärzte von Cluny vermuteten, der Aderlaß habe sein Blut abkühlen lassen, so daß »träger Schleim durch Venen und wichtige Kanäle fließt«. Peter schrieb an Bartholomeus, einen anderen Arzt, und bat um Rat:

»Es gibt vielfältige Diskussionen über meinen Fall unter den diensthabenden Heilkundigen. Und obwohl mir das, was sie sagen, nicht vernünftig erscheint, gab ich ihnen nach. Ich wende die empfohlene Diät und Arznei schon seit fast drei Monaten an, aber bisher spüre ich sehr wenig und fühle mich eigentlich kaum besser.«

In seinem Antwortschreiben pflichtete Bartholomäus den Ärzten von Cluny bei, aber er achtete darauf, seinem bedeutenden Patienten nicht offen zu widersprechen. Er empfahl Schröpfen gegen die Kopfschmerzen, heiße Bäder, heilende Dampfinhalation, Brustumschläge und Pastillen und Mundspülungen gegen Kehlkopfentzündung.

UNTEN: *Illustration aus dem 17. Jahrhundert auf dem äußeren Buchdeckel von Avicennas gewaltigem* Canon Medicina, *der zur Bibel der Medizin wurde. Man erkennt, wie der Arzt einen Kranken untersucht.*

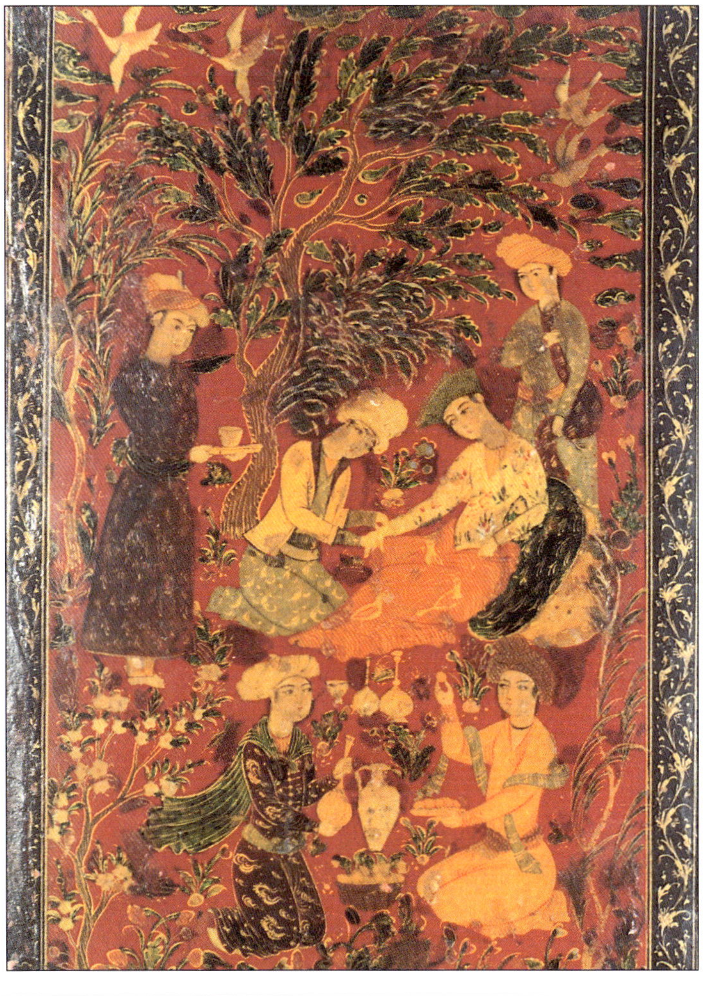

Der Schwarze Tod

» . . . die Grausamkeit Gottes und zu einem guten Teil die des Menschen «

UM DAS JAHR 1330 HERUM brach die Pest in der Wüste Gobi in der Mongolei aus. Im Verlaufe einer Generation hatte sie sich bis nach China ausgebreitet, wo ihr den Behauptungen der Chronisten zufolge zwei Drittel der Bevölkerung zum Opfer fielen. Die mongolischen Nomaden trugen sie über die Handelswege nach Westen.

Nach Seefahrererzählungen, die der Notar Gabriele de Mussi aufzeichnete, wurden Kaufleute aus dem italienischen Genua von der Tatarenarmee des Kipchak Khan, auch Janibeg genannt, belagert. Im Schwarzmeerhafen von Caffa (heute Feodosia) brach 1346 unter den Tataren die Pest aus, und Janibeg befahl den Überlebenden, die Leichen ihrer toten Kameraden mit Katapulten über die Stadtmauern von Caffa zu schleudern. Daraufhin hielt die Pest auch in Caffa Einzug. Als die Genueser flohen, nahmen sie die Krankheit mit, die in Europa später als Schwarzer Tod berühmt und berüchtigt werden sollte.

Entlang den weiten Handelswegen des 14. Jahrhunderts brachte die Pest Millionen Menschen einen frühen Tod. In Konstantinopel fielen ihr 1347 Tausende zum Opfer, darunter auch Andronicus, der Sohn des Kaisers Johannes Kantakuzenos. In Kairo starben 1348 bis zu zwei Fünftel der Bevölkerung. In Bilbais, einem Dorf im Nildelta, türmten sich die Leichen an den Straßenrändern so hoch, daß Banditen sie als Hinterhalt benutzten. Es folgten Assuan, Antiochia, Damaskus, Jerusalem und sogar Mekka – bis 1349 war ein Drittel der islamischen Bevölkerung der Pest zum Opfer gefallen.

Nach Italien gelangte der Schwarze Tod Ende 1347 mit den zurückkehrenden Kaufleuten über Genua und Pisa und entvölkerte die dichtbesiedelten Städte. In Siena schrieb ein Chronist:

»Sie sterben zu Hunderten, bei Tag und Nacht, und alle wurden in . . . Gruben geworfen und mit Erde bedeckt. Sobald die Gruben voll waren, wurden neue ausgehoben. Und ich, Agnolo von Tura . . . habe meine fünf Kinder mit meinen eigenen Händen begraben . . . Und es sind so viele gestorben, daß alle glaubten, es sei das Ende der Welt.«

Der Humanist Giovanni Bocaccio erlebte die Pest in Florenz. Er berichtet über seine Eindrücke in der Einleitung zum *Decamerone:*

»So groß waren die Härte des Himmels und die Grausamkeit der Menschen, daß vom März [1348] bis zum darauffolgenden Juli, teils durch die Bösartigkeit der Pest, teils weil viele Kranke schlecht gepflegt und aus Furcht von den Gesunden in ihrer Not verlassen wurden, schätzungsweise über hunderttausend Menschen in den Mauern der Stadt Florenz ums Leben kamen . . .«

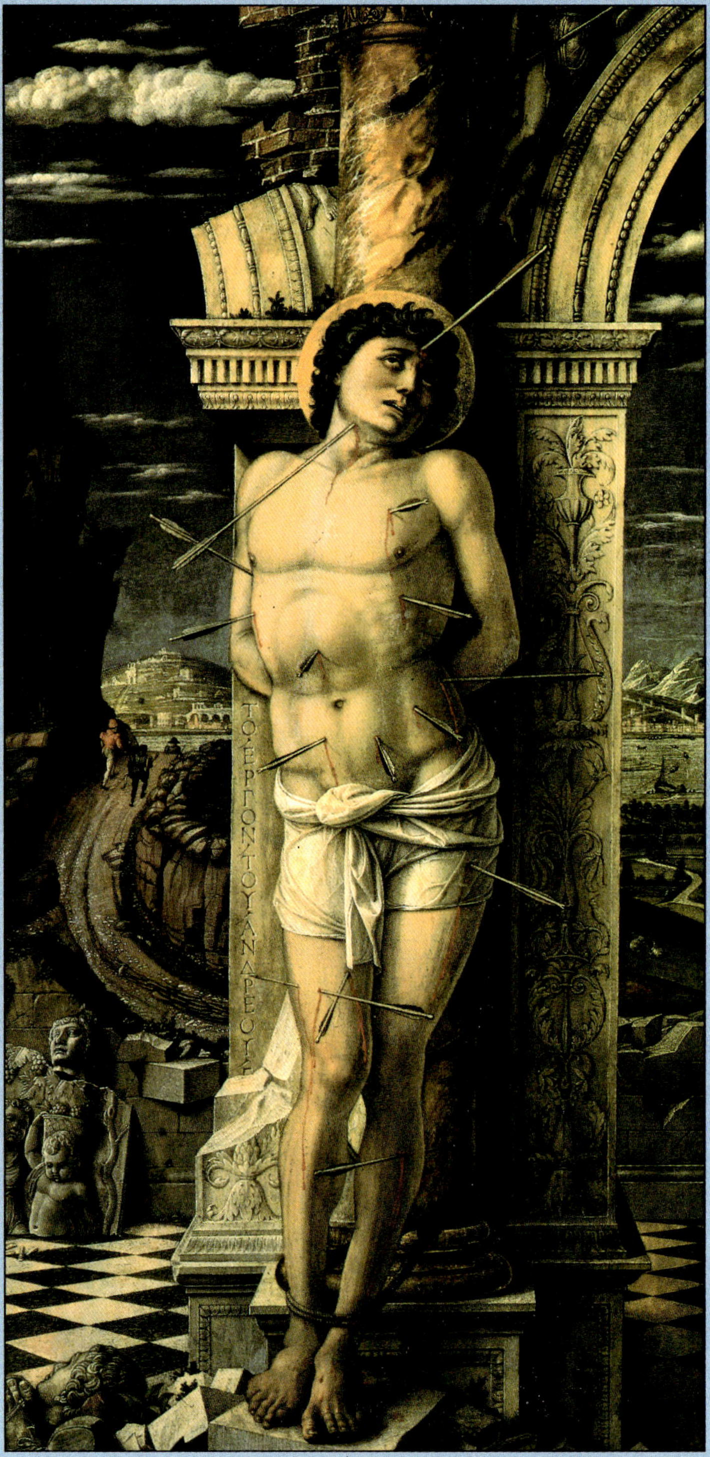

RECHTS: *Das Martyrium des heiligen Sebastian. Daß man ihn zum Schutzpatron der Pestkranken machte, lag daran, daß die Menschen mit dem von Pfeilen durchbohrten Körper den Ausbruch der Pest assoziierten.*

Die Pest breitete sich auch nach Frankreich aus. In Marseille starben 50 bis 60 Prozent der Bevölkerung. In Montpellier überlebten von 140 Dominikanerbrüdern nur sieben. In Avignon riet der bekannte Chirurg Guy de Chauliac dem Papst Clemens VI. zur Flucht, er selbst blieb und erkrankte, erholte sich allerdings verblüffenderweise nach nur sechs Wochen. Als Alfonso XI. von Kastilien mit seinem Heer 1350 Gibraltar belagerte, schlug der Schwarze Tod auf beiden Seiten zu. Alfonso lehnte es ab, seine Truppe zu verlassen, und starb – er war das einzige gekrönte Haupt Europas, das der Pest zum Opfer fiel.

Nach England kam der Schwarze Tod über Weymouth im Juni 1348; er breitete sich schnell nach Norden aus und wütete in London. Auch ländliche Gegenden waren stark betroffen. Insgesamt starben in England zwei Millionen Menschen, das war die Hälfte der Gesamtbevölkerung. Nach Deutschland gelangte die Pest im Juni 1349, Skandinavien und Nordschottland folgten im Dezember des gleichen Jahres und Rußland Ende 1350. Dann, nachdem sie etwa ein Drittel der europäischen Bevölkerung oder noch mehr dahingerafft hatte, kam die Epidemie aus unerklärlichen Gründen zum Stillstand.

Erklärungsversuche

Nach Ansicht der Kirche war der Schwarze Tod die Strafe Gottes für das sündige Leben der Menschen. Die Ärzte des Mittelalters neigten eher dazu, »Pestilenzdämpfe« zur Ursache zu erklären, die angeblich durch eine planetarische Konjunktion oder durch Erdbeben und Vulkanausbrüche erzeugt wurden.

Zur Heilung und Vorbeugung versuchten die Ärzte jedes nur denkbare Mittel. Gentilis von Foligno schrieb, man solle große Feuer aus aromatischen Hölzern anzünden, um die Atmosphäre zu reinigen. Die medizinische Fakultät der Pariser Universität betonte, Olivenöl in der Nahrung sei tödlich und Baden schade ebenfalls. Außerdem müßten Männer, die ihr Leben liebten, ihre Keuschheit bewahren. Andere glaubten, die Luft sei »steif« geworden und müsse durch laute Geräusche »aufgebrochen« werden. Deshalb läutete man Glocken, schoß mit Gewehren in die Luft und ließ Vögel frei durch die Zimmer fliegen.

Schließlich erkannten die Ärzte das Prinzip der Ansteckung als Übertragungsweg, oder zumindest erahnten sie es und handelten entsprechend. In Mailand empfahlen sie den herrschenden Grafen, die Häuser der Kranken zu vermauern, auch wenn dabei gesunde Familienangehörige mit eingeschlossen würden. Diese drastische Maßnahme zahlte sich offensichtlich aus: Mailand verlor nicht einmal 15 Prozent seiner Bevölkerung, das war der geringste Prozentsatz in ganz Italien.

Wer vor dem Schwarzen Tod floh, trug zu seiner Ausbreitung bei. Doch die Ärzte flohen wie alle anderen auch. In Venedig führte das dazu, daß man den Chirurgen erlaubte, wie Ärzte zu arbeiten, um die Abwanderung auszugleichen. Aber man erkannte schnell, daß nichts von dem, was sie taten, wirklich nützte.

Die Wahrheit kommt ans Licht

Erst 1894, während einer Epidemie in Hongkong, wurde das Pestbakterium *Yersinia pestis* nachgewiesen. Es stellte sich heraus, daß es sich um einen Krankheitserreger handelt, der Ratten und andere Nagetiere befällt und durch Flöhe übertragen wird. Das Pestbakterium ist äußerst aggressiv: Mäuse sterben im Labor bereits nach einer Infektion mit drei Bakterienzellen, und ein Floh kann mit einem Biß bis zu 24 000 von ihnen weitertragen. Die Krankheit tritt beim Menschen in drei Formen auf: Die häufigste Form, die Beulenpest, zeichnet sich durch schmerzhafte Schwellungen der Lymphknoten in Leistenbeuge und Achselhöhle aus. Wie bei der Beulenpest gelangen die Erreger auch bei der Pestsepsis ins Blut. Beide Formen werden unmittelbar durch den Flohbiß übertragen. Die Lungenpest wird durch Tröpfcheninfektion hervorgerufen und nimmt nach einer relativ kurzen Inkubationszeit einen recht heftigen Verlauf mit Husten, einer Lungenentzündung, schwarz-blutigem Auswurf, Atemnot und Zyanose und führt nach drei bis vier Tagen zum Tod. Bei der Pestsepsis kann der Tod bereits nach 24 Stunden eintreten. Bei allen drei Formen entstehen durch kapillare Blutungen große Blutergüsse unter der Haut – daher der Name Schwarzer Tod. Seit 1932 steht mit den Sulfonamiden eine wirksame Behandlungsmethode gegen die Pest zur Verfügung.

FLAGELLANTEN UND JUDEN

Auch Massenhysterie war ein Kennzeichen des Schwarzen Todes. In den Pestjahren 1348/49 durchzogen Geißler als Bruderschaften, die das Ziel hatten, Gott zur Beendigung der Peststrafe zu bewegen, in großen Gruppen Stadt und Land. Vor allem in Deutschland waren diese schwärmerischen Laien zu finden. Die Geißler oder Flagellanten waren bis zur Hüfte nackt und schlugen sich mit metallbeschlagenen Geißeln – und oft brachten gerade sie die Krankheit mit sich.

Wesentlich dramatischer verliefen die Judenverfolgungen. Behauptungen, sie hätten Brunnen vergiftet und so die Pest ausgelöst, erhielten im September 1348 neue Nahrung, als Juden in Chillon in der Schweiz nach Folterungen ein Geständnis ablegten. In Basel wurden alle Juden in ein hölzernes Gebäude gepfercht und lebendig verbrannt. Das gleiche geschah in Deutschland. In Straßburg wurden mindestens 2000 Juden umgebracht, in Mainz 12 000, in Brüssel 600. Im Juli 1349 führten Flagellanten die Frankfurter Bevölkerung in das Judenviertel, wo anschließend ein schreckliches Massaker verübt wurde.

UNTEN: *Dieser Holzschnitt aus der* Nürnberger Chronik *von 1493 zeigt eine tragische Szene aus Köln: Dort wurden Tausende von Juden lebendig verbrannt, nachdem man behauptet hatte, sie hätten die Pest verursacht.*

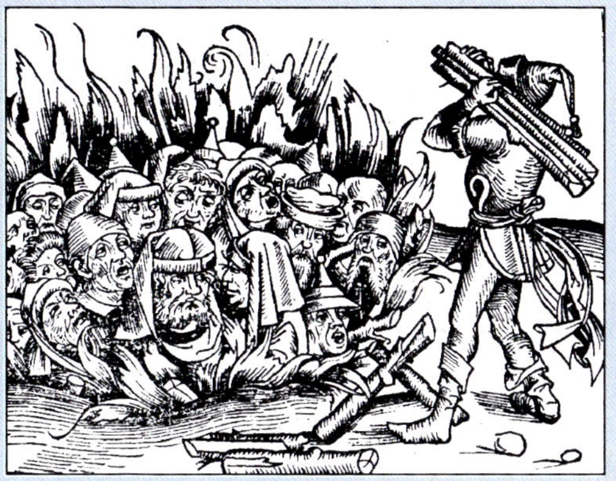

2 Renaissance und Aufklärung

Als der Schwarze Tod 1347 und 1348 über Italien hinwegrollte und seinen Blutzoll forderte, wurde die Unzulänglichkeit der Ärzte und Bader offenkundig. Aber 75 Jahre später, mit dem Beginn der Renaissance, brach für die Medizin eine neue Ära des Forschens an. Dieser bemerkenswerte Ausbruch schöpferischer Energie und das humanistische Denken, das zur Analyse und Neubewertung klassischer Texte führte, breiteten sich, unterstützt durch die Erfindung des Buchdrucks, in Europa aus.

In Italien war neben anderen vor allem Leonardo da Vinci ein Vorreiter des neuen Interesses an der menschlichen Anatomie; gleichzeitig lernten die Chirurgen auf den Schlachtfeldern Europas, schwere Verletzungen fachgerechter zu behandeln. Zu dem neuen wissenschaftlichen Denken in der Medizin paßte auch eine höhere Wertschätzung des ärztlichen Berufsstandes: Es wurden königliche Kollegien gegründet und Urkunden verliehen.

Auf dieser Grundlage wuchs die Medizin ins Zeitalter der Aufklärung hinein, die Jahrhunderte der »Glorreichen Revolution« in Großbritannien (1688), der amerikanischen Unabhängigkeitserklärung (1776) und der Französischen Revolution (1789). Diese Ereignisse spiegelten eine veränderte geistige Haltung wider: Man lehnte gesellschaftliche und religiöse Beschränkungen ab; man glaubte, Fortschritte in Wissenschaft und Technik würden zu utopischen Lebensverhältnissen führen; und was die Medizin betraf, so war man überzeugt, man würde eines Tages alle Krankheiten besiegen können.

Der wissenschaftlich-technische Fortschritt spielte in der Medizin eine große Rolle: Galens falsche Theorien wurden nun endgültig über Bord geworfen. Doch das Vertrauen in die Zukunft führte auch zu einigen ungewöhnlichen Erscheinungen – das 18. Jahrhundert war auch das Jahrhundert der Naivität, in dem Quacksalber und Scharlatane ihr Glück machten.

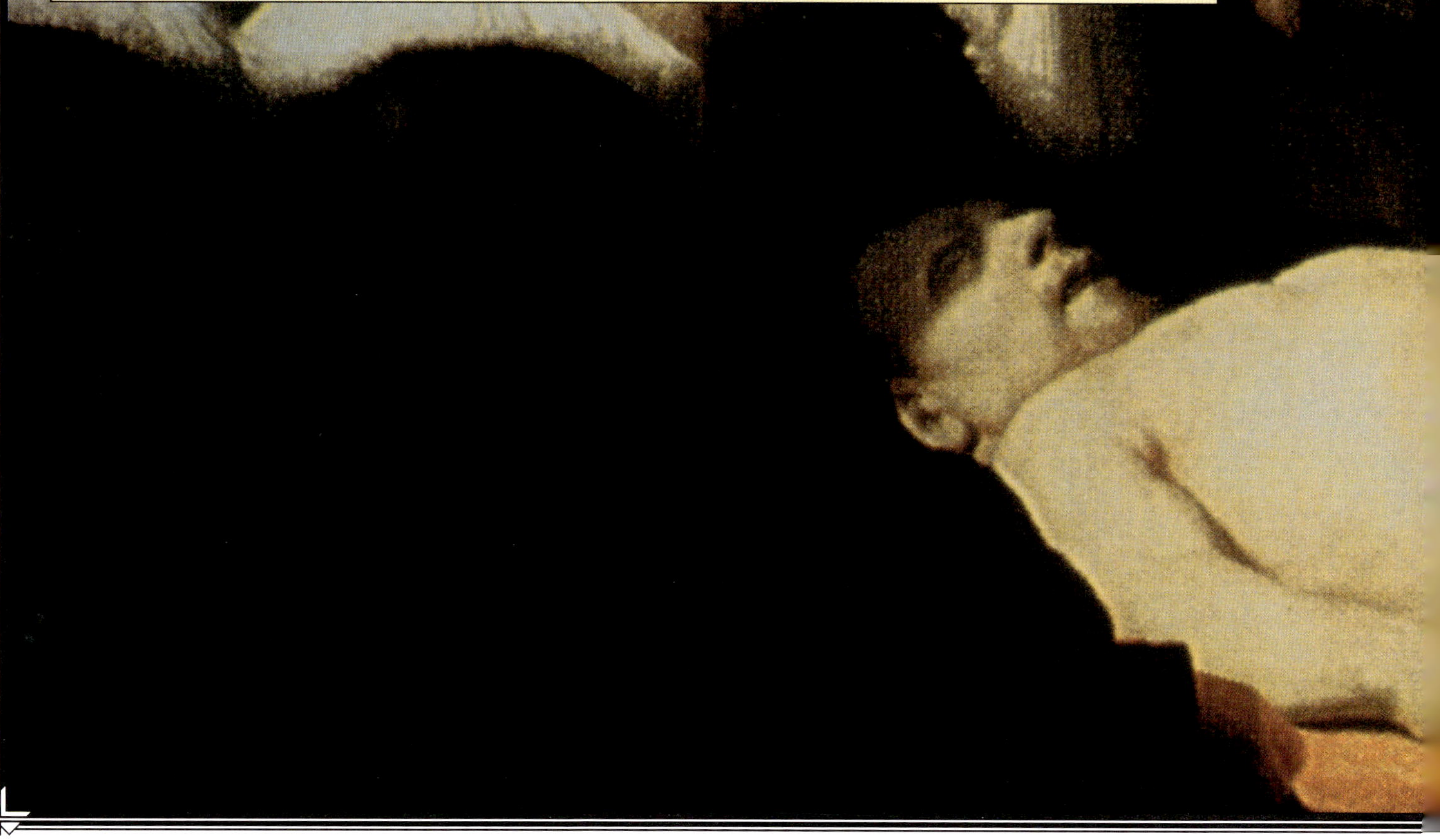

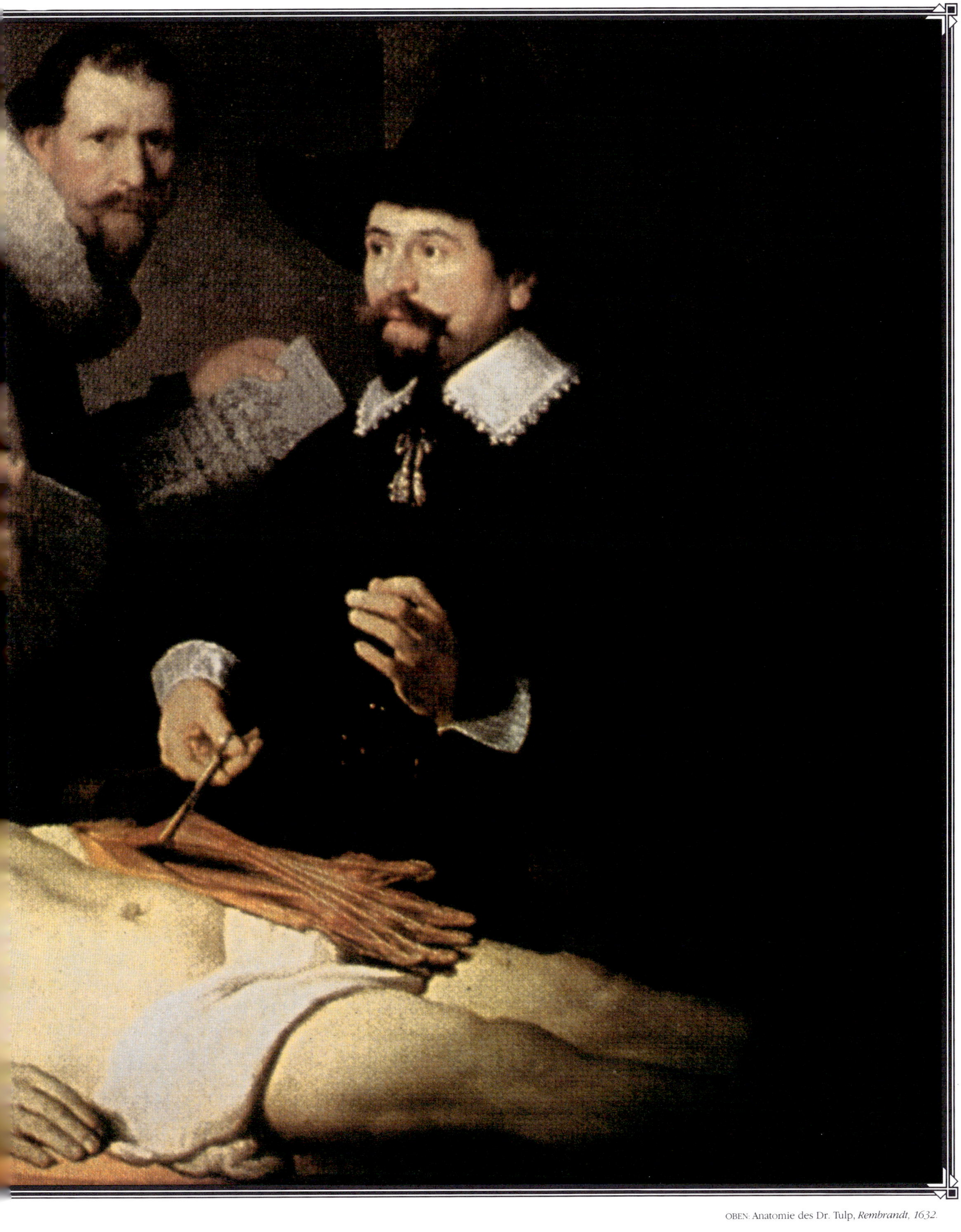

OBEN: Anatomie des Dr. Tulp, *Rembrandt, 1632.*

Die Renaissance

Der Körperbau wird entdeckt

Nächtliches Sezieren und die Behandlung von Kriegsverletzungen liefern neue Erkenntnisse

DIE RENAISSANCE (»WIEDERGEBURT«), die im 15. und 16. Jahrhundert neben den Grundlagen der Kunst und anderer Wissenschaftszweige auch die der Medizin neu definierte, führte zu einer Wiederentdeckung der Werke aus der griechischen und römischen Antike in ihrer ursprünglichen Form. Manche davon kannte man, andere hatte man noch nie gesehen, besonders solche aus den Bereichen Medizinphilosophie, Anatomie und klassische Chirurgie. Die Erfindung des Buchdrucks um 1455 führte zu einer explosionsartigen Verbreitung dieser Schriften und anderer medizinischer Bücher, die zudem relativ preiswert waren.

Die Wiederentdeckung des Körpers

Im Spätmittelalter wurden in den Ärzteschulen mit kirchlicher Genehmigung bereits Menschen seziert, allerdings nur sehr selten und unter Bedingungen, die an einem Lernerfolg zweifeln lassen. Der Professor saß in langer Robe auf einem hohen Stuhl und hielt seine Anatomievorlesung, auf dem Tisch vor ihm lag ein Leichnam. Ein jüngerer Kollege, der *ostensor*, zeigte die Schnittlinie an, und ein Diener, der *demonstrator*, führte den eigentlichen Schnitt aus. Völlig verändert wurde diese Methode von Mondino de Luzzi (ca. 1275–1326), der an der Universität Bologna lehrte und sein eigener *demonstrator* war. Sein Lehrbuch der Anatomie, die *Anathomia*, gilt als erstes modernes Werk zu diesem Thema, aber obwohl es auf unmittelbare Erfahrung gründet, ist es voller Ungenauigkeiten, die auf Galen und Avicenna zurückgehen. Dennoch war Luzzis Lehrmethode ein bedeutender Fortschritt, und sie wurde bald auch an anderen Ärzteschulen angewandt.

Leonardo da Vinci (1452–1519), ein typischer »Renaissancemensch«, gab in 750 anatomischen Zeichnungen als erster genau wieder, was er sah. (Er sezierte nachts und vermutlich heimlich.) So zeichnete er nicht nur die Gebärmutter als Hohlraum mit dem Fetus in der richtigen Lage, sondern auch die ersten Körperquerschnitte; außerdem stellte er die Biegung der Wirbelsäule dar und beschäftigte sich eingehend mit Herz und Blutkreislauf. Leider blieben seine Pionierarbeiten über 300 Jahre lang unbekannt.

Im Jahr 1543 veröffentlichte Andreas Vesal, ein 29jähriger flämischer Anatomieforscher in Padua, das Werk *De Humani Corporis Fabrica* (Über den Bau des menschlichen Körpers). Wie Mondini sezierte er selbst, und seine großartigen Arbeiten zeigten zum erstenmal, wie Nerven die Muskeln durchdringen, wie Knochen ernährt werden, wie die Bauchorgane zueinander angeordnet sind und wie das Gehirn aufgebaut ist.

Auch zwei Assistenten von Vesal machten wichtige Entdeckungen. Gabriele Fallopia beschrieb die Wirkungsweise des Innenohrs, die Anatomie der Knochen und Muskeln und die Geschlechtsorgane; nach ihm sind die Eileiter im Englischen benannt. Bartolomeo Eustachi studierte die Nieren und den Kopf, beschrieb den Aufbau der Zähne und vor allem die »Eustachische Röhre« vom Rachen zum Mittelohr.

Das wahre Wesen des Blutkreislaufs dagegen entging auch diesen Pionieren. 1546 vollendete der in Spanien geborene Miguel Serveto, ein früherer Anatomieprofessor in Paris, ein theologisches Werk mit dem Titel *Die Wiederherstellung des Christentums*. Es enthält erstaunlicherweise die erste Beschreibung des Lungenblutkreislaufs. Dann stieß ein anderer Italiener, der vor allem als Botaniker bekannte Andrea Cesalpino (1519–1603), nicht nur auf den Lungenkreislauf, sondern auch auf den Blutkreislauf im Körper. Wahrscheinlich war ihm die Bedeutung seiner Entdeckung nicht klar, und seine Arbeiten stießen auf wenig Resonanz.

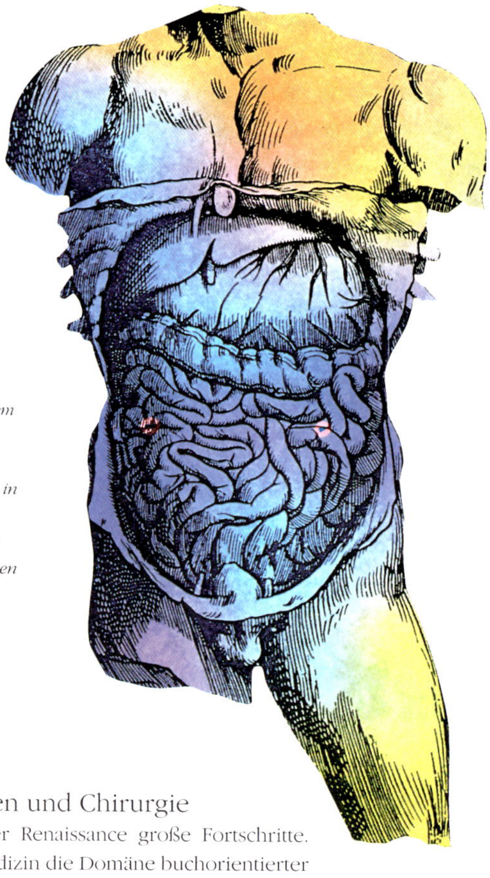

RECHTS: *Aufgeschnittener Torso aus dem 5. Buch von* De Humani Corporis Fabrica *von Andreas Vesal, aus einer Bilderserie, die der flämische Anatom in Auftrag gab. An dem Torso, der mit moderner Falschfarbentechnik eingefärbt wurde, erkennt man Leber, Magen und Darm in der richtigen Lage.*

Schußwunden und Chirurgie

Die Chirurgie machte in der Renaissance große Fortschritte. Dagegen blieb die übrige Medizin die Domäne buchorientierter Ärzte, die auch »Egel« genannt wurden, weil sie ihren Patienten mit Vorliebe diese blutsaugenden Würmer ansetzten. Viele hervorragende Chirurgen des Mittelalters konnten Erfahrung und Wissen auf dem Schlachtfeld erwerben, so zum Beispiel der britische Chirurg John Arderne (1307–ca. 1390), der im Hundertjährigen Krieg gedient hatte. Sie beschäftigten sich nicht nur mit Schnitt- und Stichwunden von Schwertern und Lanzen, sondern auch mit den klaffenden, schmutzstarrenden Verletzungen, die durch die Kugeln der seinerzeit erfundenen Gewehre und Kanonen entstanden. Anfangs glaubten die Chirurgen, solche Wunden seien vergiftet, weil sich meist eine Infektion entwickelte, und um das Gift zu paralysieren und die Blutung zu stillen, goß man siedendes Öl auf das verletzte Fleisch – eine Marter, die viele Soldaten nicht überlebten. Der Bader Ambroise Paré änderte das Verfahren. Bei der Belagerung Turins im Jahr 1536 ging ihm das siedende Öl aus, und deshalb behandelte er die Verletzungen mit einem Gebräu aus Eigelb, Rosenöl und Terpentin. Später schrieb er in seinen *Methoden der Wundbehandlung* (1545), derart behandelte Verletzungen seien weniger schmerzhaft, frei von Schwellungen und weniger stark entzündet als diejenigen, die mit Öl ausgebrannt wurden. »Ich behandelte ihn, und Gott heilte ihn«, sagte er bescheiden. Paré entwickelte auch eine Methode zur Ligatur (Abbinden von Blutgefäßen), mit der Amputationen weitaus besser gelangen. Dennoch erforderte eine Oberschenkelamputation geschickte Helfer, die die notwendigen 53 Ligaturen anbrachten, und solche Hilfskräfte gab es nicht überall. Dem deutschen Chirurgen Fabricius Hildanus (1560–1634) verdankten die Soldaten eine verbesserte Behandlung von Wundbrand und Verbrennungen.

Die Ärzte organisieren sich

Die Ärzte standen bei der Bevölkerung in keinem hohen Ansehen. Da ist es kein Wunder, daß Shakespeare in *Timon of Athens* 1609 schrieb: »Trau' keinem Arzt, seine Arznei ist Gift«.

Um ihre gesellschaftliche Stellung zu verbessern, gründeten die Ärzte eigene Berufsverbände, damit Personen ohne richtige Ausbildung an der Ausübung des Arztberufes gehindert wurden (ebenso wie Frauen und Juden). In England versuchte man 1423 für kurze Zeit gemeinsam mit den Chirurgen, Amateure aus beiden Berufszweigen auszuschließen. Dann, im Jahr 1518, erhielten sechs Ärzte, darunter Thomas Linacre, der Arzt Heinrichs VIII., und Kardinal Wolsey, der damals auf der Höhe seiner Macht stand, vom König die Genehmigung, das Royal College of Physicians zu gründen, das Lizenzen für Ärzte erteilen und unerlaubte Berufsausübung verfolgen und bestrafen konnte.

UNTEN: *»Das Wunder des schwarzen Beins«. Der Legende nach sollen die beiden Heiligen Cosmas und Damian Jahrhunderte nach ihrem Tod zurückgekehrt sein, um das entzündete Bein eines Christen zu amputieren und durch das gesunde Bein eines Mohren zu ersetzen.*

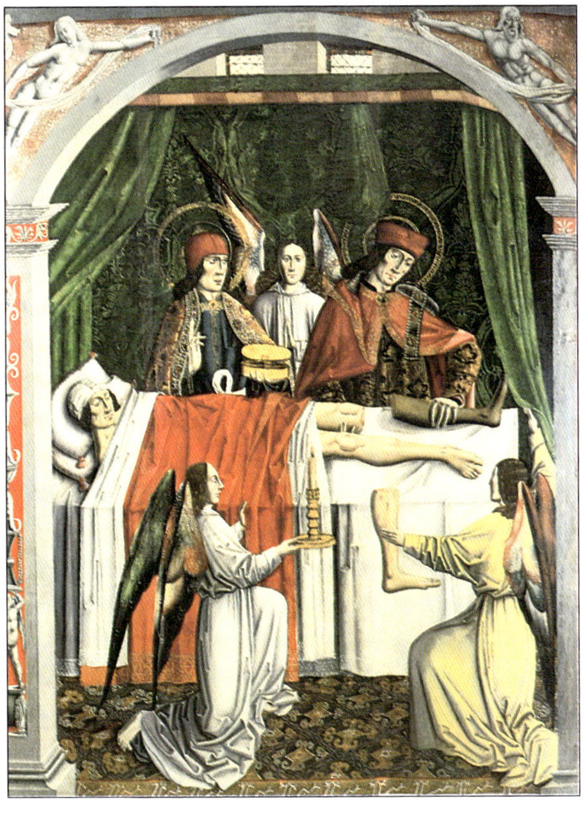

DIE UNGLÜCKSELIGE KÖNIGIN

Die Hinrichtung der schottischen Königin Maria durch Elizabeth I. war nicht nur politisch brisant, sondern auch unnötig, denn ihre beiden Ärzte, ein Schotte und ein Engländer, wußten, daß sie im Sterben lag.

Noch bevor sie 18 Jahre alt war, hatte Maria den »verbreiteten Ausfluß«, Ruhr, Malaria, Pocken und die »grüne Krankheit« (vermutlich eine Eisenmangelanämie). Während ihrer Zeit als Königin Frankreichs (1559–1560) litt sie an Bauchschmerzen, Brechreiz und Hysterieanfällen, die sie bis an ihr Lebensende begleiten sollten. Nach Ansicht mancher Historiker waren es Symptome der Porphyrie.

Die Krankheit wirkte sich verheerend auf Marias Regierungsfähigkeit aus, oft schien sie dem Tod nahe zu sein. Im Jahr 1566 legten ihre Höflinge Trauerkleidung an, denn die Königin lag scheinbar tot in Jedburgh. Aber Arnault, ihr Chirurg, erweckte sie wieder zum Leben, indem er ihre großen Zehen, Beine und Arme stramm bandagierte, ihr Wein einflößte und ein Klistier (Einlauf) verabreichte. Nachdem Lord Darnley, ihr Mann, 1567 ermordet worden war, erlitt Maria einen völligen seelischen und körperlichen Zusammenbruch. In dieser Zeit heiratete sie den Earl of Bothwell. Ihre Armee desertierte, Bothwell floh, und sie wurde im Schloß von Loch Leven interniert. Dort verlor sie bei einer Fehlgeburt Zwillinge. Trotz ihrer Krankheit behielt Maria ihren Charme, was sich für zwei ihrer Ärzte, Edward Atslowe und James Good, als gefährlich erwies. Sie wurden in ein Komplott zur Befreiung der schottischen Königin verwickelt. Atslowe wurde zweimal im Tower gefoltert, und Good wurde gefangengenommen.

Als Maria 1587 im Alter von 44 Jahren enthauptet wurde, war sie fast völlig gelähmt, so daß man ihr aufs Schafott helfen mußte.

RECHTS: *Maria Stuart, Königin von Schottland, in Trauerkleidung nach dem Tod ihres Mannes Franz II. von Frankreich, der 1560 mit 16 Jahren starb.*

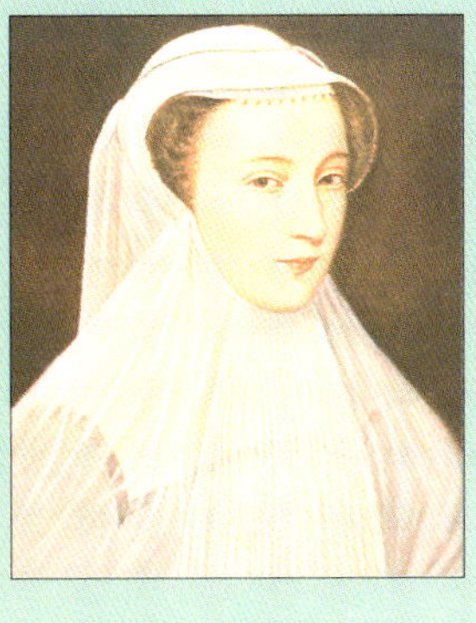

Paracelsus

»Gegenstand der Medizin . . . ist das Leben selbst«

PHILIPP AUROELUS Theophrastus Bombastus von Hohenheim, der Rebell der Renaissance, den man später fälschlicherweise mit der Entstehung des Wortes »bombastisch« in Verbindung brachte, wurde 1493 in der Nähe von Zürich geboren. Bevor er mit 48 Jahren starb, hatte er sich den Namen »Paracelsus« zugelegt – womit er zum Ausdruck bringen wollte, daß er größer als der römische Enzyklopädist Celsus sei. Seinen Platz in der Medizingeschichte hatte er sich damit gesichert: Er galt als Bannerträger für die Forschungsfreiheit und für die zentrale Stellung des Patienten in der Medizin.

Seine medizinischen Studien führten Paracelsus zu einer verblüffenden Schlußfolgerung: »Als ich sah, daß bei den Bemühungen [der Ärzte] nichts herauskam als Sterben und Hinken, daß sie die meisten Beschwerden für unheilbar hielten... entschloß ich mich, solch eine schlechte Kunst zu verwerfen und die Wahrheit anderswo zu suchen.«

Er bereiste ganz Westeuropa, den Nahen Osten, Rußland und die Türkei und besuchte nahezu alle wichtigen medizinischen Zentren seiner Zeit; dabei machte er sich gleichermaßen Freunde und Feinde (Paracelsus war ein schwieriger junger Mann, egoistisch und dogmatisch, aber auch freundlich und großzügig). Er sprach auf seiner Suche nach »Wahrheit« mit Ärzten, Badern, Zigeunern, Landstreichern, Hexen und Hebammen. Zehn Jahre später kehrte Paracelsus nach Europa zurück und eröffnete in Straßburg eine Praxis. Sein Ansehen wuchs. Im Jahr 1527 nahm er die Stellung des Stadtarztes in Basel an, wo zu seinen Pflichten auch Vorlesungen vor den dortigen Medizinstudenten und die Überwachung der Apotheken gehörten. Dort hielt er es aber nur ein Jahr aus – kein Wunder bei seiner ungewöhnlichen Veranlagung.

UNTEN: *Dieser Holzschnitt aus Paracelsus' Meisterwerk* Opus Chyrurgicum *von 1565 zeigt anschaulich, wie ein Chirurg mit einer gut ausgeführten Operation einen Blasenstein entfernt.*

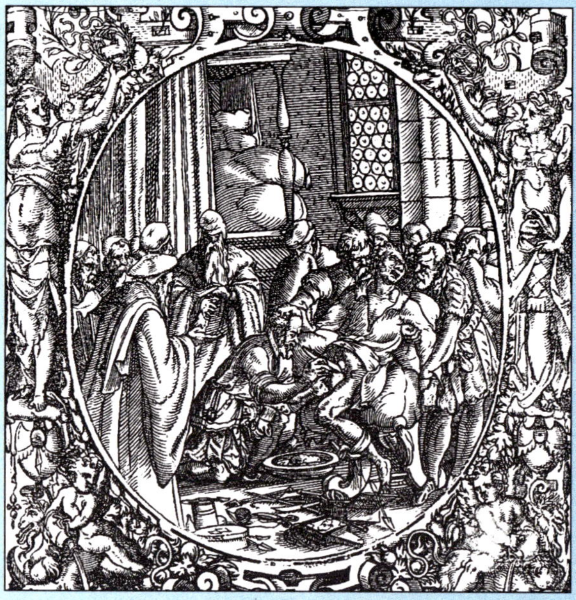

Paracelsus griff auf die einfachen Erkenntnisse von Hippokrates und Celsus zurück; die Theorien von Galen und Avicenna sowie einen großen Teil der medizinischen Praxis seiner Zeit lehnte er ab. Das spiegelte sich auch in seinen Vorlesungen wider: »Die besten unter den volkstümlichen Ärzten sind die, die am wenigsten Schaden anrichten. Aber leider vergiften manche ihre Patienten mit Quecksilber, und andere töten sie mit

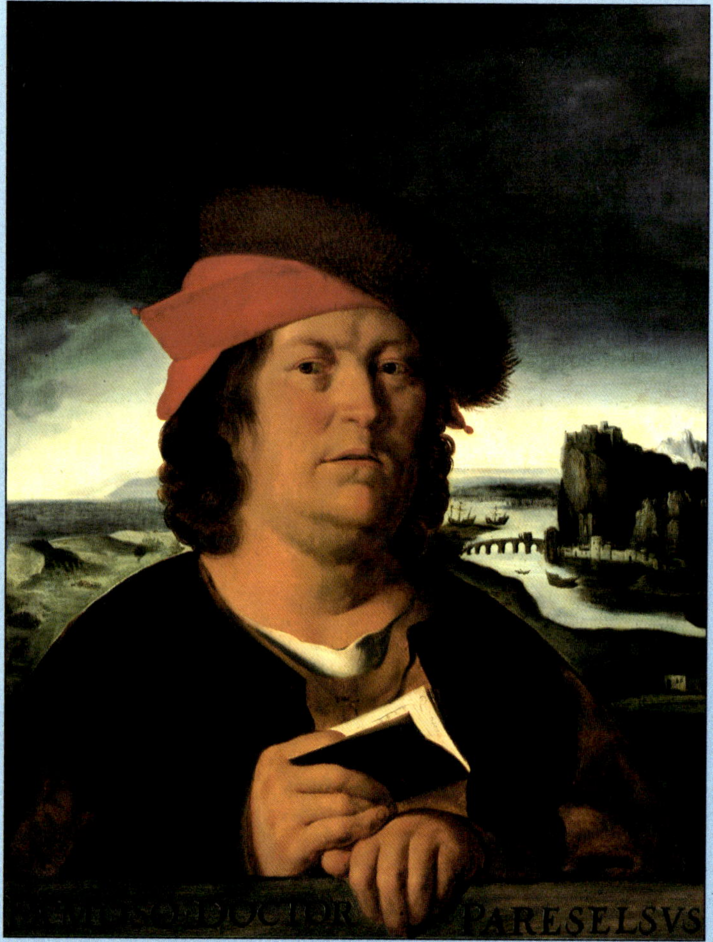

OBEN: *Der Schweizer Arzt Paracelsus in einer Darstellung des flämischen Malers Quentin Massys. Paracelsus griff mit der ihm eigenen Vehemenz die Lehren Galens und Avicennas heftig an und forderte, zur Einfachheit der hippokratischen Medizin zurückzukehren.*

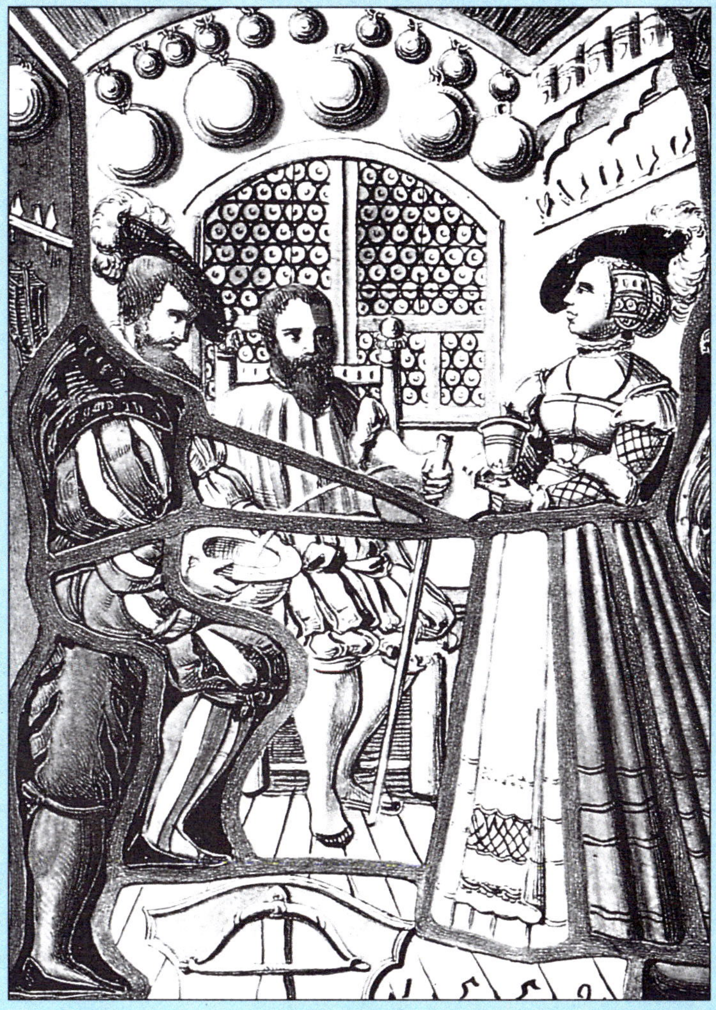

LINKS: *Ein Bader hat in den Arm eines Patienten gestochen und sammelt das herausspritzende Blut. Diese Methode des Aderlasses richtete zwar manches Unheil an, aber man glaubte, daß dadurch die Körpertemperatur gesenkt und ein ruhigerer Gemütszustand herbeigeführt werde.*

Abführmitteln oder Aderlässen. Es gibt manche, die durch ihr Lernen jeden gesunden Menschenverstand vergessen haben, und andere kümmern sich viel mehr um ihren Verdienst als um die Gesundheit ihrer Patienten.« Um seine Ansichten zu unterstreichen, warf er die Bücher Galens, Avicennas und anderer Meister der mittelalterlichen Medizin auf einem öffentlichen Platz ins Feuer.

Seine Studenten hatten Angst, daß der heftig agierende Paracelsus ihrer Karriere schaden werde. Die Apotheker waren aufgebracht, als er erklärte: »[Medizin] besteht nicht aus dem Herstellen von allerlei Pillen und Pflastern und Arzneien, sondern sie beschäftigt sich mit den Lebensvorgängen. Die muß man verstehen, wenn man sie lenken will.«

Paracelsus experimentierte mit Chemikalien. Er lehnte das damals übliche Verfahren ab, bei dem man fünf oder mehr verdünnte Arzneien gab, in der Hoffnung, daß eine wirkte, und verabreichte statt dessen konzentrierte Substanzen, aber jeweils nur eine allein. Dennoch kam es zu gefährlichen Nebenwirkungen, manchmal starb der Patient.

Vor allem aber glaubte Paracelsus, daß Natur und Einbildung Körper und Seele heilen könnten. Er wollte den Patienten als Einheit sehen: Ernährung, Umwelt, das Verhalten von Arzt und Pflegern – all das konnte nach seiner Überzeugung die Genesung beeinflussen. Um einer übertriebenen Bewunderung seiner Person vorzubeugen, muß man gerechterweise hinzufügen, daß Paracelsus, der in vielem seiner Zeit voraus war, auch eine Theorie über das Universum vertrat, in der übernatürliche Wesen, Sylphen, Nymphen und Gnome aus dem Volksglauben der von ihm besuchten Bergdörfer vorkamen. Er glaubte auch, man könne Zahnschmerzen auf einen Baum übertragen, und Wunden heilen, indem man eine Salbe auf die Waffen strich, die sie verursacht hatten.

Nach Paracelsus' Tod stieg sein Ansehen weiter. Shakespeare brachte ihn in seinem Stück *Ende gut, alles gut* mit Galen in Verbindung (darüber muß sich der Schweizer Rebell im Grabe herumgedreht haben). Und 1835 wurde Robert Browning mit dem dramatischen Gedicht *Paracelsus* berühmt.

1982 schließlich sagte Prinz Charles in einem Vortrag vor der British Medical Association:

»Es gibt Schlechteres, als ... die Prinzipien zu beherzigen, an die er so leidenschaftlich glaubte, denn sie haben auch einen Sinn für unsere Zeit: eine Zeit, in der die Wissenschaft dazu neigt, sich von der Natur zu entfremden – das ist der Augenblick, wo wir uns an Paracelsus erinnern sollten.«

STERNE UND ÄRZTE

Seit babylonischer Zeit hat die Astrologie ihren festen Platz in der Geschichte der Medizin. Ärzte zogen Konjunktionen der Sterne in Betracht, wenn sie entschieden, wann Arzneipflanzen gesammelt werden sollten oder wann man Arzneien verabreichen sollte.

Im Jahr 1424 verklagte der Engländer William Forest drei Chirurgen, die seine Hand durch ihre Behandlung verstümmelt hatten. Das Urteil erging gegen ihn:

»William Forest, Kläger, wurde, als der Mond dunkel war und in einem blutigen Zeichen stand, nämlich unter der sehr üblen Konstellation des Wassermanns, an besagten Muskeln schwer verletzt. Wir erklären weiterhin,, daß jeder Schaden der vorgenannten Hand wegen der vorgenannten Konstellation entstanden ist.«

Eine noch größere Rolle spielte die Astrologie vermutlich in der Medizin des 15. und 16. Jahrhunderts, nachdem der Buchdruck erfunden war. Eines der ersten Druckerzeugnisse war ein Kalender, der 1462 in Mainz erschien und die besten astrologischen Zeiten für den Aderlaß aufführte. Solche kleinen medizinischen Almanache und Kalender waren weit verbreitet. Manche verwiesen auf Sternzeichen, die einzelne Körperteile beeinflussen sollten, vom Widder für den Kopf bis zu den Fischen für die Füße. Auch drehbare Scheibenkonstruktionen wurden gedruckt, mit denen man bestimmte Konstellationen und Tierkreiszeichen ermitteln konnte.

Die Aufklärung

Der Sturz Galens

Er konnte einen Blasenstein in 45 Sekunden entfernen – ohne Betäubung

IM JAHR 1603 NOTIERTE DER BRITISCHE ARZT William Harvey: »Die Bewegung des Blutes erfolgt ununterbrochen als Kreislauf und ist das Ergebnis des Herzschlages.« Diese Erkenntnis – sie widerlegte Galens Theorie, wonach der Körper täglich große Blutmengen produziert und wieder vernichtet – erreichte die Welt aber erst 1628, als Harvey sein meisterhaftes Werk *Exercitatio Anatomica de Motu Cordis et Sanguinis in Animalibus* (Anatomische Abhandlung über die Bewegung von Herz und Blut bei Tieren) veröffentlichte.

Für diese Verzögerung wurden zwei Gründe angeführt. Zum ersten machte sich Harvey Sorgen, wie die medizinische Welt seine Befunde aufnehmen würde. (Damit hatte er recht. Der Chronist John Aubrey schrieb nach der Publikation von *De Motu Cordis:* »Der Pöbel glaubte, er habe einen Dachschaden, und alle Ärzte waren gegen seine Meinung und mißgünstig.«) Und zum zweiten unternahm er zunächst eine lange Reihe von Experimenten, um seine Thesen zu beweisen.

Harveys Erlebnisse sind typisch für die medizinische Welt während der Aufklärung im 17. und 18. Jahrhundert: Die meisten Ärzte (unbarmherzig verspottet von dem französischen Dichter und Theaterleiter Molière) hielten an den Theorien des Mittelalters fest, während Anatomen, Physiologen und Physiker das Universum (und den menschlichen Körper) nach wissenschaftlichen Grundsätzen zu beschreiben versuchten – der Philosoph Immanuel Kant faßte den Entdeckungshunger zusammen mit den Worten »Wage zu wissen«.

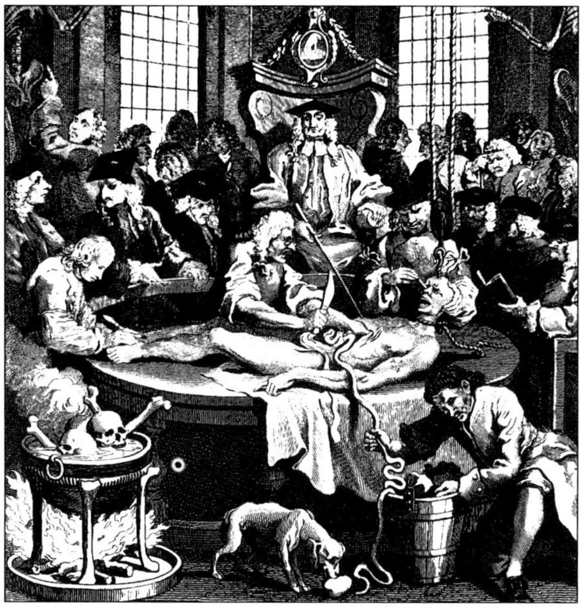

OBEN: *Der medizinische Berufsstand und seine Besessenheit vom menschlichen Körper, karikiert von dem britischen Künstler William Hogarth in* Die Anatomiestunde.

UNTEN: *Das Klappensystem in den Venen und seine Bedeutung für den Blutkreislauf in einem Holzschnitt aus der Abhandlung von William Harvey.*

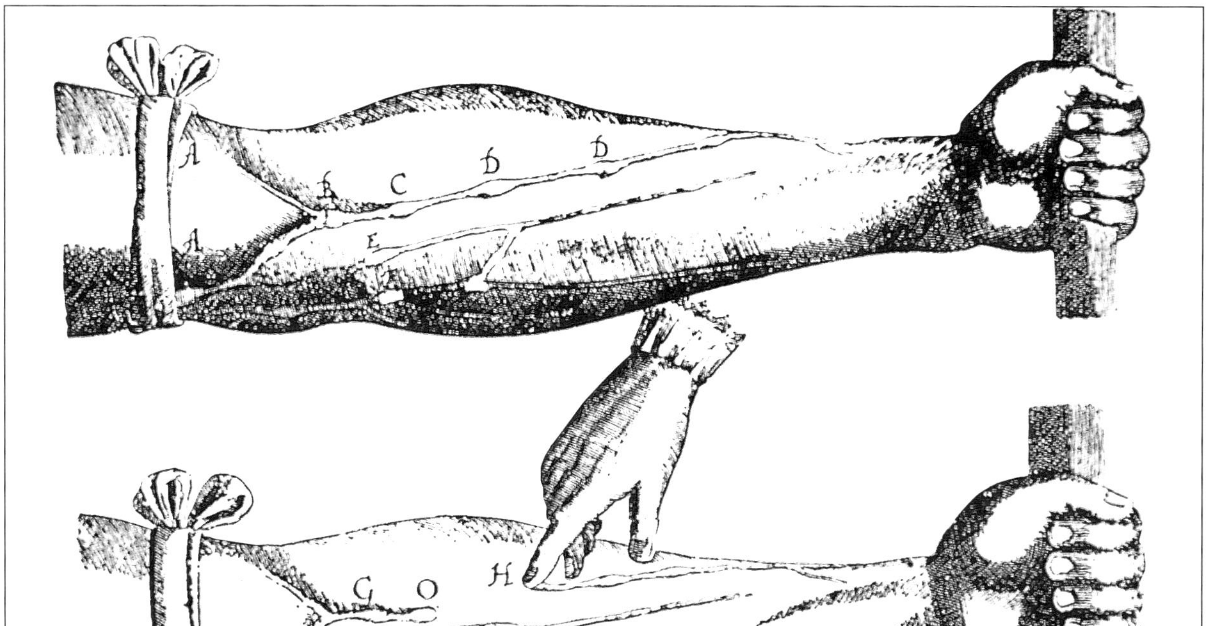

Es lebe die Wissenschaft

Ärzte und Wissenschaftler, die die alten Anschauungen und Behandlungsmethoden über Bord warfen, griffen begierig nach jeder neuen Theorie, von der sie glaubten, sie könne die neuen Beobachtungen erklären. Da gab es die Gruppe der Iatrochemiker mit Jan van Helmont, Sylvius, Georg Ernst Stahl, Friedrich Hoffmann, Albrecht von Haller und John Brown; sie glaubten an eine »Lebenskraft«, die chemisch zu erklären sei. Eine andere Gruppe, die von Descartes beeinflußten Iatrophysiker, betrachtete den Körper als Maschine, deren Arbeitsweise man nach den Regeln von Mechanik und Physik verstehen konnte.

Im Jahr 1661 verwarf Robert Boyle im »Sceptical Chymist« die Vorstellung von den vier Elementen des Aristoteles und ersetzte sie durch eine experimentell belegbare Theorie der Elemente – aus der Alchemie wurde die wissenschaftlich begründete Chemie. Außerdem wies er nach, daß die Luft zum Leben notwendig ist. Sechs Jahre später bewies Boyles früherer Assistent Robert Hooke mit einem in die Luftröhre eines Hundes eingesetzten Blasebalg, daß das Entscheidende bei der Atmung der Austausch des Blutes in den Lungen ist.

Anatomen überall

Gegen Ende des 17. Jahrhunderts war mindestens die Hälfte aller Körperstrukturen nach ihren Entdeckern benannt: Graaf-Follikel, Circulus arteriosus cerebri (früher: C. a. willisii), Cowpersche Drüsen. Giovanni Battista Morgagni beschrieb in einem 1761 erschienenen Buch über 500 Autopsien, wobei er kranke und gesunde Organe verglich und Krankheitserscheinungen mit körperlichen Anomalien in Verbindung brachte. Damit widerlegte er endgültig die Theorie von den vier Körpersäften. (Es vergingen allerdings noch Jahre, bis dies von den meisten Ärzten akzeptiert wurde.)

Nach Harveys Entdeckung versuchte sich Francesco Folli in Italien mit einigem Erfolg an Bluttransfusionen zwischen Tieren. Im Jahr 1667 übertrug Richard Lower in Großbritannien dem Theologiestudenten Arthor Coga zweimal Schafblut (und machte damit Coga zu einer kleinen Berühmtheit). In Frankreich übertrug der Mathematiker Jean-Baptiste Denys ebenfalls Blut von Tieren auf Menschen; damit hatte er anfangs zwar Erfolg (durch puren Zufall, wie wir heute wissen), doch später waren viele Todesfälle zu beklagen, und das Verfahren wurde verboten.

Gegen Ende des 16. Jahrhunderts erfanden die holländischen Linsenschleifer Hans und Zacharias Jansen durch Zufall das mehrlinsige Mikroskop. Mit Hilfe eines solchen Geräts konnte Robert Hooke zum erstenmal Zellen beschreiben. 1660 entdeckte der Italiener Marcello Malpighi das fehlende Verbindungsglied in Harveys Theorie: die winzigen Kapillaren, die Arterien und Venen verbinden. Doch erst der Delfter Tuchhändler Antoni van Leeuwenhoek (1632–1723) setzte in der Medizin tatsächlich den Gebrauch des Mikroskops durch; er beschrieb Samenzellen, rote Blutkörperchen und quergestreifte Muskeln, aber auch Protozoen und Bakterien.

Im Jahr 1709 erfand der deutsche Physiker Gabriel David Fahrenheit das Alkohol- und fünf Jahre später auch das Quecksilberthermometer sowie die Temperaturskala, die in den angelsächsischen Ländern bis heute angewandt wird (s. Seite 53).

Nach und nach wurde wissenschaftliche und medizinische Forschung immer weniger das Betätigungsfeld einzelner großer Geister. Man organisierte sich in Akademien wie der Accademia dei Lincei in Rom (1601), der Royal Society in London (1661), die sich aus formlosen Treffen einer von Robert Boyle »unsichtbares College« genannten Gruppe entwickelte, und der Académie Royale des Sciences in Paris (1666).

Patientenbehandlung

Während man den Körper und seine Funktionen immer genauer zergliederte, benannte und vermaß, schienen die Mediziner oft den eigentlichen Zweck aus dem Blick zu verlieren: die Behandlung von Patienten.

Zu denen, die diesen Fehler nicht begingen, gehörte Thomas Sydenham (1624–1689), ein englischer Puritaner, der unter Cromwell gekämpft hatte. Er verließ sich auf seine Beobachtungen und seinen gesunden Menschenverstand – einem Chronisten

DIE WIEDERKEHR DER PEST

Nach der letzten großen als Schwarzer Tod (s. Seite 30–31) bezeichneten Pandemie traten über die Jahrhunderte hinweg immer wieder Pest-Epidemien auf. 1664 starben in Amsterdam 24 128 Menschen, und im Juli 1665 forderte die Krankheit in London jede Woche mindestens 1000 Opfer.

Während die Ärzte theoretische Debatten führten, verließ sich das einfache Volk auf Amulette oder Tabak (die Schüler von Eton mußten unter Androhung der Prügelstrafe rauchen). Wie trostlos diese Zeit war, beschrieb Daniel Defoe sehr lebhaft in seinem Dokumentarroman **A Journal of the Plague Year** ***(1722). Bis Ende 1665 waren der Pest in London 75 000 bis 100 000 Menschen zum Opfer gefallen. Im übrigen England setzte sich die Epidemie bis 1666 unvermindert fort. Später wütete die Pest nie wieder mit solcher Heftigkeit in England. Die Erinnerung daran lebt weiter in dem Kinderreim »Ring-a-Ring o' Roses«. Das Wort »Roses« bezeichnete die roten Flecken, die über den Pestbeulen auftauchten, und die Worte »A-tishoo! A-tishoo! We all fall down!« erinnern an das ansteckende Niesen, das für die Lungenpest charakteristisch ist.***

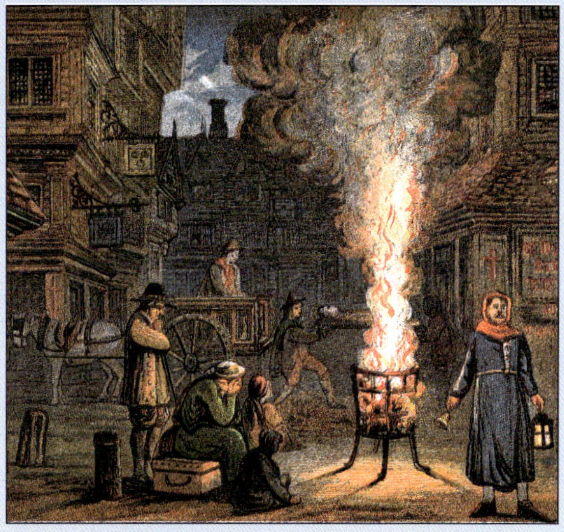

OBEN: *Ein Ausrufer geht 1665 durch die Straßen der von der Pest heimgesuchten Stadt London und ruft: »Bringt eure Toten heraus!« Fast 20 Prozent der Londoner Bevölkerung starben.*

JENNERS DURCHBRUCH

Die Pest wurde als vorherrschende epidemische Krankheit von den Pocken (Variola Major) abgelöst. Die erste einigermaßen wirksame Methode zu ihrer Bekämpfung war Anfang des 18. Jahrhunderts die Variolation: Mit dem aus einem Pockenbläschen auf die angeritzte Haut eines Gesunden aufgetragenen Eiter erzielte man einen Immunisierungseffekt.

Allgemein war bekannt, daß die Melkerinnen in Westengland, die einmal Kuhpocken (Variola vaccinae) gehabt hatten, nie wieder an Pocken erkrankten. Im Jahr 1774 »impfte« der Bauer Benjamin Jesty mit einer Strumpfnadel seine Frau und seine beiden Söhne mit Eiter aus einem Kuhpockenbläschen. Die Nachricht von ihrer neuerworbenen Immunität gegen Pocken verbreitete sich und erreichte schließlich auch Edward Jenner (1749–1823), Absolvent der medizinischen Fakultät von Edinburgh und ein Freund John Hunters (s. Seite 41).

Fast 20 Jahre lang untersuchte Jenner Melkerinnen. 1796 unterzog er seine Theorie der wissenschaftlichen Überprüfung: Er impfte den achtjährigen James Phipps mit Rinderpockenlymphe und sechs Wochen später mit Pocken. Der Junge erwies sich als immun. Nachdem Jenner noch 23 weitere Personen geimpft hatte, veröffentlichte er 1798 seine Befunde. Seine Art der Impfung wurde schnell sehr beliebt, bis Ende 1801 hatten sie in England bereits etwa 100 000 Menschen erhalten.

Der König von Spanien beschloß, die Impfung in seinen Kolonien einzuführen. Im Jahr 1803 wurden 22 Kinder ausgewählt, die nie an Pocken gelitten hatten. Zwei von ihnen wurden geimpft. Dann segelten alle 22 Kinder gemeinsam nach Amerika, und alle zehn Tage wurden zwei weitere Kinder mit Pockenviren von den Armen der beiden ersten infiziert. Als sie in Caracas (Venezuela) ankamen, hatten sie genügend »lebenden Impfstoff« zur Verfügung. Allein in Südamerika wurden über 50 000 Menschen behandelt. Ein weiteres Schiff mit 26 Kindern segelte zu den Philippinen, nach Macao und Kanton. Von dort brachten britische und amerikanische Missionare den Impfstoff in das chinesische Binnenland.

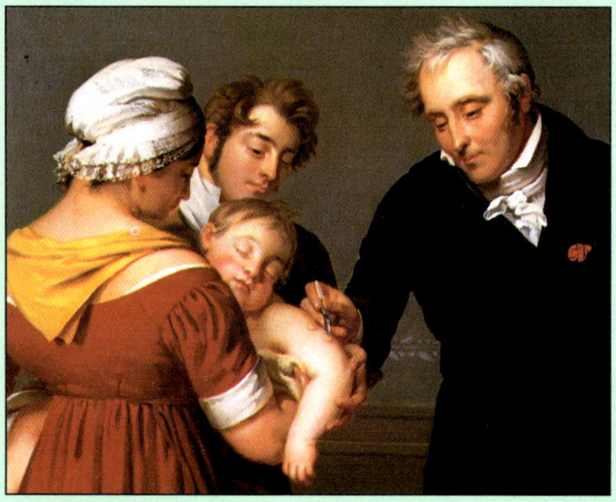

OBEN: *Zu Beginn des 19. Jahrhunderts: Ein Arzt impft ein Kind gegen Pocken (Gemälde von Constant Desbordes).*

zufolge »schloß er die Bücher und öffnete die Augen, um den Patienten zu betrachten«. Sydenham glaubte an eine »Lebenskraft« und versuchte mit seiner Behandlung, diese wieder zu stärken; dazu verschrieb er frische Luft, Reiten, Bier und einfache Arzneien, wie sie in neuen Nachschlagewerken, zum Beispiel in Nicholas Culpepers *Physicall Dictionary* von 1649 (heute als *Culpepers Herbal* bekannt) aufgeführt waren. Als einer der ersten beschrieb Sydenham einzelne Krankheitsbilder, und er verschrieb das erste wirksame Medikament gegen ein bestimmtes Leiden: die »Chinarinde«, später als Chinin bekannt, zur Behandlung von Malaria.

Hermann Boerhaave, der von 1718 bis 1729 Professor an der Universität Leiden in Holland war, soll bei jeder Erwähnung von Sydenhams Namen den Hut gezogen haben, und das Prinzip des Engländers, sich in erster Linie auf den gesunden Menschenverstand zu verlassen, hatte er sich mit Sicherheit zu eigen gemacht. Boerhaaves Vorträge waren sehr beliebt (wenn er sich von einem Gichtanfall erholte, läuteten in Leiden die Glocken), und die vielen tausend Studenten, die ihm zuhörten, erhielten eine solide medizinische Ausbildung, zu der die Aufzeichnung von Fallgeschichten ebenso gehörte wie die Diagnose und Verordnung am Krankenbett und die Erkenntnis, daß man mehr exakte Wissenschaft und weniger abstrakte Theorien brauchte.

Einer von Boerhaaves besten Studenten war Gerhard van Swieten. Er ging nach Wien an den Hof von Maria Theresia und machte die dortige Universität zu einem der wichtigsten europäischen Zentren für medizinische Studien. Unter seinen Schülern waren die Eigenbrötler Franz Mesmer (s. Seite 43) und Franz Gall (s. Seite 73) sowie der eher konservative Leo Auenbrugger, der bei Arbeiten in Spanien 1761 die Methode des Abklopfens entwickelte, um den Zustand von Lunge und Herz festzustellen.

Alexander Monro (1697–1767), ein anderer Student Boerhaaves, erhielt im Alter von nur 22 Jahren den Lehrstuhl für Anatomie in Edinburgh. Später bekleideten sein Sohn und Enkelsohn (die beide ebenfalls Alexander hießen) diesen Posten – eine medizinische Dynastie, die über 126 Jahre lehrte und forschte.

Zu den Absolventen in Edinburgh gehörten auch William Shipper und John Morgan, zwei Mitbegründer der University of Pennsylvania Medical School, der ersten medizinischen Fakultät in Nordamerika.

Der Botaniker William Withering lauschte interessiert den Volksweisheiten in seiner Heimat Shropshire: Dort erzählte man vom Nutzen des Fingerhuts bei »Wassersucht«, dem Ödem, das oft bei Herz- und Nierenversagen auftritt. Im Jahr 1785 schrieb er dann *An Account of the Foxglove* (Ein Bericht über den Fingerhut), eine wichtige Studie über Digitalis, den Hauptinhaltsstoff dieser Pflanze, und seine Verwendung bei der Behandlung von Herzkrankheiten.

Die Chirurgen

In der Zeit der Aufklärung wurden Chirurgen mit dem gleichen Respekt angesehen wie die übrigen Ärzte. Häufig waren sie ideenreicher, denn die anatomischen Entdeckungen und neue Instrumente erweiterten ihre Möglichkeiten.

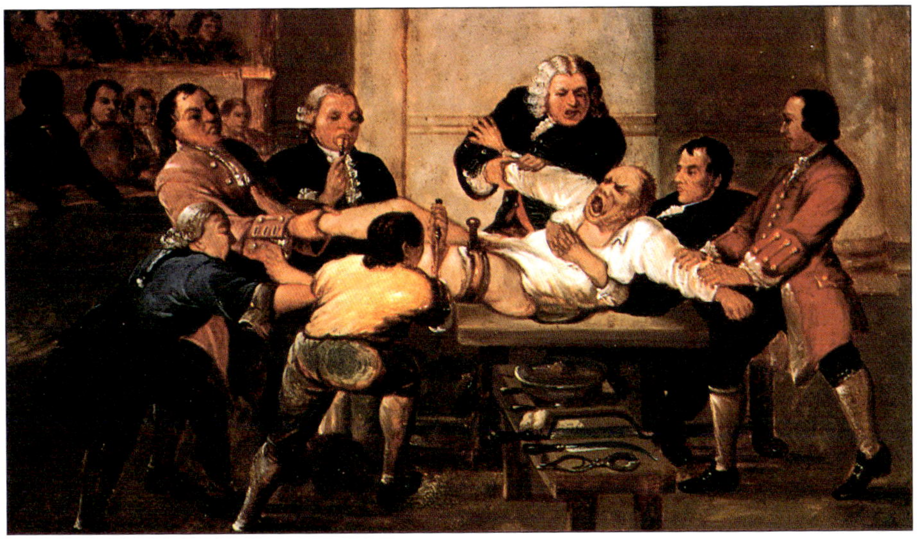

LINKS: *Vor Anwendung der Narkose und der keimfreien Operationstechnik waren chirurgische Eingriffe sehr schmerzhaft und bargen ein hohes Infektionsrisiko. Besonders grausam waren Beinamputationen. Zunächst wurde eine primitive Klemme, die einem Schraubstock ähnelte, am Oberschenkel befestigt, um den Blutstrom in das Bein zu drosseln. Dann, während der Patient vor Qual schrie und von sechs kräftigen Männern festgehalten wurde, trennte der Chirurg das Bein mit Messer und Säge oft innerhalb einer Minute ab.*

Der französische Chirurg J. L. Petit – er war schon als Siebenjähriger Assistent eines Chirurgen gewesen – erfand 1718 einen wirksamen Schlagaderkompressionsverband für Oberschenkelamputationen, mit dem man den Blutfluß unterbinden konnte, bis der Chirurg mit dem von Paré entwickelten Verfahren (s. Seite 35) die Blutgefäße verschlossen hatte.

William Cheselden (1688–1752), der als einer der größten Chirurgen seiner Zeit galt, konnte einen Blasenstein in 45 Sekunden entfernen. (Angesichts der Tatsache, daß der Eingriff ohne Narkose ausgeführt wurde, war das ein Segen für die Patienten.) Die vielleicht berühmtesten Chirurgen jener Zeit waren die Gebrüder Hunter. William (1718–1783) studierte in Edinburgh bei dem ersten Alexander Monro und wurde ein hervorragender Anatom und »männlicher Hebammenchirurg«. John (1728–1793) überflügelte schließlich seinen Bruder noch an Ruhm und Verdienst. Im Gegensatz allerdings zu dem würdevollen, etwas eingebildeten William »erlag er der Versuchung mit übermütigem Geist – mit einer Weinflasche in der Hand und einem Flittchen auf den Knien«. Dennoch war er seiner Arbeit sehr zugetan, besonders der vergleichenden Anatomie: Er sammelte mindestens 65 000 anatomische, embryologische und pathologische Anschauungsstücke, darunter das Skelett des 2,40 Meter großen »irischen Riesen« Byrne, dessen sterblichen Resten er schon nachjagte, als der unglückliche Mann noch lebte.

Zusammen erhoben die Gebrüder Hunter – der Anatom und Geburtshelfer ebenso wie der Pathologe und Forscher – die Chirurgie in den Rang einer Wissenschaft.

DAS GEHEIMNIS DER CHAMBERLEN-ZANGE

Im 17. Jahrhundert erfand Peter Chamberlen der Ältere, der Chirurg der Königin Anne (Gemahlin James I. von England), der auch als »männliche Hebamme« sehr bekannt war, die Geburtszange: zwei gewölbte Metallplatten, die einzeln in den Geburtskanal eingeführt und um den Kopf des Kindes gelegt werden konnten; anschließend wurden sie mit einem Stift verbunden, so daß man das Baby herausziehen konnte. Die Erfindung blieb 130 Jahre lang ein Familiengeheimnis – mit dem man äußerst gewinnträchtige Geschäfte machte.

Über seinen Neffen Dr. Peter Chamberlen, einen geschickten Geburtshelfer, waren werbeträchtige Gerüchte im Umlauf, er habe besondere Instrumente, um den Frauen während der Wehen zu helfen. Doch erst Peters Sohn Hugh trieb das Geheimnis und die Geschäftemacherei mit der Zange auf die Spitze. Gewöhnlich kam er zur Entbindung mit zwei Männern, die eine vergoldete Schachtel mit der Zange trugen. Der Patientin wurden die Augen verbunden, die Hebamme wurde hinausgeschickt, und wenn die Zange zum Einsatz kam, wurden Glocken geläutet und hölzerne Stäbe aneinandergeschlagen, um das Geräusch der Metallteile zu übertönen.

Im Jahre 1693 gründete Hugh Chamberlen zusammen mit Roger Roonhuysen in Amsterdam eine Firma. Sie erlangte so viel Einfluß, daß niemand eine Lizenz für eine Arztpraxis erhielt, der nicht zuvor eine Chamberlen-Zange gekauft hatte – und man verlangte für das Instrument einen beträchtlichen Preis.

Als man dem Amsterdamer Geburtshelfer Rathlaw die Zulassung verweigerte, überredete er einen früheren Studenten Roonhuysens, ihm eine Zeichnung des Instruments zu überlassen, die er 1732 veröffentlichte. Daraufhin wurde die Zange bald allgemein verwendet, oft allerdings mit tödlichen Folgen, wenn sie nicht mit der nötigen Geschicklichkeit und Sachkenntnis gehandhabt wurde.

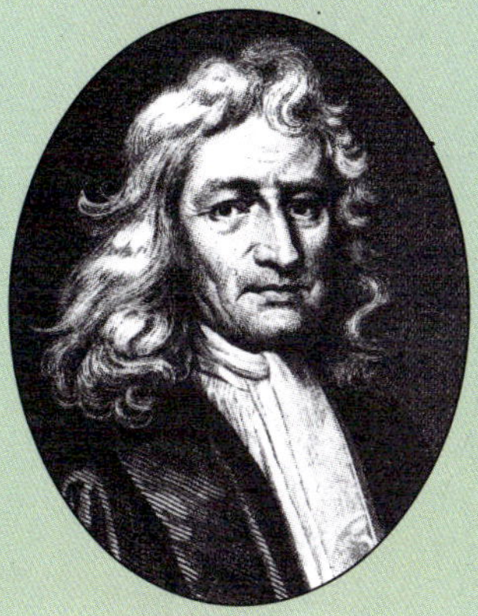

LINKS: *Peter Chamberlen (1601–1683), der Neffe des Mannes, der die Geburtszange erfand, war ein geschickter Arzt – anders als sein Onkel, der ein Bader war. Peter der Jüngere wurde Mitglied des Royal College of Physicians und Arzt Königs Charles I.*

Das goldene Zeitalter der Quacksalber

Ein Jahrhundert der Einfältigkeit

Sprechende schwarze Katzen, Knocheneinrichter und tierischer Magnetismus

DER BEGRIFF »QUACKSALBER« stammt aus dem 16. Jahrhundert und bezeichnet jemanden, der Salben durch »Kwakken« – leeres Geschwätz – verkauft. Zur Zeit der Aufklärung gab es noch zahlreiche medizinische Hausierer dieser Art. Viele wurden berühmt, manche gelangten zu enormem Wohlstand.

Pißpropheten und Wurmdoktoren

Manche Praktiken gehen bis ins Mittelalter und noch weiter zurück. Die »Pißpropheten«, darunter der Deutsche Theodor Myersbach, der ein medizinisches Diplom aus Erfurt besaß, machten die Urinprüfung zu einem großen Schauspiel. Der »Wurmdoktor« John Moore verdiente sein Geld mit der Furcht der Menschen, alle Krankheiten würden von Würmern verursacht.

Joshua »Spot« Ward, ursprünglich ein Lakai, entwickelte die »Wards-Drops«, Pillen mit Allheilwirkung, die vor allem das Brechmittel Antimon enthielten. Als George II. sich den Daumen ausrenkte, gab Ward dem Finger einen schmerzhaften Ruck, und der König trat ihm gegen das Schienbein, aber als er feststellte, daß er geheilt war, belohnte er den Scharlatan großzügig. Als 1748 das Apothekergesetz erlassen wurde, um unfähigen Pillendrehern das Handwerk zu legen, waren Wards Pillen allerdings ausdrücklich ausgenommen.

Joanna Stephens braute aus Schnecken, Eierschalen, Kräutern und Seife eine Arznei, die angeblich gegen Blasen- und Gallensteine half. Im Jahr 1738, auf dem Höhepunkt ihres Ruhms, verkündete sie, sie werde das Rezept für 5000 Pfund verkaufen, damals eine gewaltige Summe. Als durch eine öffentliche Sammlung nur 1365 Pfund zusammenkamen, empfahl eine Parlamentskommission (der auch der Chirurg William Cheselden angehörte), den Rest aus Steuergeldern aufzubringen.

1782 tauchte in London ein Grippe-Quacksalber namens Gustavus Katterfelto auf, der zwei »sprechende« schwarze Katzen bei sich hatte. Er behauptete, mit Hilfe seines »Sonnenmikroskops« würden »die Insekten, die den letzten Influenza-Ausbruch hervorgerufen haben, groß wie Vögel erscheinen«.

Sein exzentrisches Auftreten war ebenso belustigend wie werbewirksam: Als Katterfeltos Kutsche in Durham einfuhr, gingen ihr zwei farbige Diener voraus, die Trompete bliesen und Handzettel verteilten. Dr. Smith, der »tanzende Quacksalber«, reiste mit vier Vorreitern in einer gelben Kutsche, die ein Wappen trug mit dem Sinnspruch »*Argento laborat faber*« – »Smith arbeitet für Geld«.

Knocheneinrichter und Steinschneider

Andere Heilkundige hatten wahrscheinlich den gleichen Unterhaltungswert wie die Quacksalber, aber manche verrichteten ihre Tätigkeit sehr gekonnt. »Crazy Sally« Mapp, körperlich sehr kräftig, stammte aus einer alten Familie von Knocheneinrichtern (primitiv arbeitende orthopädische Chirurgen). Im Jahr 1736 eröffnete sie einen Laden in Epsom, einem beliebten Badeort. Sie war so erfolgreich, daß die Bevölkerung des Städtchens ihr ein Pauschalhonorar von 300 Guineas im Jahr anbot. Als sie wieder nach London zog, suchte sogar die Königin ihren Rat.

Der selbsternannte »Ritter« John Taylor, ein begabter Arzt, war besonders geübt darin, Augenleiden und vor allem den grauen Star zu behandeln. Seinen Behauptungen zufolge hatte er die Könige von Polen, Dänemark und Schweden, den Papst und den 88jährigen Johann Sebastian Bach geheilt. (Bach starb in Wirklichkeit blind mit 65 Jahren.) Immerhin, er behandelte tatsächlich den britischen König George II. Hinterher ernannte er sich überheblich zum »päpstlichen, kaiserlichen und königlichen Ophthalminator«.

Der Franzose Jacques Beaulieu (1651–1714) erhielt im Alter von 46 Jahren von Ludwig XIV. die Erlaubnis, als »Steinschneider« zu praktizieren. Um auf seinen Reisen sicher zu sein und

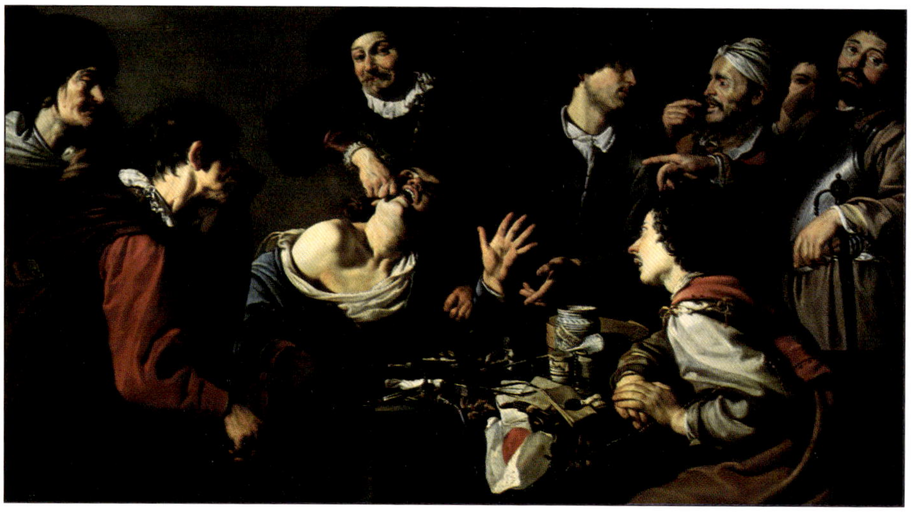

LINKS: *Im 17. Jahrhundert mußten sich die Patienten bei einem Zahnarztbesuch meist den Torturen von völlig unqualifizierten Zahnklempnern unterziehen, wie auf diesem Gemälde von Theodor Rombouts zu sehen ist.*

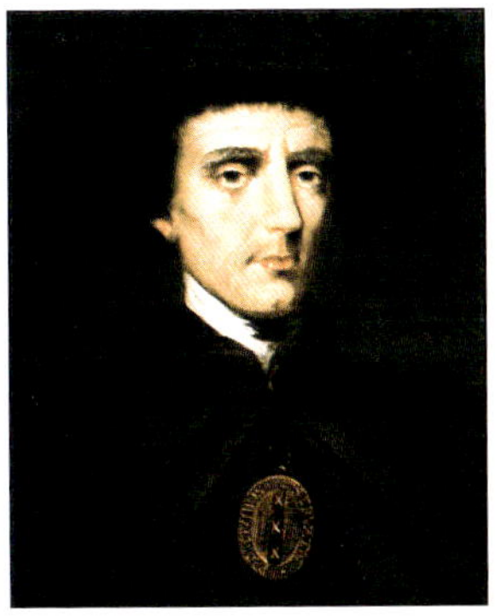

LINKS: *Jacques Beaulieu, besser bekannt als »Bruder Jakob«, reiste als Steinschneider und Leistenbruchspezialist durch Europa. Im Jahr 1704 schenkten ihm die Amsterdamer Ratsherren sein Porträt und eine Anzahl Goldstücke – er verkaufte sie und verteilte den Erlös unter den Armen.*

kostenlose Gastfreundschaft in Anspruch nehmen zu können, trug er die Kleidung und den breitkrempigen schwarzen Hut der Franziskanermönche und nannte sich »Frère Jacques« (Bruder Jakob); unter diesem Namen erinnert noch heute ein bekanntes Kinderlied an ihn.

Frère Jacques reiste durch ganz Europa. Im Jahr 1701 kehrte er nach Paris zurück. Dort nahm er 38 Stein- und 14 Leistenbruchoperationen ohne einen einzigen Todesfall vor – ein Rekord, der jahrzehntelang bestehen blieb. Insgesamt führte er während seiner 19jährigen Tätigkeit 4500 Steinoperationen und 2000 Leistenbrucheingriffe durch. Beaulieu starb reich und hinterließ sein Vermögen Wohlfahrtseinrichtungen.

Ein anderer, der zwischen den Welten der herkömmlichen und der unorthodoxen Medizin hin und her pendelte, war Franz Mesmer (ca. 1733–1815). Der in Deutschland geborene Mesmer hatte sein Examen an der medizinischen Fakultät in Wien gemacht und war ein Freund Mozarts. Später ging er nach Paris, wo er ein »magnetisches Institut« gründete. Es wurde Mode, an seinen Sitzungen teilzunehmen.

Mesmer wurde so bekannt, daß die Académie des Sciences eine Kommission einsetzte, die seine Behauptungen überprüfen sollte. Im Jahr 1784 berichteten ihre Mitglieder, darunter Benjamin Franklin (der damals Botschafter der USA in Frankreich war) und Dr. Guillotin: »Die Einbildung ohne den Magnetismus erzeugt Zuckungen, und ... der Magnetismus ohne die Einbildung bewirkt nichts.« Damit war zwar der »Mesmerismus« entlarvt, aber die Kommission war auch auf eine wichtige Erkenntnis gestoßen: Die Einbildung ist eine Macht, die entscheidend zur Gesundheit und zum Wohlbefinden beiträgt. Deshalb und wegen seiner Hypnosemethoden ist Mesmer – der sicher kein Betrüger war – bis heute als Pionier der Psychiatrie unvergessen.

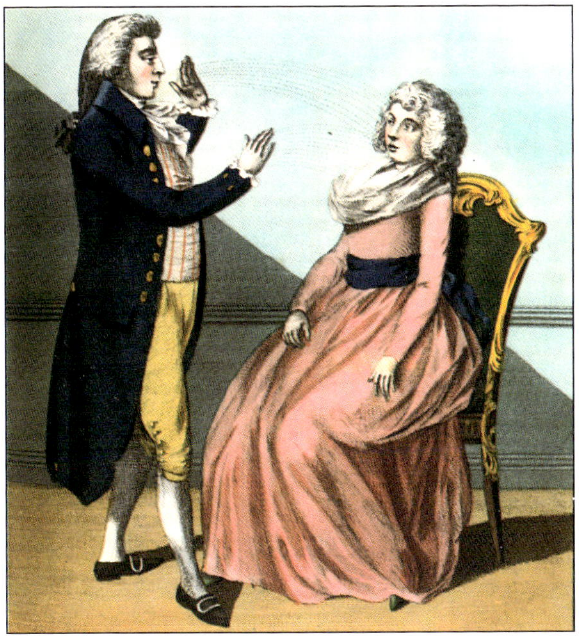

OBEN: *Franz Mesmer behauptete, mit seinen Händen und dem »tierischen Magnetismus« seinen Patienten helfen zu können.*

DR. GRAHAMS HIMMLISCHES BETT

Den Reiz, Wissenschaft und Sex zu verknüpfen, nutzte der schottische »Meisterquacksalber« James Graham aus. Er eröffnete 1780 in London einen »Gesundheitstempel«, in dem Besucher (Damen stets verschleiert) für einen Obolus von zwei Guineas einen Vortrag von Graham über die Segnungen von Gesundheit, Sex und Schönheit hören konnten; dabei assistierten ihm spärlich bekleidete »Gesundheitsgöttinnen«.

Der wichtigste Anziehungspunkt war aber das »himmlische oder magneto-elektrische Bett«. Es hatte 10 000 Pfund gekostet, war 3,70 Meter lang und 2,70 Meter breit, stand auf 40 gläsernen Pfeilern und war von einem Baldachin gekrönt, der duftende Kräuter und Essenzen enthielt. An seinem Kopfende stand »Seid fruchtbar, mehret euch und füllet die Erde«. Die Matratze war mit Schwänzen von Hengsten gepolstert. Im Rahmen waren insgesamt 762 Kilogramm Magnete angebracht, die »ständig in ewigem Kreislauf weiterströmten«. Das Bett ließ sich in alle Richtungen drehen und in fast jeden beliebigen Winkel kippen. Graham versprach Paaren, die sich ein Kind wünschten, für 50 Pfund (manche zahlten mehrere hundert) eine Nacht in dem Bett verbringen zu können, »begleitet von sanfter Musik« und mit den Freuden »höherer Ekstase«. Anfangs war das Bett höchst beliebt, obwohl niemand wußte, ob es wirklich wirkte, doch dann ließ das Interesse nach.

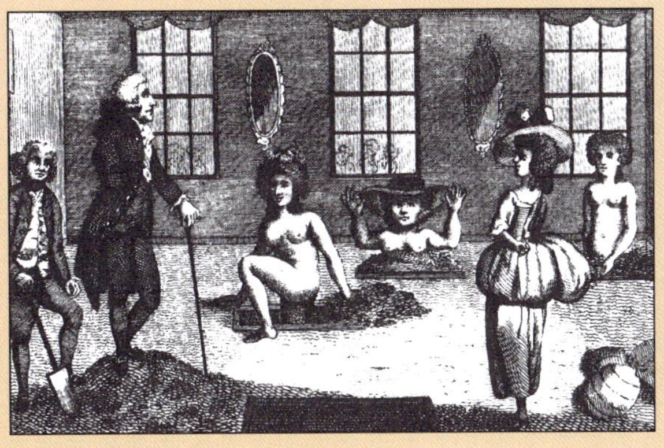

LINKS: *Schlammbäder standen bei Dr. Grahams Behandlungsmethoden hoch im Kurs. Die Kunden wurden aufgefordert, sich ihrer Gesundheit und Lebenskraft zu freuen und ihre Schönheit zu erhalten und zu steigern.*

3 Das 19. Jahrhundert

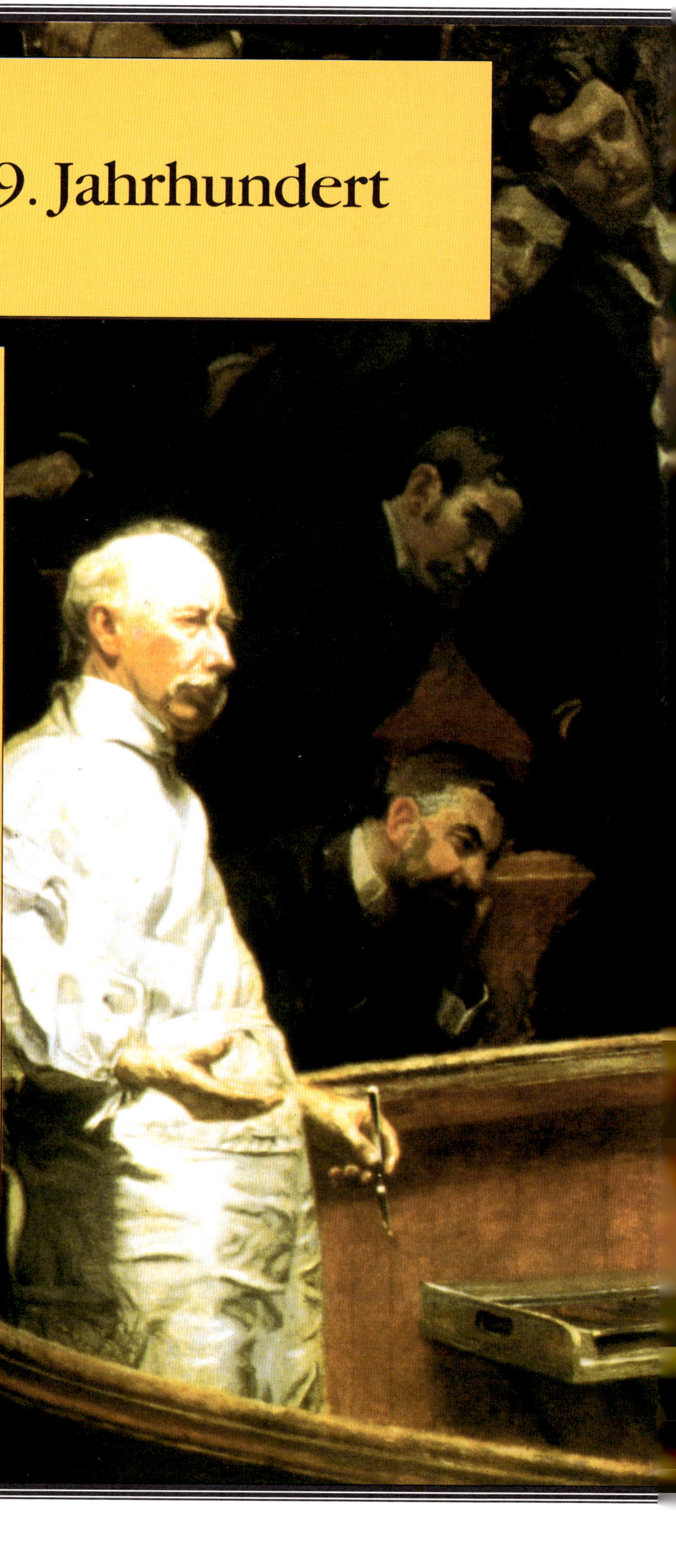

In der zweiten Hälfte des 18. Jahrhunderts hatte die industrielle Revolution in Großbritannien die Grundlagen für ein Jahrhundert des Wohlstandes und der Weltmachtpolitik geschaffen. Das gleiche galt für die anderen europäischen Kolonialmächte und für die Vereinigten Staaten, die ihr Land selbstsicher und energisch erschlossen.

Dieser Aufschwung gab den Männern (und später auch den Frauen) in Medizin und Wissenschaft die Motivation, sich der Forschung zu widmen, und die Finanzmittel, um diesen Wunsch umzusetzen. Einige grundlegende medizinische Geräte wurden erfunden. Mit den Befunden, die man nun an den Patienten erheben konnte, ließen sich Theorien über Biochemie, Physiologie sowie über Verlauf und Übertragung von Krankheiten entwickeln, überprüfen und abwandeln, so daß die Arbeit der Ärzte eine solide wissenschaftliche Grundlage erhielt. Auch die chirurgischen Methoden entwickelten sich weiter, was zu einer Suche nach neuen Mitteln zur Schmerzlinderung führte. Das gegen Ende des Jahrhunderts überall erhältliche Aspirin wurde erfunden.

Aber es war nicht nur ein Jahrhundert des Zugehens auf wissenschaftlich gesicherte Erkenntnisse. Es war auch ein Jahrhundert mit entsetzlichen kriegerischen Konflikten. Europa wurde von den Napoleonischen Kriegen erschüttert, der Krimkrieg zeigte erstmalig die Grausamkeit eines Stellungskrieges, in Amerika tobte der Bürgerkrieg. Eine Folge dieser langwierigen kriegerischen Konflikte war, daß die Frauen in der Medizin eine neue Rolle spielten, nachdem die Pflege als Beruf anerkannt wurde. Und nicht zuletzt wurden in diesem Jahrhundert durch die Arbeiten Darwins und die Theorien Freuds sicher geglaubte Erkenntnisse in Frage gestellt und neue Wissenschaftsbereiche erschlossen.

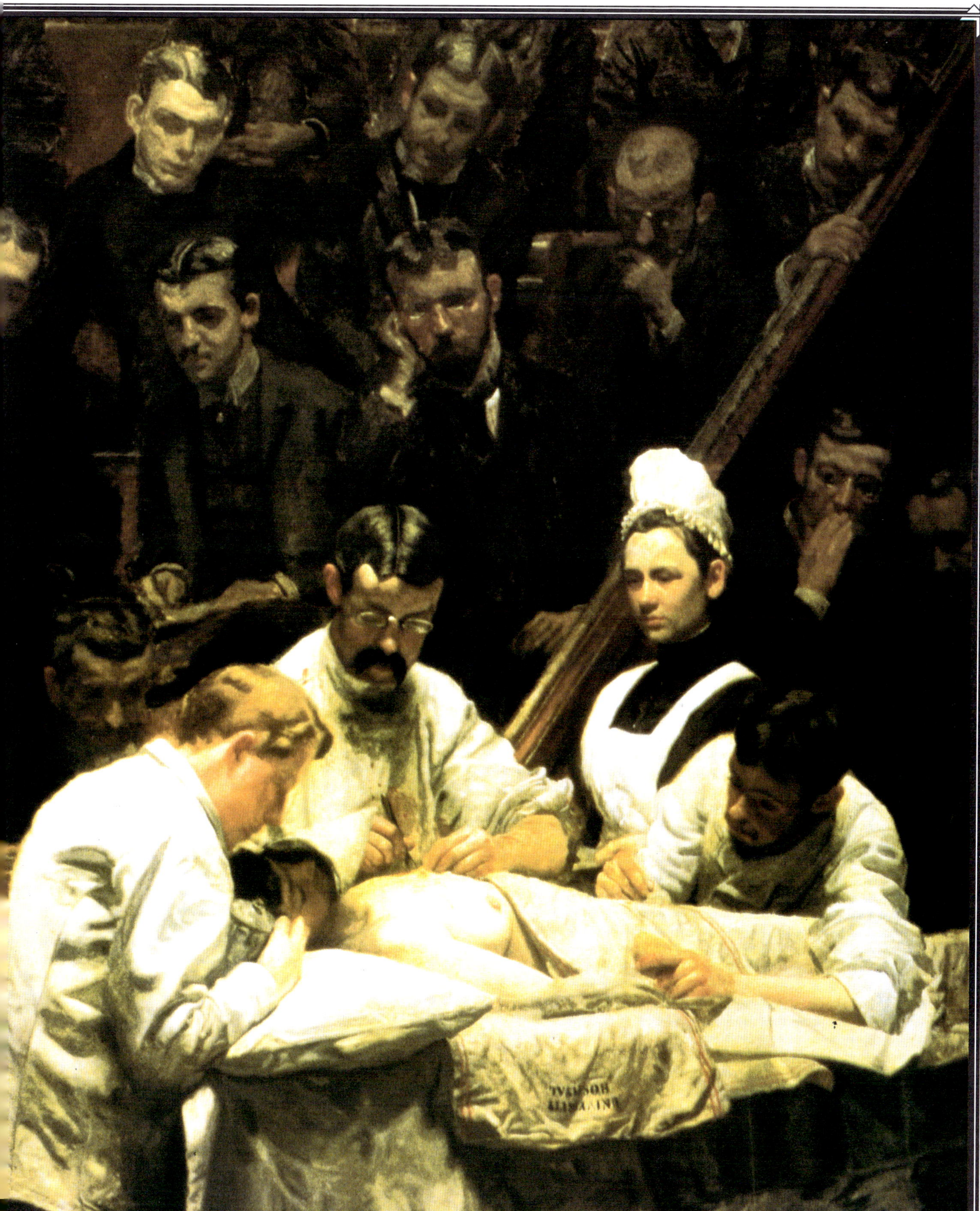

OBEN: *Thomas Eakins (1844–1916):* The Agnew Clinic

Der Schmerz wird gelindert

Vom Lachgas zum Kokain

»... ein Patient vor der Operation fühlte sich wie ein verurteilter Straftäter«

SCHON SEIT FRÜHESTER ZEIT hatte man nach Möglichkeiten gesucht, Schmerzen zu lindern, um chirurgische Eingriffe zu ermöglichen und die Leiden bei Krankheiten und im täglichen Leben zu mindern oder gar zu beseitigen. Man wünschte sich zwei Arten der Schmerzlinderung: einerseits eine Anästhesie, und zwar sowohl die allgemeine (schmerzfreie Bewußtlosigkeit) als auch die lokale (Betäubung einzelner Körperteile), andererseits die Analgesie, die Ausschaltung der bewußten Schmerzwahrnehmung.

Die Entdeckung der Anästhesie und Analgesie ist eine Erfolgsgeschichte. Zum einen beseitigte die allgemeine Anästhesie eines der beiden Haupthindernisse für chirurgische Eingriffe (das andere war die Infektionsgefahr), und zum anderen haben beide Methoden der Schmerzbekämpfung zahllosen Menschen geholfen. Es ist aber in einzelnen Fällen auch eine Geschichte mit tragischen Episoden und bitteren Enttäuschungen.

»... neue Ära des Zähneziehens«

Jahrhundertelang hatte man für die allgemeine Anästhesie nur die Wahl zwischen Opium, Bilsenkraut und Alraun (oder man machte die Patienten schwer betrunken), doch man erkannte bald, daß eine wirksame Dosis auch tödlich sein konnte. Deshalb führten die Ärzte vom 17. Jahrhundert an nach und nach Operationen ohne Schmerzbetäubung durch, auch wenn das bedeutete, daß ihre Patienten schreckliche Qualen leiden mußten. Einen Kranken auf eine Operation vorzubereiten, bedeutete deshalb nach den Erinnerungen eines Veteranen der Zeit vor Erfindung der Anästhesie das gleiche, als wenn man einen Verurteilten zur Hinrichtung begleitete. Doch die Lösung des Problems rückte näher. Humphrey Davy (der später vor allem durch die Erfindung der Grubenlampe für Bergleute bekannt wurde) stellte 1799 Stickoxidul her. Als er es einatmete, brach er nicht nur in Gelächter aus, sondern empfand auch ein körperliches Wohlbefinden – das »Lachgas« war gefunden, und da Davy beobachtet hatte, daß das Gas auch seine Zahnschmerzen linderte, lud er seine Bekannten ein, dieses Erlebnis mit ihm zu teilen. Schon bald gab es beiderseits des Atlantiks »Lachgaspartys«, doch noch niemand dachte an eine medizinische Anwendung dieses Spaßes. Genauso verhielt es sich auch mit der Entdeckung des Ethers – Michael Faraday (Davys früherer Assistent und später ebenfalls ein Wissenschaftspionier) zeigte im Jahr 1815, daß er ähnlich wirkte wie das Stickstoffgas. Kurz darauf waren auch »Etherpartys« groß in Mode.

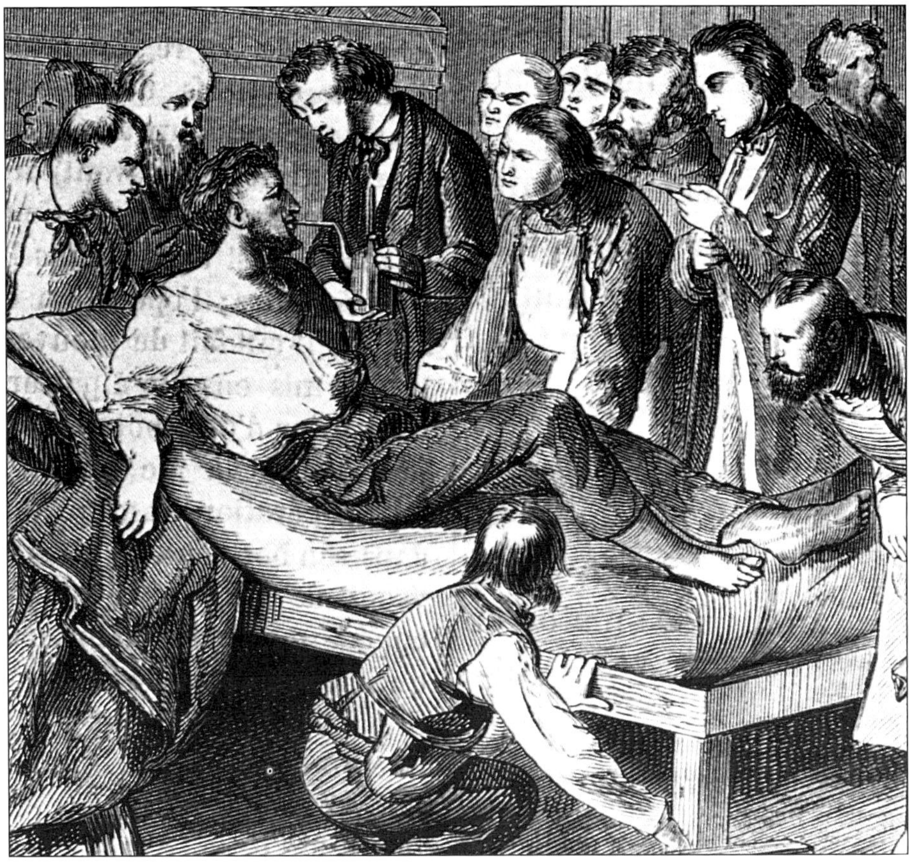

LINKS: *Lange Zeit glaubte man, dieser Kupferstich von 1870 stelle die Operation dar, bei der William Thomas Morton im Oktober 1846 zum erstenmal Ether als Betäubungsmittel verwendete (s. Seite 47). In Wirklichkeit handelt es sich wahrscheinlich um Horace Wells' vergeblichen Versuch von 1845 – ebenfalls am Massachusetts General Hospital – Stickoxidul beim Zähneziehen als Narkosemittel einzusetzen.*

Neun Jahre später veröffentlichte Henry Hickman, ein Arzt aus der kleinen englischen Stadt Ludlow, die Ergebnisse von Experimenten, bei denen er Tiere mit Kohlendioxid und Stickoxidul betäubt hatte, und er äußerte die Vermutung, dies könne sich für die Chirurgie als nützlich erweisen. Das medizinische Establishment in Frankreich und Großbritannien betrachtete ihn als Wunderling. Hickman starb mit gebrochenem Herzen im Alter von 29 Jahren. In Amerika beteiligte sich Crawford Long, ein schneidiger junger Landarzt aus Jefferson in Georgia, an den »Ethervergnügen«; dabei genoß er nicht nur die »süßen Küsse« der weiblichen Gäste, sondern er beobachtete auch, daß seine kichernden Gespielinnen keinen Schmerz empfanden, wenn sie zu Boden fielen. Er wollte herausfinden, ob sich diese Wirkung medizinisch einsetzen ließ. 1842 gab er einem Jungen namens James Venable Ether, bevor er ihm Zysten am Hals entfernte. Er hatte Erfolg, aus unbekannten Gründen veröffentlichte er seine Entdeckung allerdings erst 1849.

Inzwischen interessierte sich der Zahnarzt Horace Wells aus Hartford (Connecticut) für die Vorführungen mit Stickoxidul, die der Unterhaltungskünstler »Professor« Gardner Colton gab. Wells wollte wissen, ob sich das Gas für schmerzloses Zähneziehen benutzen ließ, und stellte sich selbst als erste Versuchsperson zur Verfügung. Im Jahr 1844 gab Colton ihm das Gas. Dr. John Riggs zog seinem Freund Wells einen Backenzahn. Als Wells wieder zu Bewußtsein kam, rief er aus: »Eine neue Ära des Zähneziehens!«

Jetzt gab Wells selbst öffentliche Vorführungen. Bei einer solchen Gelegenheit, Anfang 1845 am Massachusetts General Hospital in Boston, erhielt der Patient (dem ein Zahn gezogen werden sollte) nicht genug von dem Gas, so daß er laut stöhnte. Später bestätigte er zwar, er habe viel weniger Schmerzen empfunden, als er erwartet habe, doch viele Ärzte unter den Zuhörern verspotteten Wells' Versuche. Zutiefst verletzt, gab Wells seine Experimente und die Zahnheilkunde auf und verkaufte fortan Chloroform, von dem er bald süchtig wurde. Nachdem er 1848 auf dem Broadway in New York zwei Prostituierte mit Schwefelsäure bespritzt hatte, wurde er verhaftet – im Gefängnis beging er Selbstmord.

»Kein Humbug«

William Thomas Morton, ein früherer Partner von Wells, der bereits Zahnarzt und Inhaber einer Fabrik für künstliche Zähne war und zusätzlich an der Harvard-Universität Medizin studierte, hörte von Dr. Charles Jackson, einem seiner Professoren, von der länger anhaltenden schmerzstillenden Wirkung des Ethers, die dieses Mittel für Operationen geeignet erscheinen ließ. Morton experimentierte mit seinem Hund, einem Patienten und im Selbstversuch. Dann, im Oktober 1846, erlaubte ihm der Chirurg John Collins Warren, vor Zuschauern im Massachusetts General Hospital den Patienten Gilbert Abbott zu narkotisieren, bevor Warren am Hals des jungen Mannes einen Tumor entfernte. Morton hatte mit seinem neu entwickelten Inhalationsgerät Erfolg, und Warren erklärte den versammelten Medizinern feierlich: »Meine Herren, das ist kein Humbug.«

Morton wollte jedoch auch Geld verdienen. So setzte er dem Ether andere Chemikalien zu, um ihn in der flüssigen Form zu

DIE SCHMERZLOSE ENTBINDUNG

James Young Simpson, Professor für Geburtshilfe in Edinburgh, war mit der Ethernarkose bei Entbindungen unzufrieden. Er war es leid, die schweren Flaschen die vielen Treppen der Wohnblocks hinaufzutragen, in denen seine Patientinnen wohnten, und er machte sich Sorgen, daß die neu erfundenen Gaslampen den Ether zur Explosion bringen könnten.

Deshalb entschied er sich für Chloroform, das 1831/32 in Frankreich, Deutschland und den USA fast zur gleichen Zeit entdeckt worden war. Nach Selbstversuchen und Experimenten mit Freunden wandte er es 1847 bei einer Frau unmittelbar vor der Entbindung an. Das Ergebnis hielt Simpson für so gut, daß er innerhalb einer Woche 30 Patientinnen auf die gleiche Weise betäubte. Später äußerte er, mit Chloroform verlaufe »der natürliche Vorgang [der Entbindung] regelmäßiger, weil er nicht vom Willen der Patientin beeinflußt wird«.

Aber als sich die Nachricht verbreitete, gab es einen Aufruhr. Viele Ärzte behaupteten, der Schmerz bei den Wehen sei eine biologische Notwendigkeit. Schottische Geistliche schrien »Gotteslästerung«, denn hatte nicht Gott zu Eva gesagt: »Unter Schmerzen sollst du Kinder gebären«?

Simpson verwendete zwar weiterhin Chloroform, aber die Aufregung legte sich erst 1853, als sich Königin Victoria entschloß, das Mittel bei der Geburt des Prinzen Leopold anzuwenden. Es wurde ihr von John Snow verabreicht, Großbritanniens erstem spezialisierten Anästhesisten, der später auf dem Gebiet des öffentlichen Gesundheitswesens weltbekannt werden sollte ***(s. Seite 58).***

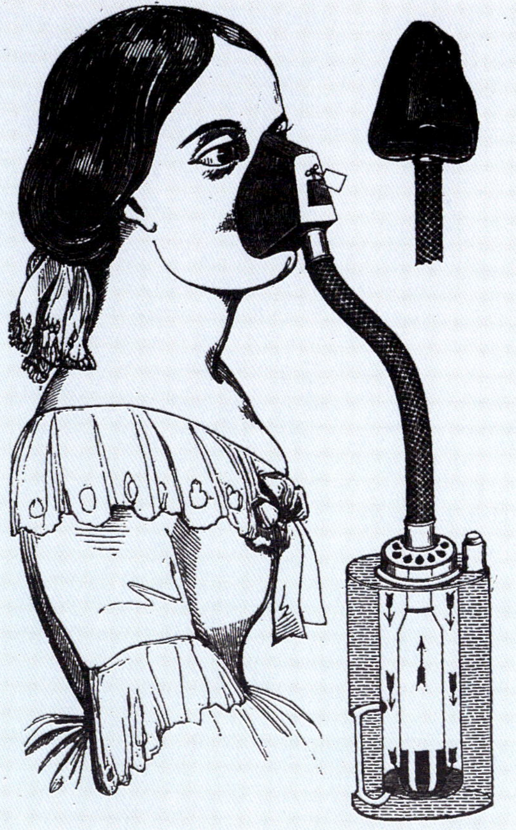

OBEN: *Dr. Simpsons Chloroform-Inhalationsgerät von 1847. Die Seitenteile der Maske bestanden aus Blei und wurden je nach Gesichtsform der Patientin zurechtgebogen.*

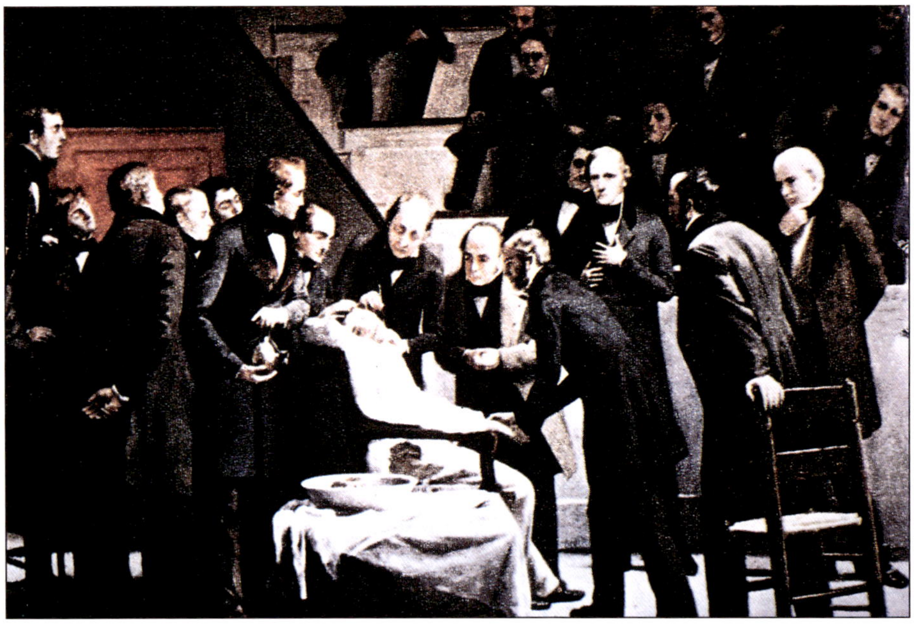

LINKS: *Dieses Gemälde von Robert Hinckley zeigt, wie John Collins Warren einen Tumor vom Hals des Anstreichers Gilbert Abbott entfernt, nachdem William Thomas Morton ihn betäubt hat. Die Operation, die am 16. Oktober 1846 am Massachusetts General Hospital stattfand, war ein Meilenstein der Chirurgie: Zum erstenmal wurde erfolgreich die Anästhesie angewandt.*

färben und seinen Geruch zu verändern; anschließend verkündete er, er habe ein neues Gas erfunden, das er Letheon nannte. Seine kaufmännischen Pläne scheiterten aber schon bald, denn die Ärzte erkannten, daß er ihnen Ether verkaufen wollte. Morton gewann ihr Vertrauen nie wieder. Außerdem beschuldigte man ihn, ungerechterweise, an Wells Selbstmord schuld zu sein. Als er dann noch einem Zeitschriftenartikel entnahm, daß Dr. Jackson die Entdeckung der chirurgischen Anästhesie zugeschrieben wurde, war das zuviel für ihn: Einige Tage später starb er mit 48 Jahren an einem Schlaganfall.

Was Charles Jackson anging, so hatte er zwar für seinen Anteil an der Entdeckung viel Beifall erhalten, doch er war darüber zum Alkoholiker geworden – nach Mortons Tod fand man ihn weinend an dessen Grab. Den Rest seines Lebens verbrachte er in einem Heim für Geisteskranke.

Der Trick der Yankees

Die Nachricht von Mortons Vorführung hatte bald auch Großbritannien und Robert Liston erreicht. Er war einer der angesehensten Chirurgen seiner Zeit, operierte mit grünem Kittel und Gummistiefeln und war berühmt für seine Schnelligkeit: Er nahm das blutige Skalpell zwischen die Zähne, um die Hände frei zu haben, und einmal amputierte er sogar ein Bein in zweieinhalb Minuten – in der Eile schnitt er allerdings dem Patienten auch die Hoden ab.

Nachdem Liston einen Inhalator erhalten hatte, der dem von Morton ähnelte, wartete er am 21. Dezember 1846, bis sein Kollege Peter Squire einem Patienten, dem Butler Frederick Churchill, Ether gegeben hatte. Ihm sollte ein Bein amputiert werden. Dann fing Liston mit blitzendem Messer an, beobachtet von mehreren Studenten, unter ihnen auch Joseph Lister (s. Seite 62). Der Chirurg übertraf sich selbst: Nach 26 Sekunden lag das Bein auf dem Fußboden. Liston wandte sich zu den Studenten und sagte: »Dieser Trick der Yankees, meine Herren, übertrifft den Mesmerismus bei weitem.«

»Coca-Koller«

Da die allgemeine Anästhesie auch gefährlich sein konnte und für weniger aufwendige Operationen nicht erforderlich war, suchte man nach begrenzt wirkenden Substanzen.

In Südamerika wurden schon seit Jahrhunderten Cocablätter zu medizinischen Zwecken und als Rauschmittel verwendet. Ihr aktiver Bestandteil, das Kokain, wurde 1859 isoliert, und in den folgenden 25 Jahren proklamierte man es als Medikament gegen Opiumsucht und benutzte es als Zusatz für alkoholfreie Getränke. Im Jahr 1883 untersuchte Sigmund Freud, damals noch junger Arzt in Wien, ob es für Kokain eine besondere medizinische Anwendungsmöglichkeit gab. Nach »einigen Dutzend« Selbstversuchen empfahl er die Droge zwar zur Behandlung mehrerer Leiden, doch wirklich helfen konnte sie nicht.

Gegenüber seinem Freund Dr. Carl Koller, einem Ophthalmologen, erwähnte Freud, daß Kokain die Zunge betäuben kann. Koller suchte verzweifelt nach einem Mittel, um die Bewegung der Augen bei Operationen zu unterbinden und den Schmerz zu betäuben. Kokain erwies sich als eine Lösung des Problems – der Augenarzt wurde als »Coca-Koller« bekannt.

Die Fähigkeit des Kokains, große Körperbereiche zu betäuben, wenn man es injizierte, wurde von William Halsted entdeckt, dem Vater der amerikanischen Chirurgie – mit drastischen Folgen (s. Seite 90–91). Später wurde die Verwendung der Droge in den USA gesetzlichen Kontrollen unterworfen, nachdem man ihren Mißbrauch als Gefahr erkannt hatte, für diese Gesetze waren vor allem die Weißen in den Südstaaten verantwortlich, die fälschlicherweise glaubten, viele Farbige würden Kokain nehmen (in Wirklichkeit konnten die Farbigen es sich nicht leisten), das als Folge bei ihnen so viel Wut auslöste, daß sie sogar weiße Siedlungen angriffen.

1883 hatte man entdeckt, daß man eine Nadel in den Rückenmarkskanal einführen und daraus Flüssigkeit entnehmen kann. August Bier und sein Assistent August Hildebrandt, zwei deutsche Wissenschaftler, wollten herausfinden, ob man eine Betäubung herbeiführen kann, wenn man Kokain in den Rückenmarkskanal injiziert. Hildebrandt war das Versuchskaninchen: Bier entnahm eine kleine Menge Rückenmarksflüssigkeit und injizierte statt dessen Kokainlösung. Als Hildebrandts Beine taub wurden, stach Bier eine Nadel durch die Haut seines Assistenten. Dann quetschte er die Haut mit Zangen, hielt eine brennende Zigarre an das Bein und schlug auf die Schienbeine – die Verletzungen, die der arme Hildebrandt erleiden mußte, waren die Grundlage für alle Methoden der heutigen Spinalanästhesie.

DER BAUM UND DIE BLUME: DIE GESCHICHTE DES ASPIRINS

Wenn der Mensch Schmerzen erleidet, dann sind dafür meist nicht Operationen oder akute Verletzungen, bei denen man die Anästhesie einsetzen kann, die Ursache, sondern chronische Krankheiten wie Arthritis oder auch kurzfristig auftauchende Kopf- und Zahnschmerzen. Für solche Leiden brauchte man andere Medikamente, die den Schmerz beseitigten, ohne den Betroffenen ansonsten zu beeinträchtigen.

Im Sommer 1758 litt der Geistliche Edward Stone aus Chipping Norton in Oxfordshire (England) wieder einmal unter einem Anfall von Fieber und rheumatischen Schmerzen. Zufällig kaute er an einem Zweig der Silberweide (Salix alba); es schmeckte zwar »außergewöhnlich bitter«, aber Stone bemerkte erstaunt eine Linderung seines Fiebers. Er entwickelte eine Methode zum Trocknen und Pulverisieren der Rinde und stellte Versuche an, um die beste Dosierung zu finden. Während der nächsten fünf Jahre verabreichte er seine Arznei auch 50 anderen Personen, und sie »versagte mit ihrer Heilwirkung nie«. Begeistert schrieb er über seine Entdeckung am 25. April 1763 an den Präsidenten der Royal Society, den Earl of Macclesfield. Doch man ignorierte ihn.

Zwischen 1820 und 1830 gewann der Schweizer Apotheker S. F. Pagenstecher eine Substanz aus den Blättern der Pflanze Spiraea ulmaria (Spierstrauch), die in der Volksmedizin als Schmerzmittel wohlbekannt waren. Seinen Bericht in einer Fachzeitschrift las 1835 der deutsche Chemiker Karl Jakob Löwig. Er stellte aus dem Extrakt eine Säure her, die er »Spirsäure« nannte – später wurde sie als Salicylsäure bekannt. Ihre Molekülstruktur klärte Karl Friedrich Gerhardt, ein Chemieprofessor der Universität Montpellier (Frankreich), 1835 auf. Er versuchte, sie abzuwandeln und so ihre recht starken Nebenwirkungen zu beseitigen. Doch er fand das Verfahren so zeitaufwendig, daß er der Verbindung »keine weitere Bedeutung« beimaß.

Salicylsäure wurde besonders den Menschen empfohlen, deren Schmerz schlimmer war als die Nebenwirkungen des Medikaments. Einer davon war ein gewisser Herr Hoffmann, der in Elberfeld lebte und durch Arthritis verkrüppelt war. Sein Sohn Felix arbeitete in der nahegelegenen Pharmafabrik der Firma Bayer. Er entschloß sich 1895, die Salicylsäure so abzuwandeln, daß er damit das Leiden seines Vaters beenden konnte. Er vereinfachte Gerhardts Methoden und stellte Acetylsalicylsäure her. Dann nahm er ein kleines Gefäß mit der Verbindung mit nach Hause und gab sie seinem Vater, der daraufhin die erste schmerzfreie Nacht seit Jahren verbrachte. Wie sich bald herausstellte, war Acetylsalicylsäure nicht nur ein Schmerzmittel – sie wirkte auch gegen Fieber und Entzündungen.

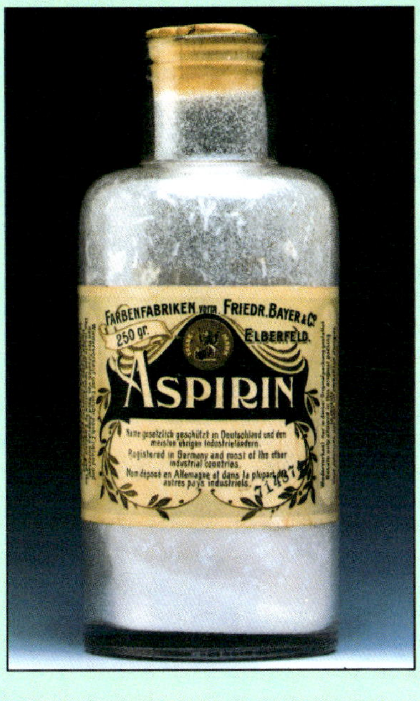

Im Jahr 1899 gab man dem Medikament einen neuen Namen: Aspirin (A = Abk. für Acetyl, spir = Abk. für die Pflanzengattung Spiraea). Im folgenden Jahr erhielt Bayer Patente sowohl für Aspirin als auch für die chemischen Zwischenstufen bei seiner Herstellung sowie für die Gestaltung der Herstellungsanlagen. Nun begann die Firma, das Präparat in Riesenmengen herzustellen, das auf der ganzen Welt ihr umsatzstärkstes Produkt werden sollte.

Im Jahre 1914, vor Kriegsausbruch, wollte die britische Regierung nicht mehr auf Lieferungen aus Deutschland angewiesen sein; sie bot jedem in Großbritannien oder im Commonwealth, der eine neue Zubereitungsform für Aspirin fand und damit das Bayer-Patent umgehen konnte, einen Preis von 20 000 Pfund. Als die australische Regierung als weiteren Anreiz noch 5000 Pfund hinzufügte, machte sich der Chemiker George Nicholas an die Arbeit. Mit einer einfachen Ausrüstung entwickelte er ein Verfahren, mit dem sich Aspirin herstellen ließ – Nicholas erhielt den Preis. Nach der deutschen Niederlage beschlagnahmten die britischen Behörden den Namen »Aspirin«, und Bayer verlor das ausschließliche Recht auf die Herstellung und die Markenbezeichnung. Zu den Firmen, die nun die Mittel herstellten, gehörte auch die von George Nicholas. Sein Präparat »Aspro« wurde außerhalb der USA zum umsatzstärksten Aspirin. In den USA verkauft die Pharmafirma Sterling ihr Aspirin weiterhin mit dem bekannten Bayer-Markenzeichen, obwohl sie mit der deutschen Firma nicht mehr in Verbindung steht.

Im Jahr 1826 entdeckten zwei Italiener das Salicin, den aktiven Bestandteil der Silberweidenrinde. Drei Jahre später stellte ein französischer Chemiker es in reiner Form her. Ein anderer italienischer Chemiker gewann 1839 aus Salicin die Salicylsäure. Von da an konnte man den aktiven Bestandteil des Aspirins sowohl aus der Weide als auch aus dem Spierstrauch herstellen. Heute wird er aus Phenol synthetisch erzeugt; das Verfahren unterscheidet sich nicht wesentlich von dem, das Hermann Kolbe aus Straßburg bereits 1874 entwickelt hatte. Erst 1971 erkannten britische Wissenschaftler zumindest einen Grund, warum Aspirin wirkt. Die Prostaglandine, hormonähnliche Substanzen, die in praktisch allen Körpergeweben vorkommen, steigern anscheinend die Empfindlichkeit der Nervenenden an Entzündungsherden – die Wirkung dieser Stoffe wird von Aspirin gestört.

Heute gehört Aspirin zur Gruppe der sogenannten nichtsteroidalen Antiphlogistika. In den achtziger Jahren wurde Aspirin als Schmerzmittel von Paracetamol überflügelt.

Opium

Das Wundermittel, das Millionen süchtig machte

OPIUM WIRD AUS DEM getrockneten Saft der Samenkapseln des Schlafmohns (*Papaver somniferum*) gewonnen. Wie es auf Körper und Geist wirkt, hängt von den Anteilen seiner mehr als 20 Alkaloidbestandteilen ab: unter anderem sind das Morphium, Codein, Narcotin und Papaverin. Manche wirken beruhigend, andere aufputschend. Aber eines ist sicher: Opium macht stark süchtig.

Von Arzneitränken zum Laudanum

Opium dient schon seit Jahrtausenden als Medikament und Rauschmittel. Es wird bereits in vor 4000 Jahren niedergelegten sumerischen Handschriften erwähnt, auch archäologische Funde von steinzeitlichen Seeuferbewohnern aus der Schweiz geben Hinweise auf den Gebrauch von Opium. Es wurde im alten Ägypten und Persien in Apotheken verkauft und spielte in der griechischen und römischen Medizin eine wichtige Rolle. (Wenn man Homer glauben kann, linderte Helena in Troja damit ihren Kummer.)

Die umfangreichen Schriften der mittelalterlichen Ärzte und der Gelehrten aus der arabischen Welt (s. Seite 28) priesen die Wirkungen der Droge und trugen zu ihrer Verbreitung bei. Sie war auch Hauptbestandteil einer Arznei aus der Zeit Galens, die jahrhundertelang sehr beliebt war.

Im 16. Jahrhundert hatte das Opium einen festen Platz in der westeuropäischen Medizin. Paracelsus (s. Seite 36) nannte es »Stein der Unsterblichkeit«, der holländische Arzt Franz de la Boë, besser bekannt als Sylvius (1614–1672), schwor, er könne ohne es nicht arbeiten. Sogar Shakespeare erwähnt es im *Othello:*

»Weder Mohn noch Mandragora
Noch alle Schlummertränke dieser Welt
Schenken dir je wieder den süßen Schlaf,
den du bis gestern hattest.«

Mitte des 17. Jahrhunderts löste Thomas Sydenham, der »englische Hippokrates«, zum erstenmal Opium in Alkohol – so entstand die Tinktur, die als »Laudanum« bekannt wurde. Sie war in bestimmten Kreisen sehr beliebt – die Suchtwirkung erkannte man zwar, aber sie war nur selten Anlaß zur Sorge.

Opiumkriege

Im 19. Jahrhundert war der Opiumhandel ein bedeutender Teil des britischen Handels. Noch im Jahre 1827 wurden nur 7750 kg importiert, vorwiegend aus der Türkei. Bis 1859 hatte sich diese Menge fast vervierfacht. Opiumpräparate wurden nicht nur in Apotheken verkauft, sondern auch von Schuhmachern, Fabrikarbeitern, Schneidern und Mieteintreibern. Zu den vielen Krankheiten, gegen die man es benutzte, gehörten Cholera, Ruhr, Zahnschmerzen, Blähungen und Wahnsinn.

Der Export florierte. Die Ostindische Kompanie, die in Bengalen Opiumpflanzen anbaute, importierte die Droge illegal nach China und erhielt dafür Silber, mit dem sie Tee und Seide bezahlen konnte. Der Handel wuchs von nur 400 Kisten jährlich Mitte des 18. Jahrhunderts zu der fast hundertfachen Menge im Jahr 1839.

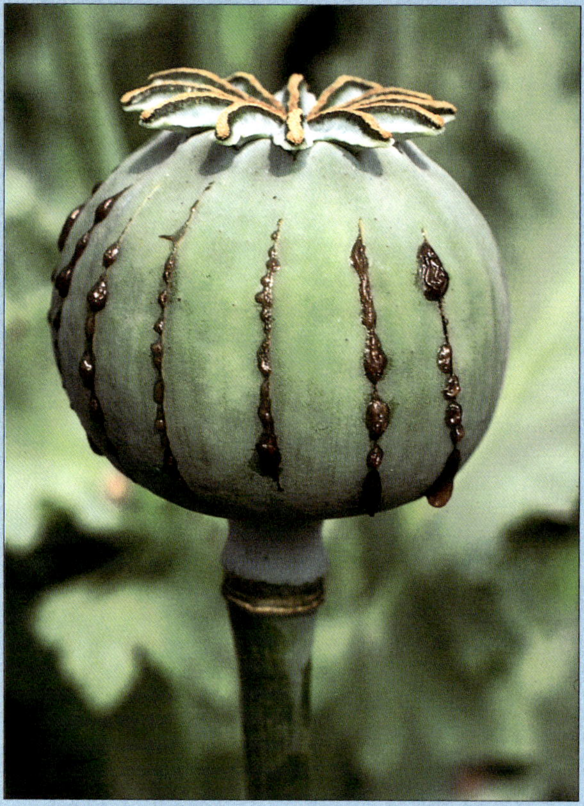

OBEN: *Samenkapsel des Schlafmohns. Richtig eingesetzt, lindern ihre Substanzen unsägliches Leid – bei Mißbrauch erzeugen sie es.*

In China machte man sich zunehmend Sorgen um die gesellschaftlichen Gefahren der Droge – und vor allem um die dahinschmelzenden Silberreserven. Die Aussicht, China könne sich insgesamt mehr für den Handel öffnen, veranlaßte die Briten, die Droge noch stärker anzubieten. China lehnte ab und veranstaltete statt dessen bei den Opiumhändlern eine Razzia: Der bewundernswerte Regierungskommissar Lin ließ allein in der Stadt Kanton mehr als 20 000 Kisten Opium beschlagnahmen und vernichten.

Die Folge waren zwei Kriege. Nach dem ersten Opiumkrieg (1840–1842) verlor China Hongkong, und es mußte fünf Häfen öffnen. Der zweite Opiumkrieg (1857–1860), ein britisch-französisches Gemeinschaftsunternehmen, führte zu weiteren Einschränkungen der Souveränität Chinas und zur Legalisierung des Opiumhandels.

»Die Milch des Paradieses«

In Großbritannien war Opium inzwischen bei den Schriftstellern und Dichtern der Romantik in Mode gekommen. Samuel Taylor Coleridges *Kublai Khan* (1797) mit seinen Bildern von einem heiligen Fluß, einem »prächtigen Freudendom«, dem »Meer ohne Sonne« und einem wahnsinnigen Dichter, der die »Milch des Paradieses« getrunken hat, war von einem Traum im Opiumrausch angeregt. Thomas De Quincey sicherte sich 1822 seinen Platz in der Literaturgeschichte mit den bemerkenswerten *Bekenntnissen eines englischen Opiumessers.*

Clive von Indien, der Eroberer Bengalens, starb 1774 unter Qualen, nachdem er das Doppelte seiner üblichen Dosis eingenommen hatte. König George IV. wurde Opium gegen Schlaflosigkeit verschrieben. Der Herzog von Wellington nahm Laudanum, um sich nach dem Alkoholkonsum des Tages zu beruhigen, und Florence Nightingale (s. Seite 79) bemerkte nach einer Behandlung von Rückenschmerzen: »Nichts half mir außer einer seltsamen neumodischen Operation, bei der Opium unter die Haut gebracht wird.«

In den USA weitete sich der Import von Rohopium seit der Zeit des Bürgerkriegs beständig aus. Zwischen 1898 und 1902 wuchs die Bevölkerung nur um 10 Prozent, die Einfuhr von Opium dagegen um 500 Prozent und die von Morphium um 600 Prozent. Ein großer Teil davon fand in Patentarzneien Verwendung (s. Seite 82); selbst Beruhigungsmittel für Babys enthielten Opiate. Um 1900 waren nach Schätzungen etwa 250 000 US-Bürger süchtig.

Erste Kontrollen

Während des 19. Jahrhunderts nahm die Besorgnis wegen des Opiumkonsums zu. Schon 1803 vermutete der 20jährige deutsche Hilfsapotheker Friedrich Sertürner, daß ein einzelner Bestandteil des Opiums die Schmerzlinderung verschaffe, allerdings nur in ausreichender Konzentration. Mit Ammoniak trennte er die Komponenten der Droge, und die betäubende Substanz, die er dabei entdeckte, nannte er »Morphium« nach Morpheus, dem griechischen Gott des Schlafes. Kurz darauf isolierten andere Forscher das Codein.

Diese Entdeckungen waren zwar von großer medizinischer Bedeutung, aber sie führten auch zu zunehmendem Mißbrauch von Morphium und Codein. Im Jahre 1898 kamen zwei weitere aus Opium gewonnene Stoffe hinzu. Die deutsche Pharmafirma E. Merck brachte Dionin auf den Markt, das erste im Handel befindliche halbsynthetische Morphiumderivat, das heute als Hustenstiller verwendet wird. Bayer begrüßte begeistert das Heroin (Diacetylmorphin), die »heroische Droge«, die der damaligen Werbung nach die schmerzstillende Wirkung des Morphiums habe, aber ungefährlicher sei. Die ersten Gesetze, mit denen man die Verbreitung der neuen Substanzen einschränken wollte, wurden 1860 in Großbritannien erlassen. In den USA hatte die Angst vor dem Opium ihre Ursachen vor allem in den Vorurteilen gegen die opiumrauchenden Chinesen an der amerikanischen Westküste. Immer lauter wurde dort der Ruf nach einer Kontrolle der Opiate (und damit auch der Chinesen). Im Jahre 1909 wurden Import und Rauchen von Opium verboten.

Doch erst 1914 verschaffte sich die US-Regierung die Kontrolle über den Verkauf des Opiums und seiner Derivate. Bis 1938 waren 25 000 Ärzte wegen Drogenvergehen angeklagt worden.

UNTEN: *Stolze Wissenschaftler der Firma Bayer im Jahr 1900 nach der Entwicklung des Heroins, der »heroischen Droge«.*

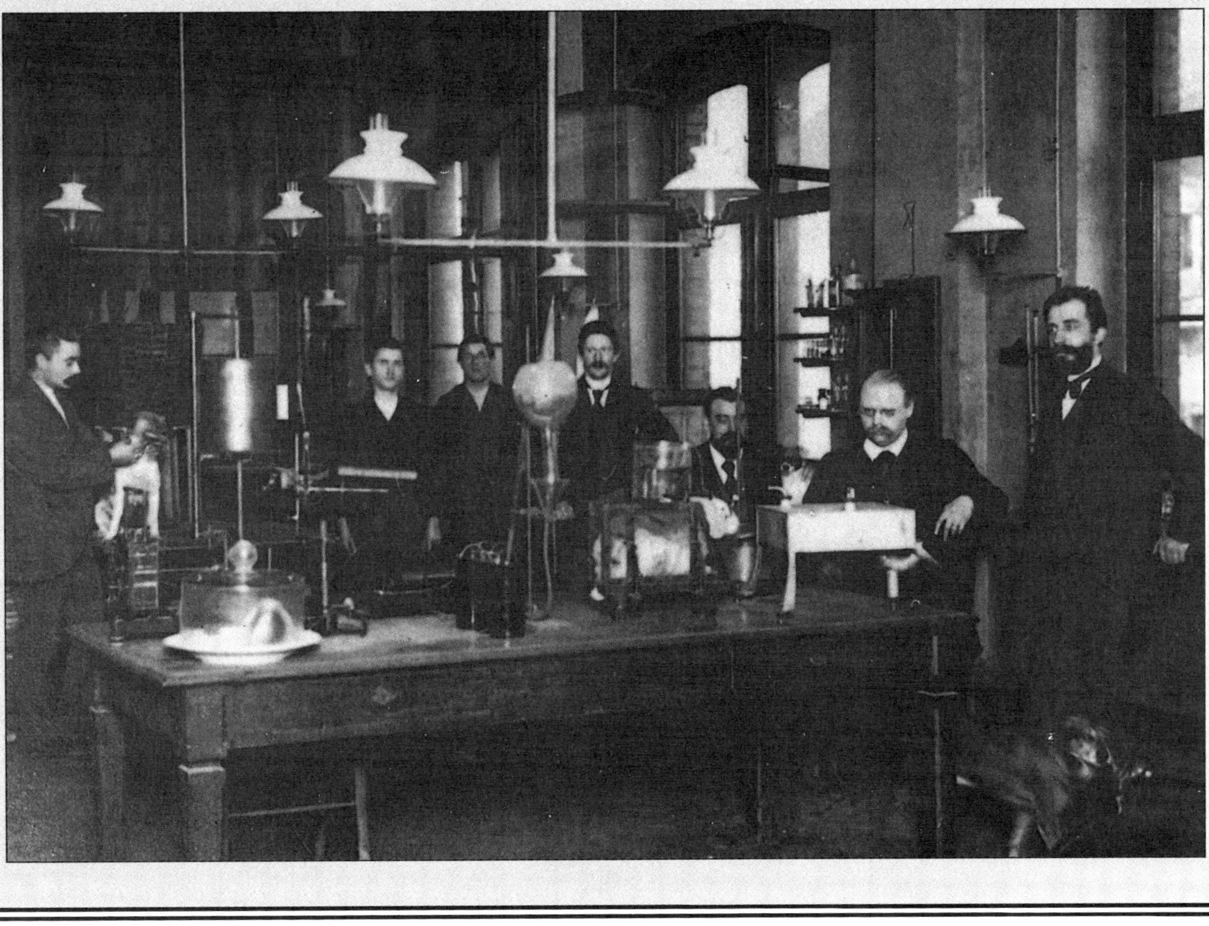

Medizinische Technik

Mikroskope, Blutdruckmeßgeräte und Spritzen

Ein amerikanischer Riese und die Diagnose von Lungenkrankheiten

DAS 19. JAHRHUNDERT war die Zeit der Maschinen. Ärzte und Medizintechniker entwickelten zwar nichts, das so viel Aufsehen erregt hätte wie die Dampfmaschine und der mechanische Webstuhl, aber man machte Fortschritte bei der Entwicklung von Instrumenten für Forschung, Diagnose und Therapie.

Besser als das bloße Auge

Bis zum Beginn des Jahrhunderts hatten sich die Mikroskope seit der Aufklärung kaum verbessert. Im Jahr 1830 erarbeitete der britische Wissenschaftler J. J. Lister eine Formel, mit der man den besten Abstand zwischen zwei Linsen aus unterschiedlichem Material bestimmen konnte: Die achromatische Linse entstand, mit der man chromatische und sphärische Bildfehler ausschalten konnte. Damit ergaben sich für die Mikroskopie zahlreiche neue Anwendungsmöglichkeiten. In Deutschland führten Robert Koch (s. Seite 57), Rudolf Virchow (s. Seite 65) und andere das Mikroskop auf einen hohen Entwicklungsstand. Hermann Ludwig Ferdinand von Helmholtz, ein weiterer erfindungsreicher Deutscher, stellte nicht nur fest, daß die Muskeln bei Tieren die wichtigste Wärmequelle sind, sondern er maß auch die Geschwindigkeit von Nervenimpulsen und studierte den Mechanismus des Hörens. Außerdem erfand er 1851 den Augenspiegel. Vorher konnte man Augenerkrankungen nur mit bloßem Auge oder einem Vergrößerungsglas untersuchen. Jetzt war es möglich, den Augenhintergrund sichtbar zu machen und das Ende des Sehnerven zu erkennen, die Verbindung zum Gehirn.

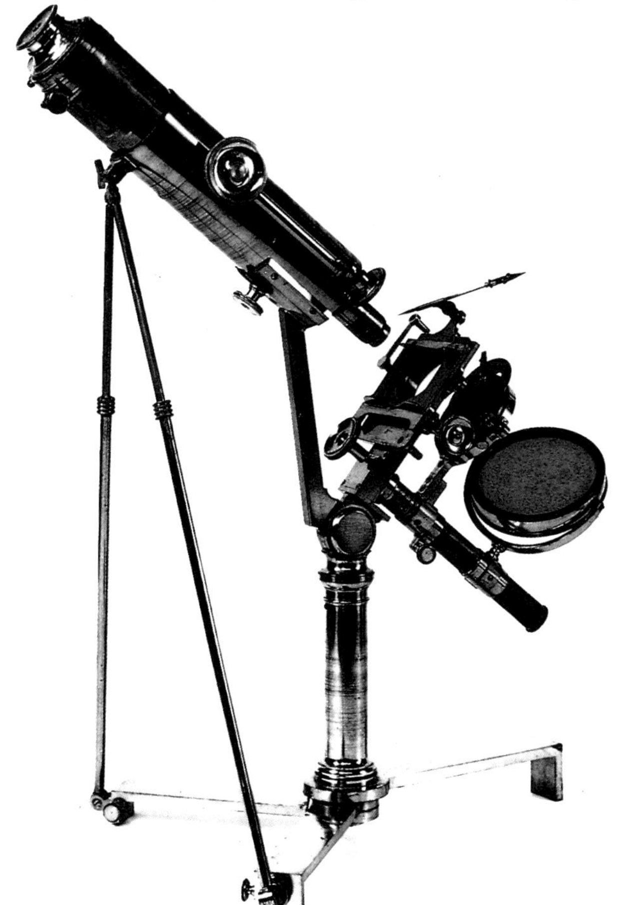

OBEN: *Das achromatische Mikroskop, das von Joseph Jackson Lister 1830 erfunden und von seinem Sohn benutzt wurde (s. Seite 62).*

Blut und Atmung

Schon 1628 schrieb William Harvey (s. Seite 38), daß Blut aus verletzten Arterien spritze, als ob es unter Druck stehe. Der Geistliche und Amateurwissenschaftler Stephen Hales war von diesem Phänomen fasziniert. Einem Bericht zufolge, den er 1733 veröffentlichte, schob er ein Glasrohr von mindestens 3,40 Meter Länge mit einem Ende in die Arterie eines Pferdes. Die Höhe, auf die das Blut in dem Rohr stieg, war das Maß für den Druck in der Arterie.

Zunächst wurde die Frage nicht weiter erörtert, bis 1828 der französische Physiologe Jean Poiseuille das lange Glasrohr durch ein U-förmiges, mit Quecksilber gefülltes Glasrohr ersetzte. Das Quecksilber stellte ein Gegengewicht zum Blutdruck dar, und die Strecke, um die sich das Metall im Glasrohr bewegte, konnte man in Millimetern messen. Poiseuille zeigte auch, daß der Blutdruck immer der gleiche ist, unabhängig davon, an welcher Stelle des Körpers man mißt.

1881 entwickelte Samuel Siegfried von Basch das erste, noch recht ungenaue Blutdruckmeßgerät, mit dem Messungen von der Körperaußenseite her möglich waren. 15 Jahre später stellte der italienische Arzt Scipione Riva-Rocci ein Modell mit einer aufblasbaren Armmanschette her, das in nahezu derselben Form noch heute benutzt wird. An seinen Erfindungsreichtum erinnert das Kürzel »RR«, das in manchen Ländern für die Kennzeichnung des Blutdrucks verwandt wird. Zur Messung einer weiteren Körperfunktion entwickelte John Hutchinson das Spirometer, mit dem man die Vitalkapazität der Lunge ermitteln kann, die maximale Luftmenge, die man mit einem tiefen Atemzug ausstoßen kann. Diesen Wert maß er bei über 2000 Personen. 1846 veröffentlichte er seine Befunde und behauptete, mit seiner Erfindung Lungenerkrankungen besser erkennen zu können als mit Abklopfen oder Abhören.

Ein ungewöhnliches Experiment schien ihn zu bestätigen: Als der »amerikanische Riese« Freeman – er war über 2,10 Meter groß – nach England kam, maß Hutchinson mit dem Spirometer seine Lungenkapazität. Bei einer Untersuchung zwei Jahre später stellte sich heraus, daß Freemans Vitalkapazität um 20 Prozent

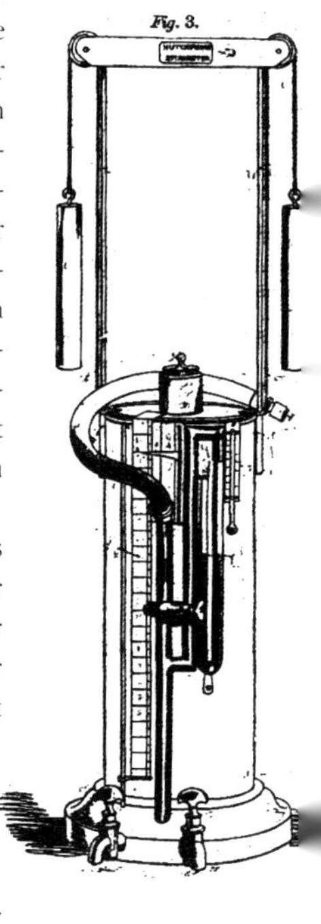

RECHTS: *Eines der ersten Spirometer aus der Zeit um 1850. Das Gerät war noch nicht sehr wirksam. Es wurde in den folgenden Jahren zwar mehrfach abgewandelt, wurde aber schon bald danach nicht mehr benutzt.*

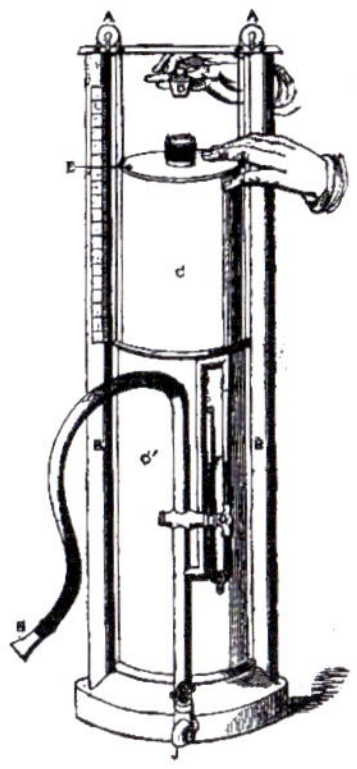

LINKS: *Ein weiterer Entwurf für ein Spirometer.*

zurückgegangen war. Nach einem weiteren Jahr erkrankte der Riese an einer tödlichen Tuberkulose. Aber Hutchinsons Spirometer zeigte fehlende Kapazität auch bei völlig gesunden Menschen an. Die Ärzte konnten sich also nicht darauf verlassen, daß ein niedriger Meßwert auch in jedem Fall auf eine Krankheit hinwies, weshalb das Spirometer schon bald nicht mehr benutzt wurde.

Unter der Haut

Spritzen gehörten schon seit langer Zeit zum medizinischen Instrumentarium: Galen injizierte damit in Blutgefäße im Gehirn, Leonardo da Vinci füllte mit Wachs aus einer Spritze die Hohlräume im Gehirn, und William Harvey injizierte bei seinen Untersuchungen des Kreislaufs Farbe in die verschiedensten Blutgefäße. Der Aufbau der Geräte war im wesentlichen immer gleich: ein Rohr mit einem Kolben und einer Spritze mit offenem Ende.

Im Jahr 1713 entwickelte der französische Chirurg Dominique Anel eine kleine Spritze mit einer sehr dünnen Kanüle (*cannula*), mit der er Erkrankungen der Tränenkanäle behandelte. Sie wurde im Laufe der Jahrzehnte zwar weiterentwickelt, ließ sich aber nur bei bereits vorhandenen Körperöffnungen einsetzen, oder die Haut mußte vorher eingeschnitten werden.

Mit der letzten Verfeinerung entstand dann die Spritze, wie wir sie heute kennen, mit ihrer sehr feinen Hohlnadel, durch die man Medikamente und andere Flüssigkeiten unmittelbar unter die Haut in das Gewebe injizieren kann. Sie wurde 1853 von Alexander Wood an der medizinischen Fakultät in Edinburgh entwickelt.

Temperaturmessung

Heute ist das Fieberthermometer ein grundlegendes Diagnosehilfsmittel und eines der einfachsten Instrumente in jeder Arzttasche. Aber es hatte viele Jahrhunderte gedauert, bis man die Bedeutung der Körpertemperatur erkannte, und es vergingen nochmals Jahrhunderte, bis es ein handhabbares Thermometer gab. Das erste einfache Thermometer erfand der italienische Wissenschaftler Galileo im 16. Jahrhundert. Weiterentwickelt wurde es von Santorio Santorio (1561–1636), der im italienischen Padua arbeitete und sein Leben mit der Erstellung medizinischer Statistiken verbrachte; manche davon verzeichneten auch die Körpertemperatur.

Eine Zeitlang geriet das Thermometer in Vergessenheit, nur gelegentlich war es Gegenstand von Auseinandersetzungen. Gabriel David Fahrenheit entwickelte dann ein Quecksilberthermometer und legte drei Bezugspunkte für die Temperatur fest: für eine Mischung aus Eis, Wasser und Salz (0°), den Gefrierpunkt des Wassers (32°) und die äußere Körpertemperatur (96°). Herman Boerhaave (s. Seite 40) untersuchte auf dieser Grundlage in Holland Fiebererkrankungen.

Aber die Geräte waren noch unhandlich und reagierten nur langsam. Mitte des 19. Jahrhunderts gab es neue Impulse. Carl Wunderlich (1815–1877) veröffentlichte 1868 in Leipzig das Werk *Die Temperatur bei Krankheiten*, das sich auf Befunde bei 25 000 Patienten stützte. Er war es auch, der die Temperaturkarten einführte. Sein Thermometer war über 30 cm lang, eine Messung dauerte 20 Minuten. In Nordengland hatte Sir Thomas Clifford Allbutt (1836–1925) jedoch 1867 ein Thermometer von nur 15 cm entwickelt, das schnelle und genaue Messungen ermöglichte. So konnte das Fieberthermometer seinen festen Platz in der Diagnose einnehmen.

DAS HERZ WIRD HÖRBAR

Schon die alten Griechen kannten die Technik des Abhörens (Auskultation): Man legte das Ohr auf den Brustkorb, um Lungengeräusche und Herzschlag abzuhören. Die Methode geriet bis zur Renaissance in Vergessenheit, von da an gehörte sie jedoch zur Tätigkeit eines jeden Arztes.

Der französische Arzt René Théophile Hyacinthe Laennec behandelte 1816 eine sehr korpulente junge Patientin mit einem Herzleiden. Der Gedanke, sein Ohr auf ihren wirklich üppigen Leib zu legen, war ihm peinlich. Doch er erinnerte sich, einmal ein Kind gesehen zu haben, das auf das Ende eines Holzklotzes geklopft hatte, während ein Kamerad am anderen Ende horchte. Laennec rollte einen Stapel Papierbögen zusammen. Als er das so entstandene Rohr an die Brust seiner Patientin hielt, konnte er den Herzschlag hören, und zwar »viel klarer und deutlicher als je zuvor«.

Bald verwarf er das Papierrohr und entwickelte das erste richtige Stethoskop: ein hölzernes Rohr von 23 cm Länge und 4 cm Durchmesser. Bis er 1826 im Alter von 45 Jahren an Tuberkulose starb, hatte er die meisten Begriffe geprägt, mit denen man noch heute die Brustkorbgeräusche beschreibt. Viele davon hatte er auch mit Krankheiten in Verbindung gebracht.

Hölzerne Stethoskope waren bis etwa 1850 in Gebrauch, dann führte man flexible Schläuche ein. Der amerikanische Arzt George P. Cammann fügte 1852 zwei »Ohroliven« hinzu, so daß man beide Ohren benutzen konnte. Im Jahre 1878 verband man das andere Ende mit dem neu erfundenen Mikrophon, zur Verstärkung der Geräusche. Um die Geräusche richtig zu deuten, braucht man sehr viel Erfahrung.

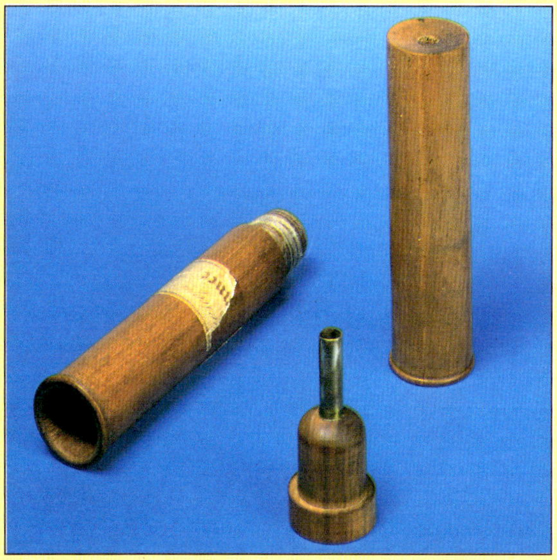

OBEN: *Laennecs verbessertes hölzernes Stethoskop.*

Die Rettung der Mütter

Semmelweis und das Kindbettfieber

Ein Märtyrer der Medizin . . . und eine der größten Persönlichkeiten

EINE GEBURT IST HEUTE GEWÖHNLICH Anlaß zu großer Freude. Wenn die Schmerzen vorüber sind und die Mutter ihr Baby in den Armen hält, gibt es nur wenige Sorgen um ihre Gesundheit. Früher jedoch starben viele Mütter ein bis zwei Wochen nach der Entbindung an einer Krankheit, die man Kindbettfieber nannte: hohe Temperatur, Unterleibsschmerzen, Schwellungen im Beckenbereich, Abszesse, Bauchhöhlenentzündung, Blutvergiftung, Delirium und Herzversagen.

Besonders häufig war das Kindbettfieber bei Frauen, die im Krankenhaus niederkamen, und das waren im 19. Jahrhundert fast ausschließlich Frauen der armen Bevölkerungsschichten; in wohlhabenderen Kreisen fanden die Entbindungen zu Hause statt.

Bevorzugte Opfer

Zu denen, die sich weigerten, die Krankheit als »Evas Fluch« hinzunehmen, zählte auch der ungarische Arzt Ignaz Semmelweis. Der 28jährige, der als Assistenzarzt in der Wiener Entbindungsklinik arbeitete, beobachtete 1847 einen verblüffenden Unterschied in der Häufigkeit des Kindbettfiebers auf den beiden geburtshilflichen Stationen des Krankenhauses: Auf der Station 1 starben 9,9 Prozent der Mütter (manchmal bis zu 29,3 Prozent), auf der Station 2 dagegen waren es nur 3,9 Prozent. Die Station 1 wurde von den schwangeren Frauen gefürchtet, und die Patientinnen baten unter Tränen, nicht dorthin verlegt zu werden.

Die Ärzte des Krankenhauses waren wie ihre Kollegen in ganz Europa der Ansicht, Ursache des Kindbettfiebers sei ein Miasma, ein schädlicher Dampf in der Luft. Semmelweis schloß sich dieser Meinung nicht an, denn hätte ein Miasma nicht beide Stationen gleichermaßen betreffen müssen? Ähnlich unbefriedigend waren auch andere Erklärungsversuche.

Wie Semmelweis feststellte, arbeiteten auf der Station 2 fast ausschließlich Hebammen, die sehr auf Sauberkeit bedacht waren. Station 1 dagegen war die Domäne der Medizinstudenten: Sie kamen unmittelbar aus den Seziersälen herüber, ohne sich die Hände zu waschen und mit denselben blut- und gewebeverschmutzten Kitteln, in denen sie Autopsien vorgenommen hatten. Als ein Freund von Semmelweis an einer Blutvergiftung starb, nachdem er sich beim Sezieren eine Hautverletzung zugezogen hatte und fast die gleichen Symptome aufwies wie die

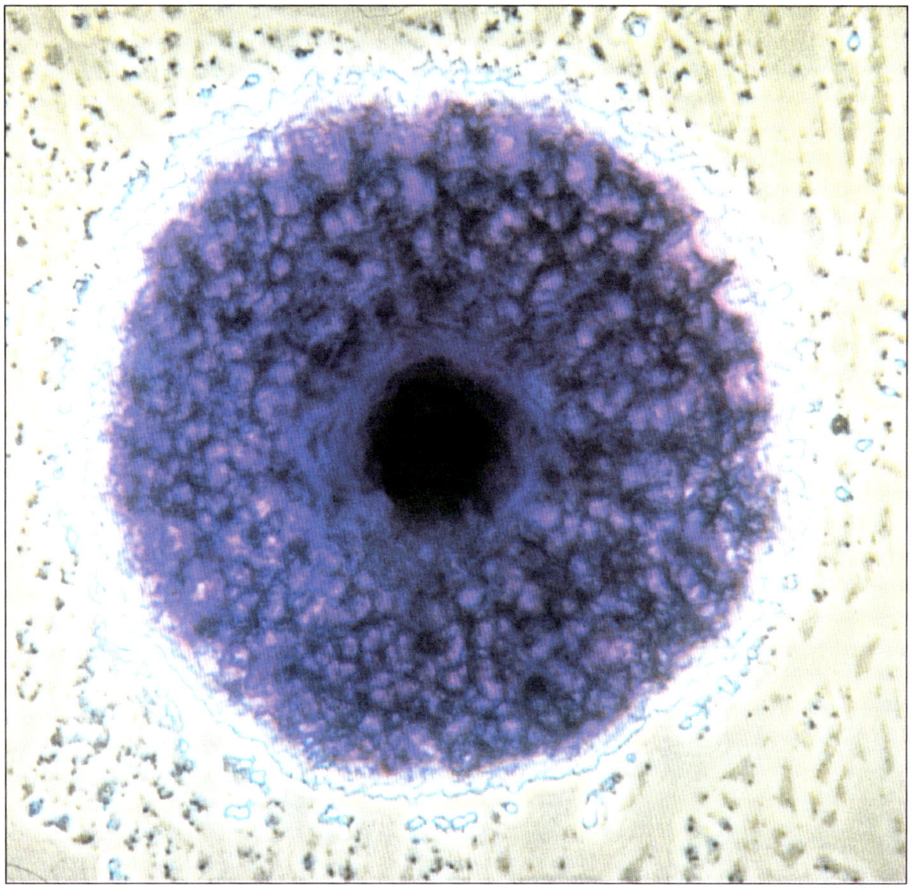

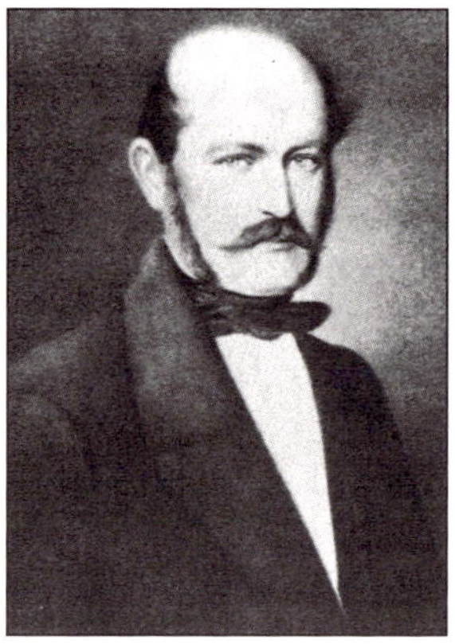

OBEN: *Der ungarische Arzt Ignaz Semmelweis (1818–1865), der als erster in Entbindungsstationen auf Keimfreiheit achtete. Seine Vorstellungen von Hygiene wurden zu seinen Lebzeiten verlacht. Nach seinem Tod wurde er von Pasteur und Lister rehabilitiert.*

LINKS: *Kultur von* Mycoplasma hominis, *eines seltenen Erregers des Kindbettfiebers, gewonnen aus der Vagina einer Frau, die sich nach der Entbindung infizierte. Bevor sich die Ideen von Semmelweis durchsetzten, waren Entbindungen wegen solcher Infektionen sehr gefährlich.*

DER DICHTER UND DAS »SCHRECKLICHE BÖSE«

Schon vier Jahre bevor Semmelweis seine entscheidenden Entdeckungen machte, hatte Oliver Wendell Holmes, Gynäkologe und Geburtshelfer aus Boston, später Dekan der medizinischen Fakultät an der Harvard-Universität, erste Indizien gesammelt, daß das Kindbettfieber eine Infektionskrankheit ist. Holmes ist heute besser als Dichter und Schriftsteller bekannt.

Bei einer Tagung der Boston Society of Medical Improvement verlas er 1843 seinen Bericht On the Contagiousness of Puerperal Fever. Darin zeigte er an zahlreichen Beispielen, wie die Infektion vom Arzt, der Krankenschwester oder der Hebamme auf die Patientin übertragen wurde, wenn sie sich aus Seziersälen oder von der Pflege infizierter Patienten unmittelbar an das Bett frisch entbundener Mütter begeben hatten. Holmes äußerte keine Vermutungen darüber, was die Ursache des Fiebers sein könnte; er stellte nur die Tatsachen dar.

Wie Semmelweis, so stieß auch Holmes mit seinen Ideen auf heftigen Widerstand. Besonders heftige Kritik übte der bekannte Professor Charles D. Meigs aus Philadelphia, der ein Jahr zuvor behauptet hatte, das Kindbettfieber sei einfach »eine Gruppe verschiedenartiger Entzündungen im Bauch«; er nahm großen Anstoß an der Vorstellung, die Hände der Ärzte, die doch alle anständige Männer waren, könnten unsauber sein. Holmes faßte die Antwort auf seine Kritiker in die gleiche elegante Sprache wie seine Essays: »Medizinische Logik wird in unseren Schulen offenbar nicht gelehrt oder praktiziert.« Holmes ließ die Angelegenheit nicht fallen. Eine erweiterte Fassung seiner Abhandlung erschien 1855. Der Titel lautete jetzt Puerperal Fever as a Private Pestilence (Kindbettfieber als private Seuche). Als Quelle gibt er darin unter anderem einen Artikel von einem »M. Semmeliveis« an.

Im Gegensatz zu Semmelweis lebte Holmes so lange (bis 1894), daß er die Bestätigung seiner Theorie noch erlebte. Im Jahr vor seinem Tod schrieb er befriedigt: »Andere hatten schon vor mir mit aller Kraft gegen das schreckliche Böse gekämpft . . . Aber ich glaube, ich habe meine Warnung lauter und länger hinausgeschrien als alle anderen . . . bevor die kleine Armee der Mikroben aufmarschierte, um meine Position zu unterstützen.«

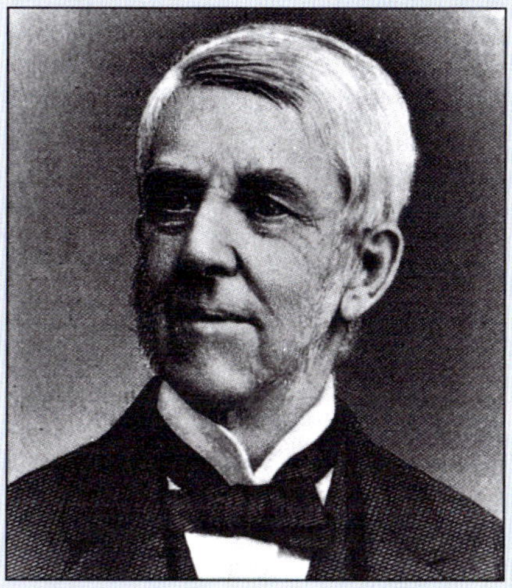

LINKS: *Oliver Wendell Holmes, Dichter, Schriftsteller und ein hervorragender Geburtshelfer.*

Frauen auf der Station I, war sich Semmelweis der Ursache sicher. Irgend etwas – Semmelweis nannte es »faulige Partikel« – wurde von den Leichen der Seziersäle in die Wunden übertragen, in die kleine Verletzung an der Hand von Semmelweis' Freund ebenso wie in die große »Wunde«, die nach einer Entbindung durch die Abtrennung der Placenta von der Gebärmutter zurückblieb.

Der junge Arzt muß wegen dieser Entdeckung erleichtert gewesen sein, aber er war auch voller Schuldgefühle. Denn auch er hatte vor Entbindungen oft Leichen seziert, vor allem um herauszufinden, warum so viele dieser armen Frauen gestorben waren: »Folglich muß ich hier das Eingeständnis machen, daß nur Gott allein die Zahl der Frauen kennt, die ich vorzeitig dem Grabe geweiht habe.«

Ein Rufer in der Wüste

Semmelweis handelte schnell. Zur Überraschung und zum Ärger der Studenten bestand er darauf, daß sie die Hände in einer Lösung von gebranntem Kalk wuschen, bevor sie die Station I betraten. Das Ergebnis war eindeutig: Innerhalb eines Jahres ging die Sterbequote in der Station auf knapp über drei Prozent zurück, im folgenden Jahr fiel sie bis auf 1,27 Prozent.

Wenn Semmelweis Beifall von seinen Kollegen erwartete, als er seine hervorragenden Befunde veröffentlichte, so erlebte er eine Enttäuschung: Man ignorierte seine Erkenntnisse. Trotz der Gefahr für seine weitere Karriere weigerte sich der Ungar, zu schweigen – seine Gegner bezeichnete er in dem folgenden Streit als »Mörder«. Dr. Klein, der Direktor des Krankenhauses, sorgte dafür, daß Semmelweis' Vertrag nicht verlängert wurde.

Nachdem Semmelweis nun gezwungen war, Wien zu verlassen, kehrte er wieder nach Budapest zurück und praktizierte dort als Gynäkologe und Geburtshelfer. Auch hier stieß er mit seinen neuen Theorien auf Widerstand. Er verwendete seine ganze Freizeit auf das Verfassen eines Buches – doch es überzeugte niemanden von irgend etwas.

Nach und nach wurde Semmelweis krankhaft depressiv. Am 1. August 1865 wies man ihn in ein Heim für Geisteskranke ein. Zwölf Tage später war er tot. Bei einer seiner letzten Operationen hatte er sich die Hand verletzt, und die Wunde hatte sich infiziert. Ignaz Semmelweis starb an Blutvergiftung durch Streptokokken – der gleichen Infektion, vor der er die ihm anvertrauten Mütter mit aller Kraft bewahren wollte.

Endgültig rehabilitiert wurde Semmelweis 1879. Bei einer Tagung der medizinischen Akademie in Paris spottete ein bekannter Gynäkologe über die Ansteckungstheorie des Ungarn. Da unterbrach ihn der große französische Wissenschaftler Louis Pasteur (s. Seite 56–59); er ging ans Rednerpult und zeichnete an die Tafel eine Reihe kleiner Kreise, die wie in einer Kette verbunden waren – Streptococcus-Bakterien. »Hier, bitte!« sagte er, »so sieht das aus!«

Heute gilt der ungarische Arzt nach den Worten des Medizinhistorikers Fielding H. Garrison als »ein Märtyrer der Medizin . . . einer ihrer glänzendsten Namen, denn jede schwangere Frau verdankt ihm etwas«.

Krankheitsübertragung

Von Miasmen zu Mikroben

Das Entfernen eines Pumpenschwengels in Paris verhinderte die Wiederkehr einer Epidemie

WIE SICH KRANKHEITEN AUSBREITEN, war bis zum 17. Jahrhundert ein Rätsel. Im zweiten Jahrhundert hatte Marcus Terentius Varro in einem Roman einen Vorstoß unternommen, als er von »winzigen Tierlein« schrieb, »die das Auge nicht sehen kann« und die möglicherweise Malaria erzeugen (s. Seite 94). Dabei blieb es – bis 1546, als der italienische Arzt Fracastoro (s. Seite 100) Vermutungen über »Ansteckungskeime« äußerte, die von Mensch zu Mensch weitergetragen werden können. Seine Arbeiten bewirkten jedoch wenig; erst als Leeuwenhoek mit seinen Mikroskopen (s. Seite 40) Protozoen und Bakterien nachwies, fügten sich die Teile des Puzzles zu einem Bild.

Dennoch glaubten Ärzte und Wissenschaftler in ihrer großen Mehrheit weiterhin, Krankheiten würden durch bestimmte Kombinationen aus Klima, Umwelt und unzureichender Hygiene verbreitet oder aber, wie beim Kindbettfieber (s. Seite 54), durch ein schlechtes Miasma in der Luft. Solche Theorien unterschieden sich qualitativ kaum von denen der Ärzte, die im 14. Jahrhundert mit dem Schwarzen Tod zu tun hatten (s. Seite 30). Viele Forscher, die ein wenig weiter blickten, ließen sich auch von der reizvollen Theorie der »Spontanzeugung« ablenken, nach der in verwesenden Stoffen neues Leben entstand. Als Beleg diente das scheinbar unerklärliche Auftauchen von Maden in faulendem Fleisch. Man blieb diesen Vorstellungen trotz der Experimente von Francesco Redi treu, der schon 1668 gezeigt hatte, daß keine Maden entstehen, wenn man Fliegen vom Fleisch fernhält.

Im 19. Jahrhundert wiesen die Wissenschaftler erstmals Mikroben nach, die mit bestimmten Krankheiten zumindest in einem engen Zusammenhang standen. Aber waren solche Keime die Ursache der Erkrankungen oder nur harmlose Begleiterscheinungen? Beantwortet wurde diese Frage durch die Arbeiten von Louis Pasteur und Robert Koch.

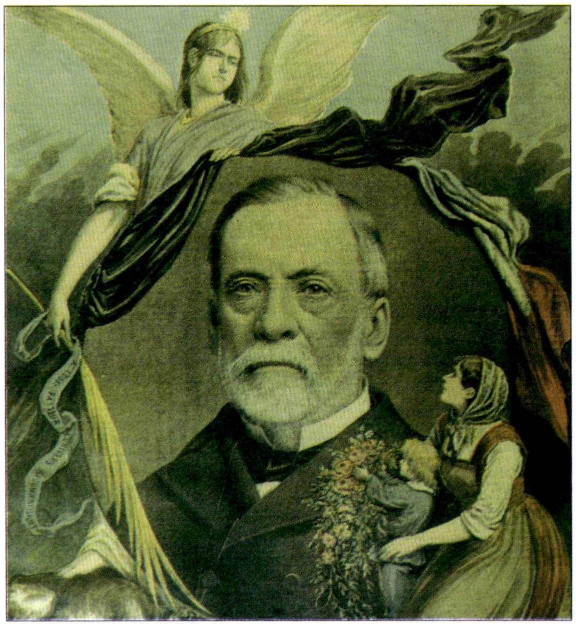

Wein, Bier und Milch

Louis Pasteur wurde 1822 in den Bergen des Französischen Jura in der Nähe der Grenze zur Schweiz geboren. Von bekannten Wissenschaftlern ermutigt, wandte er sich der Chemie zu und wurde schließlich Professor in Straßburg, Lille und später Paris. Pasteur war sein ganzes Leben lang Wissenschaftler, eine medizinische Ausbildung erhielt er nie. Aber vielleicht trug er, vom Glück begünstigt, mehr zur Medizin bei als irgendein Arzt vor oder nach ihm.

Der erste glückliche Umstand war Pasteurs Anstellung in Lille, eine Gegend, in der Wein angebaut und Bier hergestellt wurde. Man bat ihn, den Gärungsvorgang zu untersuchen, und dabei fand er heraus, daß die Vergärung von Zucker zu Alkohol, aber auch das Sauerwerden der Milch, Ergebnisse der Tätigkeit von Mikroorganismen sind. Nun erhob sich die Frage: Woher kamen diese Mikroorganismen? Entstanden sie spontan oder waren sie in der Luft bereits vorhanden? Mit einer Versuchsreihe widerlegte Pasteur endgültig die alten Theorien: Er wies nach, daß Leben nur aus Leben entstehen kann, daß die beteiligten »Keime« – Hefen und Bakterien – tatsächlich bereits in der Luft vorkommen und daß sie die Ursache von Gärung, Verwesung und Infektion sind und nicht ihr Produkt. Die beiden letzten Befunde veranlaßten schließlich Joseph Lister, die keimfreie Chirurgie zu entwickeln (s. Seite 62).

Pasteur erfand auch ein Verfahren, um Mikroben aus der Milch zu entfernen. Durch das »Pasteurisieren«, die Erhitzung der Milch für bestimmte Zeit auf eine bestimmte Temperatur, war dafür gesorgt, daß dieses unentbehrliche Lebensmittel keine tödlichen Krankheiten wie Tuberkulose und Typhus mehr verbreiten konnte. Nachdem Pasteur sich in Südfrankreich drei Jahre lang mit den Krankheiten der Seidenraupen beschäftigt hatte, die dort die Seidenindustrie zu ruinieren drohten, gelangte er zu der Überzeugung, daß Epidemien bei Tieren wie Menschen mit geeigneten wissenschaftlichen Maßnahmen unter Kontrolle zu bringen seien. Beseelt von dieser Vorstellung und den Erkenntnissen seiner früheren Arbeiten wurde aus dem Wissenschaftler, der allein in seinem Labor forschte, ein Diener der Allgemeinheit, der sich der Menschlichkeit verpflichtet fühlte – eine Berufsauffassung, die sich im 19. Jahrhundert in der ganzen medizinisch-wissenschaftlichen Welt immer mehr durchsetzte. Außerdem hatte sich Pasteur vom Chemiker zu einem ganz neuen Typ von Wissenschaftler entwickelt: Er war Bakteriologe.

LINKS: *Louis Pasteur, gepriesen in der Ausgabe der französischen Zeitschrift* Le Petit Journal *aus dem Jahre 1895. Pasteur übte mit seinen Erkenntnissen gewaltigen Einfluß auf die Entwicklung der Medizin aus.*

Im Jahre 1868 erlitt er einen Schlaganfall. Erst nach langwieriger Genesung konnte er seine Arbeit wieder aufnehmen – Arm und Bein auf der rechten Seite waren allerdings dauerhaft geschwächt, was Pasteur jedoch nicht daran hinderte, sich mehr und mehr dem Studium der Infektionskrankheiten zu widmen.

Dem Milzbrand auf der Spur

Pasteur wies zwar nach, daß Bakterien ganz allgemein Krankheiten erzeugen können, doch es blieb dem deutschen Landarzt Robert Koch, 21 Jahre jünger als Pasteur, vorbehalten, zu zeigen, welche dieser Mikroorganismen welche Erkrankung hervorrufen.

Zu Hause, in einem primitiven Labor mit einem Mikroskop, das seine Frau von ihrem Haushaltsgeld gekauft hatte, entwickelte Koch zunächst eine Methode, um Bakterien auf festen Nährböden zu züchten (zunächst bestanden sie aus Gelatine, später aus Agar mit zugesetzten Nährstoffen). Auf diese Weise konnte er »Reinkulturen« bestimmter Mikroben anlegen. Dann erweiterte Koch mehrere Regeln, die sein früherer Lehrer, der Anatom Jakob Henle, 1840 formuliert hatte, und entwickelte so die vier »Henle-Koch-Postulate«. Sie gelten auch heute noch und müssen als Bedingung erfüllt sein, wenn man ein Bakterium als Erreger einer Krankheit bezeichnen will:

1. Der Erreger muß in allen Fällen der Krankheit aufzufinden sein.
2. Der Erreger muß sich in Reinkulturen züchten lassen.
3. Der Erreger aus einer solchen Reinkultur muß die Krankheit bei Versuchstieren wiederum hervorrufen.
4. Der Erreger muß sich aus solchen Versuchstieren wiedergewinnen lassen.

Mit diesen Methoden und seinen eigenen Regeln konnte Koch 1876 zeigen, daß ein großes, stäbchenförmiges Bakterium, das 1849 entdeckt worden war, den Milzbrand auslöst.

In den folgenden Jahren spürte Koch den Tuberkuloseerreger auf (1882), und er fand 1883/84 in Alexandria und Kalkutta den »Kommabazillus« *Vibrio cholerae,* der die Cholera auslöst und durch Trinkwasser übertragen wird (s. Seite 58). Auf weiteren Reisen untersuchte er in Südafrika die Rinderpest, in Indien die Pest und in Java die Malaria. In Deutschland errichtete man ihm zu Ehren 1891 das Institut für Infektionskrankheiten (Robert-Koch-Institut), dem er als Direktor vorstand. Im Jahre 1905 erhielt er den Nobelpreis.

Als Pasteur von Kochs Experimenten mit dem Milzbrandbakterium hörte, entschloß er sich, ähnliche Versuche zu unternehmen. Er filterte Lösungen des Anthrax-Bazillus durch Membranen mit so feinen Poren, daß sie die Mikroorganismen zurückhielten; Kaninchen, denen er die filtrierte Lösung injizierte, bekamen die Krankheit nicht.

Daraufhin fragte sich Pasteur, ob man Tiere (und vielleicht auch Menschen) gegen Milzbrand immunisieren konnte, wie Jenner es bei den Pocken getan hatte (s. Seite 40). Dazu mußte der Franzose zunächst abgeschwächte Bakterien herstellen. Anfangs setzte er den Kulturen schwache keimtötende Mittel zu, später ging er dazu über, die Erreger acht Tage lang bei relativ hoher Temperatur aufzubewahren. Am 28. April 1881 injizierte Pasteur 24 Schafen, einer Ziege und sechs Kühen seinen neuen Impfstoff. Eine zweite Injektion erfolgte am 17. Mai. Zwei Wochen später erhielten diese Tiere und eine Kontrollgruppe von 29 ungeimpften Tieren eine Injektion normaler Anthrax-Bakterien. Anschließend reisten Pasteur und seine Mitarbeiter ab; sie wollten die Tiere zwei Wochen später untersuchen.

Als sie am 2. Juni zurückkehrten, wurden sie mit Beifall begrüßt: Allen geimpften Tieren ging es gut, die ungeimpften dagegen waren tot oder lagen im Sterben.

Später entwickelte Pasteur auch Impfstoffe gegen die Tierseuchen Hühnercholera und Schweinerotlauf. Aus seinen Forschungen ergab sich, daß die Medizin nicht mehr auf die zufällige Entdeckung natürlich vorkommender Impfstoffe wie bei den Kuh-

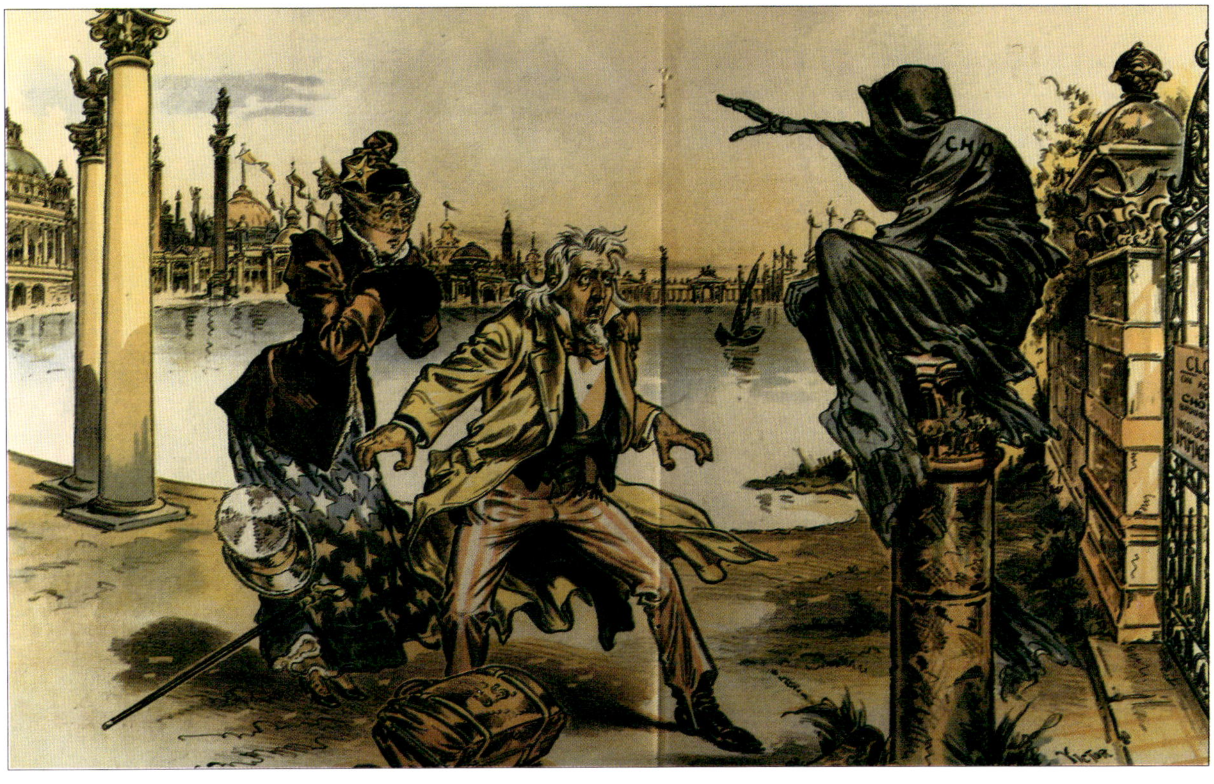

UNTEN: *Der Tod warnt vor einem Schiff aus dem choleragеplagten Hamburg, das 1892 ca. 2000 Passagiere in die USA brachte.*

JOHN SNOW UND DIE PUMPE IN DER BROAD STREET

Im Jahr 1817 wurde Europa von einer neuen, aus Indien kommenden Krankheit überrollt. 1832 hatte sie London erreicht. Dort starben über 7000 Menschen. Dann verschwand die Epidemie, flammte aber 1848 (diesmal in Afghanistan) wieder auf und hielt in Großbritannien bis zum Ende des folgenden Jahres an. Und wieder starben in einem einzigen Monat 7000 Londoner Bürger.

Die Krankheit brach nach einer Inkubationszeit von nur sechs Tagen mit Müdigkeit und Schweißausbrüchen aus; anschließend kam es zu einer plötzlichen und vollständigen Darmentleerung – sie überfiel die Betroffenen oft mitten auf der Straße. Es folgten wiederkehrende Durchfälle. Die Kranken bekamen quälenden Durst, aber wenn sie tranken, stellten sich Anfälle von Würgen und Erbrechen ein. Nach kurzer Zeit schien der Körper zu schrumpfen; manche Opfer verloren durch den Flüssigkeitsverlust ein Viertel ihres Körpergewichts. Der Wasserverlust wirkte nach kurzer Zeit tödlich. Über die Hälfte der Erkrankten starb. Das auffälligste Symptom dieser Krankheit ist der Durchfall, griechisch kholera – daher der Name »Cholera«.

Dr. John Snow war einer der ersten spezialisierten Anästhesisten, doch das war nicht sein einziges Interesse. Er beschäftigte sich intensiv mit der Cholera, und nach der Epidemie von 1848/49 schrieb er darüber eine Abhandlung. Da von den Symptomen vor allem der Darm betroffen war, nicht aber die Lunge, meinte Snow, das »Choleragift« könne nicht als »Miasma« eingeatmet werden, sondern es müsse über Mund und Verdauungstrakt in den Körper gelangen. Der starke Brechdurchfall, so Snow weiter, verschmutze Bettwäsche und Kleidung und verbreite sich später als Staub, den andere unbewußt berührten und schluckten, so daß sie ebenfalls die Krankheit bekamen. Noch gefährlicher sei Trinkwasser, das mit den Exkrementen der Kranken verseucht sei. Doch Snow erregte mit seinen Theorien über die Krankheitsübertragung wenig Aufmerksamkeit.

Im Jahr 1853 überrollte die Cholera Großbritannien erneut. In London waren bis zum Juni 1854 allerdings nur wenige Fälle bekannt. Dann, im Juli, kam es zu einem plötzlichen Anstieg mit 133 Toten. Und das war nur ein Vorspiel: Zwischen dem 29. August und dem 11. September starben fast 700 Menschen in einem kleinen Gebiet von Soho rund um die Broad Street (heute Broadwick Street), wo völlig übervölkerte Mietshäuser (eines wies 54 Bewohner aus), Werkstätten und Gasthäuser lagen.

Die örtlichen Krankenhäuser waren schon bald überfordert und stellten zusätzliche Pflegekräfte ein. Eine davon war Florence Nightingale (s. Seite 78). Sie schrieb an ihre Freundin, die Schriftstellerin Elizabeth Gaskell: »Ein armes, abscheulich schmutziges Mädchen, kam herein und starb nach wenigen Stunden. Ich hielt sie in den Armen . . . Ich beugte mich zu ihr hinunter und hörte: ›Bete zu Gott, daß du nie in die Verzweiflung fällst, in der ich jetzt bin.‹« Dr. Snow, der in der Nähe wohnte, hatte sofort die lokale Wasserversorgung in Verdacht. Es gab zwar Wasser aus dem öffentlichen Netz, aber nur von Montag bis Samstag für jeweils zwei Stunden am Tag. Die übrige Zeit waren die Bewohner auf eine Pumpe an der Ecke Broad Street/Cambridge Street angewiesen, die für die Qualität ihres Wassers so bekannt war, daß auch Bewohner anderer Stadtviertel sie benutzten.

Wie Dr. Snow feststellte, war das Pumpenwasser tatsächlich kristallklar, und einen Augenblick lang zögerte er. Als er aber alle Cholera-Todesfälle vom

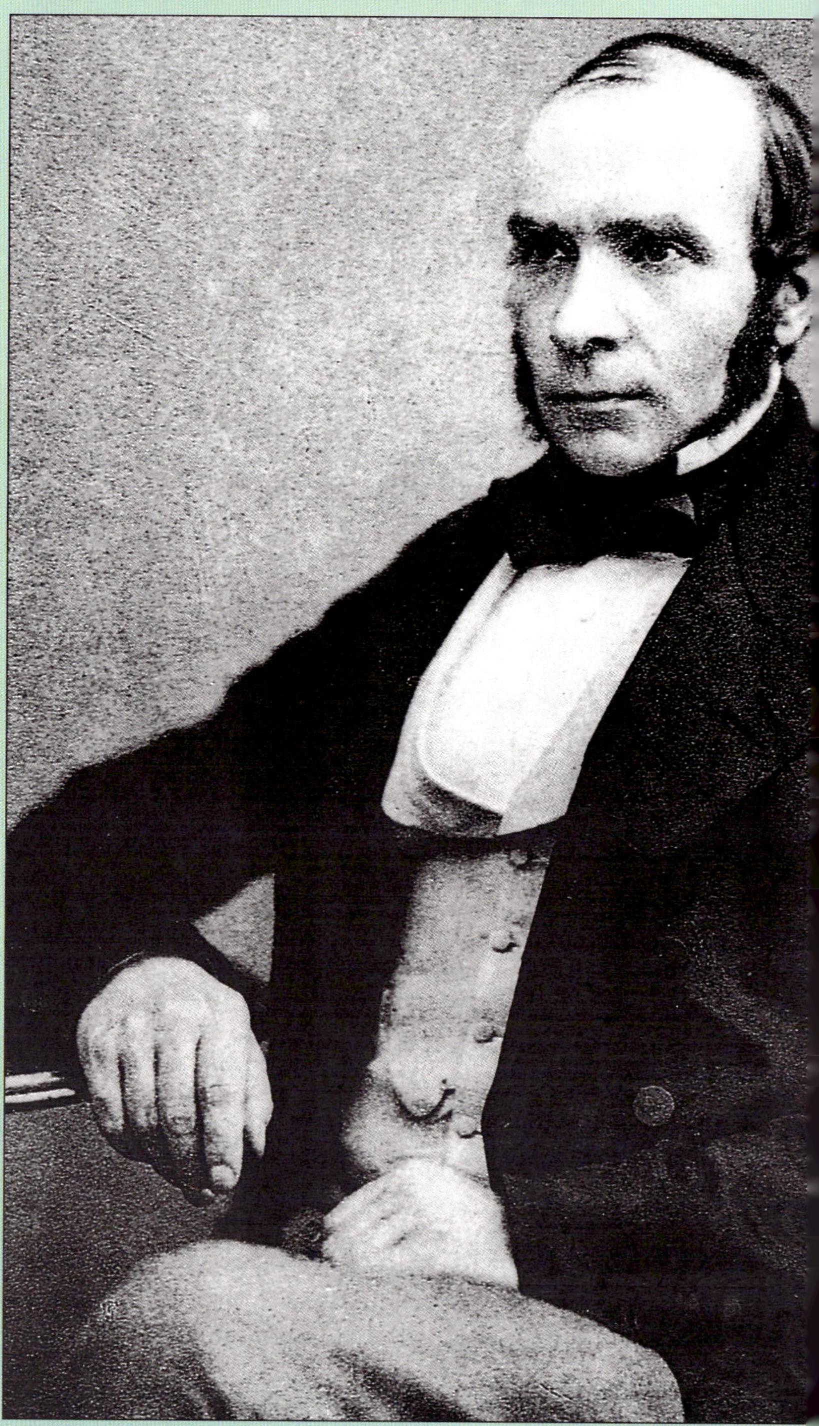

UNTEN: *John Snow, Anästhesist und Retter der Londoner Broad Street.*

27. August bis zum 2. September zusammenstellte, ergab sich eine Konzentration der Todesfälle in einem Bereich, dessen Durchmesser nur 450 Meter betrug – und in seinem Zentrum lag die Broad Street. Nach zwei Tagen zeigten sich auch bei den Wasserproben aus der Pumpe die ersten Verunreinigungen.

Dr. Snow entschloß sich, zu handeln. Am 7. September wandte er sich an die Aufsichtsbehörde des Bezirks von St. James, in dem die Broad Street lag. Sie sollten von der Pumpe an der Broad Street den Pumpenschwengel entfernen. Die Beamten stimmten zu. Drei Tage später war die Epidemie gestoppt.

Im November beschloß der Ältestenrat der Kirche St. James, eine Untersuchungskommission einzusetzen, in die auch Dr. John Snow gewählt wurde. Sie sollte von Haus zu Haus gehen und alle Einwohner befragen. Unter anderem wollte die Kommission die Frage beantwortet haben, warum manche Menschen verschont geblieben waren, während andere, die oft nebenan oder sogar in demselben Gebäude wohnten, der Krankheit zum Opfer gefallen waren. Die schmutzigen Verhältnisse waren offensichtlich nicht die Ursache. Henry Whitehead, ein anderer Angehöriger der Untersuchungskommission von St. James, bemerkte: »Mangel an Sauberkeit war für die Erkrankten keineswegs charakteristischer als für die Überlebenden.« Wie sich bei der Untersuchung herausstellte, gab es trotz der öffentlichen Kanalisation noch viele Aborte im Freien, deren Inhalt häufig überlief und dann ins Abwasser oder in den umgebenden Boden gelangte.

Nach der Befragung der Einwohner in der Broad Street sprach die Statistik für sich: Von den 137 Menschen, die Wasser aus dem Brunnen getrunken hatten, waren 80 an Cholera erkrankt. Von 297 Personen, die das Wasser nicht benutzt hatten, waren dagegen nur 20 erkrankt. Dann fand Henry Whitehead heraus, daß das erste Choleraopfer ein fünf Monate altes Mädchen gewesen war, das in der Nähe der Pumpe wohnte. Ihre Mutter hatte die Windeln in Wasser gewaschen, das dann in einen Abfluß vor dem Haus gegossen wurde, nur wenige Meter von der Pumpe entfernt. Das Rohr von dem Abfluß zur Kanalisation war undicht – und zwar genau auf Höhe des Bohrlochs, das die Pumpe speiste.

Als weitere Familienmitglieder erkrankten, hatten sie sich in die oberen Stockwerke begeben und ihre Exkremente einfach aus dem hinteren Fenster geworfen. Der Vater des Babys, der ebenfalls an der Krankheit litt, wurde dagegen vorn in der Küche gepflegt. Seine Exkremente gelangten ebenfalls in den Abfluß. Zu dieser Zeit hatte Dr. Snow die Behörden dazu bewegt, den Pumpenschwengel zu entfernen – so hatte er die weitere Verbreitung der Epidemie verhindert.

pocken angewiesen war. Man konnte solche Stoffe mit abgeschwächten Mikroben herstellen, indem man die Erreger vergiftete, erhitzte oder längere Zeit in Kulturen züchtete. Pasteur wandte sich der Tollwut zu und, eigentlich gegen seinen Willen, der Immunisierung von Menschen (s. Seite 60).

Die Nachfolger

Die Bedeutung von Pasteur und Koch liegt nicht nur in ihren eigenen wissenschaftlichen Arbeiten, sondern auch in dem Einfluß, den sie auf Generationen von Wissenschaftlern und Ärzten ausübten. Als der russische Zoologe Ilja Metschnikoff (1845–1916) in Sizilien Seeanemonen untersuchte, fielen ihm die amöbenähnlichen Zellen dieser Tiere auf, die kleinste Partikel und sogar Bakterien einschließen konnten. Als Metschnikoff 1888 Streit mit den ihm unterstellten Medizinern bekam – er war damals nichtmedizinischer Leiter eines wissenschaftlichen Instituts in der ukrainischen Stadt Odessa –, ging er nach Paris und wurde zu Pasteurs treuestem Schüler. Der Russe erinnerte sich an seine Beobachtungen in Sizilien und entwickelte schließlich die Theorie der Phagocytose, nach der Bakterien im Blut durch die weißen Blutkörperchen zerstört werden. Für seine Arbeiten erhielt er zusammen mit Paul Ehrlich (s. Seite 100) den Nobelpreis.

Emil von Behring arbeitete einige Zeit an Kochs Institut in Berlin, bevor er Professor wurde. Seine größten Leistungen waren die Entwicklung der Impfstoffe gegen Diphtherie (1890), für die er 1901 den ersten Nobelpreis für Medizin und Physiologie erhielt, und gegen Tetanus (1892); in beiden Fällen immunisierte er mit einem Serum gegen den jeweiligen Mikroorganismus. Seine Forschungsergebnisse retteten Millionen Kindern das Leben.

Der japanische Bakteriologe Shibasaburo Kitasato arbeitete sechs Jahre lang bei Koch, bevor er in seine Heimat zurückkehrte, wo er ein Institut zum Studium von Infektionskrankheiten gründete. Zusammen mit Behring beschäftigte er sich mit Tetanus, 1894 wies er das Pestbakterium nach (das unabhängig auch von dem Schweizer Wissenschaftler Alexandre Yersin entdeckt wurde). Vier Jahre später isolierte er das Ruhrbakterium.

Gegen Ende des 19. Jahrhunderts hatten Pasteur, Koch und ihre Nachfolger den größten Teil der Bakterien nachgewiesen, die weitverbreitete Krankheiten auslösten.

UNTEN: *Der deutsche Arzt Robert Koch (1843–1910), der zusammen mit Louis Pasteur ganze Wissenschaftlergenerationen beeinflußte.*

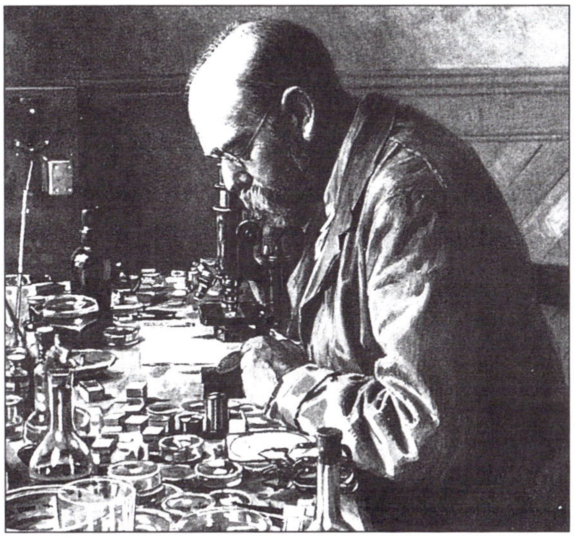

Tollwut

»... der Kranke wird gequält ... von Durst und Furcht vor Wasser«

TOLLWUT IST EINE recht selten vorkommende Krankheit, aber wenn sie zuschlägt, dann ist sie eine der schrecklichsten. Wer mit dem Virus infiziert ist, bekommt zunächst gewöhnlich Kopfschmerzen und Brechreiz, später folgen hohes Fieber und heftige Krämpfe der Kiefer- und Atemmuskulatur. In diesem Stadium kann auch Hydrophobie auftreten, Angst vor dem Anblick und Geräusch von Wasser. Dieses Symptom bekommen aber nicht alle Betroffenen. Manche reagieren ähnlich heftig, wenn ein leichter Luftzug über ihr Gesicht streicht. Es folgen Halluzinationen, oft begleitet von Beißen und Spucken. Schlukken wird unmöglich, die Krämpfe nehmen an Häufigkeit und Stärke zu, bis schließlich Lähmungen, Koma oder Erschöpfungszustände einsetzen. Der Tod durch Herzversagen oder Ersticken tritt gewöhnlich nach etwa vier Tagen ein. Ein kleiner Teil der Tollwutopfer zeigt andere Symptome. Dann kommt es nach hohem Fieber zu Lähmungserscheinungen zuerst in dem Bereich, wo das Virus eingedrungen ist, dann nach und nach auch im übrigen Körper.

Das Virus, das die Krankheit auslöst, kommt im Speichel infizierter Tiere vor, bei Füchsen, Eichhörnchen und vielen anderen Tierarten, und es wird auf andere Tiere oder Menschen durch Biß übertragen (das Lecken an einer offenen Wunde führt allerdings ebenfalls zur Erkrankung). Menschen bekommen die Tollwut nach 20 bis 90 Tagen, je nachdem, wie weit die Bißwunde vom Gehirn entfernt ist. Ohne moderne Behandlungsmethoden endet sie ausnahmslos tödlich.

Die Hunde der Diana

Die Tollwut begleitet den Menschen seit frühester Zeit. In der griechischen Mythologie sind die Hunde, die Actaeon verfolgen und anfallen, nachdem er die Göttin Artemis beim Bade gesehen hat, vermutlich tollwütig. Der römische Schriftsteller Celsus (s. Seite 21) beschreibt die Krankheit so: »Eine scheußliche Krankheit – der Betroffene ist gleichzeitig von Durst und Angst vor Wasser gequält, und es gibt für ihn wenig Hoffnung.«

Celsus empfahl, die Kranken ohne Vorwarnung in einen Teich zu werfen und sie so lange unterzutauchen, bis sie Wasser schlucken müssen. Neben der Amputation des gebissenen Körperteils waren als weitere Behandlungsmethode das Schlucken eines Haars des tollwütigen Tieres bekannt, oder man legte ein solches Haar auf die Bißwunde.

Die erste bekannte Tollwutepidemie bei Tieren gab es 1271 in Franken. Im 18. Jahrhundert war die Tollwut in ganz Europa und den nordamerikanischen Kolonien verbreitet, und als sie 1752 in London auftrat, ordnete die Regierung die sofortige Erschießung aller Hunde an.

Als erster beschrieb wahrscheinlich 1794 Samuel Bardsley, ein Arzt in der nordenglischen Stadt Manchester, die Tollwut als eigenes Krankheitsbild. Er behauptete, sie entstehe nicht von selbst, sondern werde von einem Tier zum anderen weitergegeben. Da er vermutete, daß die durchschnittliche Inkubationszeit weniger als zwei Monate betrage, empfahl er für alle Hunde, die auf die Britischen Inseln eingeführt wurden, eine Quarantäne von dieser Dauer. Tiere, die Anzeichen der Krankheit zeigten, sollten getötet werden. Leider wurden Bardsleys vernünftige Empfehlungen nicht beachtet – die Tollwut wütete weiter.

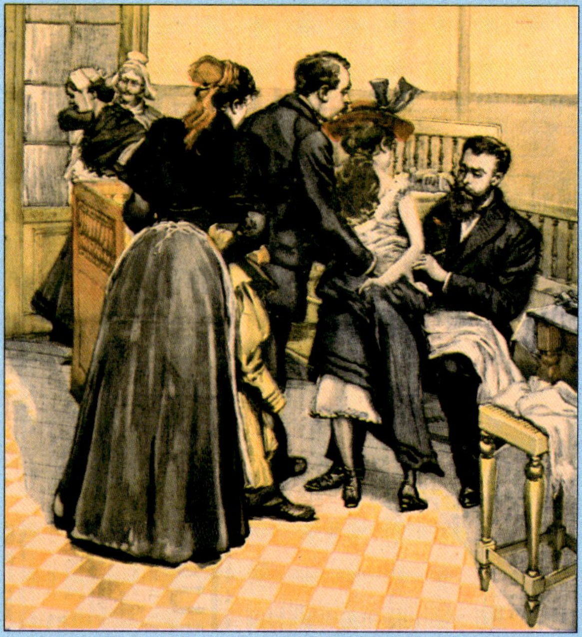

OBEN: *Tollwutimpfung am Pasteur-Institut in Paris. Pasteur wurde zu Unrecht angegriffen, weil er die Patienten mit dem Virus »infizierte«.*

Pasteur mischt sich ein

Von 1805 bis 1835 gab es im Französischen Jura eine schwere Tollwutepidemie. Dort wurde 1822 Louis Pasteur geboren, und möglicherweise beschäftigte er sich später mit einem Tollwutimpfstoff, weil er den Schrecken und das Elend miterlebt hatte, das ein tollwütiger Wolf in seinem Heimatdorf verbreitet hatte. Mit seinen Forschungen begann er 1880, indem er zunächst nach dem Erreger suchte. Er war sich zwar sicher, daß die Krankheit das Zentralnervensystem angreift und daß man die Antwort auf die Frage nach der Ursache dort ebenso wie im Speichel finden würde. Doch es gelang ihm nicht, den zugehörigen Mikroorganismus nachzuweisen. (Das ist kein Wunder, denn das Tollwutvirus ist so klein, daß man es nur im Elektronenmikroskop erkennen kann.) Deshalb konnte Pasteur mit seinen Ergebnissen die Bedingungen der Henle-Koch-Postulate nicht erfüllen (s. Seite 57), sondern mußte sich auf andere Weise mit der Krankheit beschäftigen. Er injizierte tollwutverseuchtes Nervengewebe in das Gehirn von Kaninchen. Wenn er allen Tieren das gleiche Virus spritzte, ergab sich eine einheitliche Inkubationszeit von etwa sechs Tagen, sehr viel kürzer als sonst. Ein Virus, das so wirkte, wurde als »fixiertes Virus« bezeichnet, und es schien schwächer geworden zu sein: Hunde, denen es gespritzt wurde, bekamen in manchen Fällen keine Tollwut.

Im Jahre 1884 hatte Pasteur dann eine Methode entwickelt, bei der er Kaninchen das fixierte Virus spritzte, um ihnen später, wenn sie an der Krankheit gestorben waren, das Rückenmark herauszunehmen. Dieses Gewebe trocknete er dann in Natriumhydroxiddampf. Je mehr Wasser es verlor, desto weniger Viren überlebten, bis sie nach zwei Wochen fast völlig unwirksam waren.

Er stellte eine Reihe von 14 abgestuften Impfstoffen her. Der stärkste enthielt den Extrakt eines Rückenmarks, das er nur einen Tag lang getrocknet hatte, bei dem schwächsten dagegen hatte er es 14 Tage lang entwässert. Dann leitete er ein Experiment mit 42 Hunden ein: 23 davon erhielten jeweils 14 Injektionen an aufeinanderfolgenden Tagen, zuerst den schwächsten Impfstoff und dann aufsteigend bis zum stärksten. Die restlichen 19 Hunde dienten als Kontrollgruppe. Nach zwei Wochen wurden alle Hunde mit dem Tollwutvirus infiziert, entweder durch Injektion ins Gehirn oder Blut, oder aber durch den Biß eines tollwütigen Tiers. Von den 23 immunisierten Hunden bekam kein einziger Tollwut. Aus der Kontrollgruppe erkrankten dagegen 13 Tiere. Wie Pasteur später zeigte, wirkt die Impfung wegen der langen Inkubationszeit sogar bei Hunden, die schon infiziert sind.

TOLLWUT HEUTE

Im Jahre 1897, 103 Jahre nachdem Dr. Bardsley es zum erstenmal vorgeschlagen hatte, führte die britische Regierung eine Quarantäne für alle importierten Tiere ein. Fünf Jahre später war die Krankheit von den Inseln verschwunden, und so ist es bis heute geblieben, abgesehen von einem kurzen Wiederaufflammen nach dem Ersten Weltkrieg, als zurückkehrende Soldaten einige Tiere einschmuggelten. Auch Australien ist frei von Tollwut. Im übrigen Europa, in Nordamerika und anderswo ist die Krankheit dagegen endemisch, und da sie bei Wildtieren vorkommt, wird das auch so bleiben. Das Vorkommen der Tollwut beim Menschen konnte in den USA stark zurückgedrängt werden, nachdem Hundebesitzer durch gesetzliche Vorschriften gezwungen wurden, ihre Tiere impfen zu lassen. Durch den Bau des Kanaltunnels ist Großbritannien wieder bedroht.

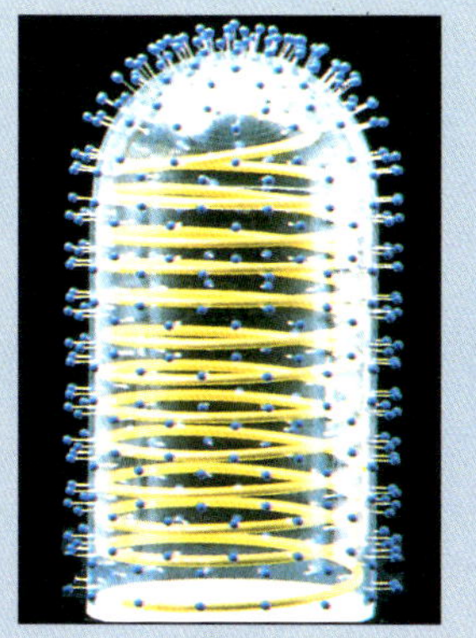

LINKS: *Strukturmodell des Tollwutvirus: Der Erreger sieht aus wie eine Gewehrkugel und wirkt ohne moderne Behandlungsmethoden mit Sicherheit tödlich.*

Der kleine Joseph

Pasteur zögerte, Menschen zu impfen, da die Tollwut so schrecklich verlief und immer tödlich endete. Mit Sicherheit aber hat er überlegt, ob er einen Selbstversuch unternehmen sollte. Das Schicksal nahm ihm die Entscheidung ab.

Am 6. Juli 1885 erschien der neunjährige Joseph Meister aus dem Elsaß in Begleitung seiner Mutter in Pasteurs Labor. Zwei Tage zuvor war Joseph vierzehnmal von einem Hund gebissen worden, bei dem man Tollwut vermutete, und da sein Arzt wußte, daß er nichts tun konnte, hatte er ihn mit seiner Mutter zu Pasteur geschickt. Der Wissenschaftler war hin und her gerissen: Er wollte zwar unbedingt den Jungen retten, aber sein wissenschaftlicher Ruf stand auf dem Spiel. Er beriet sich mit zwei Assistenten, die Ärzte waren: Beide drängten ihn, Joseph zu impfen.

Nachdem er seinen Entschluß gefaßt hatte, ordnete Pasteur die vierzehntägige Serie mit den immer stärkeren Injektionen an. (Sie enthielten insgesamt bis zu 2,5 Gramm tierisches Gewebe.) Da Pasteur kein ausgebildeter Mediziner war (so daß er nach dem Gesetz keinen Menschen behandeln durfte) und außerdem nach seinem Schlaganfall teilweise gelähmt war, bat er Professor Grancher vom Pariser Hôpital des Enfants Malades, Joseph zu impfen. Nach der Hälfte der Injektionen bekam der Junge Kopfschmerzen, und Pasteur hatte die schreckliche Befürchtung, daß dies das erste Krankheitssymptom sei. Doch die Beschwerden gingen vorüber, und Joseph Meister blieb gesund.

Kurz danach kam der zweite Patient zu Pasteur. Es war der 14jährige Hirtenjunge Jean-Baptiste Jupille aus Pasteurs Heimatgebiet im Jura; auch er war heftig von einem tollwütigen Hund gebissen worden, als er versuchte, einige andere Kinder zu schützen. Wieder wurden Injektionen gegeben und wieder das nervenaufreibende Warten – aber auch Jean-Baptiste überlebte.

In den folgenden 15 Monaten erhielten mindestens 2490 Menschen den Impfstoff. Bei Louise Pelletier kam jedoch jede Hilfe zu spät: Sie suchte Pasteur erst 37 Tage nach einem Biß im Gesicht auf. Zu diesem Zeitpunkt war die Krankheit schon ausgebrochen, und sie starb trotz der Behandlung. Es gab noch zehn weitere Todesfälle zu beklagen, deren Ursache sich nicht so leicht erklären ließ (möglicherweise waren heftige allergische Reaktionen auf das tierische Rückenmarksgewebe die Ursache), und obwohl Pasteur vielfach gelobt wurde, regte sich auch Kritik.

Eine Kritik, die der Wissenschaftler Pasteur nicht ignorieren konnte, bestand in dem Argument, daß Tollwut doch eine sehr seltene Krankheit sei, er aber Patienten mit dem Virus »infizierte«. Es folgten Beschuldigungen von »fahrlässiger Tötung«, und die Meinungsverschiedenheiten breiteten sich von der medizinischen Welt bis in die Politik aus. Die Öffentlichkeit finanzierte zwar zu Ehren des Wissenschaftlers »Pasteur-Institute« in Paris und anderswo in Europa und sogar in Südamerika und Mexiko, doch Pasteur war durch die Kritik zutiefst verärgert. Im Jahre 1887 erlitt er zwei weitere schwere Schlaganfälle. Bis zu seinem Tod acht Jahre später arbeitete er an der Verbesserung seiner Impfstoffe.

Pasteurs Arbeiten wurden 1915 bestätigt: Eine zehn Jahre andauernde Studie bestätigte, daß von 6000 Menschen, die nachgewiesenermaßen von einem tollwütigen Tier gebissen wurden, nur 0,6 Prozent der Geimpften starben; bei Nichtgeimpften waren es dagegen 16 Prozent. Heute steht ein Standbild von Jean-Baptiste Jupille vor dem Pasteur-Institut. Als Joseph Meister erwachsen war, hatte er nicht vergessen, was er Pasteur verdankte. Er ging nach Paris und wurde Pförtner des Instituts.

Joseph Lister

Die erste keimfreie Operation

Mit Karbolsäure und Zinnfolie:
Die Sterblichkeitsrate nach Operationen sinkt unter fünf Prozent

WER UM 1860 ZU EINER OPERATION ins Krankenhaus kam, dem drohten nach den Worten von Sir James Simpson (er hatte die Chloroformnarkose bei der Entbindung populär gemacht, s. Seite 47) »mehr Todesgefahren als den englischen Soldaten bei der Schlacht von Waterloo«.

Der Grund dafür ist heute offensichtlich: »Wo fast jede Wunde von Eiter faul war«, schrieb ein anderer zeitgenössischer Arzt, »da erschien es natürlich, die Reinigung von Händen und Instrumenten zu verschieben, bis das Verbinden und Untersuchen beendet war.« Infolgedessen wurden offene Wunden häufig infiziert, und nur allzuoft mußte man deshalb Gliedmaßen amputieren. Die Sterblichkeit bei Krankenhauspatienten betrug insgesamt 12 Prozent, nach Amputationen konnte sie auf bis zu 50 Prozent ansteigen.

Löblicher Eiter

Trotz der Arbeiten von Leuten wie Ignaz Semmelweis, der bereits vor 1850 die Häufigkeit des Kindbettfiebers gesenkt hatte (s. Seite 54), herrschte bei den Ärzten allgemein die Ansicht, Krankheiten im allgemeinen und besonders die verheerenden Infektionen in den Krankenhäusern würden durch »schlechte Luft« verursacht. Und da man die Vereiterung für einen unvermeidlichen Bestandteil der Wundheilung hielt, wurde das Auftreten des »löblichen Eiters« – der Begriff wird Galen (s. Seite 22) zugeschrieben – in den Fallbeschreibungen mit Freude vermerkt.

Joseph Lister betrachtete die Verwesung jedoch nicht mit solchem Gleichmut. Nach jahrelangen Arbeiten über die Ursachen von Entzündungen war ihm klargeworden, daß die Wundvereiterung nicht durch »etwas in der Luft« ausgelöst wird; er wurde zum Anhänger der »Keimtheorie« und der »wunderbaren Forschungen des Monsieur Pasteur« (s. Seite 56). Als Desinfektionsmittel wählte er Karbolsäure, denn er hatte »von ihrer bemerkenswerten Wirksamkeit bei der Abwasserreinigung« gehört. Im März 1865 nahm er die erste keimfreie Operation vor. Der erste Eingriff, eine Operation am Handgelenk, und ein zweiter, bei dem Knochen nach einem komplizierten Beinbruch gerichtet werden sollten, schlugen jedoch fehl, und zwar wegen »ungeeigneter Handhabung«, wie Lister selbst die Fehlerquelle beschrieb.

Der Durchbruch

Doch dann kam der Durchbruch. Am 12. August 1865 wurde der elfjährige James Greenless von einem Wagen überfahren und erlitt einen Mehrfachbruch des linken Beins. Man brachte ihn ins Glasgow Royal Infirmary. Dort wusch Lister die Wunde zunächst mit einer Mischung aus Karbolsäure und Leinöl, anschließend verband er sie mit einer Metallfolie, um zu verhindern, daß die Wunde austrocknete. Abgesehen von der Stelle, an der die Säure die Haut verätzt hatte, heilte das Bein – Knochen und Wunde – vollständig. Sechs Wochen später konnte James das Krankenhaus

DER UNPÜNKTLICHE CHEF

Joseph Lister, der Sohn von Joseph Jackson Lister (s. Seite 52), wurde am 5. April 1827 in London geboren. Nachdem er sein Studium am Londoner University College mit hervorragenden Leistungen beendet hatte, ging er nach Edinburgh; dort arbeitete er bei Professor Syme, dessen Tochter Agnes er 1856 heiratete. Agnes, eine zurückhaltende, gläubige Frau, war Joseph ergeben, und wie er war sie sehr unpünktlich.

1859 wurde Lister Professor für Chirurgie an der Universität Glasgow und zwei Jahre später Chirurg am Glasgow Royal Infirmary, wo er seine keimfreie Operationstechnik weiterentwickeln konnte. Außerdem erweiterte er die Palette chirurgischer Nahtmaterialien: Er benutzte lieber das resorbierbare Catgut statt Seide, die sich im Körper nicht auflöst und die Infektionsgefahr vergrößert. Nachdem sein Schwiegervater 1869 gestorben war, erhielt Lister den Lehrstuhl für Chirurgie an der Universität Edinburgh. Er war zwar kein guter Redner, aber seine Vorführungen waren ausgezeichnet, und seine Studenten, die ihn sehr schätzten, nannten ihn »Chef«. Sie waren entsetzt, als man ihm 1877 den Lehrstuhl am Kings College in London anbot, und baten ihn mit 700 Unterschriften, in Edinburgh zu bleiben. Lister ging dennoch nach London, wo ihm das mißtrauische medizinische Establishment einen kühlen Empfang bereitete.

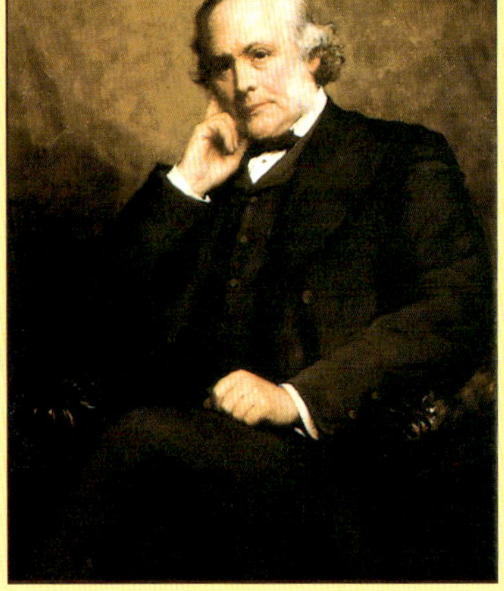

Trotzdem wurde Lister 1895 Präsident der Royal Society und 1896 Vorsitzender der British Association. Im folgenden Jahr wurde er zum Baron Lister of Lyme Regis ernannt. Im Jahre 1902 erhielt er den Verdienstorden. Er starb 1912 in dem Wissen, daß seine Methoden anerkannt waren.

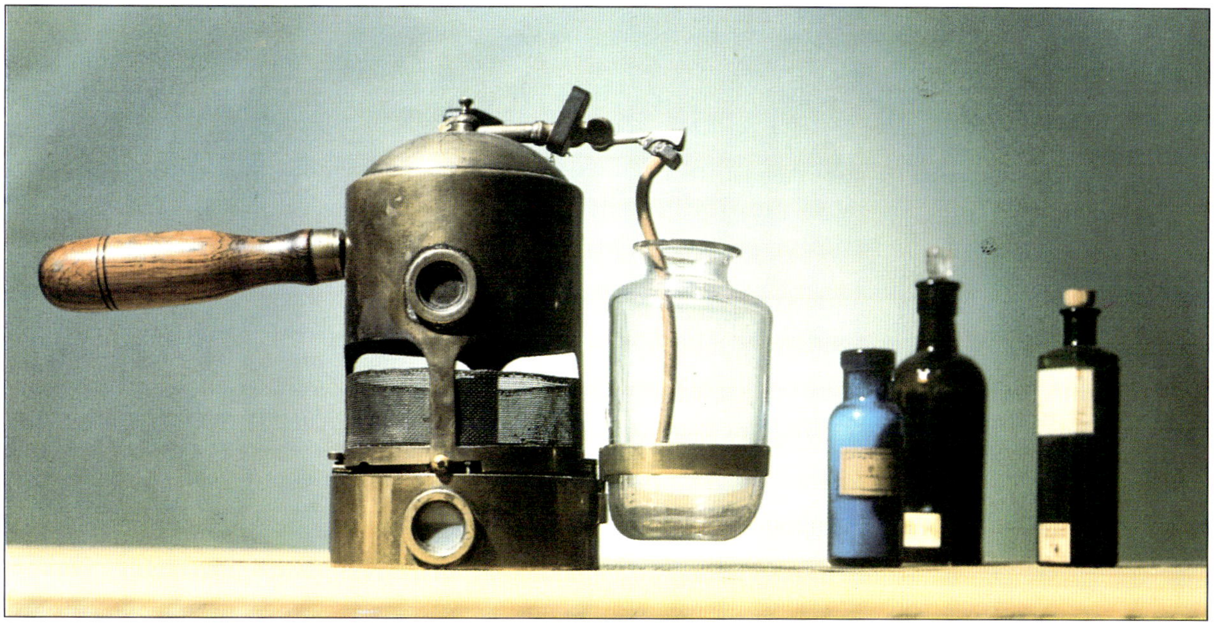

zu Fuß verlassen. Woanders hätte er das Bein und möglicherweise sogar sein Leben verloren.

Diese ersten keimfreien Behandlungsmethoden, die Lister in *The Lancet* 1867 veröffentlichte, provozierten zum Teil heftige Reaktionen. »Dieser Unsinn mit der Karbolsäure«, schrieb ein Kritiker, »ist frivol und unwissenschaftlich.« Andere wiesen darauf hin, sie hätten Karbolsäure ausprobiert, aber ohne Erfolg. Lister entgegnete, das Entscheidende sei nicht die Karbolsäure, sondern die Methode – jede Substanz, die Mikroorganismen zerstöre, sei geeignet.

Auch die Krankenschwestern widersetzten sich seinem Verfahren, denn sie ärgerten sich über die zusätzliche Arbeit beim Desinfizieren der Operationssäle. Aber Lister blieb hartnäckig. Ein Jahr nach seiner ersten erfolgreichen Operation wandte er das Prinzip der Keimfreiheit auch beim Öffnen lebensbedrohlicher Abszesse an.

Königliche Zustimmung

Am meisten kritisierte man Listers berühmtes Karbolsäurespray, das er 1870 einführte, um »Mikroben in der Luft zu zerstören«. Ein Jahr später wurde es jedoch anerkannt, denn Lister benutzte es, als er bei Königin Victoria einen Abszeß in der linken Achselhöhle öffnete. Die Monarchin war über das Ergebnis höchst erfreut. Leider konnte Lister aber die Früchte der königlichen Schirmherrschaft nicht mehr lange genießen: Victoria war über Lister sehr verärgert, als er sich weigerte, die Praxis der Vivisektion zu verdammen.

Dafür, daß Lister bei seinen Kollegen nur schwer Anerkennung fand, gab es auch noch einen anderen Grund: Seine Ausdrucksweise war alles andere als glänzend. Die schriftlichen Berichte über das Prinzip der Keimfreiheit waren – und sind bis heute – sehr schwer zu lesen, und der zurückhaltende Mann, der sein Leben lang mit einer Neigung zum Stottern kämpfte, war auch kein guter Redner. Er kam stets zu spät ans Rednerpult, war ernst, humorlos und unbeholfen und überzog häufig seine Redezeit.

Aber was er praktisch zeigte, war überzeugend: Ein Besucher seiner Krankenstation meinte einmal, wer ihn bei der Arbeit gesehen habe, sei »gezwungen, ihm zu glauben«. In späteren Jahren sah Lister ein, daß er seine Lehren wirksamer und überzeugender durch persönliche Vorführungen verbreiten konnte. Es zeigte sich immer deutlicher, daß Lister recht hatte: Nur zwei Prozent der Operationen, die er vornahm, führten zum Tod. Nachdem seine Ideen allgemein anerkannt und in die medizinische Praxis umgesetzt worden waren, sank die Sterblichkeit in der Chirurgie ganz allgemein auf unter fünf Prozent. Zwar wurden später noch weitere keimfreie Methoden entwickelt, unter anderem von William Halsted an der Johns Hopkins Medical School (s. Seite 90) und von Johann von Mikulicz in Breslau, doch das ändert nichts daran, daß es seit 1865 in der Medizin die Vor-Lister- und die Nach-Lister-Ära gibt.

George Bernard Shaw nörgelte zwar: »Das *fin de siècle* stank nach Karbolsäure«, doch Lister hatte den Weg für neuartige chirurgische Verfahren geebnet – eine ganze Palette von Operationen konnte man jetzt mit erheblich verringertem Risiko vornehmen.

OBEN: *Listers erstes Desinfektionsspray, das er 1870 einführte. Die Karbolsäure mußte mit einer Handpumpe zerstäubt werden. Später verband Lister das Gerät mit einer Dampfpumpe. Anerkannt wurde es aber erst nach der Unterstützung durch Königin Victoria.*

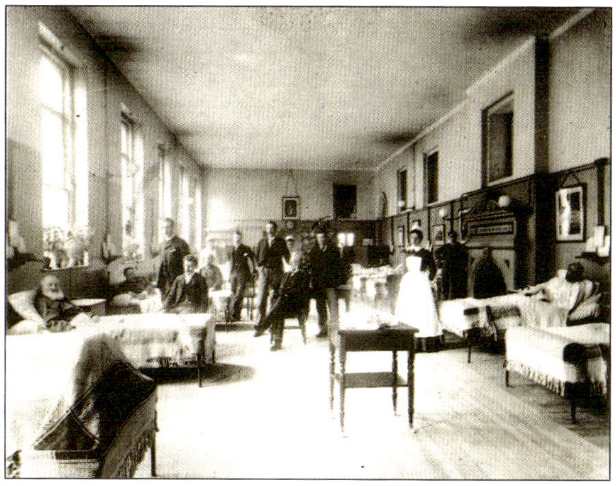

UNTEN: *Lister und seine Mitarbeiter in der Victoria-Station des Londoner Kings College Hospital, um 1890. Zu jener Zeit stand Lister auf dem Höhepunkt von Ruhm und Anerkennung: Er war Präsident der Royal Society und Lord Lister of Lyme Regis.*

Zellgesellschaften

Die Arbeiten von Bernard und Virchow

Ein Franzose und ein Deutscher betrachten die Grundlagen der Krankheit in neuem Licht

FAST ALLE »ENTDECKUNGEN« sind eigentlich die Summe der Arbeit vieler einzelner. Manchmal wagt jedoch einer allein einen geistigen Sprung nach vorn, mit dem sich unsere Vorstellungen von einem Thema, das lange als geklärt galt, plötzlich vollständig ändern. Genau das geschah, als ein Deutscher und ein Franzose unsere Sichtweise für die Grundeinheit alles Lebenden änderten: die Zelle.

Claude Bernard

Der junge Pharmaziestudent Bernard hatte eigentlich nur ein Ziel: Er wollte Dramatiker werden. Zumindest ein Stück von ihm mit dem Titel *Rose du Rhône* wurde 1833, als er gerade 20 Jahre alt war, in Lyon aufgeführt, aber nachdem er *Artur de Bretaigne* fertiggestellt hatte, ein historisches Drama in fünf Akten, überzeugte ihn ein Kritiker, daß seine eigentliche Begabung doch eher in der Medizin und in der medizinischen Forschung lag.

So zog er nach Paris und wurde Schüler des Physiologen François Magendie am Collège de France. Magendie lehnte die alten Theorien ab und glaubte nur das, was er selbst in seinen Experimenten sehen konnte. Dazu gehörte auch die Vivisektion: Hunderte von Tieren starben unter seinen Händen. Bernard trat in die Fußstapfen seines Lehrers; seine Frau hingegen unterstützte den französischen Tierschutzbund.

In seiner *Einführung in das Studium der Experimentellen Medizin* beschrieb Bernard 1865 seine wissenschaftliche Vorgehensweise, nach der man Schlußfolgerungen nur aus Experimenten ziehen konnte, was dann zu neuen Fragen und weiteren Experimenten führte. Für Hypothesen, die nur auf Spekulation beruhten, war in seiner Welt kein Platz.

Von 1834 bis 1878 veröffentlichte er über 300 Artikel und Bücher, und in ihnen wird deutlich, daß er in mehreren Bereichen wichtige Forschungsbeiträge leistete. In seinen Untersuchungen zur Verdauung und zum Kohlenhydratstoffwechsel bewies er, daß Tiere wie Pflanzen komplizierte Verbindungen herstellen können. (Zuvor hatte man geglaubt, Tiere könnten Fette, Zucker und Proteine nur abbauen.) Wie er weiterhin feststellte, kann die Leber nicht nur Gallensaft, sondern auch Glucose herstellen, und zwar mit Hilfe einer Substanz, die er Glycogen nannte. (Später entdeckte man, daß die Leber das Glycogen selbst unmittelbar in Glucose umwandelt.) Außerdem klärte er die Funktion der Pankreassäfte bei der Verdauung: Sie spalten Fette im Zwölffingerdarm in Fettsäuren und Glycerin, die dann absorbiert werden.

Bernard studierte auch die Blutgefäße und die Steuerung ihres Durchmessers (und damit der Blutmenge, die sie transportieren) durch die Nerven. Bei seinen Forschungen über das Kohlenmonoxid stellte er fest, daß die roten Blutzellen den Sauerstoff von der Lunge in die anderen Körperteile tragen. Und seine Forschungsergebnisse über die Wirkung des südamerikanischen Pfeilgiftes Curare auf die Muskeln führten dazu, daß diese Substanz später bei Operationen als Zusatz zu Narkosemitteln verwendet wurde.

Bernards wichtigste Leistung aber war seine Vorstellung von einer unveränderlichen »inneren Umgebung« (*milieu intérieur*), in der Gemeinschaften der Zellen leben, jener kleinsten Einheit aller Lebewesen, die Theodor Schwann 1839 entdeckt hatte. Nicht der ganze menschliche Körper, so Bernard, muß sich an eine sich ständig ändernde Umwelt anpassen, um zu überleben. Nur die Flüssigkeiten, welche die Zellen umspülen – Blut und Lymphe –, müssen sich demnach ändern, und zwar durch Abwandlungen im Wassergehalt, Temperaturregulation (durch Hautrötung und Schweiß), veränderte Sauerstoffversorgung (zum Beispiel durch Keuchen) und veränderten Blutdruck sowie durch Konzentrationsschwankungen bestimmter Verbindungen im Blut, die er zusammenfassend als »Elektrolyte« bezeichnete. Diese Erkenntnis, später in erweiterter Form

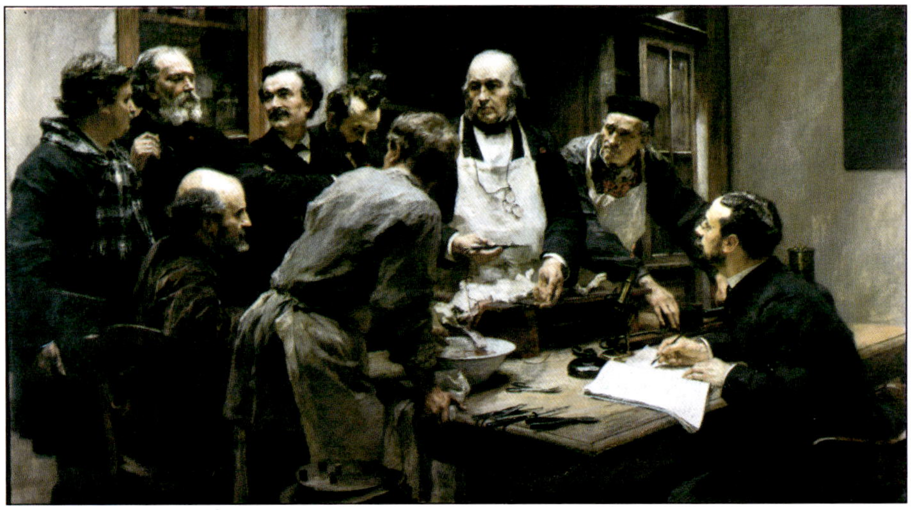

LINKS: *Claude Bernard bei der Vivisektion mit einem Kaninchen (Gemälde von L'Hermitté, 1899). Nach heutigen Maßstäben ist es ein befremdendes Bild. Doch die Moral im 19. Jahrhundert war sehr pragmatisch. Bernards Forschungen führten zweifellos zur Rettung vieler Menschenleben.*

»Homöostase« genannt, ist heute entscheidend für viele medizinische Notmaßnahmen und für die Chirurgie.

Bernards spätere Lebensjahre wurden durch Krankheiten getrübt, für die er Störungen seiner »inneren Umgebung« verantwortlich macht. Nach seinem Tod im Jahre 1878 ehrte die französische Nation ihn auf besondere Weise: Als erstem Wissenschaftler überhaupt wurde ihm die Ehre eines Staatsbegräbnisses zuteil.

Rudolf Virchow

Virchow, den Bauernsohn aus Pommern, könnte man als einen »Renaissancemenschen« des 19. Jahrhunderts bezeichnen, so breitgefächert waren seine Interessen und Talente. Nachdem er 1843 sein Examen gemacht hatte, arbeitete er als Pathologe in Berlin; dort gründete er eine medizinische Fachzeitschrift, die heute *Virchows Archiv* heißt. Im Revolutionsjahr 1848 schickte man ihn nach Schlesien, wo er eine Typhusepidemie untersuchen sollte. In seinem Bericht verurteilte er die Regierung, weil sie sich weigerte, der polnischen Bevölkerung auch nur die einfachsten sanitären Einrichtungen zur Verfügung zu stellen. Daraufhin wurde er aus Berlin verbannt. Er ging als Pathologieprofessor nach Würzburg und kehrte von dort 1855 wieder nach Berlin zurück, wo er den Aufbau von Zellen untersuchte. Als Schwann diese Körperbausteine 1839 entdeckt hatte, glaubte er, sie entstünden von selbst aus einer formlosen Grundsubstanz, die er als »Blastem« bezeichnete. Der Wiener Pathologe Carl von Rokitanski, der über 30 000 Autopsien vorgenommen und beschrieben hatte, äußerte die Vermutung, widrige Einflüsse auf das Blut könnten das »Blastem« zur Produktion anormaler Zellen veranlassen, die dann Krankheiten auslösten – das war die Theorie von den vier Säften in neuem Gewand, und sie schädigte Rokitanskis Ruf dauerhaft.

Es war Virchow, der das Gesetz entdeckte: *omnis cellula ex cellula* – jede Zelle entsteht aus einer Zelle. Letztlich sind alle Zellen Nachkommen der befruchteten Eizelle, die ihrerseits auf die Zellen der Eltern zurückgeht, und so weiter in der Linie der Vorfahren. Die Lebensform aller Zellen bezeichnete er mit einem politischen Begriff als »Zelldemokratie« oder »Zellrepublik«, in der die Zellen gesellschaftliche Klassen darstellen, deren Lebensbereich die Organe und Gewebe sind. Außerdem, so fügte er hinzu, entstünden alle Krankheiten durch Anomalien in den Zellen, die sich dann durch Teilung vermehrten. Virchow veröffentlichte seine Befunde 1858 in dem Buch *Cellularpathologie*. Von da an mußte man jede Krankheit anders betrachten. Man hielt die Organe nicht mehr für unveränderlich erkrankt, sondern man wußte nun, daß die ursprünglichen Vorgänge in den Zellen, aus denen sie bestehen, weiterlaufen.

Virchows Theorie über die Entstehung der Zellen war zwar für die Medizin entscheidend, und seine Ideen hatte er glänzend beschrieben, doch für viele andere Erkrankungen trafen seine Erklärungen nicht zu. Er konzentrierte sich ausschließlich auf die Vorgänge in den Zellen, ohne die Wirkungen äußerer Einflüsse in Betracht zu ziehen. Das Problem bestand darin, daß Virchow der Keimtheorie Pasteurs kritisch gegenüberstand, vor allem weil er befürchtete, sie könne die Vorstellung von der Krankheit als einem lebenden Gebilde wiederbeleben, die die Ärzte zur Zeit der Aufklärung und davor begeistert und zugleich in die Irre geführt hatte.

Viele Mediziner begrüßten seine Theorien, andere kritisierten ihn. Virchow setzte seine Arbeiten fort: Er beschrieb als erster die Leukämie, sammelte und präparierte 23 000 Anschauungsstücke, definierte das fünfte Kriterium einer Entzündung (gestörte Funktion, s. Seite 21) und löste weitere wichtige Aufgaben. Aber er hatte auch andere Interessen. Seit seiner Zeit in Schlesien vertrat er liberale politische Ansichten, und so gründete er die Fortschrittspartei, die er viele Jahre lang leitete. Im Jahr 1860 wurde er ins preußische Parlament gewählt; dort führten seine Debatten mit Bismarck fast zu einem Duell. Von 1880 bis 1893 war er Abgeordneter im Reichstag, wo er für Sozialreformen und bessere hygienische Verhältnisse kämpfte. In seiner Freizeit unternahm er eine gewaltige Untersuchung der körperlichen Entwicklung der deutschen Kinder. Darüber hinaus beschäftigte er sich auch mit Tätowierung, Pfahlbauten und vielem anderen. Im Jahr 1879 begleitete er Heinrich Schliemann zur Ausgrabung des vermeintlichen Troja und schrieb über die dortigen Entdeckungen ein Buch.

Virchows 80. Geburtstag wurde 1901 als Nationalfeiertag begangen, und als er ein Jahr darauf an Herzversagen starb, erhielt er wie Bernard ein Staatsbegräbnis.

KRANKHEITEN, NACH ENTDECKERN BENANNT

In der Renaissance und der Aufklärung wurden viele Körperteile nach demjenigen benannt, der sie zuerst beschrieb; im 19. Jahrhundert gab es zahlreiche Mediziner, die Krankheiten beschrieben und ihnen ihren Namen gaben. Die folgende Liste ist nur eine Auswahl:

Adams-Stokes-Anfall: Robert Adams und William Stokes (1826)
Addison-Krankheit: Thomas Addison (1855)
Banti-Syndrom: Guido Banti (1882)
Basedow-Krankheit: Karl von Basedow (1840)
Bell-Lähmung: Sir Charles Bell (1828)
Bright-Krankheit: Richard Bright (1827)
Cheyne-Stokes-Atmung: John Cheyne und William Stokes (1818)
Colles-Fraktur: Abraham Colle (1814)
Dupuytren-Kontraktur: Guillaume Dupuytren (1831)
Hodgkin-Krankheit: Thomas Hodgkin (1832)
Jackson-Syndrom: John Hughlings Jackson (1875)
Korsakow-Syndrom: Sergej Korsakow (1887)
Ménière-Krankheit: Prosper Ménière (1861)
Paget-Syndrom: Sir James Paget (1876)
Parkinson-Krankheit: James Parkinson (1817)
Recklinghausen-Krankheit: Friedrich von Recklinghausen (1882)
Weil-Krankheit: Adolf Weil (1886)
Wilms-Tumor: Max Wilms (1899)

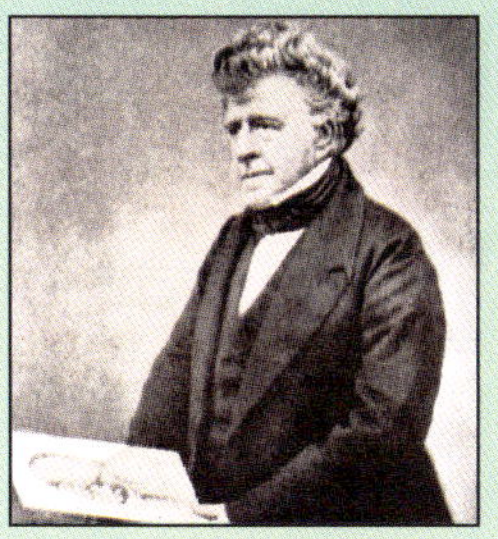

LINKS: *Richard Bright (1789–1858) war der Prototyp des vielseitigen Gelehrten im 19. Jahrhundert: Er war Zoologe, Geologe und Arzt. In seiner Eigenschaft als Mediziner beschrieb er 1827 die Bright-Krankheit, einen Komplex von Nierenstörungen, bei dem häufig Ödeme vorliegen.*

Zurück zu den Anfängen

Die Genetik entsteht

»Wie dumm war es, daran nicht zu denken!«

SCHON SEIT LANGEM rätselten die Wissenschaftler über die Frage der Vererbung. Seit Jahrhunderten hatten Tier- und Pflanzenzüchter stärkere, fruchtbarere oder ertragreichere Exemplare entwickelt, indem sie sich auf solche mit den gewünschten Eigenschaften konzentrierten, aber niemand wußte, warum es funktionierte. Es gab zwar viele Vermutungen, aber keine Theorie, die alle Beobachtungen hinlänglich erklärte.

Entdeckungsreisen

Als junger Mann bevorzugte es Charles Darwin (1809–1882), lieber auf Expeditionen zu gehen, statt Medizin oder Theologie zu studieren. Er war für seinen Vater Robert, einen Arzt, eine große Enttäuschung: »Du kümmerst dich nur ums Schießen, um Hunde und ums Rattenfangen, du bist eine Schande für dich selbst und für die ganze Familie!« rief er einmal empört aus. Gegen seine Überzeugung ließ Robert sich zu der Erlaubnis überreden, sein unberechenbarer Sohn dürfe als amtlicher Naturforscher auf dem Forschungsschiff *HMS Beagle* anheuern, das im Dezember 1831 in See stach. Die folgenden fünf Jahre reiste der junge Darwin nach Südamerika, zu den Inseln im Pazifik und noch weiter, und was er auf dieser Reise sah und lernte, war Stoff genug, um lebenslang darüber nachzudenken und zu analysieren. Zurück in England, las Darwin die Abhandlung *Essay on Population* von Thomas Malthus; darin vertrat der Wirtschaftswissenschaftler die Ansicht, alle Arten brächten wesentlich mehr Nachkommen hervor, als später das fortpflanzungsfähige Alter erreichen. Darwin spekulierte nun, die überlebenden Nachkommen könnten vorteilhafte Eigenschaften besitzen, die ihren weniger erfolgreichen Geschwistern fehlen, und diese günstigen Merkmale würden jeweils auf die Nachkommen weitergegeben, so daß sich schließlich, nach vielen Generationen, die ganze Art verändert habe und somit besser überleben könne. Er schrieb seine neue Theorie in einer kurzen Abhandlung auf, die er 1844 auf den Umfang eines Buches erweiterte.

Doch bevor er sie veröffentlichen konnte, erschien ein anderes, sehr oberflächliches Werk über Evolutionstheorie, das jedoch großes Aufsehen erregte. Das Thema war nun auf der Tagesordnung, und Darwin wußte, daß er es sehr gründlich behandeln mußte, damit die Kritiker seine Arbeit nicht ignorierten oder gar negativ beurteilten. Er zog sich zu seiner Familie nach Kent zurück und verbrachte die folgenden 15 Jahre mit Lesen und Nachdenken. Seine Gesundheit verschlechterte sich: Während er in seiner Jugend sehr kräftig gewesen war, konnte er jetzt nur noch vier Stunden täglich arbeiten, und immer wieder suchte er Ärzte und zweifelhafte Hydrotherapiepraxen auf (s. Seite 84).

Schließlich, 1858, schrieb Darwin alle seine Erkenntnisse nieder. Das Ergebnis war das Buch *Über die Entstehung der Arten*, das 1859 erschien und bis heute ein außergewöhnliches Werk geblieben ist. Darwin untersuchte alle verfügbaren Indizien und konstruierte daraus eine Theorie zu der Frage, wie Arten sich im Laufe der Zeit durch natürliche Selektion verändern oder weiterentwickeln. Der Philosoph Herbert Spencer prägte später den

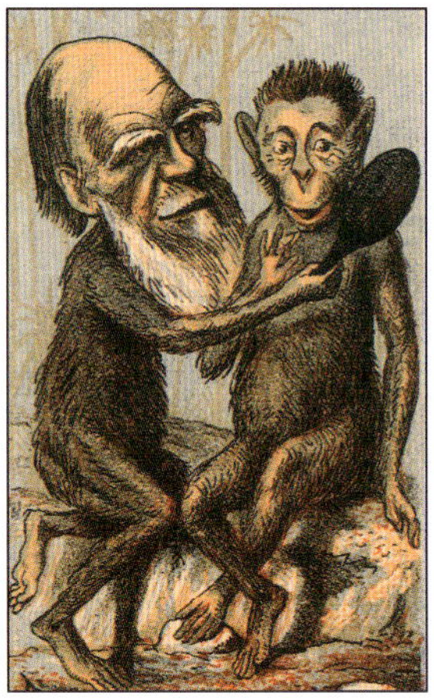

LINKS: *Darwins Theorie, wonach Menschen und Affen eine gemeinsame Abstammung haben, entfachte eine stürmische Kontroverse, wie man an dieser Karikatur aus* The London Sketch Book *erkennt. Der britische Premierminister und Schriftsteller Benjamin Disraeli meinte: »Die Frage ist, ob der Mensch von den Affen oder von den Engeln abstammt. Ich schlage mich auf die Seite der Engel.«*

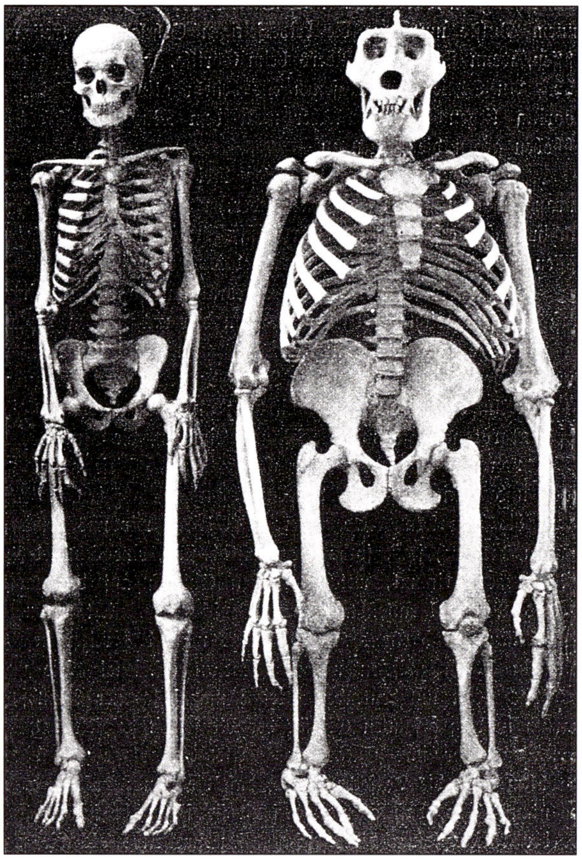

OBEN: *Die Skelette von Mensch und Gorilla weisen eine unverkennbare Ähnlichkeit auf. Doch es wird auch deutlich, warum viele Wissenschaftler und Geistliche einen Zusammenhang leugneten. Hier eine alte Fotografie, die Darwins Theorien veranschaulicht.*

WAS »HÖCKER« SAGEN

Wie Mesmer, so war auch Franz Gall (1758–1828) einer der Paradiesvögel in der medizinischen Fakultät Wiens. Er war ein begabter Anatom und Physiologe und behauptete, er habe im Gehirn 26 Organe entdeckt (später stieg die Zahl auf 42), die jeweils für eine bestimmte geistige Funktion zuständig seien. Je größer diese Organe seien, desto besser funktionierten sie und desto stärker prägten sie auch die Gesamtform des Schädels, an der man demnach Persönlichkeits- und Charaktermerkmale einer Person ablesen könne. Galls »Lehre von den Vorsprüngen« wurde schließlich zur Pseudowissenschaft der Phrenologie.

Die Anwendung der Phrenologie verbreitete sich in den ersten Jahrzehnten des 19. Jahrhunderts schnell. Die Leute strömten in entsprechende Praxen, wo man die »Höcker« betastete und den Kopf vermaß und wog. Bei besonders intelligenten Menschen betrug sein Umfang im Durchschnitt 61 bis 64 cm, und da das Gehirn bei Frauen leichter ist als bei Männern, hielt man sie auch für weniger intelligent.

Phrenologische Untersuchungen wurden auch in der Oberschicht modern. Die Königin Victoria ließ die Köpfe ihrer Kinder vermessen. Der satirische Schriftsteller Mark Twain, Autor amerikanischer Klassiker wie Tom Sawyer, war dagegen ein erklärter Kritiker: Als er verkleidet und unter falschem Namen seinen Schädel untersuchen ließ, sagte man ihm, er habe keinen Sinn für Humor.

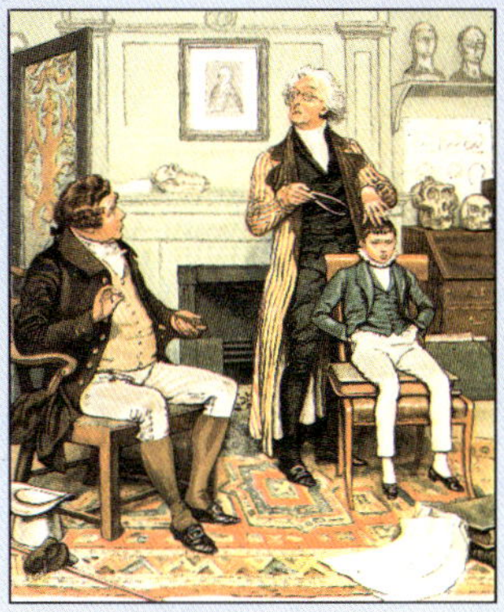

LINKS: *Ein Phrenologe deutet die Höcker am Kopf eines Jungen, um Begabungen und Fähigkeiten vorherzusagen.*

Im folgenden Jahr faßte Pinel einen tapferen (nach Ansicht mancher Leute auch verrückten) Entschluß: Er wollte die Theorie überprüfen, wonach Geisteskrankheit durch Unterdrückung von Freiheit und Bewegung entstand, und löste bei einer Gruppe von 49 Insassen die Ketten – ein einziger Mann floh. Er wurde bald wieder festgenommen, und man betrachtete das Experiment als gelungen. Davor und danach machte Pinel große Fortschritte bei der Kategorisierung der verschiedenen geistigen Störungen. In Bicêtre hatte sein Wirken eher praktische Beweggründe. Das Anketten schadete den Insassen und war deshalb unnütz.

Eingekerkert

Leider war Pinel mit seinem System auf starke Persönlichkeiten angewiesen, die in der Lage waren, solche »offenen« Heime zu leiten. Da es nur wenige derartige Fachkräfte gab, war es durchaus üblich, die Geisteskranken in neuen, noch größeren Krankenhäusern einzukerkern. Diese Krankenhäuser stellten immerhin gesündere Aufenthaltsorte dar als das alte »Bedlam«, und sie boten mehr Fürsorge als die Armenhäuser und Ortsgefängnisse, in die man viele seelisch kranke Menschen sperrte, um sie dann zu vergessen.

Nun setzten sich auch Laien, wie schon zuvor die Tukes, für das Wohlergehen der Geisteskranken ein. So beschäftigte sich ab 1840 die bedeutende amerikanische Bürgerrechtlerin Dorothea Dix mit dem Mißbrauch und der Mißachtung dieser unglücklichen Menschen, die sich nicht in angemessener staatlicher Fürsorge befanden. Sie prangerte das öffentliche Desinteresse an, setzte sich für eine staatliche Gesetzgebung ein und erreichte so die Gründung von über 30 staatlichen Heimen.

Die Ärzte hielten Geisteskrankheiten jetzt für weit weniger leicht heilbar, als man nach den Arbeiten der Tukes und Pinels zunächst geglaubt hatte, und in den großen, fabrikähnlichen Heimen widmete man den Patienten wenig individuelle Aufmerksamkeit. Und man befand sich im Zeitalter der Maschinen: Viele der neuen Psychiatriespezialisten propagierten mechanische Behandlungsmethoden. Sie fesselten die Patienten mit der neumodischen Zwangsjacke und befestigten sie auf sogenannten »Beruhigungsstühlen«, oder sie wurden in speziellen Betten, Stühlen, Käfigen oder gepolsterten hohlen Rädern mit 100 Umdrehungen in der Minute herumgewirbelt, bis sie inkontinent wurden, erbrachen und in Ohnmacht fielen. Unter der »Dusche« ließ man Wasser aus verschiedenen Höhen auf die Kranken herabprasseln. Natürlich gibt es keinerlei Hinweise, daß auch nur eine dieser Methoden irgendeinen Nutzen hatte.

Die Entdeckung des Unbewußten

Inzwischen näherte sich die Wissenschaft zumindest einem vorläufigen Anhaltspunkt darüber, wie der Geist funktioniert. Einer der ersten Neurologen war Jean-Marie Charcot (1825–1893) vom Pariser La-Salpêtrière-Krankenhaus. Er beschäftigte sich mit den körperlichen Ursachen geistiger Störungen. Charcot untersuchte seine Patienten völlig schweigend, um sein Urteilsvermögen nicht beeinflussen zu lassen. In den Jahren vor 1880 fesselte ihn das Phänomen der Hysterie, eine Form emotionaler Labilität, die seiner Ansicht nach eine körperliche Ursache haben mußte.

Charcot experimentierte mit Metallen und Magneten – er wollte wissen, ob sie auf seine Patienten wirkten. Dann wandte er sich der Hypnose zu, die er für »experimentelle Hysterie« hielt und die nach dem Mesmer-Skandal von 1784 (s. Seite 43) in Verruf geraten war.

Von 1878 an demonstrierte Charcot bei Vorträgen am La-Salpêtrière-Krankenhaus die Wirkung der Hypnose auf verschiedene Patienten. Doch meist waren seine Versuchspersonen empfindliche »Schlafwandler«. Andere Ärzte konnten oft nicht die gleichen Ergebnisse erzielen, außerdem wurden mehrere von ihnen angeklagt, sie hätten Patientinnen während der Hypnose verführt, und Verbrecher gaben an, sie seien in Trance zum Raub angestiftet worden. Es verwundert infolgedessen nicht, daß die Hypnose in Mißkredit geriet.

Dennoch waren Charcots Bemühungen nicht umsonst. Einer seiner Studenten war der junge Wiener Arzt Sigmund Freud. Er verwarf das Hypnotisieren erst, als er Methoden fand, mit denen man die »geistige Dunkelheit« des Unbewußten wirksamer erreichen konnte (s. Seite 118–120).

Das größte Glück

Die Sorge um die Volksgesundheit

»Leiden und Böses sind Warnungen der Natur. Man kann sie nicht loswerden«

SEIT DER ZEIT WILLIAM HARVEYS betrachtete man den Körper als eine Art Maschine, deren mechanische und chemische Eigenschaften man nur kennenlernen mußte, um sie zu heilen. Als man jedoch keine wirksamen Heilungsmethoden fand (sondern nur die wissenschaftlichen Grundlagen einiger Krankheiten), versuchten einige Menschen, die äußeren Umstände, die zu schlechter Gesundheit führten, zu beseitigen.

Der Kampf gegen den Schmutz

An der vordersten Front des Kampfes gegen den Schmutz stand der britische Gesundheitsbeamte Edwin Chadwick (1800–1890), ein Anhänger des Wirtschaftswissenschaftlers und Philosophen Jeremy Bentham, dessen Motto lautete: »Möglichst großes Glück für möglichst viele Menschen.« Durch seine Arbeiten an den Gesetzen des Factory Act (1833) und des Poor Law Amendment Act (1834) gelangte Chadwick zu dem Schluß, daß Krankheit unter anderem das unmittelbare Ergebnis von Armut war. Im Jahr 1842 schrieb er *A Survey into the Sanitary Condition of the Labouring Classes in Great Britain*, das zu einem Meilenstein in der Geschichte des öffentlichen Gesundheitswesens wurde.

Vieles, was Chadwick darin aufzeigte, war bereits bekannt. Während der großen Choleraepidemie (s. Seite 56–59) war deutlich geworden, unter welchen Bedingungen die Armen lebten, besonders in den schnell wachsenden Städten. Charles Dikkens schilderte, in welchem fast unbeschreiblichen Elend ein großer Teil der britischen Bürger zu überleben versuchte. Unter

RECHTS: *Die staatlichen Maßnahmen, die durch den unermüdlichen Einsatz von Sir Edwin Chadwick ins Leben gerufen wurden, legten die Grundlagen für die Entstehung des britischen Sozialstaats.*

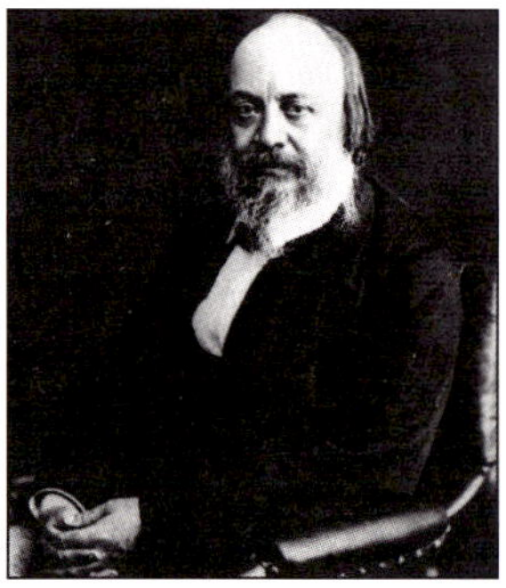

anderem entdeckten Chadwick und seine Mitarbeiter, daß Todesfälle durch Infektionskrankheiten fast ausschließlich in den Armenvierteln der Städte vorkamen und daß nur zwölf Prozent der Stadtgebiete Großbritanniens mit sauberem Wasser versorgt wurden. Chadwick erkannte, daß eine radikale Reform notwendig war, mit umfassender medizinischer Versorgung und einer zentralen Gesundheitsbehörde, deren hauptamtliche Bedienstete die von ihm befürworteten Veränderungen durchsetzen sollten. Unter anderem gehörten dazu »die Entfernung aller Abfälle aus Wohnungen und Straßen und die Verbesserung der Wasserversorgung«.

Doch die Gesetze, die er 1848 im Parlament durchgefochten hatte, waren zu schwach. Verbindlich war ihre Durchführung nur in Gebieten mit besonders hoher Sterblichkeit. Zudem war der

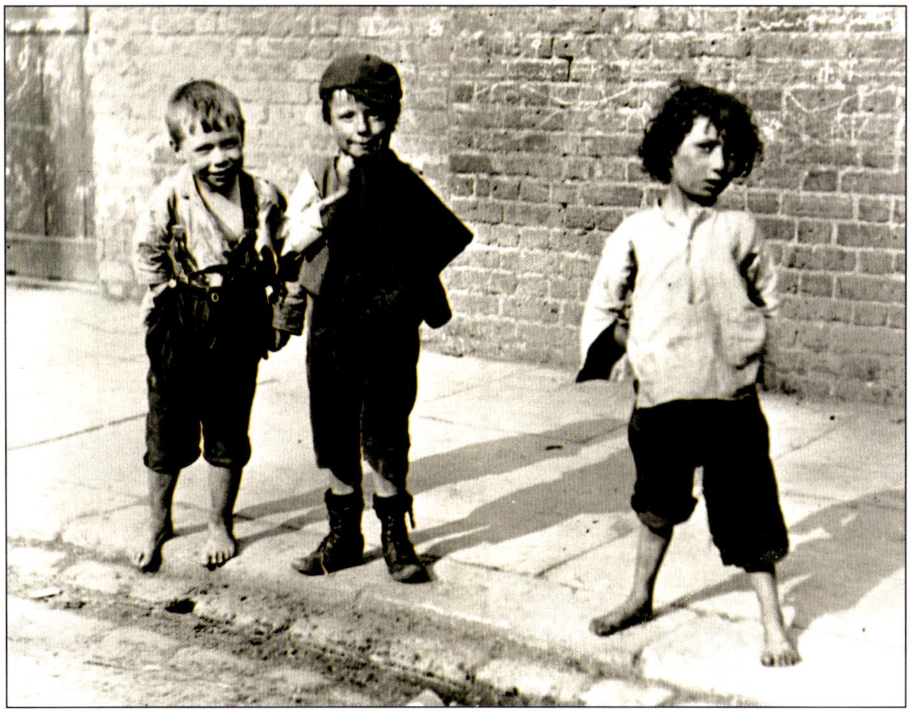

LINKS: *Die Elendsviertel, in denen die Kinder barfuß über die Straßen gingen, hatten für Chadwick und die ihm unterstellten Beamten Vorrang – Widerstände hochgestellter Persönlichkeiten machten die Vorhaben zu einem mühseligen Kampf.*

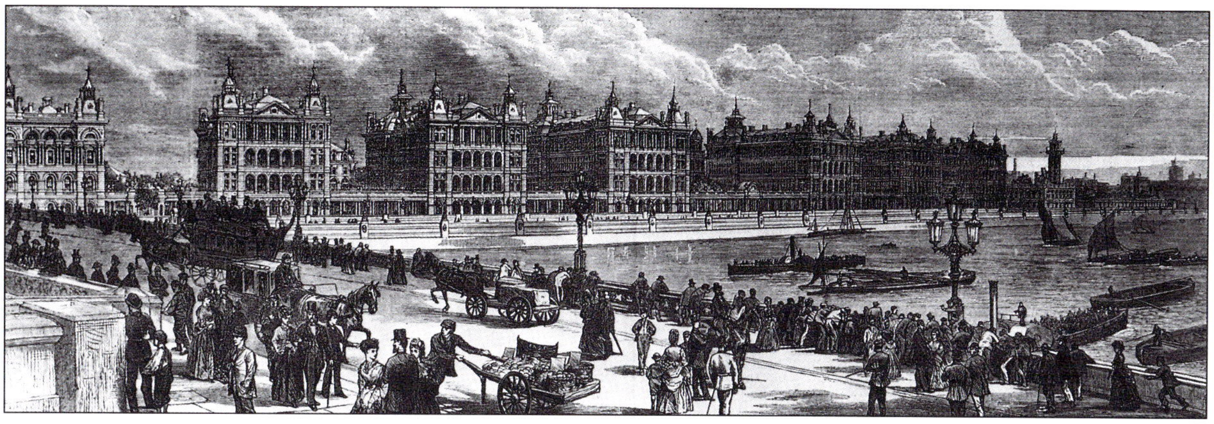

OBEN: *Das repräsentative St. Thomas Hospital, das sich stolz am Themseufer erhebt, wurde 1871 von Königin Victoria eröffnet.*

Public Health Act auf fünf Jahre und das Gebiet von London beschränkt. Trotz aller Hinweise auf das unendliche Leiden gab es Widerstände an höchster Stelle. *The Economist* donnerte: »Leiden und Böses sind Warnungen der Natur. Man kann sie nicht loswerden.« Als der Public Health Act 1854 verlängert werden sollte, wurde er abgelehnt. Man löste die Gesundheitsbehörde auf und schickte Chadwick in Pension, »so daß«, wie er bemerkte, »Schmutz und Krankheit sich selbst überlassen blieben«. Chadwick war zwar ein ausgezeichneter Organisator, aber er konnte sich der vorherrschenden politischen Strömung nicht anpassen: »Er war nicht fähig, sich zu biegen«, schreibt ein Biograph, »und deshalb brach man ihn.« Seine Gegner frohlockten. »Wir ziehen es vor, mit Cholera und allem anderen unser Glück zu suchen, statt in die Gesundheit schikaniert zu werden«, schrieb die *Times*.

Aber Chadwicks Ideale lebten weiter. Wie eine königliche Kommission feststellte, betrug die Kindersterblichkeit in manchen Gebieten bis zu 25 Prozent. Zwischen 1860 und 1880 ebneten mehrere Gesetze den Weg für eine gründliche Überholung der öffentlichen Wasserversorgung, für eine Reinigung und Umgestaltung der Elendsviertel und verbesserte Sicherheitsstandards für Lebensmittel und Medikamente. Außerdem verbesserte sich mit den Fortschritten in Landwirtschaft und Nahrungsverteilung auch der allgemeine Ernährungszustand. All das führte bei der Bevölkerung zu einer durchschnittlich besseren Gesundheit.

Die Industrialisierung und ihre Probleme betrafen Großbritannien zuerst, weshalb man hier auch zuerst Maßnahmen zur Verbesserung der Gesundheit ergriff. Nach und nach folgten andere westliche Länder. In den USA wurde 1866 das New York Metropolitan Board of Health gegründet, das innerhalb von 50 Jahren für einen Rückgang der Säuglingssterblichkeit um 66 Prozent sorgte. In Frankreich beeinflußten unter anderem Choleraepidemien Napoleon III., Paris umzugestalten.

ÄRZTE UND SPEZIALISTEN

Im 19. Jahrhundert entwickelten sich die verschiedensten medizinischen Berufsstrukturen. In Australien hatten Allgemeinärzte (general pracitioners, GPs) freien Zugang zu den Krankenhäusern und konnten auch größere Operationen vornehmen. In Großbritannien vollzog sich eine recht gleichmäßige Aufspaltung zwischen Allgemeinärzten und Spezialisten, auch wenn ein solcher Facharzt nach den Worten des **British Medical Journal** ***häufig nur ein »Allgemeinarzt für die Reichen« war und kein Spezialist im heutigen Sinne.***

In Großbritannien und auch anderswo hing der Grad der Anerkennung von Ärzten davon ab, ob sie eine Stellung an einer Privatklinik innehatten. Besonders wichtig war das für Chirurgen, denn ihr Ansehen stieg durch die Tätigkeit in einem Krankenhaus.

Behördliche Genehmigungen für Ärzte gibt es in England seit der Tudor-Zeit. In den USA gab es 1830 in 13 Bundesstaaten Gesetze, die die Zulassung von Ärzten regelten, die aber wieder außer Kraft gesetzt wurden. Dafür gab es drei Gründe: Druck von nicht zugelassenen Heilkundigen wie Homöopathen und Thomsonianer ***(s. Seite 82)****,* ***Unzufriedenheit der Patienten, die sich über extreme Behandlungsmethoden beschwerten, und ein allgemeines Mißtrauen gegenüber staatlichen Vorschriften. Erst nach 1870 wurde die staatliche Arztzulassung in den USA wieder eingeführt.***

Staatliche Krankenhäuser

Viele große Krankenhäuser in Großbritannien wurden um 1760 gebaut. Es gab viele wohltätige Organisationen, die sich um die Pflege kranker armer Menschen kümmerten. Sie schlossen jedoch schon bald Kinder, Schwangere und Personen mit Infektionskrankheiten aus und wurden zu freiwilligen Einrichtungen, die auf Beiträge möglicher Patienten angewiesen waren. Später wurden auch chronische Krankheiten, geistige Störungen und andere Leiden ausgeschlossen, deren Behandlung zu teuer war. Das Ergebnis war ein permanenter Pflegenotstand.

Bis 1861 war die Bevölkerung von England und Wales schon auf über 20 Millionen angewachsen, aber es gab nur 117 Krankenhäuser mit insgesamt weniger als 12 000 Betten.

Die Allerärmsten konnten sich in den Armenhospitälern behandeln lassen, die von den Behörden für Kranke als Alternative zu den Arbeitshäusern geschaffen wurden. Im Jahr 1867 genehmigte das Parlament den Bau solcher von den Arbeitshäusern getrennter Hospitäler, und ihre Ausstattung war ähnlich wie die in den bezahlten Krankenhäusern. Es zeichneten sich also die Anfänge eines staatlichen Krankenhaussystems ab, das schließlich in den National Health Service mündete.

Andere europäische Länder errichteten Krankenhäuser mehr oder weniger nach den gleichen Prinzipien, aber vorwiegend unter Regierungsaufsicht.

Die Leichenräuber

Sie streikten, weil die Chirurgen ihnen zwei Guineen mehr pro Leiche verweigerten

SEIT DER ZEIT HEINRICHS VIII. waren auf den Britischen Inseln nur hingerichtete Verbrecher legal für Sektionen verfügbar – es war eine Art Bestrafung nach dem Tod. Mit der Ausweitung medizinischer Fakultäten und ihrer Forschung wurden Leichen eine äußerst begehrte und knappe Ware – der große Anatom William Harvey war sogar gezwungen, die Körper seines verstorbenen Vaters und seiner verstorbenen Schwester zu sezieren.

Aus diesen Gründen entwickelte sich eine kriminelle Subkultur. Medizinstudenten gingen nachts auf Grabraub, um ihr Einkommen aufzubessern und sich Leichen für das eigene Studium zu verschaffen. Schließlich nahmen sich professionelle Banden dieses recht einträglichen Geschäfts an, und sie wurden von angesehenen Chirurgen und Anatomen aktiv unterstützt.

Sir Ashley Cooper und die Borough-Bande

Der Chirurg Sir Ashley Cooper (1768–1841) war an der medizinischen Fakultät des Londoner Guy's Hospital das Vorbild für eine ganze Ärztegeneration. Er rationalisierte auch als erster die Beschaffung der notwendigen Leichen. Dabei arbeitete er eng mit einer Grabräuberbande, der Borough-Gang, zusammen.

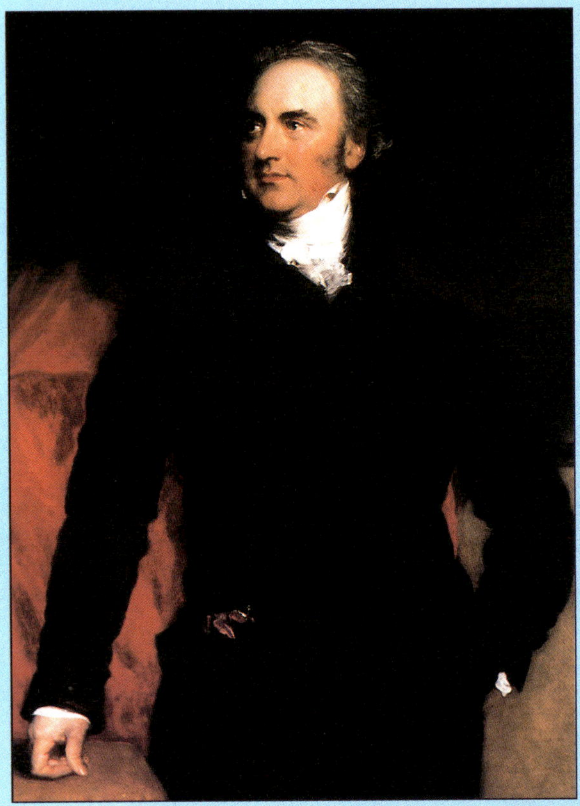

OBEN: *Sir Ashley Cooper lokalisierte und benannte die Bänder, die die Brüste halten. Bei kosmetischen Operationen, die heute häufig durchgeführt werden, durchtrennt und verkürzt man diese Bänder.*

Die Borough-Gang arbeitete professionell. Das Ganze verlief nach genauen Regeln. Die Lage von Steinen, Muscheln oder anderen Markierungen, die mißtrauische Angehörige an den Gräbern angebracht hatten, wurden genau notiert, bevor sie entfernt wurden. Dann legten die Grabräuber nur das Kopfende des Sarges frei. Die ausgehobene Erde warfen sie auf ein Tuch. Nun hoben sie den freien Teil des Sargdeckels an und zogen die Leiche an einem um den Hals gelegten oder am Totenhemd befestigten Strick heraus. Sobald die Leiche frei war, zog man ihr das Totenhemd aus und legte es in den Sarg zurück. (Ein Totenhemd zu entwenden, war Diebstahl, nicht aber das Stehlen einer Leiche.) Der tote Körper wurde in einen Sack gesteckt, die Erde sorgfältig zurück in das Grab geschüttet. Alle Kennzeichen kamen wieder an ihren alten Platz. Grabraub war zwar ein Vergehen, aber die Strafen waren nur gering.

Im Oktober 1811 verlangte die Borough-Gang eine Anhebung des Preises für eine erwachsene Leiche von drei auf fünf Guineen. Der Anatomical Club, zu dem alle Chirurgiedozenten (auch Sir Ashley) gehörten, weigerte sich – woraufhin die Grabräuber sofort in den Streik traten. Die Chirurgen wollten sich nicht beugen. Die Bande beharrte einen Monat lang auf ihren Forderungen, dann einigte man sich auf vier Guineen.

GRABRAUB IN DEN USA

In den USA hatten sich die Grabräuber maßgeblich auf den Diebstahl der Verstorbenen von zwei Gesellschaftsgruppen spezialisiert: Farbige und arme Weiße, deren Hinterbliebenen keinen politischen Einfluß besaßen, um ein staatliches Vorgehen gegen den Leichenraub zu bewirken.

Im Jahr 1788 richteten farbige Freie und Sklaven an den New Yorker Stadtrat eine Petition mit der Bitte, den Diebstahl ihrer toten Angehörigen durch die Medizinstudenten zu unterbinden. Der Stadtrat ignorierte die Eingabe.

Bis 1880 hatten zwar 17 Staaten Anatomiegesetze verabschiedet, aber die legale Freigabe von Leichen, auf die niemand Anspruch erhob, reichte nicht aus: In Maryland standen 1893 für die anatomische Ausbildung von 1200 Studenten an den medizinischen Fakultaten von Baltimore nur 49 Leichen zur Verfügung. Die Gesetzgeber taten nur wenig zur Eindämmung des illegalen Handels. Noch 1920 wurden die vier medizinischen Fakultäten von Nashville (Tennessee) von Grabräubern versorgt.

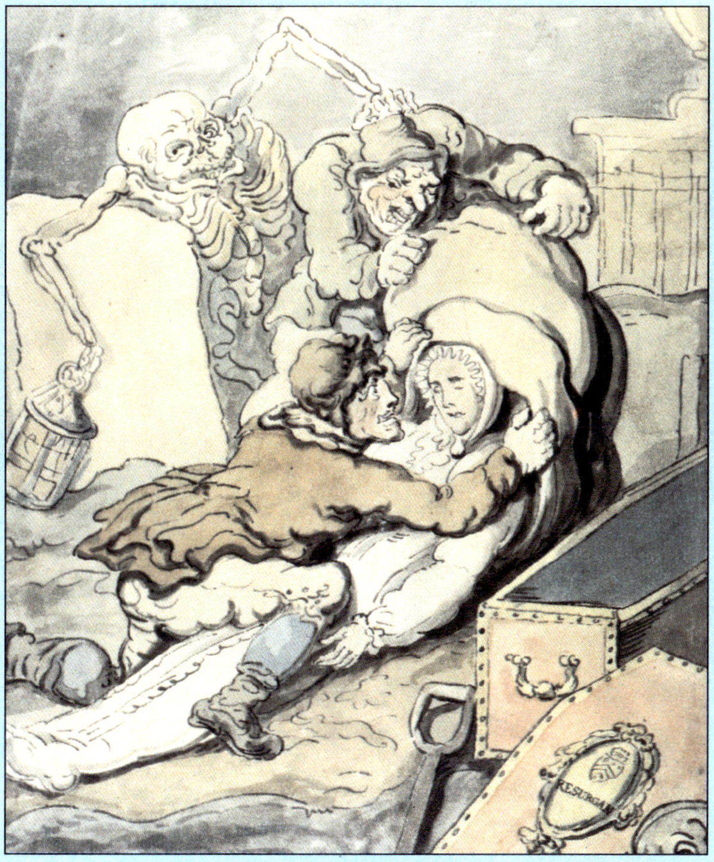

LINKS: *Grabräuber werden vom Tod in Gestalt eines Nachtwächters überrascht (Aquarell des berühmten britischen Karikaturisten Thomas Rowlandson, 1775). Schon 50 Jahre vor Burke und Hare zeigt das Bild, wie weit verbreitet die Grabräuberei damals bereits war. Die Anatomen brauchten die Leichen für ihre Sektionen.*

Die Geschichte von Burke und Hare

Manche Grabräuber wollten sich die anstrengende Arbeit erleichtern und lieferten den Instituten besonders »frische« Leichen. Am berühmtesten waren zwei irische Einwanderer, die in Edinburgh lebten: William Burke und William Hare. Sie arbeiteten ebenfalls eng mit einem Chirurgen zusammen: Robert Knox, dem bekanntesten Anatomen der medizinischen Fakultät in Edinburgh.

Im November 1827 starb in der Herberge, die Hares Lebensgefährtin betrieb, ein alter Rentner namens Desmond, der noch vier Pfund Mietschulden hatte. In der Hoffnung, den Verlust ersetzt zu bekommen, nahmen Hare und Burke Desmonds Leiche aus dem Armensarg und brachten ihn zu Knox, der ihnen fast den doppelten Betrag gab. Entzückt über das leicht verdiente Geld, warteten die beiden nicht mehr darauf, daß ihre Opfer von selbst starben: Sie beschleunigten den Gang der Dinge, indem sie ihre Opfer zuerst betrunken machten und dann erstickten. Auf diese Weise kamen mindestens 16 Bürger Edinburghs ums Leben. Unter ihnen war auch Abigail Simpson; Knox äußerte sich erfreut darüber, wie frisch der Körper noch war. Ein anderes Opfer war Peggy Haldane, eine Bettlerin. Als sie verschwunden war, suchte ihre Tochter Mary die Straßen der ganzen Gegend ab. Sie weinte und fragte jeden, ob er ihre Mutter gesehen habe. Bure entledigte sich dieser Unannehmlichkeit auf seine Weise.

Schließlich, als Burke und Hare die alte Madge Docherty getötet hatten, verließ sie das Glück. Ein Paar, das bei Burke wohnte, sah die Leiche unter einem Bett und benachrichtigte die Polizei. Bevor die Hüter des Gesetzes erschienen, packten Burke und Hare die Leiche in eine Teekiste und brachten sie geradewegs zu Knox' Haus, wo sie am nächsten Tag gefunden wurde. Burke und seine Geliebte Helen McDougal wurden am Weihnachtstag 1828 angeklagt. Hare und seine Lebensgefährtin traten als Kronzeugen auf. Das Gericht sprach McDougal frei – »Nelly, du bist aus dem Schneider!« rief Burke aus – aber ihr Geliebter wurde schuldig gesprochen und am 18. Januar 1829 vor 25 000 Schaulustigen gehängt. Sein Körper wurde zum Sezieren freigegeben. Gegen den vom Glück begünstigten und einflußreichen Robert Knox wurde nie Anklage erhoben.

Gesetzesänderung

Im Jahr 1828 beschäftigte sich ein Parlamentsausschuß mit dem Zusammenhang von Anatomiestudium und Leichenbeschaffung. Sein erster Zeuge war Sir Ashley Cooper.

Im August 1832 wurde der Anatomy Act verabschiedet. Von da ab konnte jeder, der ohne Genehmigung eine Leiche zu anatomischen Zwecken untersuchte, inhaftiert und bestraft werden. Das Gesetz erlaubte allerdings auch, daß alle Leichen, auf die kein Anspruch erhoben wurde – und das waren die der Armen –, in der medizinischen Forschung verwendet werden durften. Die britische Psychiaterin Ann Dally schrieb: »Was lange eine gefürchtete Strafe für Mord gewesen war, wurde nun zur Strafe für Armut.«

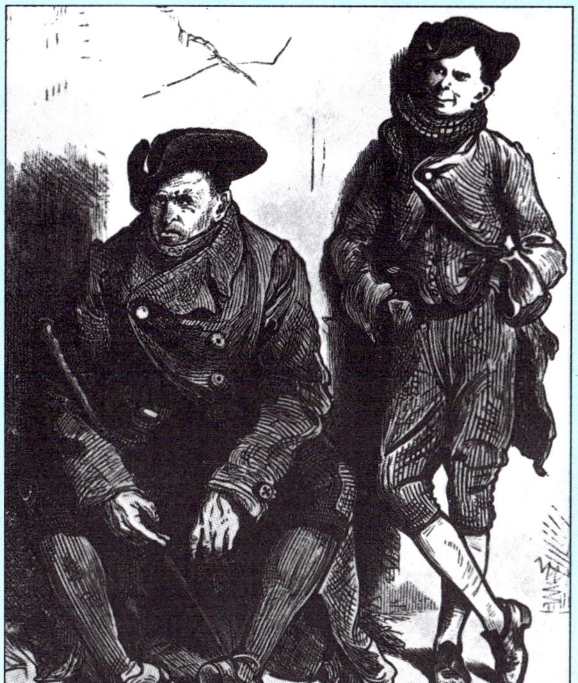

OBEN: *Die beiden Crunchers (Vater und Sohn) aus dem Roman* Die zwei Städte *von Charles Dickens (1859). Wie in vielen Sensationsgeschichten über Grabräuberei aus dem ersten Viertel des 19. Jahrhunderts gingen auch die Crunchers tagsüber einem normalen Beruf nach (Bankboten) und widmeten sich erst nachts der Grabräuberei.*

Die Rückkehr der Frauen

Schwestern und Ärztinnen

Ein »wilder Schwan« begründete einen Berufsstand – allein durch Willenskraft

FÜR FRAUEN WURDE es seit dem 14. Jahrhundert immer schwieriger und schließlich unmöglich, den Arztberuf zu ergreifen. Die medizinischen Fakultäten blieben ihnen verschlossen, ebenso wie die Organisationen, die Lizenzen für Ärzte verteilten und sie kontrollierten.

In den neuerbauten Krankenhäusern des 19. Jahrhunderts stellten Frauen größtenteils das Pflegepersonal. Sie waren zwar sicherlich nicht alle so schlampig und trunksüchtig wie die Schwester und Hebamme Sairey Gamp in Dickens' *Martin Chuzzlewit* (1843/44), aber viele von ihnen waren Analphabeten, schlecht ausgebildet und schlecht bezahlt. Doch schon bevor Mrs. Gamp die Leser amüsierte, wurden Schritte unternommen, die das Pflegewesen veränderten.

Pflegende Schwestern

Erstes Anzeichen einer Veränderung war Anfang des 19. Jahrhunderts die protestantische Diakonissenbewegung in Nordeuropa. Junge Frauen sammelten sich in »Mutterhäusern«, um Gutes zu tun und insbesondere den Kranken zu Hause zu helfen. Die Gemeinschaft ähnelte den römisch-katholischen Barmherzigen Schwestern, die es in Irland seit 1831 gab, doch anders als diese legten die Diakonissen kein Gelübde ab.

Theodor Fliedner (1800–1864), lutherischer Pastor des Dorfes Kaiserswerth (heute Düsseldorf) in Deutschland, beobachtete in Holland die Arbeit der mennonitischen Diakonissen; in England lernte er die Quäkerin und Gefängnisreformerin Elizabeth Fry kennen. Die beiden Begegnungen veranlaßten ihn, zusammen mit seiner Frau Friederike dreijährige Kurse für Diakonissen einzurichten, so daß diese nach dem Examen Arzneien verteilen und kranke sowie genesende Patienten pflegen konnten. Bis 1864 hatte seine Schule 1600 Diakonissen ausgebildet. Mutterhäuser gab es bald auch in weit entfernten Gegenden wie Milwaukee, Wisconsin und Konstantinopel.

Im Jahr 1840 kam Elizabeth Fry nach Kaiserswerth. Nach ihrer Rückkehr gründete sie in London das Institute of Nursing. Die Frauen, die man dort aufnahm, waren wohlhabend und gläubig. Sie nannten sich »Protestantische Schwestern der Nächstenliebe«, aber es gab Proteste, weil der Name zu »katholisch« sei, weshalb sie ihn in »Nursing Sisters« änderten (pflegende Schwestern) – diese Bezeichnung ist in britischen Krankenhäusern noch heute

UNTEN: *Die Philanthropin Elizabeth Fry liest weiblichen Gefangenen im Londoner Newgate-Gefängnis aus der Bibel vor. Sie richtete in der Hauptstadt einige Armenküchen ein und kämpfte für eine Gefängnisreform.*

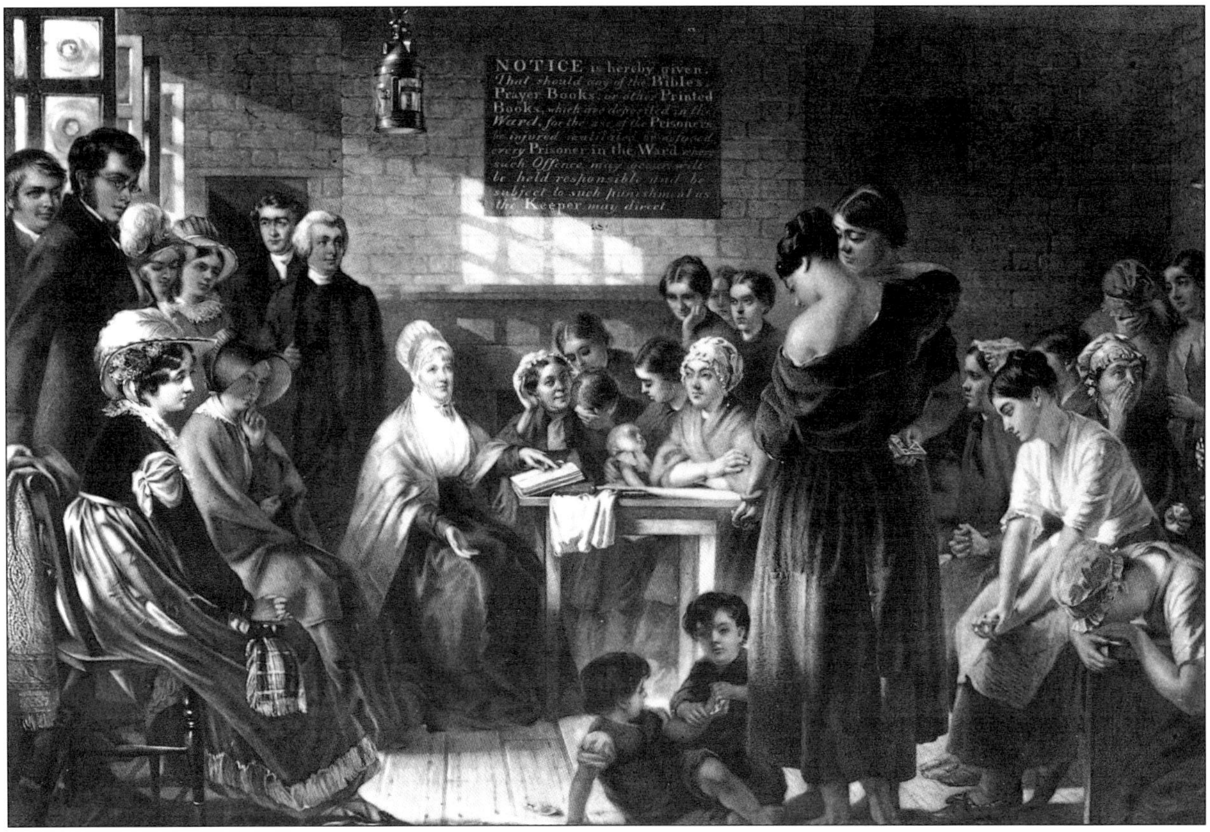

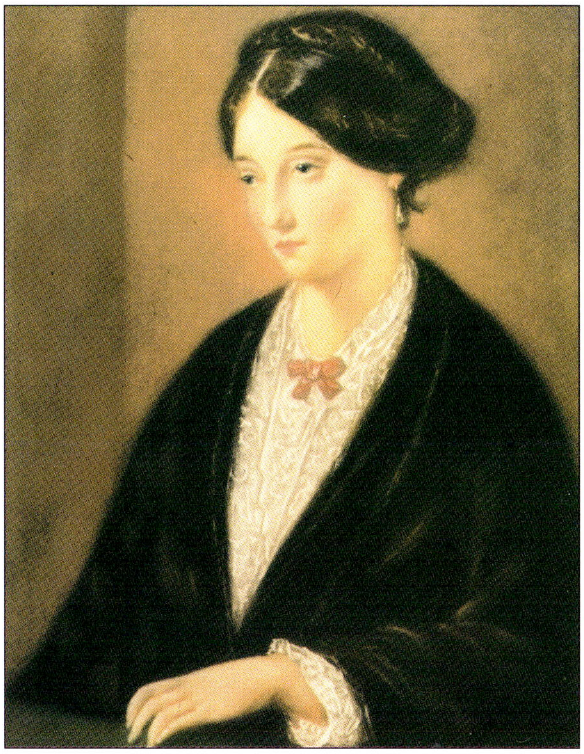

OBEN: *Florence Nightingale, Tochter aus wohlhabender Familie, entschloß sich schon in jungen Jahren, ihr Leben der Krankenpflege zu widmen. Ihre Leistungen auf diesem Gebiet beruhten auf ihrer entschlossenen, furchtlosen Persönlichkeit – sie scheute keine Auseinandersetzung.*

gebräuchlich. Anders als die Schwestern von Kaiserswerth erhielten sie aber keinen theoretischen Unterricht, sondern wurden nur für die praktische häusliche Krankenpflege ausgebildet. Die Idee von Krankenpflege als Akt christlicher Nächstenliebe wurde auch von der anglikanischen Kirche aufgenommen, besonders von den Anhängern der »High-Church«-Bewegung. Es entstanden mehrere Schwesternorden; der wichtigste war »St. Johns House« (1848), der anglikanische Damen der Mittelschicht systematisch ausbildete. Im Jahr 1856 übernahm »St. Johns House« die volle Verantwortung für die Pflege am Londoner Kings College Hospital, und im folgenden Jahr richtete Schwester Mary Jones eine Schule mit fünfjähriger Ausbildung ein.

Krankenpflege auf der Krim

Eine weitere Besucherin in Kaiserswerth war Florence Nightingale (1820–1910). Sie stammte aus einer wohlhabenden Familie der Mittelschicht, und ihre frühzeitige, ständige Hingabe an die Krankenpflege war für ihre Eltern ein Rätsel. »Wir sind Enten«, weinte ihre Mutter, »die einen wilden Schwan ausgebrütet haben.« Sie verboten ihr, Krankenschwester zu werden, doch sie las alle verfügbaren Berichte über Krankenhäuser und öffentliches Gesundheitswesen und verbündete sich mit einflußreichen Freunden der englischen Gesellschaft.

Schließlich, als sie 31 Jahre alt war, erlaubte man ihr, für drei Monate nach Kaiserswerth zu gehen. Zwei Jahre später wurde sie zur Leiterin des kleinen »Establishment for Gentlewomen during Illness« in London ernannt und machte daraus das, was sie sich unter einem Krankenhaus vorstellte.

Im Jahr 1853 zogen Großbritannien, Frankreich und die Türkei auf der Krim gegen Rußland in den Krieg. Als bekannt wurde,

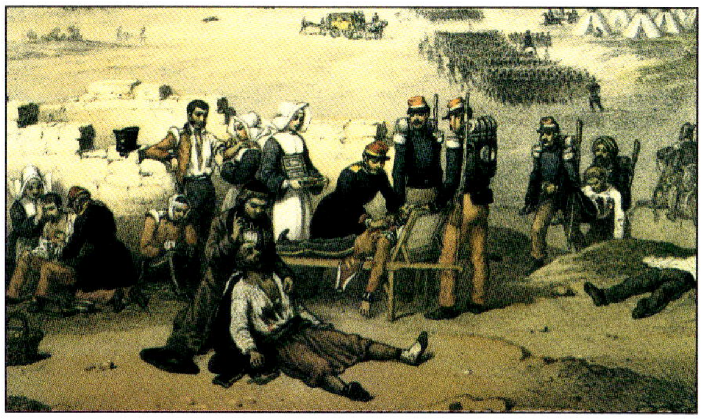

OBEN: *Im Zentrum des Konflikts: Barmherzige Schwestern helfen einem französischen Arzt, der verwundete Soldaten versorgt. Szene aus der Schlacht von Inkerman, 1854, während des Krimkrieges.*

daß die französischen Soldaten von den katholischen Barmherzigen Schwestern gepflegt wurden, während den britischen Militärs nur unausgebildete männliche Sanitäter zur Verfügung standen, gab es einen Aufschrei der Entrüstung. Florence Nightingale und ihr Freund Sir Sidney Herbert, der damals im Kriegsministerium arbeitete, schrieben einander zur gleichen Zeit einen Brief: Sie fragte, ob sie mit einer Gruppe Schwestern an die Front gehen könne, und er bat sie ebendarum. Am 4. November 1854 trafen Florence Nightingale und 38 weitere Schwestern im Barrack Hospital in Skutari ein, wo 1800 Verwundete und Kranke in schlecht belüfteten, rattenverseuchten Stationen nahezu ohne hygienische Einrichtungen lagen. Innerhalb von sechs Monaten und gegen den massiven Widerstand des Personals, hatte sie die Versorgung der Patienten nach ihren Vorstellungen umgestaltet – beflügelt von einer ungeheuren Willenskraft. Die Sterblichkeitsrate sank von 40 auf unter zwei Prozent.

Florence Nightingale war jedoch nicht die einzige Schwester, die auf der Krim wirkte. Mary Seacole (1805–1881), die während der Cholera- und Gelbfieberepidemien in Panama und Kuba gearbeitet hatte, schrieb aus ihrer Heimat Jamaica an die britische Regierung und bat darum, Nightingale unterstützen zu dür-

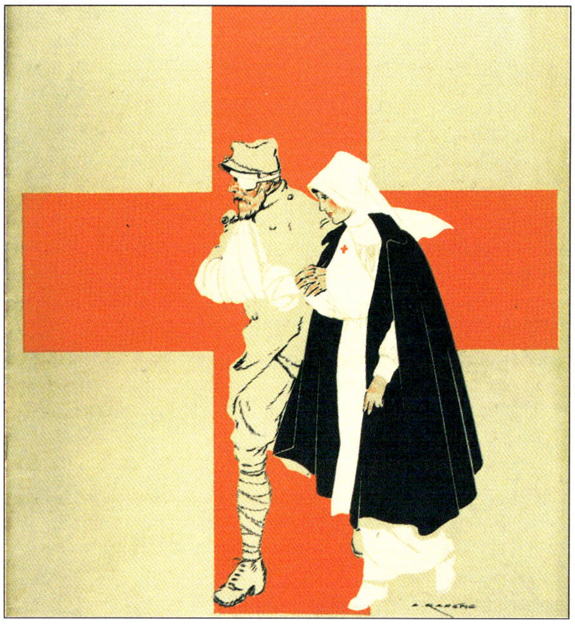

OBEN: *Dieses Titelbild der französischen Zeitschrift* Le Flambeau *(1915) zeigt, daß Krankenschwestern und das Internationale Rote Kreuz eine entscheidende Rolle für die medizinische Versorgung der Soldaten spielten.*

fen, aber da sie eine Farbige war, wies man sie ab. Davon unbeeindruckt, finanzierte sie ihre Reise zur Krim selbst. Dort gründete sie zwischen Balaclava und Sewastopol das »British Hotel« mit einem Krankenhaus in der oberen Etage, wo sie vielen hundert Soldaten das Leben rettete. Im Jahr 1867 wurde sie mit dem »Seacole Fund« geehrt, einer Geldsumme, die zur Sicherung ihres Lebensabends dienen sollte und zu der neben vielen anderen auch die Königin Victoria beigetragen hatte.

Großzügige Damen

Als Florence Nightingale 1856 nach England zurückkehrte, hatte die Sammlung des »Nightingale Fund«, die man zu ihren Ehren organisiert hatte, bereits die verblüffende Summe von 50 000 Pfund erbracht. Sie entschloß sich, einen Teil davon in Zusammenarbeit mit dem Londoner St. Thomas' Hospital zur Gründung einer Schwesternschule zu verwenden, die im Juni 1860 eröffnet wurde.

Nightingale hatte das Ziel, Frauen zu schulen, die dem ungeübten Personal in den Krankenhäusern den eigenen hohen Ausbildungsstand beibringen konnten. Die Schule von St. Johns dagegen bildete nur Krankenschwestern aus. Florence Nightingale und Schwester Mary Jones entwickelten gemeinsam die Idee von der Gemeindeschwester, die bei den Armen für die häusliche Krankenpflege sorgt.

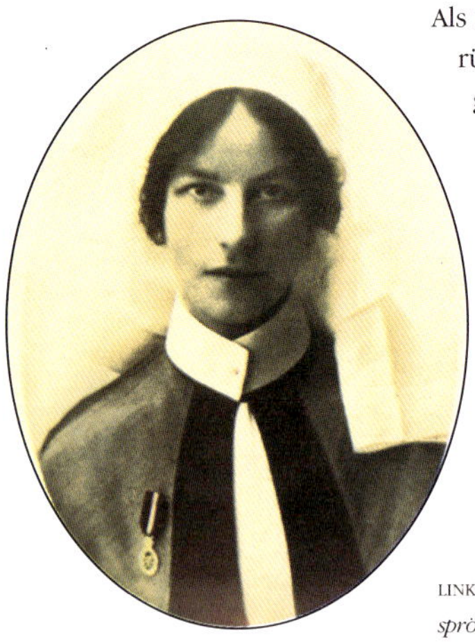

LINKS: *Förmlich, gestärkt, spröde und sauber – eine englische Krankenschwester um 1900.*

Die Nightingale-Schülerinnen erwiesen sich jedoch oft als herrische »großzügige Damen« und hatten häufig weniger praktische Erfahrung in der Pflege als die, die sie ausbilden sollten. Die Schwestern von St. Johns House wurden wegen ihrer Zugehörigkeit zur High Church kritisiert, und manche von ihnen sorgten sich mehr um das geistliche Heil ihrer Patienten als um ihr körperliches Wohlergehen. Nach und nach eröffneten die Krankenhäuser auch Schwesternschulen, die unabhängig waren. Sie nahmen Frauen aller Schichten auf und bildeten sie (einschließlich späterer Ausbilderinnen) auf die gleiche sorgfältige Weise aus. Florence Nightingale setzte in der Krankenpflege neue Maßstäbe. Ihr Buch *Notes on Nursing* (1859) wurde zur unverzichtbaren Lektüre für alle Angehörigen des Berufsstandes, den sie mitbegründet hatte:

»[Pflege] bedeutete wenig mehr als das Verabreichen von Arzneien und das Anlegen von Umschlägen. Es sollte aber auch die richtige Anwendung von frischer Luft, Licht, Wärme, Sauberkeit und Ruhe sowie die richtige Auswahl und Gabe von Nahrung beinhalten.« Absolventinnen der Nightingale-Schule gingen in viele Länder und gründeten dort ebenfalls Schwesternschulen: in Schweden (1867), Australien (1867), den USA (1873),

MÄNNER, FRAUEN UND GEBURTSHILFE

Schon im 18. Jahrhundert gab es einige Männer, wie den Chirurgen William Hunter (s. Seite 41), die als »männliche Hebammen« arbeiteten. Meist war die Geburtshilfe aber eine Domäne der Frauen. Als man den Körper jedoch immer stärker als Maschine betrachtete, während gleichzeitig medizinische Instrumente erfunden und weiterentwickelt wurden, galt auch die Entbindung immer mehr als mechanischer Vorgang, dessen Kontrolle man Männern eher zutraute. Nach Ansicht von Augustus Granville, der nach 1830 die Londoner Gesellschaft für Geburtshilfe gründete, waren Frauen »von Natur aus ungeeignet für jede wissenschaftlich-mechanische Tätigkeit«.

Nach 1840 nahmen mehrere medizinische Fakultäten in Großbritannien die Geburtshilfe in ihre Lehrpläne auf. Im folgenden Jahrzehnt vergaben die Royal Colleges of Physicians and Surgeons erstmals Diplome in diesem Fach. Viele der neuen Geburtshelfer glaubten aber, sie würden nie eine angemessene Stellung erreichen, solange es noch Hebammen gab, die zudem meist keine Ausbildung hatten.

Am King's College Hospital wurde 1862 die Nightingale-Station eröffnet, in der Schwestern in Geburtshilfe unterrichtet werden sollten. Das 1881 gegründete Midwives Institute (später Royal College of Midwives) drängte jedoch auf mehr und bessere Ausbildung, und schließlich wurde 1902 der Midwives Act verabschiedet. Er sorgte für eine überwachte Ausbildung und Registrierung aller Hebammen in England und Wales, und von nun an war Hebamme ein anerkannter Beruf für britische Frauen.

In Amerika geschah genau das Umgekehrte: Bis 1910 war der Anteil der von Hebammen beaufsichtigten Entbindungen auf etwa 50 Prozent gesunken. Männliche Geburtshelfer schimpften auf diese Praxis: Sie priesen die Wissenschaft und forderten Reformen. Hebammen waren nach ihrer Ansicht »hoffnungslos schmutzig, unwissend und unfähig«. Unter diesem Druck verabschiedete ein Bundesstaat nach dem anderen Gesetze, welche die Arbeit der Hebammen verboten und die Hilfe bei Entbindungen eingetragenen Geburtshelfern übertrugen.

UNTEN: *Diese Zeichnung von 1793 karikiert den Gegensatz zwischen der recht pompösen Ausstattung eines männlichen Geburtshelfers und der einer traditionellen Hebamme.*

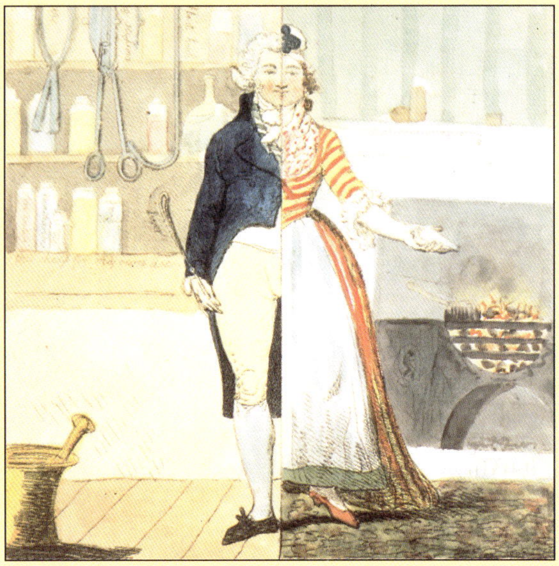

Kanada (1874) und Dänemark (1897). Nightingales Arbeiten beeinflußten auch Jean Henri Dunant bei seiner wichtigen Arbeit für die Genfer Konvention und 1864 bei der Gründung des Roten Kreuzes.

Florence Nightingale war jedoch nicht damit zufrieden, nur die Pflege umzugestalten. Ihre atemberaubende Energie ermöglichte es ihr, die Zustände in Militär- und Zivilkrankenhäusern, die hygienischen Verhältnisse in Indien und die Kranken- und Arbeitshäuser der Armen zu studieren und Empfehlungen abzugeben. Im Jahr 1907 erhielt sie als erste Frau den Verdienstorden, eine der höchsten britischen Auszeichnungen.

Krankenpflege in den USA

Zwei Monate nach Ausbruch des Bürgerkrieges im April 1861 wurde die gefürchtete Dorothea Dix zur Oberaufseherin der US-Armeeschwestern ernannt. Zunächst legte sie sehr strenge Maßstäbe an: »Frauen unter 30 brauchen sich nicht zu bewerben ... sehr schlicht aussehende Frauen ... keine Schleifen, keine Locken, kein Schmuck und keine Reifröcke«. Doch je länger der Krieg andauerte und Hunderttausende von Soldaten Pflege brauchten, fügte sie sich und nahm nahezu jede Frau, die ihre Hilfe anbot.

Zu den Besten gehörte die kleine Farbige Harriet Tubman (1820–1913). Vor dem Krieg hatte man sie »Führerin der unterirdischen Eisenbahn« genannt, weil sie auf 19 heimlichen Reisen in den Süden über 300 Sklaven in die Freiheit geführt hatte. In Anerkennung ihrer hervorragenden Arbeit drängte ein General der Union den Kongreß, ihr eine Pension zu gewähren, die sie schließlich 1892 auch erhielt.

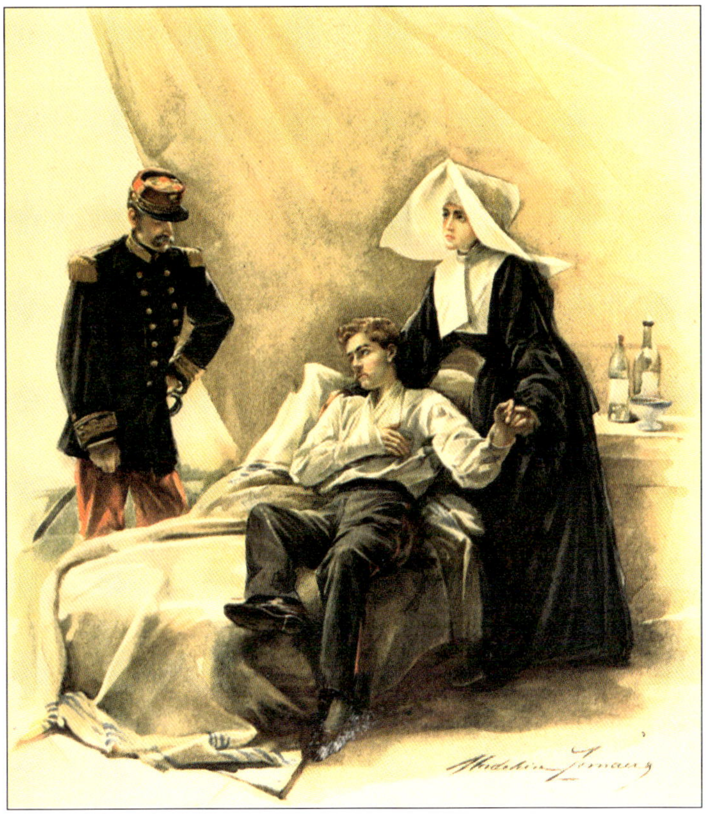

OBEN: *Die hingebungsvolle Pflege der Barmherzigen Schwestern erweckte bei den Verwundeten oft die Vorstellung, die Schwestern seien Schutzengel, die sie vor dem sicheren Tod bewahrten.*

Ärztinnen

Wie die erste Ärztin der Neuzeit in Großbritannien hieß, ist nicht bekannt. Im Jahr 1865 stellte sich bei einer Obduktion heraus, daß »Dr. James Barry«, der sein Examen an der Universität Edinburgh gemacht und in der Schlacht von Waterloo sowie in Südafrika gedient hatte, in Wirklichkeit eine Frau war.

Die erste Frau, die versuchte, eine anerkannte Ärztin zu werden, war Elizabeth Blackwell (1821–1910). Sie hatte die Geneva (New York) Medical School in den USA, wohin sie 1832 mit ihrer Familie aus Großbritannien emigriert war, absolviert. Da sie in den USA jedoch keine klinische Ausbildung erhalten konnte, zog sie erst nach Paris und dann nach London, um ihre Studien fortzusetzen. Im Jahr 1859 wurde sie als erste Frau bei der British Medical Association (BMA) registriert. Im folgenden Jahr verbot die BMA die Aufnahme von Personen, die nicht an einer britischen Universität studiert hatten, die jedoch standen nur Männern offen.

Elizabeth Garrett Anderson wollte in Dr. Blackwells Fußstapfen treten, aber sie wurde von allen medizinischen Fakultäten Großbritanniens abgelehnt. Schließlich war die Apothekergesellschaft gezwungen, sie aufzunehmen, denn sie legte die erforderlichen Urkunden über ihre medizinischen Fertigkeiten vor, die sie im Privatstudium bei Medizinprofessoren erworben hatte. In Paris konnte sie schließlich ihr Abschlußexamen machen, das ihr zusammen mit der Lizenz der Apothekergesellschaft ab 1870 ermöglichte, als Ärztin zu praktizieren.

Im August 1876 verabschiedete das Parlament schließlich unter dem Druck der öffentlichen Meinung ein Gesetz, das Frauen ein Studium an Universitäten und die Ausbildung zum Arztberuf ermöglichte. Auch jenseits des Atlantiks begannen die medizinischen Fakultäten, wenn auch widerwillig, ihre Tore zu öffnen; bis 1894 waren zehn Prozent der Studenten an 18 medizinischen Fakultäten Frauen.

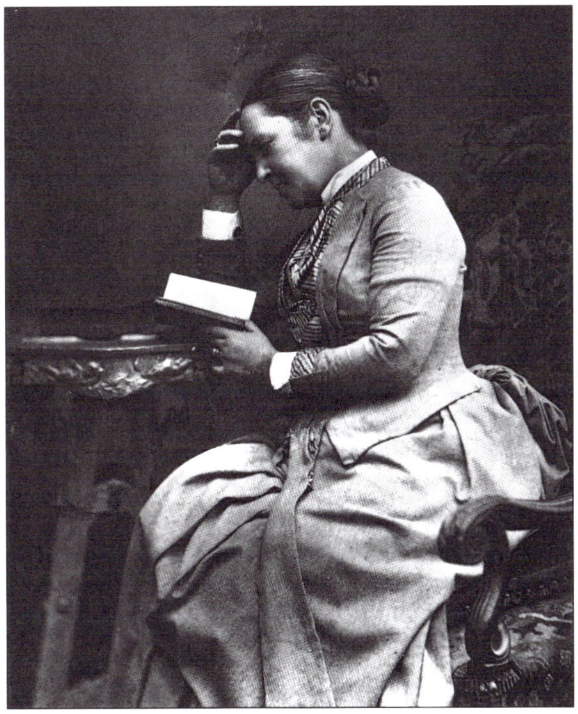

RECHTS: *Elizabeth Garrett Anderson (1836–1917), die erste englische Ärztin und Bürgermeisterin, machte ihr Abschlußexamen in Paris und eröffnete auch Frauen den Weg zum Medizinstudium.*

Eine »Alternative«

Patentheilmittel und Alternativmedizin

Mit Abführmitteln, Gemüsemischungen und Kräuterarzneien werden Vermögen gemacht

IM 19. JAHRHUNDERT begegnete man Ärzten vielfach noch mit Mißtrauen. Man erhob den Vorwurf, sie vergeudeten ihre Zeit mit theoretischen Debatten, statt sich um die Bedürfnisse der einfachen Leute zu kümmern. Doch das war nicht das einzige Problem. Die Angehörigen der Unterschicht konnten die Dienste der Ärzte einfach nicht bezahlen, und deshalb waren sie leichte Opfer für jeden, der überzeugend auftrat und ihnen billige Quacksalbermedizin anbot.

Im 19. Jahrhundert wurden viele Patentarzneien, deren Markenbezeichnungen durch Warenzeichen geschützt waren und die zur Selbstbehandlung dienten, angeboten. »Da die ärztliche Praxis hauptsächlich im Verschreiben vieler Medikamente besteht«, schrieb George Elliott 1871/72 in *Middlemarch*, »nahm man allgemein an, noch mehr Medikamente seien noch besser, und man müsse sie nur billig kaufen können.«

Thomsonismus und Boots, der Chemiker

Den Arzneien, welche die Ärzte zusammenbrauten – sie enthielten für gewöhnlich auch Gifte wie Antimon und Quecksilber –, begegnete man häufig mit dem gleichen Mißtrauen wie ihren Herstellern: Seit 1770 bedeutete das Wort »herumdoktern« auch »verfälschen« oder »herumprobieren«.

Unter anderem ergab sich daraus ein neues Interesse an der Kräuterkunde. Samuel Thomson (1769–1843) aus New Hampshire, der kaum lesen und schreiben konnte, entwickelte eine einfache Theorie: Alle Krankheiten wurden danach durch Kälte ausgelöst, und jede wärmeerzeugende Behandlung versprach Genesung. Sein bevorzugtes Heilkraut war *Lobelia inflata*, deren gemahlene Samen Erbrechen und Schweißausbrüche erzeugten. (Die Verwendung dieser Pflanze in Arzneimitteln ist in den USA heute verboten.) Nachdem er sein System des »Thomsonismus« hatte patentieren lassen, ernannte er Vertreter in ganz Amerika.

Einer dieser Agenten war »Dr.« Albert Isaiah Coffin, der behauptete, viele medizinische Geheimnisse von den Indianern gelernt zu haben. Als Coffin 1838 nach England kam, sammelte sich um ihn bald eine große Anhängerschar. Er hatte eigene Agenten und gründete eine Kette von »Friendly-Botanico-Medical«-Firmen.

Unter den Einfluß eines solchen Agenten geriet auch ein Landarbeiter namens Boot. Sein Sohn Jesse (1850–1931) war der Ansicht, er sei besonders begabt zur Herstellung von Kräuterarzneien, und deshalb verließ er mit 13 Jahren die Schule, um im kleinen Kräuterladen seiner Mutter in Goose Gate (Nottingham) mitzuarbeiten.

Im Jahr 1877 übergab Mrs. Boot den Laden an ihren Sohn. Nach sechs Jahren gehörten ihm zehn Filialen in Nottingham und den umliegenden Städten. Im Jahre 1892 begann er mit der Medikamentenherstellung. Als Jesse Boots 1931 starb – inzwischen war er der erste Baron von Trent –, besaß er über 1000 »Boots-The-Chemist«-Läden. Die Firma ist heute eine der weltgrößten Apotheken-Einzelhandelsketten.

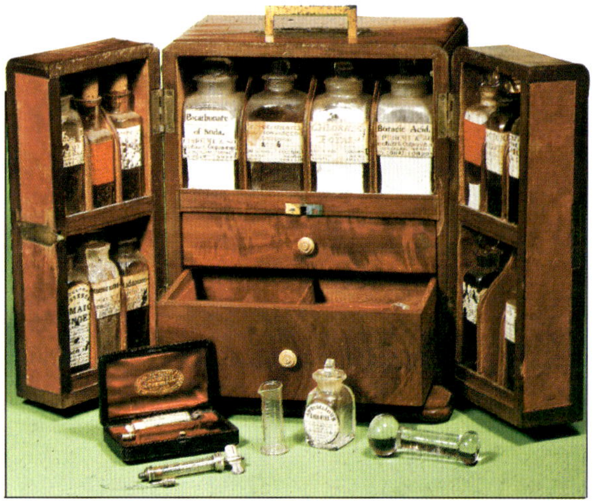

OBEN: *Ein Medizinschränkchen aus Mahagoni, Ende des 19. Jahrhunderts. Es enthält Arzneiflaschen, Patentheilmittel und Spritzen.*

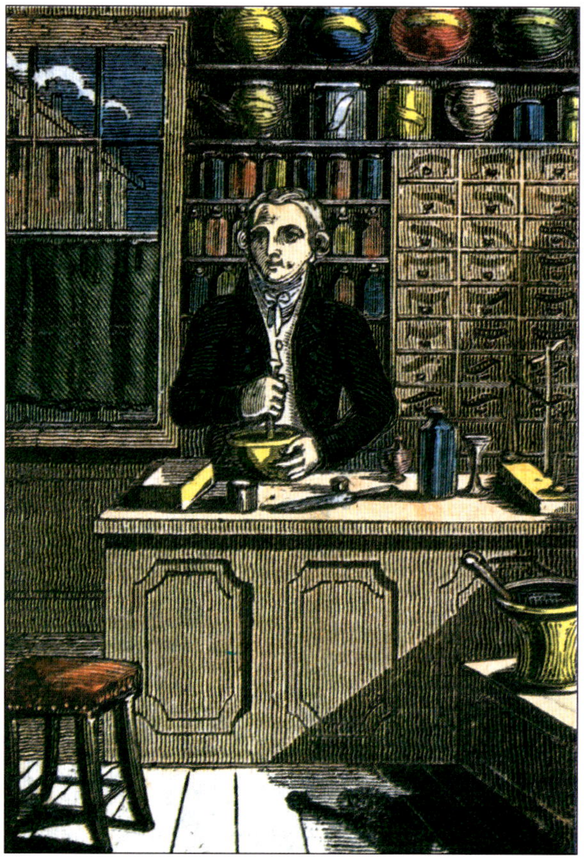

RECHTS: *Ein Apotheker stellt in seinem Laden mit Mörser und Pistill eine Arznei zusammen – so sah der Beginn der modernen Pharmazie aus.*

HEILEN DURCH »LEIDEN«

»Homöopathie« heißt »dem Leiden ähnlich«; Kernstück dieser medizinischen Lehre ist die gezielte Auswahl von Arzneien, welche die Symptome der Krankheit, die man bekämpfen will, nachahmen. Nach diesem Prinzip gingen schon Hippokrates (s. Seite 18) und Paracelsus (s. Seite 36) vor. Der deutsche Arzt Samuel Hahnemann (1755–1843) entwickelte weitergehende homöopathische Behandlungsmethoden. Um 1790 gab Hahnemann seine medizinische Laufbahn auf, weil er die extremen Behandlungsmethoden, die er anwenden mußte, ablehnte. Er interessierte sich fortan für die Wirkung von Chinin und die Malariabekämpfung. Nach einigen Selbstversuchen gelangte er zu dem Schluß, Chinin sei deshalb wirksam, weil es malariaähnliche Symptome hervorruft. Die Symptome seien einfach ein Zeichen für den Kampf des Körpers gegen die Krankheit.

Bei Experimenten mit Angehörigen und Freunden beobachtete Hahnemann, daß es seinen Patienten während der Behandlung häufig erst einmal schlechter ging, bevor eine Besserung einsetzte. Um das zu verhindern, verdünnte er seine Arzneien immer stärker, bis sie schließlich nur noch eine winzige Menge des Wirkstoffs enthielten. Nach seinen Beobachtungen war die Wirkung paradoxerweise um so größer, je geringer die Dosis war. Im Jahre 1811 veröffentlichte er seine Ergebnisse in der **Homoeopathica Materia Medica.**

Hahnemann ging nach Frankreich. Seine homöopathische Behandlung war erfolgreicher als die mit den herkömmlichen Methoden gegen die 1812 nach Napoleons Rückzug aus Moskau ausgebrochene Typhusepidemie. Anschließend erfuhr die Homöopathie zunehmende Akzeptanz.

Salben und Pillen

Einer der erfolgreichsten britischen Lieferanten für Patentarzneien war Thomas Holloway (1800–1883). Als er sich 1828 in London als Import-Export-Agent niederließ, war einer seiner größten Verkaufsschlager eine Salbe seines italienischen Geschäftspartners Felix Albinolo. Sie verkaufte sich hervorragend, nachdem Holloway von einem Chirurgen des St. Thomas Hospital ein Empfehlungsschreiben erhalten hatte. Trotz der Proteste von Albinolo beschloß Holloway, auch eine eigene Salbe herzustellen, und gab gewaltige Summen für die Werbung aus – allein 1842 waren es 5000 Pfund. Bis zu seinem Tod hatte der Werbeaufwand 50 000 Pfund im Jahr erreicht. Sein geschäftlicher Erfolg brachte ihm ein Vermögen ein, und er spendete weit über eine Million Pfund für verschiedene wohltätige Einrichtungen, unter anderem für ein Damenstift in Egham Hill (Surrey), das heute Royal Holloway College heißt und zur Londoner Universität gehört.

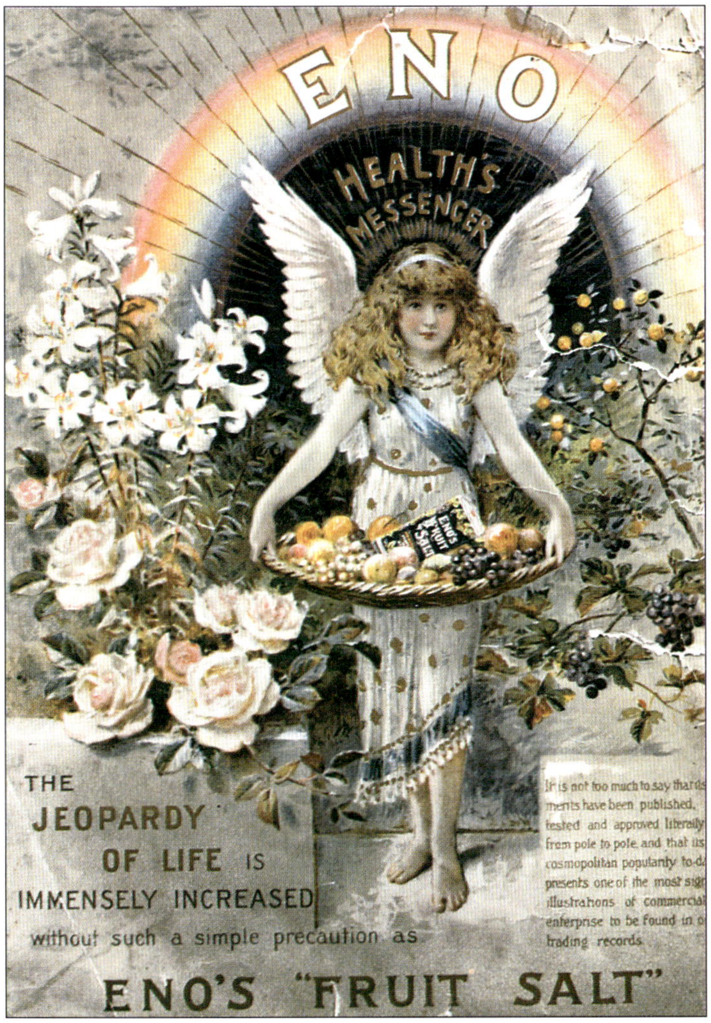

OBEN: *Eno, der geflügelte Bote der Gesundheit, bietet Fruchtsalz gegen Leberleiden an. (Mit freundlicher Genehmigung der Familie Beecham.)*

Ähnlichen Erfolg mit der Herstellung von Patentarzneien hatte auch die Familie Beecham. Thomas Beecham (1820–1907) begann 1847 damit, in Nordengland »Beechams Pillen« zu verkaufen, eine Mischung von Abführmitteln. Zehn Jahre später hatte sich seine Werbekampagne in der Lokalpresse, derzufolge seine Pillen »eine Guinea je Schachtel« wert waren, ausgezahlt. Noch mehr Geld gab sein Sohn Joseph für die Werbung aus – allein im Jahr 1891 waren es 120 000 Pfund. Die Firma der Beechams war bald Millionen wert. Doch die Familie wurde nicht nur deshalb berühmt: Der Enkel des Firmengründers, der als Schäferjunge angefangen hatte, war der weltberühmte Dirigent Sir Thomas Beecham.

»Retterin des Menschengeschlechts«

Von 1873 an verkaufte die damals 54jährige Lydia Estes Pinkham aus Lynn (Massachusetts) eine Arznei, die sie zur vielleicht ersten Millionärin Amerikas machen sollte. »Lydia E. Pinkhams pflanzliche Mischung«, ursprünglich als Heilmittel für »alle weiblichen Schwächen« verkauft, wurde schon bald als »großartigste Arznei der Welt« angepriesen, als Kur gegen praktisch jedes Leiden. Mrs. Pinkhams sympathisches Gesicht, das vertrauenerweckende Bild einer gealterten Mutter, erschien auf jeder Flasche der Arznei und in nahezu jeder Zeitung der USA. »Schreiben Sie mir über Ihre weiblichen Sorgen«, empfahl sie den Frauen des Landes, und das taten sie; als Antwort erhielten sie »persönliche« Briefe von Mrs. Pinkham – auch noch nachdem diese 1883 gestorben war.

Hydrotherapie

Heilendes Wasser

Behandlung mit »tropfenden Laken«, »Laternenbädern« und feuchten Magenpackungen

DIE HEILENDE WIRKUNG des Wassers ist schon seit Jahrtausenden bekannt: Die alten Griechen und besonders die Römer (s. Seite 20) schätzten sie sehr. Im Mittelalter betrachtete man das Wasser mißtrauisch, vom Baden wurde abgeraten. Doch Mitte des 18. Jahrhunderts hielt man das Eintauchen in Wasser wieder für etwas Gutes.

Tödliche Heilung

Im Jahr 1750 ging Dr. Richard Russell zum Baden in das kleine englische Küstendorf Brighthelmstone. Nachdem er 1754 seine »Abhandlung über die Anwendung des Meerwassers bei Drüsenerkrankungen« veröffentlicht hatte, strömten die Besucher dorthin, und das Dorf verwandelte sich in das renommierte Seebad, das später unter dem Namen Brighton bekannt wurde. Hier, so sagte Dr. Russell, könne man sich »dieser gewaltigen Sammlung von Wässern« bedienen, die »der Schöpfer aller Dinge offenbar geschaffen hat als allgemeine Abwehr gegen die Verderbnis und Fäulnis des Körpers«.

Das Baden im Salzwasser half wahrscheinlich vielen Menschen, doch für den einen oder anderen erwies sich die Wasserbehandlung als tödlich. Dem schottischen Dichter Robert Burns sagte man 1796, er solle sich täglich zwei Stunden bis zu den Achselhöhlen in das eiskalte Wasser des Solway Firth stellen. Kurz darauf starb der 37jährige an rheumatischem Fieber. Derart extreme Behandlungsmethoden entsprachen nicht dem Geschmack der feinen englischen Gesellschaft. Deshalb wandte

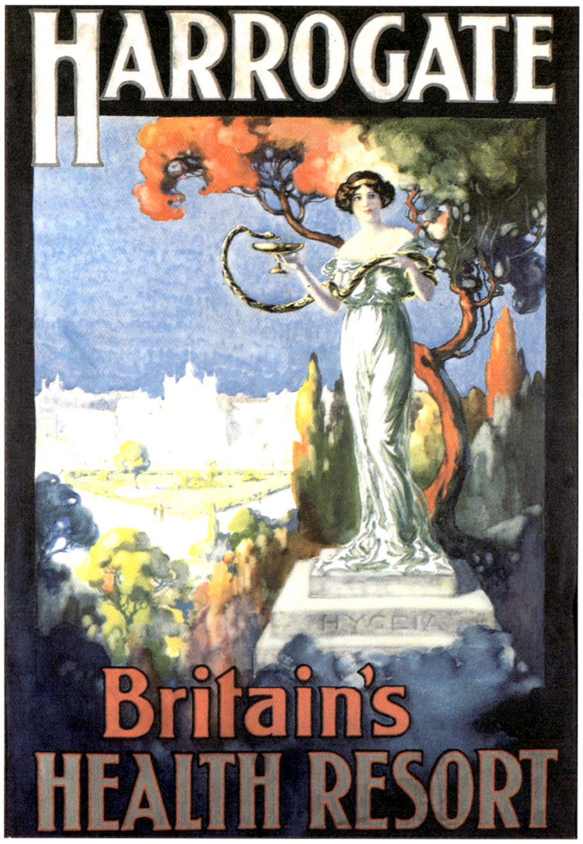

RECHTS: *Werbeplakat für einen Badeort mit einer Darstellung der Hygieia, der griechischen Göttin der Gesundheit und Tochter des Asklepios.*

MALVERN BEGRÜSST DARWIN

Viele Behandlungsmethoden von Prießnitz wurden in abgewandelter Form 1842 in dem englischen Badeort Malvern von zwei Ärzten übernommen: Von James Wilson (1807–1867) und James Manby Gully (1803–1883). Schon bald stiegen hier jährlich 6000 Kurgäste ins Wasser, unter anderem Charles Dickens mit seiner Frau Kate und Alfred Lord Tennyson. Im März 1849 kam Charles Darwin mit seiner Familie zu einem dreimonatigen Besuch: Der Wissenschaftler litt an Schwindelgefühl, Übelkeit, Furunkeln und Kopfschmerzen und hoffte, daß Gully ihn heilen könne.

Man verschrieb ihm das »tropfende Laken« – sein Körper wurde mit einem nassen Tuch bedeckt und kräftig gerieben – und das »Lampenbad«: Dabei heizte man Darwin mit einer Spirituslampe solange auf, bis er schweißüberströmt war, um ihn anschließend mit kalten, nassen Tüchern heftig abzureiben. Außerdem empfahl man ihm, ständig eine feuchte Packung auf dem Magen zu tragen, außer während der Mahlzeiten, und viermal täglich die nahegelegenen steilen Berge hinaufzuklettern. Darwin beschwerte sich, er sei in Malvern zu einer Geh- und Eßmaschine geworden, fühle sich aber nicht viel besser. Später suchte er Gullys Anstalt noch viermal auf.

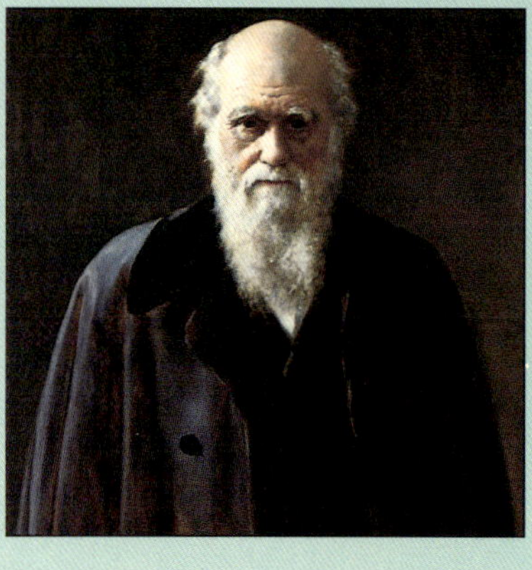

LINKS: *Charles Darwin als alter Mann, gezeichnet von der Behandlung (Porträt des englischen Künstlers John Collier).*

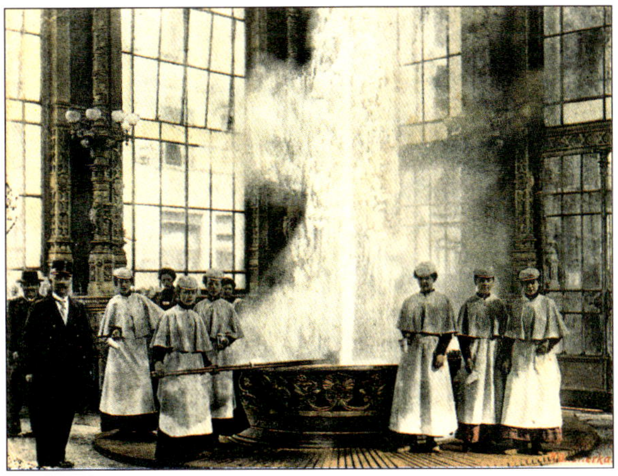

LINKS: *Im Jahr 1901 badeten etwa 51 000 Kurgäste in den 17 heißen Quellen, die unterhalb von Karlsbad einem Felsen entspringen. Karlsbad (Karlovy Vary) hat auch heute noch einen hervorragenden Ruf.*

man sich Orten im Binnenland zu, wo es schwefelhaltige Quellen gab. Bei Koliken ging man nach Tunbridge Wells, nach Epsom wegen des dortigen Salzes, und nach Bath, das schon bei den Römern beliebt war, gegen die Langeweile. Hier, in dem üppig ausgestatteten Pumpenraum, nahmen die feinen Genießer ein Wasser zu sich, das etwa 30 Mineralstoffe enthielt und mit einer konstanten Temperatur von 49 °C aus der Erde sprudelte. Bath war im 19. Jahrhundert sehr beliebt: »Oh! Wie kann man je von Bath genug haben?« schrieb die Schriftstellerin Jane Austen 1798 in *Northanger Abbey*.

Heilwasser

Wasserbehandlungen kamen auch in der Neuen Welt in Mode. Saratoga, »der Ort des Heilwassers aus der großen Quelle«, war der indianische Name für eine Ansammlung heißer Quellen in den Bergen des Staates New York. Saratoga Springs wurde 1774 Nordamerikas erster Erholungsort – unter anderem besuchten George Washington und Alexander Hamilton das kleine Städtchen. Mitte des 19. Jahrhunderts gab es dort mehrere medizinische Einrichtungen. So bot ein Heilinstitut beispielsweise türkische, russische, römische und elektrothermische Bäder an, aber auch Behandlungen mit verdichteter und verdünnter Luft und Vakuumbehandlungen.

Im Westen Virginias entstand ebenfalls um eine Anzahl von Quellen ein Kurort. Warm Springs war bei Thomas Jefferson sehr beliebt, doch nachdem er sich einmal zwei Stunden (statt der empfohlenen 15 Minuten) in dem Wasser aufgehalten hatte, schrieb er später einem Freund, dies habe seine Gesundheit so geschädigt, daß er sich nie mehr völlig erholt habe. Um 1835 eröffnete Dr. Goode im Nachbarort Hot Springs ein Spritzbad, das schon bald ein fester Anlaufpunkt auf den Reisen der feinen Gesellschaft wurde.

Unbehagen tut gut

Im von der viktorianischen Ära geprägten Europa betrachtete man Badekuren nicht mehr als Vergnügen, sondern als Unannehmlichkeit – zum Wohle von Körper und Seele. In Wiesbaden zwang man die Kurgäste, ein Wasser zu trinken, das heißer Hühnersuppe ähnelte, und sie mußten in Bädern untertauchen, die mit schmutzigem Schaum bedeckt waren. In Franzenbad ließ man sich Packungen aus schwarzem Schlick verabreichen, und in Aix-la-Chapelle (Aachen) gab es die zweifelhafte Attraktion der Dampfbäder: »Man atmet, schluckt und lebt in Schwefel«, schrieb ein Zeitgenosse.

Auf die Spitze getrieben wurde der viktorianische Masochismus jedoch an der Wasseruniversität von Gräfenberg (heute Jesenik) im Altvatergebirge. Sie wurde von Vinzenz Prießnitz (1799–1851) nach spartanischen Prinzipien betrieben und bot eine ganze Palette von Behandlungsmöglichkeiten an: Kopfbäder (dazu lagen die Patienten auf der Erde, und der Hinterkopf hing in einem Becken mit kaltem Wasser), feuchte Magenpackungen (auch »Neptungürtel« genannt), und eine Behandlung mit feuchten Tüchern, bei der die Patienten wie Mumien von den Schultern bis zu den Knöcheln feucht bandagiert, in ein Laken gehüllt und vier Stunden in diesem Zustand belassen wurden.

Am beunruhigendsten war aber die kalte Dusche, auch »Feuerwehr-Behandlung« genannt. Während sich die Patienten verkrampft an einem Geländer festhielten, ließ man aus einer Höhe von sechs Metern eiskaltes Wasser auf sie herunterprasseln – ein Opfer verglich die Tortur mit dem Gefühl, unter einer herunterfallenden Ladung Kies zu stehen. Prießnitz erfand auch die aufsteigende Dusche, die zur Behandlung der Geschlechtsorgane kalte Wasserstrahlen vom Fußboden nach oben spritzte.

Prießnitz' Einrichtung war äußerst beliebt. Allein im Jahr 1839 besuchten sie eine Königliche Hoheit, ein Baron, 22 Prinzen und Prinzessinnen und 149 Grafen und Gräfinnen.

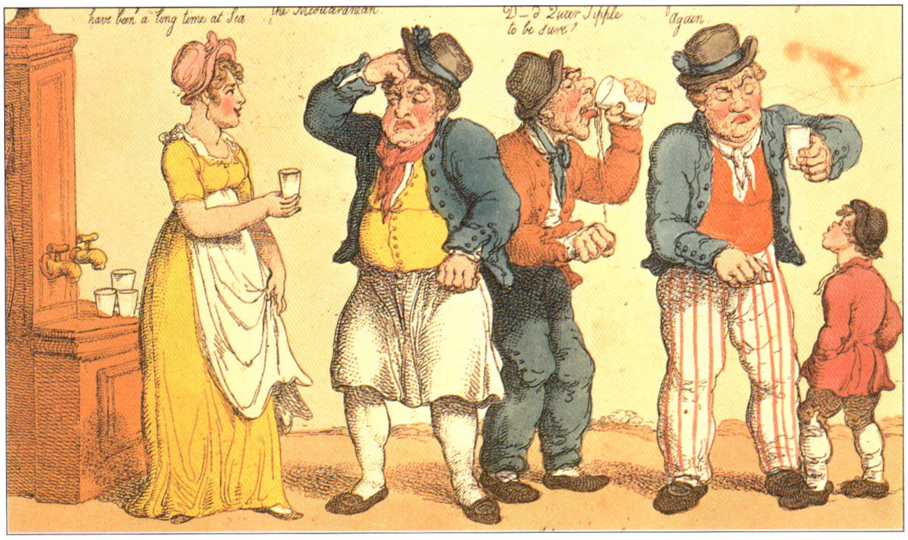

RECHTS: *Diese Karikatur des englischen Zeichners Thomas Rowlandson mit dem Titel* Seeleute trinken das Wasser von Tunbridge *verulkt die Begeisterung der Menschen für Mineralwasser. Die Frau links bietet ein Glas Wasser mit den Worten an: »Seien Sie sicher, es ist ein hervorragendes Getränk für Männer, die lange auf dem Meer waren.«*

4 Medizin vor dem Zweiten Weltkrieg

Gegen Ende des 19. Jahrhunderts verschoben sich in der Medizin Europas und Nordamerikas die Gewichte. Die Forschung konzentrierte sich nicht mehr so sehr auf Infektionskrankheiten, die sich früher über die Kontinente ausgebreitet hatten, man beschäftigte sich statt dessen nun stärker mit chronisch-degenerativen Leiden.

Dafür gab es mehrere Gründe. Zum einen wußte man mittlerweile viele Infektionskrankheiten wie Cholera und Pocken zu behandeln, auch wenn man sie noch nicht vollständig unter Kontrolle hatte – die Grippepandemie von 1918/19 forderte 20 Millionen Menschenleben. Doch es gab Impfungen, neue Behandlungsmethoden und öffentliche Gesundheitsvorsorge. Zum zweiten war die medizinische Versorgung besser organisiert – es setzte sich immer mehr die Erkenntnis durch, daß Kranke ins Krankenhaus gehörten und nicht nach Hause, was dazu führte, daß man immer stärker auch Symptome untersuchte, die nicht unmittelbar lebensbedrohlich waren. Und drittens stieg mit der höheren Lebenserwartung auch die Zahl der Todesfälle durch chronische Erkrankungen.

Auch der allgemeine Fortschritt wissenschaftlicher Erkenntnis und verfügbarer Technik trug zu einer besseren Untersuchung der Krankheiten bei: So wurde die Wirkungsweise des endokrinen Systems aufgeklärt, das Insulin wurde entdeckt, man machte sich die Radioaktivität nutzbar und setzte Röntgenstrahlen zur Diagnose ein. Elektronenmikroskop, EKG und EEG ermöglichten genauere Erkenntnisse über den Körper als je zuvor.

Doch parallel zum Fortschritt in Medizin und Wissenschaft wurden auch die Militärtechnologien und die Kriegsführung weiterentwickelt, denn die Supermächte der Welt rüsteten sich für Konflikte.

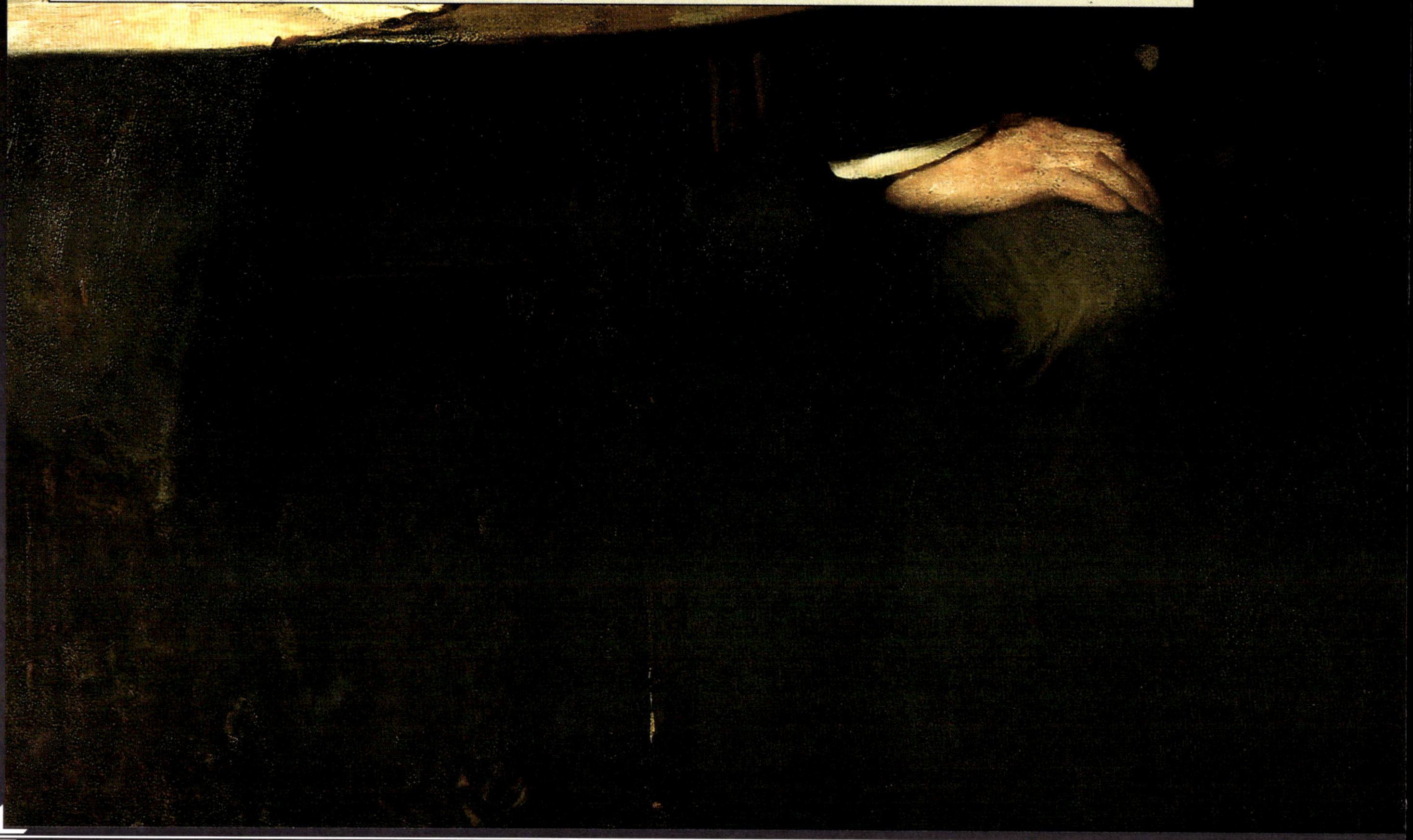

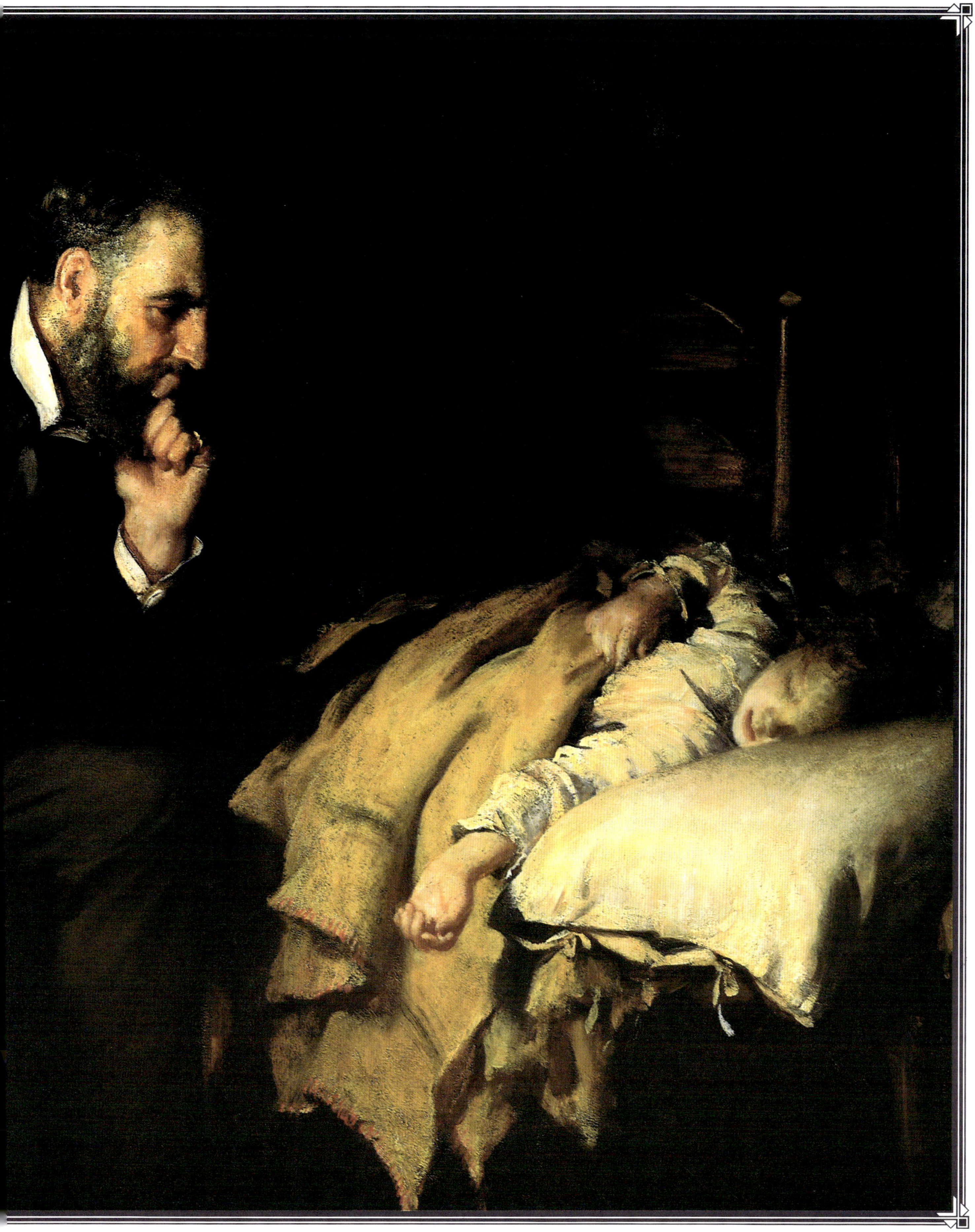

OBEN: Der Arzt, *Gemälde von Sir Luke Fildes (1891).*

Praxis und Ausbildung

Die Zeit der Jahrhundertwende

Die Harley Street in Großbritannien: »Das Tal des Todesschattens«

UM 1900 LAG DIE WAHRSCHEINLICHKEIT, daß es einem Patienten unter der Obhut eines Arztes besser ging als ohne ihn, nur bei 50 Prozent.

Die meisten Todesursachen waren Infektionskrankheiten: In den USA waren Lungenentzündung, Tuberkulose, Infektionen des Verdauungstraktes und Diphtherie für über ein Drittel aller Todesfälle verantwortlich. Die Ärzte hatten in ihrer kleinen schwarzen Tasche aber nur wenige Medikamente, die spezifisch gegen Infektionskrankheiten wirkten: Chinin gegen Malaria, Quecksilber gegen Syphilis (s. Seite 100), Brechwurzel gegen Amöbenruhr sowie die Antitoxine gegen Diphtherie und Tetanus, die sich allerdings allgemein noch nicht durchgesetzt hatten.

Es waren aber auch Fortschritte zu verzeichnen, insbesondere in Massachusetts. Dort waren die Pocken durch Impfungen fast verschwunden, die Cholera hatte man durch Maßnahmen zur öffentlichen Gesundheitsvorsorge fast ausgemerzt, und bei Typhus zeichneten sich ähnliche Erfolge ab. In den übrigen Teilen der USA jedoch und in anderen Ländern standen einer Verbesserung der Volksgesundheit fehlende Kenntnisse über die Ausbreitungswege der Infektionen und ein Mangel an unentbehrlichen Statistiken im Weg.

Die Spezialisierung beginnt

Um die Jahrhundertwende konnte ein einzelner Arzt unmöglich alles über den menschlichen Körper wissen. Deshalb spezialisierten sich viele Mediziner auf einzelne Körperteile und Organe oder auf bestimmte Krankheiten. Es war durchaus üblich, daß ein Arzt zugab, eine Krankheit liege außerhalb seiner Zuständigkeit, und den Patienten dann an einen Kollegen mit entsprechender Fachkenntnis überwies.

In Großbritannien schlossen sich solche Spezialisten in zentral gelegenen Stadtteilen zu Gemeinschaftspraxen zusammen. Die berühmteste Gruppe hatte ihren Sitz in der Gegend der Harley Street, einer beliebten Wohngegend in der Londoner Innenstadt. Dort stieg die Niederlassungsdichte von 36 Ärzten im Jahr 1873 auf 157 zur Jahrhundertwende – das Viertel erhielt den Spitznamen »Tal des Todesschattens«. Einer der ersten, die dort ihre Praxis eröffneten, war Dr. Arthur Conan Doyle, der Autor der Sherlock-Holmes-Romane.

In den USA wurde das medizinische Spezialistentum so beliebt, daß es dort um 1890 kaum noch Allgemeinärzte gab. Die

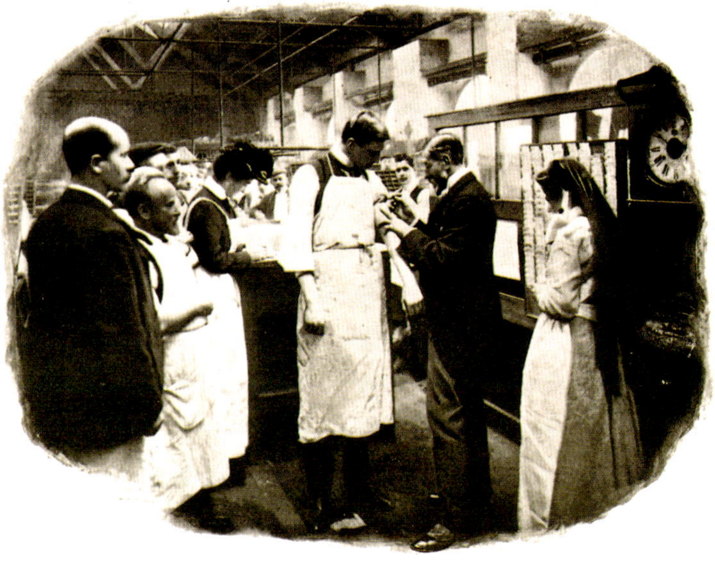

OBEN: Um 1910 gingen Ärzte sogar in Betriebe wie diese Druckerei, um mit Impfungen Infektionskrankheiten vorzubeugen.

DIE JOHNS HOPKINS MEDICAL SCHOOL

Die vorbildlichste medizinische Ausbildung, die Abraham Flexner zum allgemeinen Maßstab machte, leisteten die Johns Hopkins Medical School und das zugehörige Krankenhaus in Baltimore (Maryland); finanziert mit sieben Millionen Dollar, die der Quäker, Kaufmann und Bankier Johns Hopkins hinterließ.

Die Medical School war nicht von Traditionen belastet und konnte Innovationen entwickeln. Die Leiter der einzelnen Krankenhausabteilungen standen auch an der Spitze der jeweiligen Ausbildungsbereiche. Zum Personal der Medical School – es waren zum erstenmal bezahlte Vollzeitkräfte, die nicht durch Privatbehandlungen Geld verdienen mußten – gehörten die besten Kräfte der USA. Unter ihnen war auch der Kanadier William Osler, der als bester medizinischer Lehrer seiner Zeit galt, und der hervorragende, aber nicht ganz gesunde William S. Halsted (s. Seite 90). Diese Männer waren nicht nur gute Lehrer, sondern auch selbständige Forscher. Die Johns Hopkins School verfügte über gut ausgestattete Labors, in denen sie wissenschaftlich arbeiten konnten.

Die Klinik wurde 1889 eröffnet, die Medical School nahm erst 1893 den Lehrbetrieb auf, weil zunächst noch 500 000 Dollar fehlten. Ein Frauenkomitee bot 1890 eine Spende von 200 000 Dollar an, aber unter der Bedingung, daß Frauen zu den gleichen Bedingungen wie Männer zur Ausbildung zugelassen wurden. (Der erste Abschlußjahrgang von 1897 bestand aus 15 Männern und 3 Frauen.) Anschließend erklärte sich Mary Elizabeth Garrett bereit, den Rest zu finanzieren.

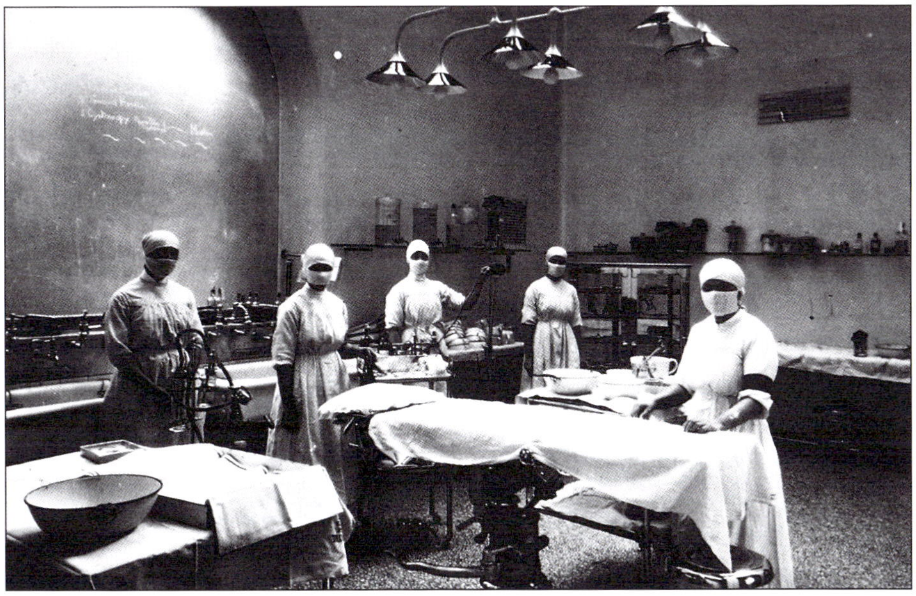

LINKS: *Der Operationssaal A des St. Bartholomew Hospital in London zeigt deutlich die hygienischen Fortschritte in der Chirurgie um 1920. Das Operationsteam trägt Masken, Mützen und Kittel; der Operationstisch ist in Höhe und Neigung verstellbar; starke Deckenlampen geben helles Licht, und die neuesten Anästhesiegeräte stehen bereit.*

amerikanischen Patienten konnten sich ihren Arzt für jede Krankheit selbst aussuchen (d. h. sie wurden nicht von ihrem Hausarzt an einen Spezialisten überwiesen). Doch manchmal erwies sich die Auswahl des richtigen Facharztes auch als schwierig.

Die medizinische Ausbildung in Nordamerika

In den USA und Kanada war eines der größten Hindernisse für eine Verbesserung des Gesundheitswesens die schlechte medizinische Ausbildung. Viele Ärzte lernten ihr Handwerk immer noch durch eine Lehre, und von den Studenten, die um 1910 die damals existierenden 155 medizinischen Fakultäten besuchten, hatten viele nicht einmal einen Oberschulabschluß.

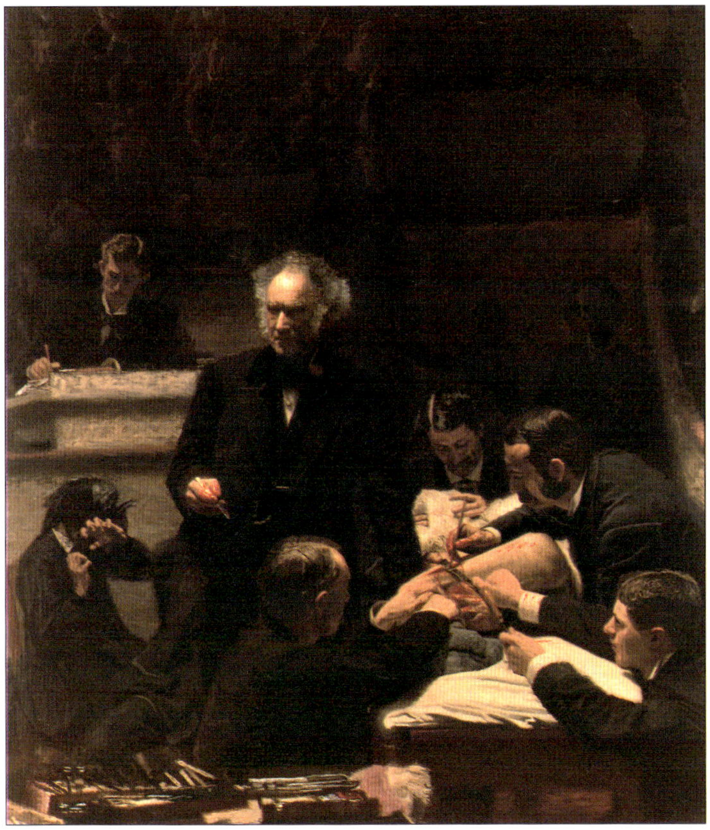

Die American Medical Association (AMA) bat die Carnegie Foundation for the Advancement of Teaching, eine unabhängige Untersuchung einzuleiten. 1908 wurde Abraham Flexner mit dieser Aufgabe betraut. Flexner besuchte jedes einzelne medizinische College in Nordamerika. Die Leiter dieser Einrichtungen nahmen an, er wolle der Carnegie Foundation Empfehlungen für die Verteilung von Zuschüssen geben, und zeigten ihm eifrig alle Schwachstellen ihrer Schulen. Flexner klärte sie nicht über seine wahren Absichten auf, und er war entsetzt von dem, was er aufdeckte. Als er den Dekan einer Schule nach dem physiologischen Labor fragte, meinte dieser, er werde es holen, und kam dann mit einem kleinen Gerät zur Pulsmessung zurück. Andere verliehen medizinische Titel einfach gegen eine Gebühr – für eine nicht vorhandene Ausbildung.

Im Jahr 1910 veröffentlichte Flexner seinen Bericht mit dem Titel *Medical Education in the United States and Canada*. Darin empfahl er

- eine Beschränkung auf 31 Ausbildungsstätten,
- mindestens zwei Collegejahre vor der Zulassung zum Studium,
- Unterricht durch hauptamtliche Dozenten, nicht durch praktizierende Ärzte,
- Lernen durch Beobachtung von Patienten, nicht nur durch Bücher und Vorlesungen,
- Angliederung der medizinischen Ausbildungseinrichtungen an Universitäten,
- Finanzierung des Studiums nicht ausschließlich durch die Studiengebühren der Studenten.

Nach zehn Jahren waren 46 Ausbildungsstätten geschlossen worden. Das blieb nicht ohne Folgen: Mit den höheren Anforderungen an die Ausbildung ergab sich zwangsläufig, daß viele neu eingewanderte Bürger mit ihren Kindern sowie Farbige, Frauen und arme Weiße vom Medizinstudium ausgeschlossen waren. Darüber hinaus hatte Flexner den größeren Ärztebedarf der wachsenden Bevölkerung nicht in Betracht gezogen: Im Jahr 1910 machten 4400 Ärzte ihr Examen, 1920 waren es nur noch 3047.

LINKS: *In dem Gemälde* The Gross Clinic *von 1875 zeigt der amerikanische Künstler Thomas Eakins eine beeindruckende Situation: Samuel Gross, Chirurgieprofessor am Jefferson College, unterbricht die Operation und richtet beruhigende Worte an den Begleiter des Patienten.*

William Stewart Halsted

Der Vater der amerikanischen Chirurgie

Ein Drogensüchtiger erfindet die Gummihandschuhe und revolutioniert die Chirurgie

DASS WILLIAM STEWART HALSTED Mediziner wurde, war für viele seiner Collegekameraden in Yale eine Überraschung: Bevor er 1874 als Student an das New Yorker College of Physicians and Surgeons ging, hatte er seine Zeit zum größten Teil mit Football, Baseball, Gymnastik und Rudern verbracht. Aber der junge Mann konnte hervorragende Leistungen vorweisen und bestand sein medizinisches Examen mit Auszeichnung.

Im November 1878 reiste Halsted nach Wien. Die folgenden beiden Jahre studierte er dort und in mehreren anderen deutschsprachigen medizinischen Zentren, die London und Paris in der Forschung überflügelt hatten, und er wurde dort von Kapazitäten wie dem Chirurgen Theodor Billroth unterrichtet.

Als Halsted 1880 nach New York zurückkehrte, wurde er schnell zu einem der erfolgreichsten jungen Chirurgen der Stadt; man berief ihn auf mehrere Stellen an verschiedenen Krankenhäusern. Als dann 1884 die Arbeiten von Carl Koller (s. Seite 48) veröffentlicht wurden, beschlossen Halsted und einige Kollegen, den Einsatz von Kokain zu erforschen.

Kokainsucht

Die jungen Mediziner entdeckten schnell die schädlichen Giftwirkungen des Kokains. Einige von ihnen wurden abhängig, auch Halsted, und alle außer ihm gingen schließlich an ihrer Sucht zugrunde.

Halsteds Arbeit verschlechterte sich zunehmend. Als sein Freund William Welch erkannte, welche Tragödie sich abspielte, sorgte er dafür, daß Halsted eine kokainfreie Kreuzfahrt unternahm (er brach jedoch in die medizinische Station des Schiffes ein). Nachdem der drogensüchtige Halsted einige Monate in einer psychiatrischen Klinik zugebracht hatte, bot Welch ihm eine Forschungsstelle in Baltimore an; dort war er als Professor für Pathologie an der Planung für die neue Johns Hopkins Medical School beteiligt. Aber schon nach sechs Monaten wurde Halsted

UNTEN: *Der moderne und saubere Hörsaal der Johns Hopkins Medical School in Baltimore. William Halsted führt eine Operation durch und unterrichtet gleichzeitig seine Zuhörer von den Einzelheiten des Eingriffs.*

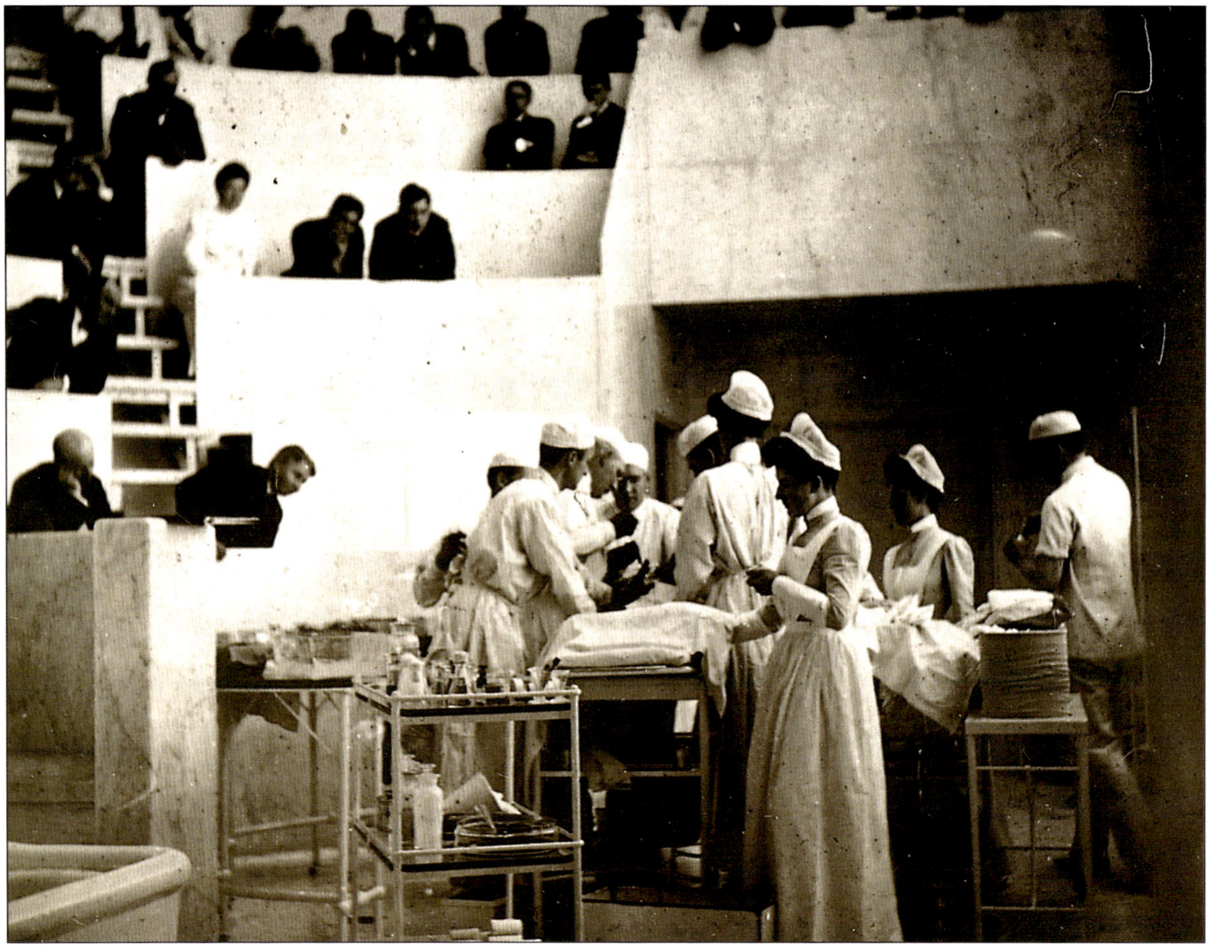

wieder in der Psychiatrie eingeliefert. Zu dieser Zeit wechselte er vermutlich von Kokain zu Morphium, um seine Sucht unter Kontrolle zu bekommen.

Nach seiner Entlassung 1889 wurde der 36jährige Halsted zum Assistenzprofessor für Chirurgie an der Medical School ernannt (auf Empfehlung von Welch, der fälschlicherweise annahm, Halsted sei geheilt). Später wurde er Professor und Chefchirurg des Krankenhauses. Es war der Beginn einer verblüffenden Karriere, die 33 Jahre andauern sollte.

Hier zeigte sich ein ganz anderer Halsted als der überschwengliche junge Arzt, der die New Yorker Gesellschaft bezaubert hatte. Er war zurückhaltend und wortkarg geworden, unter Druck neigte er zum Sarkasmus, und in den seltsamsten Augenblicken verließ er die Schule, um geheimnisvolle Reisen nach Europa zu unternehmen, von denen er mit Londoner Maßanzügen und handgefertigten Schuhen aus Paris zurückkehrte.

Chirurgenausbildung

Als Chirurg war Halsted äußerst vorsichtig. Diese Vorsicht war der Beginn einer »Chirurgie der Sicherheit«, bei der man sich bemühte, das Gewebe des Patienten nicht stärker als unbedingt notwendig zu verletzen, was dazu führte, daß die Operierten sich schneller und besser erholten.

Die gleiche Vorsicht ließ Halsted auch in der Ausbildung walten. Nach dem Examen wurden die Studenten für ein Jahr Assistenzärzte. Ihre Vorgesetzten waren die Oberassistenten, die ein Jahr zuvor die Assistentenzeit abgeleistet hatten. Ihnen vorgesetzt war der Oberchirurg, der aus dem vorherigen Jahrgang der Oberassistenten ausgewählt wurde und für alle Chirurgiepatienten der Johns Hopkins School verantwortlich war. Auf jeder Ebene waren die jungen Chirurgen für die Ausbildung der Kollegen auf der nächsttieferen Ebene verantwortlich. Den Oberchirurgen unterrichtete Halsted persönlich. Der ganze Werdegang vom Assistenten bis zum Oberchirurgen dauerte etwa acht Jahre. Während seiner Zeit an der Johns Hopkins School bildete Halsted 17 Oberchirurgen aus. Elf von ihnen leiteten später ähnliche Ausbildungsprogramme an anderen medizinischen Fakultäten der USA, aus denen weitere 166 Oberchirurgen hervorgingen. Auf diese Weise wurde Halsteds Ausbildungsmethode zum Standard in den ganzen USA. Halsteds bester Schüler war Harvey Cushing (1869–1939), der die Grundprinzipien der Gehirnchirurgie entwickelte.

Halsteds arbeitsintensiven Forschungsmethoden führten zu einer Reihe außergewöhnlicher Operationen. Seine Experimente mit Darmnähten und seine anatomischen Kenntnisse mündeten in die Erfindung des »Halsted-II«-Verfahrens von Leistenbruchoperationen. Die Rückfallquote bei seinen Patienten (sieben Prozent) hat sich seither nur noch geringfügig verbessert. Große Fortschritte machte Halsted auch bei Operationen von Gallengang, Darm und Schilddrüse sowie bei Arterienerweiterungen und Brustkrebs.

Gummihandschuhe

Bekannt wurde Halsted aber auch durch seine Erfindung von Hilfsmitteln, die für die keimfreie Chirurgie von großer Bedeutung waren. Er benutzte Quecksilberchlorid zur Desinfektion. Im Winter 1889/90 beklagte sich jedoch eine Schwester, die Verbindung rufe Hautentzündungen an Händen und Armen hervor. Daraufhin bat Halsted die Gummifirma Goodyear, ihm einige dünne Gummihandschuhe zur Verfügung zu stellen. Sie erwiesen sich als so nützlich, daß sie zunächst in Halsteds Operationssaal, bald darauf in allen Krankenhäusern der Welt zur Standardausrüstung gehörten.

HALSTED UND DER BRUSTKREBS

Wenn Brustkrebs sich auf andere Körperbereiche ausweitete, dann tat er das nach Halsteds Überzeugung über das Lymphsystem. Kurz vor der Jahrhundertwende entwickelte er das Operationsverfahren der »radikalen Mastektomie«: Dabei werden neben der Brust auch alle Lymphknoten der jeweiligen Achselhöhle und die Muskeln der Brustkorbwand entfernt. Diese Methode war für die folgenden 75 Jahre die Standardbehandlung für Brustkrebs (s. Seite 198).

Dennoch kamen Zweifel an dieser Methode auf, denn nach einem Bericht des **British Medical Journal** ***von 1937 überlebte der gleiche Prozentsatz an Frauen auch nach einer weniger einschneidenden Operation. Heute wird das Halsted-Verfahren ernsthaft in Frage gestellt.***

Die Krankenschwester, deren Beschwerde den Anlaß zu dieser Erfindung gegeben hatte, hieß Caroline Hampton – sie wurde im Juni 1890 Halsteds Frau. Caroline war auf ihre Weise ebenso seltsam und ungewöhnlich wie ihr Mann, aber vielleicht verlief die Ehe gerade deshalb sehr glücklich.

Im Jahr 1922 wurde Halsted von zwei seiner früheren Oberchirurgen an Gallensteinen operiert – nach einer Methode, die er selbst entwickelt hatte. Die Operation gelang zwar, aber am 7. September starb der Patient an einer postoperativen Lungenentzündung. Wie sich später herausstellte, war er seine kräftezehrende Drogensucht nie losgeworden: Er brauchte bis an sein Lebensende täglich eine große Dosis Morphium.

UNTEN: *Halsted betrachtet vor einer Operation eine Röntgenaufnahme. Der Professor entwickelte das Halsted-II-Verfahren, eine vereinfachte Methode der Leistenbruchoperation. Das Operationsrisiko ist seitdem durch neuere Methoden nur noch geringfügig gesunken.*

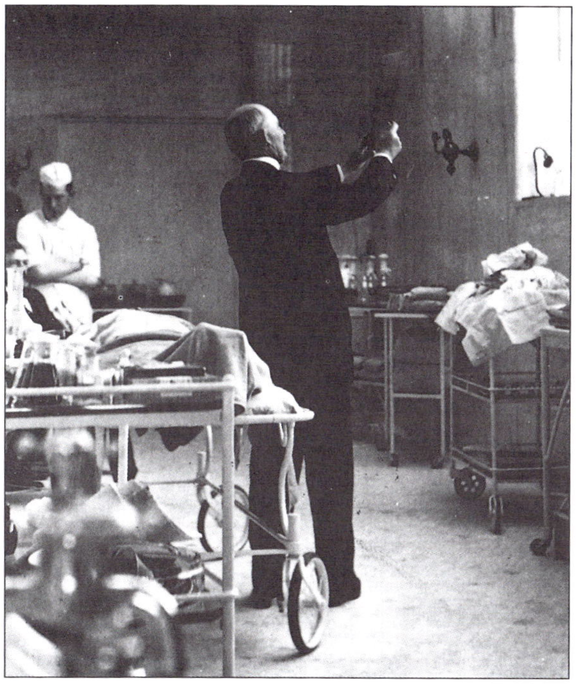

Landsteiner und das Blut

Die Blutgruppensysteme A-B-0 und Rh

Ein kleiner indischer Affe hilft, das Rätsel der Totgeburten zu lösen

VERSUCHE, BLUT ZU ÜBERTRAGEN, sind nach den fehlgeschlagenen Experimenten in der Zeit der Aufklärung (s. Seite 38–41) kaum mehr durchgeführt worden. Im 19. Jahrhundert stellte sich bei neuen Untersuchungen heraus, daß Transfusionen erfolgreicher sind, wenn man Blut derselben biologischen Art überträgt. Außerdem verringerte sich durch die Fortschritte der keimfreien Operationstechnik die Gefahr, daß es bei Blutübertragungen zu Infektionen kam. Doch es blieb der unübersehbare Tatbestand bestehen, daß ein großer Teil solcher Übertragungen beim Empfänger schlimme Reaktionen zur Folge hatte.

Blutgruppen

Karl Landsteiner (1868–1943), ein österreichischer Arzt, der an der Universität Wien arbeitete, nahm sich im Jahr 1900 vor, die Faktoren zu identifizieren, die für fehlgeschlagene Transfusionen verantwortlich waren.

Er stellte eine Reihe von 30 Blutmischungen her, für die er sein eigenes Blut und das von fünf Kollegen benutzte. Nach seinen Beobachtungen kam es in manchen dieser Mischungen – aber nicht in allen – zu einer Verklumpung (Agglutination) der roten Blutkörperchen.

Ob eine solche Verklumpung stattfand oder nicht, so schloß Landsteiner, hing von zwei Antigenen ab (Substanzen, die den Körper zur Bildung von Antikörpern veranlassen), die auf der Oberfläche der roten Blutzellen vorhanden sind oder fehlen. Diese Substanzen bezeichnete er als Antigene A und B.

Bei zwei seiner Kollegen trugen die roten Blutkörperchen das Antigen A (Gruppe A), bei zwei weiteren war es das Antigen B (Gruppe B). Wenn man das Blut der beiden Gruppen mischte, kam es zur Verklumpung. Mit Landsteiners eigenem Blut und dem des fünften Kollegen ergab sich keine solche Reaktion, wenn er es mit dem der beiden ersten Gruppen mischte. Diese Zellen, so Landsteiner, enthielten offenbar kein Antigen, deshalb bezeichnete er sie als Gruppe 0.

Landsteiner hatte viel Glück. Da an seinen Experimenten nur wenige Personen beteiligt waren, wäre es statistisch durchaus möglich gewesen, daß alle die gleiche Blutgruppe besaßen, insbesondere deshalb, weil die Blutgruppen, wie sich später herausstellte, in der Bevölkerung nicht gleichmäßig verteilt sind. So

UNTEN: *Rote Blutkörperchen; die Zellen tragen auf ihrer Oberfläche die für die Blutgruppen charakteristischen Proteine.*

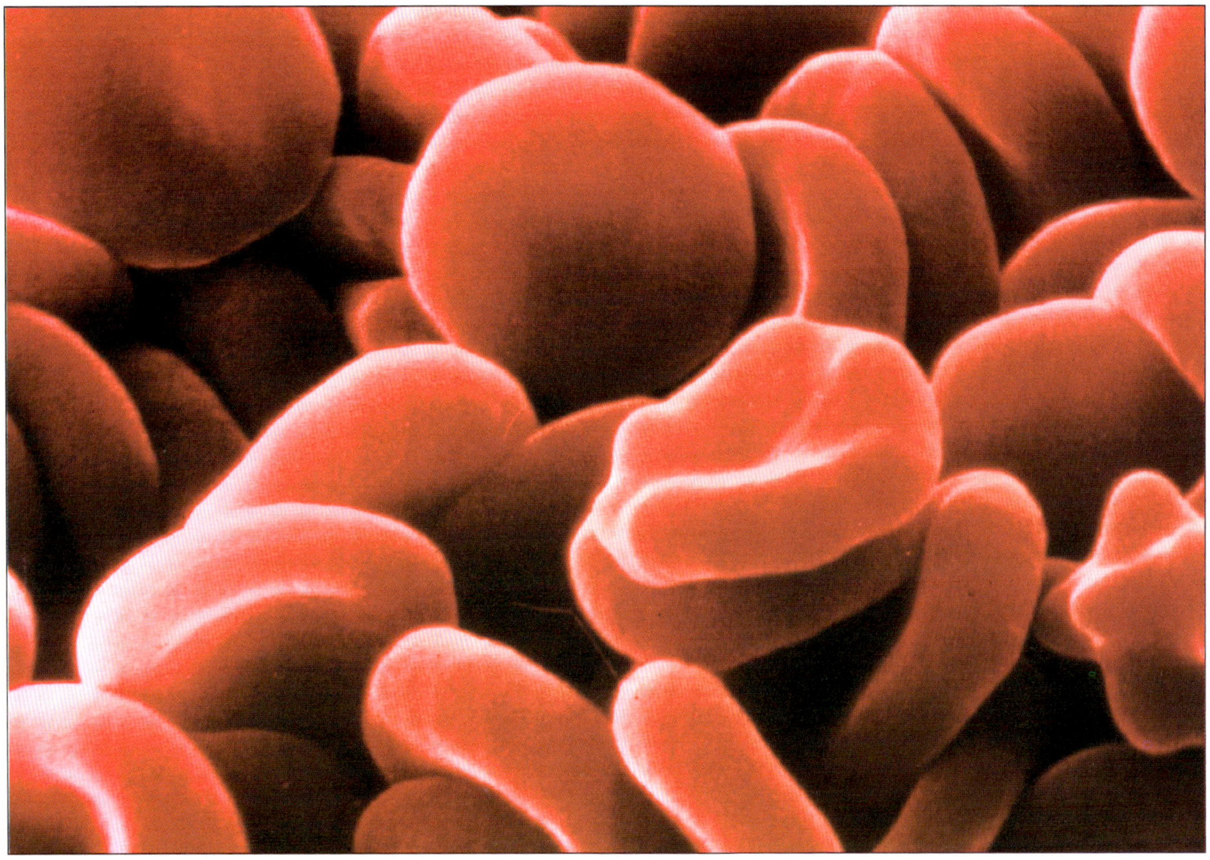

haben beispielsweise in Großbritannien 46 Prozent der Einwohner die Gruppe 0 und nur neun Prozent die Gruppe B.

Erst 1902 stellte sich nach weiteren Experimenten heraus, daß es noch eine vierte Blutgruppe gibt: die Gruppe AB, bei der die roten Blutzellen beide Antigene tragen. Heute kennt man mindestens 14 verschiedene Blutgruppensysteme.

Landsteiners Entdeckung des AB0-Systems war zwar von enormer Tragweite, aber die Anerkennung stellte sich nur langsam ein. Seine Arbeiten stießen anfangs auf so wenig Resonanz, daß andere Wissenschaftler (J. Jansky 1907 in Prag und W. Moss in Baltimore 1910) unabhängig zu denselben Schlußfolgerungen gelangten. Erst 1930 erhielt der Österreicher für seine Arbeiten den Nobelpreis.

Auch später beschäftigte sich Landsteiner weiter mit den Eigenschaften des Blutes – dieses Thema gewann zusätzlich an Bedeutung, als im Zweiten Weltkrieg Transfusionen auch auf dem Schlachtfeld durchgeführt wurden.

Der Rhesusfaktor

Im Jahr 1939 berichteten die beiden amerikanischen Wissenschaftler Philip Levine und Rufus Stetson über einen ungewöhnlichen Fall. Eine Frau hatte nach achtmonatiger Schwangerschaft eine Totgeburt gehabt. Dabei hatte sie viel Blut verloren, und man übertrug ihr das Blut ihres Mannes, der wie sie die Blutgruppe 0 hatte. Trotzdem stellten sich bei der Frau heftige Reaktionen ein. Wie Levine und Stetson zeigen konnten, ließ das Blutserum der Frau die roten Blutzellen ihres Mannes verklumpen. Als sie ihr Serum mit roten Blutzellen von 104 Spendern der Blutgruppe 0 mischten, kam es bei 80 der Proben zur Verklumpung. Daraus schlossen Levine und Stetson, den roten Blutzellen der Frau müsse ein noch unbekanntes Antigen fehlen. Gegen dieses Antigen, welches das Baby von seinem Vater geerbt hatte, waren in ihrem Blut während der Schwangerschaft Antikörper gebildet worden. Als die Frau dann das Blut ihres Mannes erhielt, griffen die Antikörper seine roten Blutzellen an, so daß sie verklumpten, was die heftigen Reaktionen zur Folge hatte, an denen sie fast gestorben wäre. Landsteiner experimentierte zur gleichen Zeit mit Bluttransfusionen von einem kleinen indischen Rhesusaffen (*Macacus rhesus*) auf Kaninchen und Meerschweinchen. Wie er feststellte, ließen die Anti-Rhesus-Antikörper, welche die Kaninchen und Meerschweinchen produzierten, nicht nur die Blutzellen des Affen verklumpen, sondern auch die Blutzellen in sechs von sieben Blutproben, die von weißen New Yorker Bürgern stammten.

UNTEN: *Landsteiners Erkenntnisse über die verschiedenen Blutgruppen retteten zahllose Menschenleben, darunter viele Soldaten im Zweiten Weltkrieg. Transfusionen wurden auch auf dem Schlachtfeld durchgeführt.*

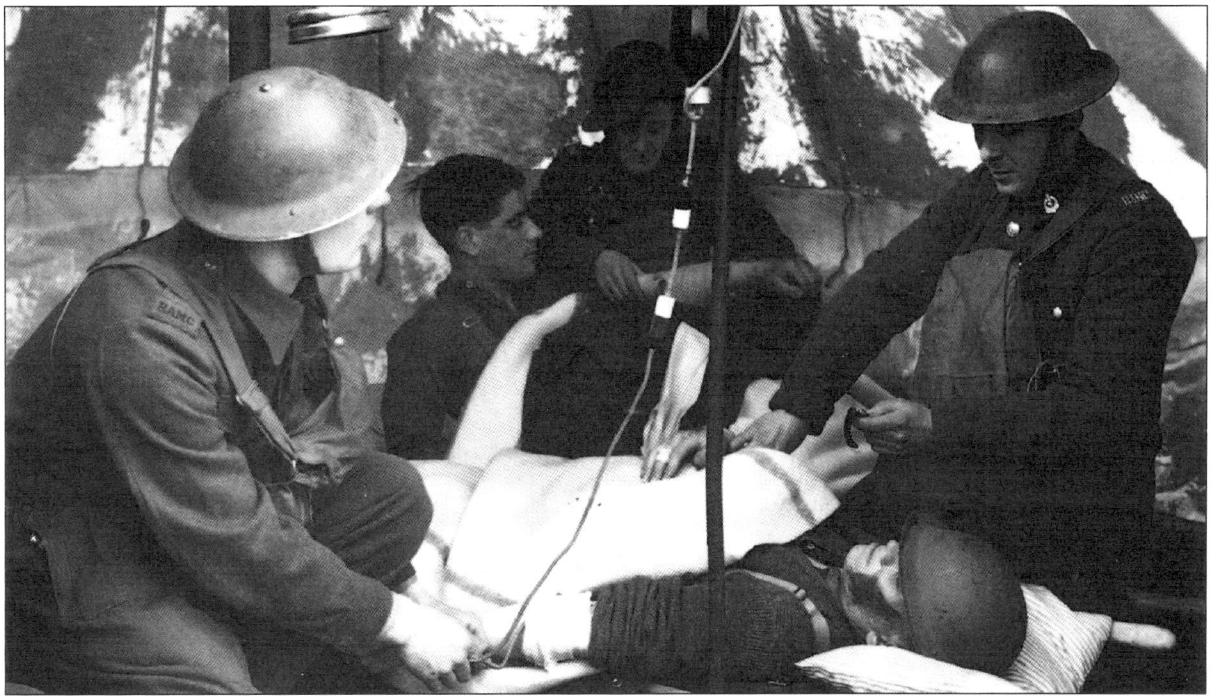

Demnach, so schloß Landsteiner, mußten die Affen und die meisten Einwohner New Yorks ein gemeinsames Antigen besitzen, das er als »Rhesusfaktor« bezeichnete. Das Blut der Affen und der betreffenden Menschen war »rhesus-positiv« (Rh+), und Blut, das nicht reagierte, war »rhesus-negativ« (Rh–). Wie andere Wissenschaftler später entdeckten, findet man Anti-Rhesus-Antikörper im Blut von Menschen, die nach einer Transfusion von scheinbar verträglichem Blut eine heftige Abwehrreaktion zeigten.

Das war eine wichtige Entdeckung, denn sie machte nicht nur Bluttransfusionen praktisch ungefährlich, sie hatte auch eine enorme Bedeutung für die Gesundheit ungeborener Kinder. Auf der Grundlage von Landsteiners Befunden entdeckten Levine und Stetson 1941, daß die Frau mit der Totgeburt Rh– war, ihr Mann dagegen Rh+. Nun untersuchte man auch andere Frauen mit Totgeburten. Viele waren ebenfalls Rh–. Wie sich außerdem herausstellte, waren die Kinder häufig an fetaler Erythroblastose gestorben, einer Blutkrankheit, von der man schon wußte, daß sie in manchen Familien häufiger vorkam, ohne daß jedoch klar war, warum. Jetzt kannte man die Ursache. Die Wissenschaftler wiesen nach, daß dies nur eine von vielen Krankheiten mit einer einzigen Ursache war: die Rhesusunverträglichkeit zwischen Mutter und Kind. Man bezeichnete solche Krankheiten fortan als »hämolytische Erkrankung des Neugeborenen«. Auf der Grundlage von Landsteiners Arbeiten konnte man Frauen nun auf das Antigen testen, und damit machte auch die Behandlung Fortschritte.

Tropenmedizin

Malaria und Schlafkrankheit

»Tod, wo ist dein Stachel? Grab, wo ist dein Sieg?«

VIELE JAHRE LANG hatte man schon vermutet, daß Insekten an der Krankheitsübertragung beteiligt sind, besonders in den Tropen. Doch erst um die Jahrhundertwende konnte man sie wirklich als Krankheitsüberträger dingfest machen. Genau herauszufinden, wie diese Tiere die Krankheiten an den Menschen weitergeben, war jedoch eine weitaus schwierigere Aufgabe.

Mücken und Malaria

Von allen Infektionskrankheiten befällt die Malaria (*mala aria* = »schlechte Luft«) die meisten Menschen. Sie war mitverantwortlich für den Niedergang großer Kulturen, zum Beispiel des alten Griechenland, des Römischen Reiches und des antiken Ceylon. Schon im 2. Jahrhundert v. Chr. schrieb der römische Gelehrte Marcus Terentius Varro, man solle die Sümpfe meiden, in denen die Mücken brüten. Doch bis in 19. Jahrhundert kannte niemand die genaue Ursache der Malaria. Dann kamen einige Ärzte auf den Gedanken, daß Mücken das Gelbfieber übertragen könnten (s. Seite 96).

Den Durchbruch brachte die Erforschung einer anderen Krankheit, der Elephantiasis, bei der Beine und Hoden stark anschwellen. Mit ihr beschäftigte sich Patrick Manson, nachdem er seit 1866 als Gesundheitsbeamter bei der chinesischen Zollbehörde in Formosa (heute Taiwan) und Amoy (heute Xiamen) tätig gewesen war. Um das Jahr 1870 hörte er, daß Timothy Lewis in Kalkutta und Joseph Bancroft in Brisbane bei Elephantiasis-Kranken einen parasitischen Fadenwurm aufgespürt hatten. Manson beschäftigte sich nun sieben Jahre lang mit der Frage, in welchem Stadium seines Lebenszyklus der Fadenwurm in die Blutgefäße des Menschen eindringen kann, um sich dann in den Lymphknoten festzusetzen und so zerstörerisch zu wirken, daß es zu den bekannten Schwellungen kommt.

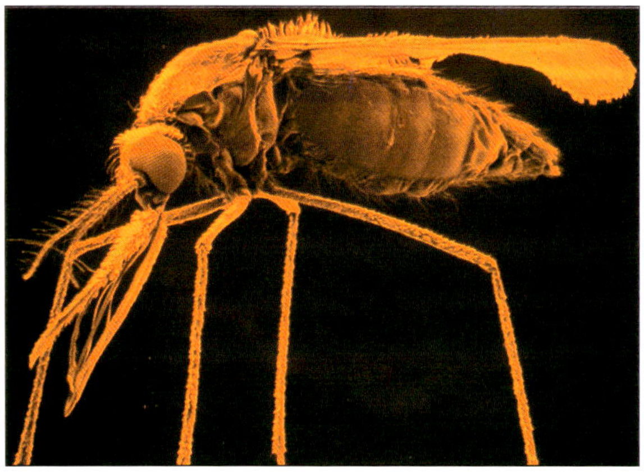

OBEN: *Der Malariaerreger wird von weiblichen Mücken der Gattung* Anopheles *übertragen. Sie tragen auf den Antennen deutlich weniger Borsten als die Männchen. Der Bauch dieses Tiers ist nach einer Mahlzeit mit menschlichem Blut angeschwollen und bietet dem Malariaparasiten* Plasmodium *ideale Wachstumsbedingungen.*

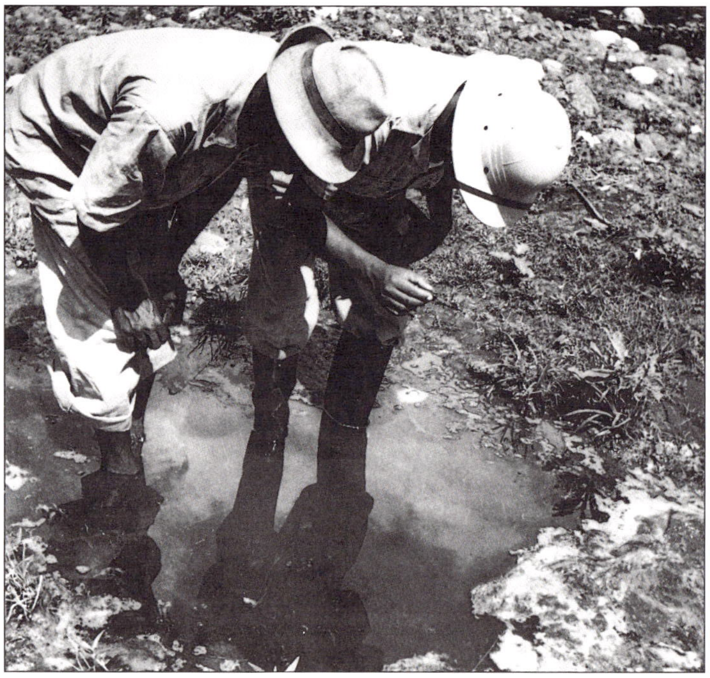

OBEN: *Gute sanitäre Verhältnisse und medizinische Vorbeugungsmaßnahmen sind die besten Mittel gegen* Anopheles-*Mücken. Im Jahr 1949 untersuchten Fachleute der UNESCO (oben) das Wasser in Pfützen und Tümpeln auf Haiti. Anschließend wurde das Wasser abgeleitet oder in Bewegung gehalten, um so den Mücken ihr Brutgebiet zu entziehen.*

Manson fragte sich, ob die Mücken der Gattung *Culex* vielleicht im Lebenszyklus des Wurms einen Zwischenwirt darstellen. Er sezierte Hunderte von Mücken und stellte fest, daß in ihrem Magen die Membranen, welche die Wurmembryonen enthielten, zerfallen waren. So wurden die Würmer frei, die sich nun durch die Magenwand des Insekts in die Brustmuskeln bohren konnten. Dann veränderten sie ihre Form, entwickelten Mund und Verdauungskanal, und bereiteten sich so auf die Übertragung auf den Menschen vor.

Manson gelangte allerdings zu dem falschen Schluß, daß die Mücken absterben würden, wenn sie im Wasser ihre Eier abgelegt hätten, und die Menschen dann mit dem Wasser die toten Mücken und die darin enthaltenen Würmer aufnahmen. Aber seine Entdeckung, daß Mücken als Zwischenwirt für Krankheitserreger dienen können, war für die zukünftige Forschung von großer Bedeutung.

»Ich kenne dieses kleine Ding«

Robert Ross wollte eigentlich nie Arzt werden; er musizierte lieber und schrieb Gedichte. Auf elterlichen Druck hin trat er dennoch 1881 in den indischen Gesundheitsdienst ein. Zu seiner eigenen Überraschung entdeckte er bei sich ein zunehmendes

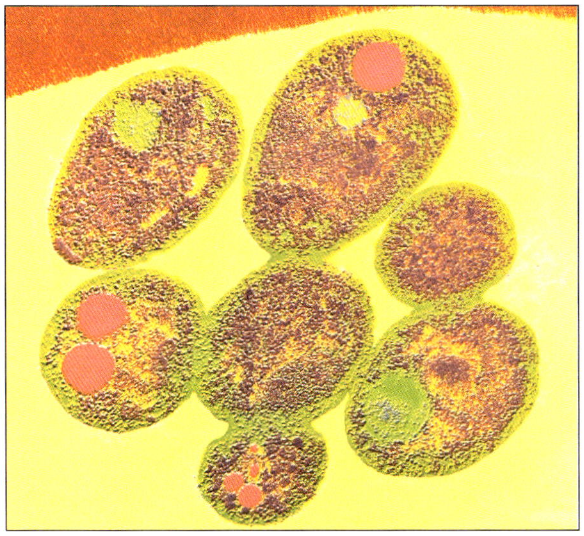

LINKS: *Plasmodium-Merozoiten sind die Ursache von Schüttelfrost, Fieber und Schweißausbrüchen bei Malaria. Wenn solche Merozoiten in rote Blutzellen gelangen, teilen sie sich, jedoch nicht unkoordiniert, sondern in Wellen, was die Abwehrkapazität des Körpers überfordert.*

Interesse an der Frage, welche Bedeutung Mücken bei der Verbreitung von Krankheiten haben, und von 1892 an konzentrierte er sich auf die Untersuchung der Malaria.

Den Malariaparasiten, einen Einzeller *(Plasmodium)*, der etwas kleiner ist als ein Bakterium, hatte der Franzose Charles Laveran 1880 bei Erkrankten entdeckt. Ross besuchte während eines Urlaubs in London 1894 Manson, der 1889 endgültig nach Großbritannien zurückgekehrt war. Manson zeigte ihm den Parasiten, und die beiden diskutierten darüber, wie er in den menschlichen Organismus gelangen könnte, und zwar vor dem Hintergrund dessen, was man über die Mücken und ihre Rolle bei der Entwicklung der Fadenwürmer wußte.

Ross ging wieder nach Indien und setzte seine Forschungen fort. Manson ermutigte ihn in einem Brief: »Sehen Sie es als heiligen Gral und sich selbst als Sir Galahad, denn seien Sie sicher, Sie sind auf der richtigen Spur.«

Am 20. August 1897 – er wurde später von Ross »Moskitotag« genannt – fand er in der Magenwand der *Anopheles*-Mücke die Oocysten, eine Zwischenform im Lebenszyklus von *Plasmodium*. Nachdem er sicher war, daß der Parasit in der Mücke vorkam, konnte er den Weg des Erregers dort weiterverfolgen: als Zygote im Magen, dann als Oocyste in der Magenwand und schließlich als reifer Sporozoit, der über den Saugrüssel des Insekts in den Menschen gelangt, wenn die Mücke sticht und vor dem Blutsaugen ihren Speichel in die Wunde spritzt.

Am »Moskitotag« schrieb Ross ein Dankgedicht: »Ich kenne dieses kleine Ding/viele Menschen sind gerettet/Tod, wo ist dein Stachel/Grab, wo ist dein Sieg?« Den Nobelpreis erhielt Ross 1902 – jedoch nicht für Literatur, sondern für seine Arbeiten über die Malaria.

Nachdem feststand, daß Mücken die Malaria übertragen, konnte man Bekämpfungsmaßnahmen in Gang setzen. Nach den bahnbrechenden Arbeiten von Colonel Gorgas (s. Seite 97) und Sir Malcolm Watson in Malaysia ging die US-Gesundheitsbehörde in den Südstaaten massiv gegen das Mückenproblem vor. Die Malariaerkrankungen sanken um 50 Prozent. Im Jahr 1927 war die Malaria in amerikanischen Städten mehr oder weniger verschwunden.

DIE SCHLAFKRANKHEIT

Die weißen Kolonialherren des 19. Jahrhunderts in Afrika waren besonders von einer Krankheit verblüfft, die sie herablassend als »Negerlethargie« oder auch als »Schlafkrankheit« bezeichneten. Die Betroffenen wurden so schläfrig, daß sie nicht einmal mehr essen konnten und häufig an opportunistischen Infektionen starben. Epidemien der Krankheit ließen ganze Bevölkerungsgruppen aussterben. Die Erschließung neuer Gebiete durch die Europäer trug offensichtlich zu ihrer Ausbreitung bei.

Nach einer besonders schweren Epidemie in Uganda setzte die britische Regierung eine Kommission ein, die die Krankheit untersuchen sollte. Unter anderen gehörte ihr der italienische Arzt Aldo Castellani an. Er entdeckte im November 1902 bei einer Obduktion in der Rückenmarkflüssigkeit eines Betroffenen unbekannte Einzeller. Im folgenden Jahr stieß Colonel David Bruce zu der Kommission. Er hatte sich zuvor mit der Naganaseuche beschäftigt, einer ähnlichen Krankheit bei Haustieren. Wie sich dabei herausgestellt hatte, wurde die Naganakrankheit von Tsetsefliegen übertragen. Die Erreger waren Einzeller, die man als Trypanosomen bezeichnete. Solche Trypanosomen wiesen Bruce und Castellani bei 70 Prozent der an Schlafkrankheit Gestorbenen in der Rückenmarkflüssigkeit nach.

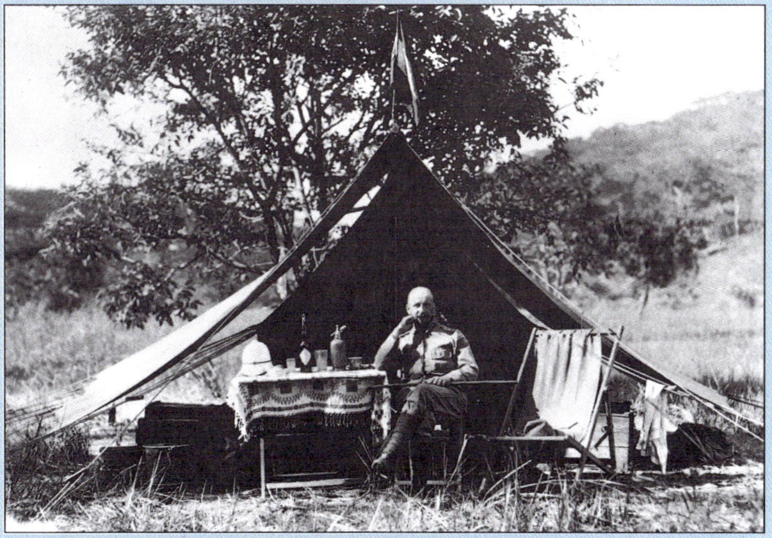

RECHTS: *Ein Teilnehmer der Bayer-Expedition nach Afrika aus dem Jahre 1921/22 sitzt vor seinem Zelt und scheint zu überlegen, wie man der Epidemie der Schlafkrankheit wohl am besten begegnet.*

Gelbfieber

»Ich werde nie seinen entsetzten Blick vergessen, als ich ihn zum letztenmal lebend sah«

IM JUNI 1900 trafen sich vier amerikanische Mediziner zum erstenmal in Havanna auf Kuba, das nach dem zwei Jahre zuvor beendeten amerikanisch-spanischen Krieg nun unter US-Verwaltung stand. Sie wollten eine Kommission gründen, die das Gelbfieber studieren sollte, jene Krankheit, an der in dieser Stadt in den vorangegangenen 50 Jahren mindestens 35 000 Menschen gestorben waren und die jetzt die amerikanischen Militärverbände dezimierte. Gelbfieber beginnt mit erhöhter Temperatur, die dann nach zwei bis drei Tagen unter den Normalwert absinkt. Die Haut nimmt einen charakteristisch gelben Farbton an – ein Zeichen dafür, daß die Leber angegriffen ist. Die Kranken leiden an Übelkeit, und in schweren Fällen kommt es durch innere Blutungen zum *vomito negro* (schwarzes Erbrechen). Dann beginnt eine Erholungsphase, aber häufig folgt schon bald eine noch stärkere Gelbsucht mit erneutem *vomito negro*. Im Urin tritt Blut auf. Ein fiebriges Koma kann zu unkontrollierten Zuckungen und zum Tode führen.

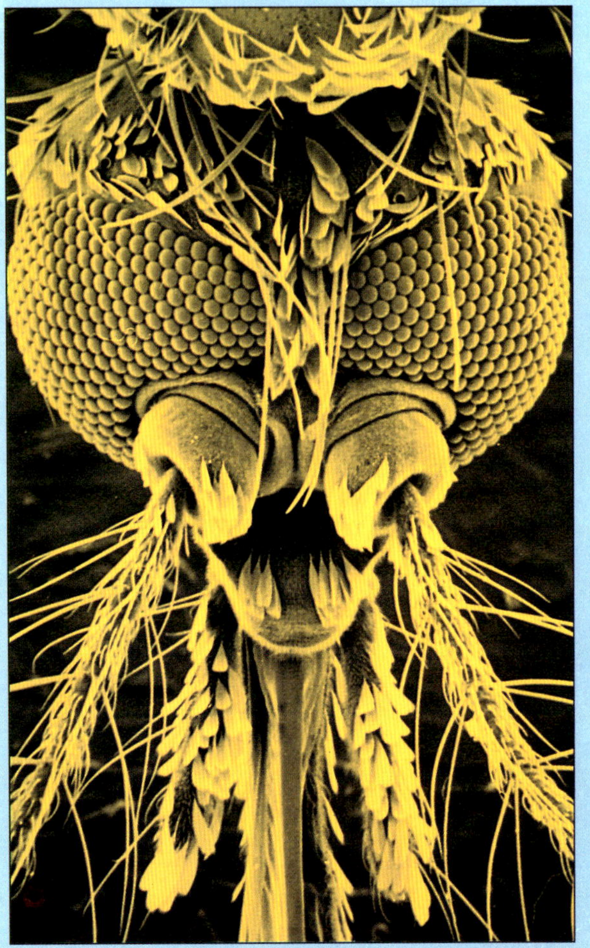

Um 1900 war das Gelbfieber in der Neuen Welt sehr verbreitet. Es war vermutlich mit den ersten Sklaven aus Afrika importiert worden. Im 17. und 18. Jahrhundert hatte die Krankheit in Nord- und Südamerika eine tödliche Spur hinterlassen: In New Orleans waren 1853 insgesamt 8101 Menschen daran gestorben, in Rio de Janeiro lag die Sterblichkeitsrate 1898 bei 94,5 Prozent. Da sie vor allem an warmen, feuchten und schmutzigen Orten auftrat, hielt man vielfach ein »Miasma« für die Ursache. Aber schon 1807 hatte Dr. John Crawford aus Baltimore (Maryland) eine Verbindung zwischen Mücken und Gelbfieber erkannt, die sich durch die Arbeiten von Manson und Ross (s. Seite 94) zu bestätigen schien.

In Havanna bemühte sich ein Arzt namens Carlos Finlay schon seit 19 Jahren um den Nachweis, daß Mücken das Gelbfieber übertragen, aber seine 104 Experimente blieben sämtlich erfolglos. Zu seiner großen Freude und Erleichterung sagten die amerikanischen Wissenschaftler James Carroll, Jesse W. Lazear, Aristides Agramonte und ihr Chef Walter Reed zu, seine Theorie zu überprüfen.

Selbstversuche

Da man keine Tiere kannte, die an Gelbfieber erkrankten, entschlossen sich die Wissenschaftler zu Selbstversuchen. Aber bevor sie damit beginnen konnten, wurde Walter Reed in die USA zurückgerufen, so daß er an den ersten Arbeiten der Gelbfieberkommission nicht teilnehmen konnte.

Mit *Aedes-aegypti*-Mücken, die Dr. Finlay gezüchtet hatte, gingen die drei anderen Wissenschaftler ans Werk. Lazear ließ einige Mücken erst einen Gelbfieberkranken und dann seinen Arm stechen. Nach quälendem Warten geschah – nichts. Carroll tat das gleiche und erkrankte nach vier Tagen schwer – als Komplikation kam ein Herzinfarkt hinzu. Aber Carroll konnte sich auch anderswo in Havanna infiziert haben, deshalb war mit seiner Erkrankung noch nichts bewiesen. Dann stellte sich ein Soldat, der noch nie mit Gelbfieber Kontakt gehabt hatte, als Freiwilliger zur Verfügung; er ließ sich von derselben Mücke stechen wie Carroll und erkrankte an leichtem Fieber – das war der erste Nachweis, daß Insekten die Krankheit weitertragen.

Lazear wurde zufällig noch einmal gestochen, als er auf einer Gelbfieberstation arbeitete, und diesmal erkrankte auch er. Anders als bei Carroll, der schließlich wieder gesund wurde, verschlechterte sich sein Zustand. Am 25. September 1900 starb er. Carroll schrieb später: »Ich werde nie seinen entsetzten Blick vergessen, als ich ihn zum letztenmal lebend sah.« Walter Reed,

LINKS: *Wie bei der malariaübertragenden* Anopheles, *ist es auch bei* Aedes aegypti *nur die weibliche Mücke, die das Gelbfieber weitergibt. Man kann das Weibchen auch auf die gleiche Weise erkennen: Es hat ebenfalls nur wenige Haare auf seinen Antennen. Dieser Kopf eines* Aedes-aegypti-*Weibchens wurde im Rasterelektronenmikroskop 45fach vergrößert. Unter den großen Komplexaugen erkennt man den Saugrüssel.*

DIE SÄUBERUNG KUBAS UND DES PANAMAKANALS

Vielleicht die überzeugendsten Maßnahmen gegen die Aedes-aegypti-Mücke führte William Gorgas, der oberste amerikanische Gesundheitsbeamte in Havanna, durch. Nach der erfolgreichen Arbeit der Gelbfieberkommission ordnete er im Februar 1901 für alle, bei denen der Verdacht auf eine Infektion bestand, Quarantäne an, um zu verhindern, daß die Mücken sie stechen und den Erreger weitertragen konnten; zusätzlich ließ er alle Brutstätten der Mücken vernichten. Im September des gleichen Jahres war das Gelbfieber in Havanna ausgerottet.

Bereits 1888 hatten die Franzosen den Plan, Atlantik und Pazifik durch einen Kanal in Panama zu verbinden, vor allem wegen des Gelbfiebers aufgegeben: In einem einzigen Monat, dem Oktober 1884, waren 654 Arbeiter an der Krankheit gestorben. Seit 1904 setzten die Amerikaner den Kanalbau fort – Leiter der medizinischen Betreuung war Gorgas. Seltsamerweise stieß Gorgas auf den entschiedenen Widerstand des Kommandanten der Kanalzone.

Als im November 1905 eine Gelbfieberepidemie ausbrach, erhielt Gorgas Handlungsfreiheit. Man installierte eine Fließwasserversorgung, und es wurden Fallen gestellt, in denen die Mücken ihre Eier ablegten, so daß man sie beseitigen konnte. Das Unterholz wurde verbrannt, alle übrigen Mücken wurden anderweitig vernichtet. Im September 1906 starb in der Kanalzone der letzte Gelbfieberkranke.

UNTEN: *Eine Ansammlung von Gelbfieberviren (Alphaviren): Sie töten Leber- und Nierenzellen und rufen überall im Körper innere Blutungen hervor – oft mit tödlichen Folgen.*

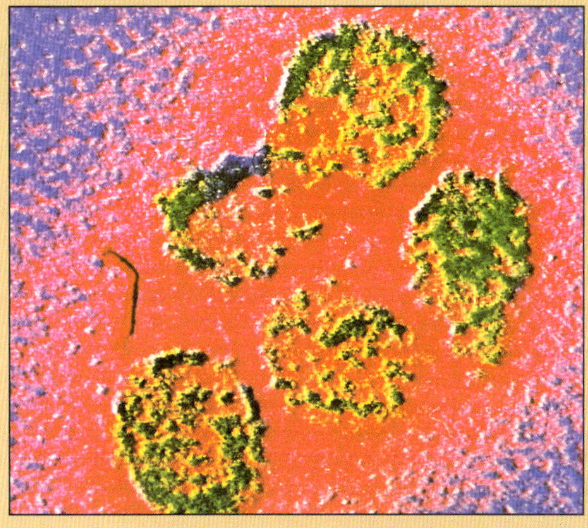

der im Oktober wieder nach Kuba kam, gestand: »Ich habe mich so geschämt, mich in einem sicheren Land aufzuhalten, während meine Mitarbeiter hier an Gelbfieber erkrankten.« Noch im gleichen Monat berichtete er bei einer Tagung der American Public Health Association über die Befunde der Gelbfieberkommission.

Unwiderlegbare Befunde

Carrolls schwere Erkrankung und das leichte Gelbfieber des Freiwilligen wurden noch nicht als ausreichender Nachweis für einen Zusammenhang zwischen der Krankheit und den Mücken anerkannt. (Lazears Krankheit und Tod galten als unzulässige Beweise.) Um Befunde zu gewinnen, die über jeden Zweifel erhaben waren, machten die Wissenschaftler ein Experiment in einsamen Lazarettzelten in einer ländlichen Gegend Kubas. Den Ort nannten sie zu Ehren ihres toten Kollegen Camp Lazear.

Die daran teilnehmenden freiwilligen Soldaten wurden in zwei Gruppen eingeteilt. Die eine wohnte zwischen Kleidung und Betten der Gelbfieberkranken – es sollte sich zeigen, ob auf diese Weise eine Ansteckung möglich ist. Die andere wurde von den Kranken sowie von Mücken und anderen Insekten isoliert. Diese Versuchspersonen wurden gezielt und kontrolliert von Mücken gestochen, die die Wissenschaftler vorher mit Kranken in Kontakt gebracht hatten. Aus der ersten Gruppe bekam niemand Gelbfieber, in der zweiten dagegen erkrankten 80 Prozent der Versuchspersonen. Alle 23 Freiwilligen überlebten. Die Wissenschaftler stellten fest, daß die Mücken die Krankheit erst »ausbrüten« müssen, bevor sie sie übertragen können. Die Experimente von Dr. Finlay hatten nicht geklappt, weil er nicht lange genug gewartet hatte. Im Jahr 1901 entdeckte Carroll, daß der Gelbfiebererreger zu einer Gruppe von Mikroben gehört, die man gerade erst entdeckt hatte: den Viren (s. Seite 108).

UNTEN: *Drei Schwestern einer Gelbfieberklinik des US Marine Hospital Service in ihrer Freizeit vor einem der Versorgungszelte. Photographie aus dem Jahr 1898.*

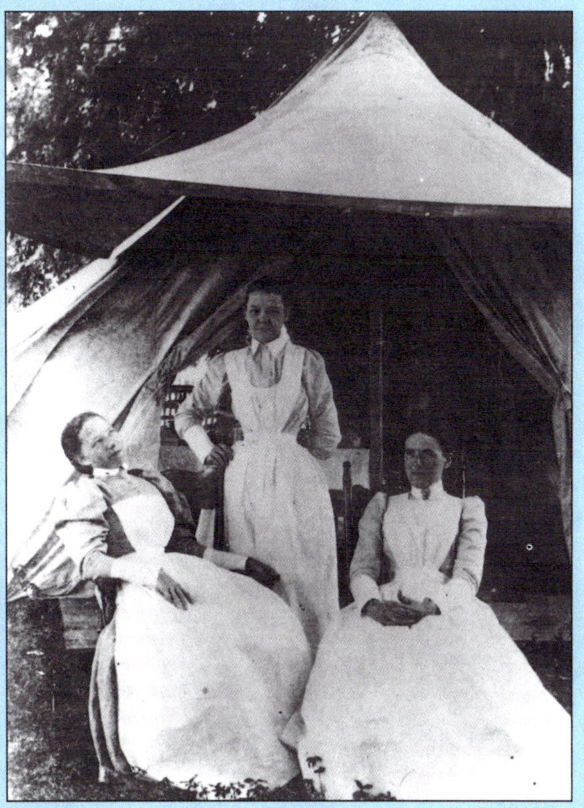

Bögen und Impulse

Entdeckungen der Neurologie

Froschherzen und Egelmuskeln – die Entdeckung der Neurotransmitter

ENDE DES 19. JAHRHUNDERTS hatte man viele Funktionen des Gehirns und des Rückenmarks aufgeklärt. Bereits 1766 hatte der Schweizer Biologe Albrecht von Haller gezeigt, daß manche Nerven Impulse vom Zentralnervensystem zu den Muskeln tragen und sie so zur Tätigkeit anregen, während andere sensorische Impulse vom Körper ins Gehirn übermitteln. Das Gehirn und nicht der jeweilige Körperteil »fühlt« also die Empfindungen. 70 Jahre später zeigte der britische Arzt Marshall Hall, daß Reflexe auch dann noch vorhanden sind, wenn das Rückenmark vom Gehirn getrennt wird. Aber wie das Nervensystem als Ganzes funktioniert, konnten diese und andere Wissenschaftler nicht umfassend erklären.

»Der Philosoph des Nervensystems«

Von 1891 an interessierte sich der Brite Charles Scott Sherrington (1857–1952) für die Rückenmarksreflexe, die Tätigkeiten wie Niesen, Husten und das Zurückzucken bei Schmerz steuern. Er arbeitete an der Universität London und unternahm dort zahlreiche Tierversuche; dabei entwirrte und identifizierte er die Nerven, die zu Rückenmark und Gehirnstamm führen bzw. von ihm ausgehen.

Dann schaltete er bei mehreren Tieren die Gehirnfunktion aus, indem er den oberen Teil des Gehirns entfernte, so daß nur

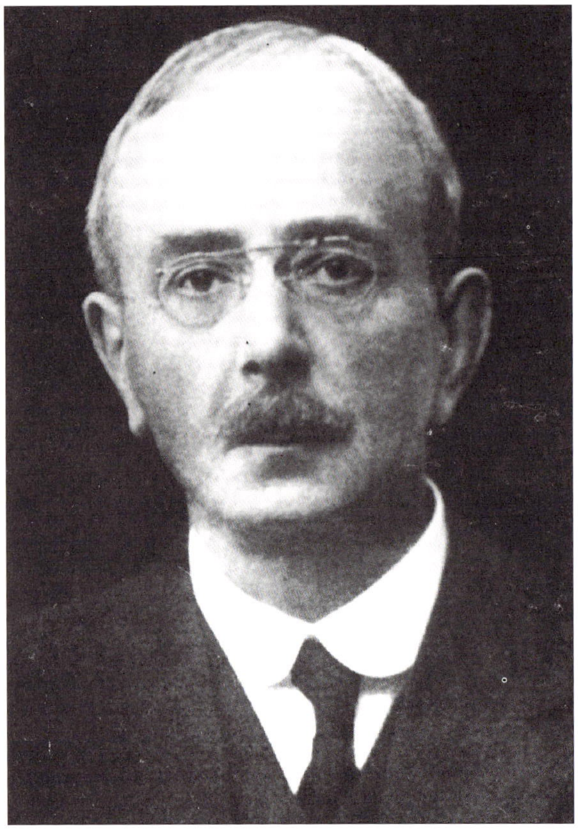

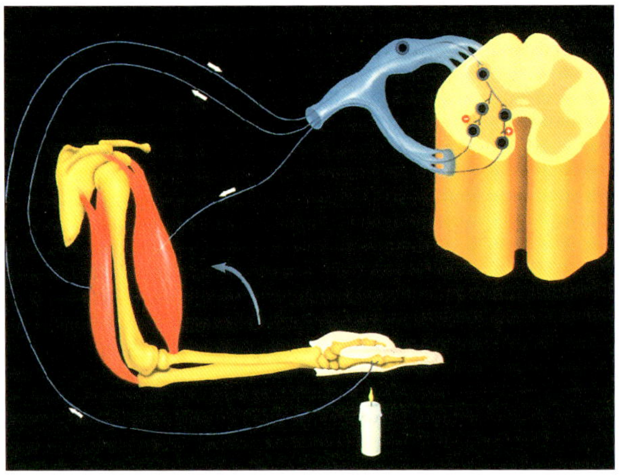

OBEN: *Der Reflexbogen: Ein durch die Kerze ausgelöster Schmerzimpuls läuft von der Hand über sensorische Nerven unmittelbar zu den motorischen Nerven im Rückenmark; diese wiederum steuern die Muskeln.*

der Hirnstamm und das Rückenmark übrig waren. Mit diesen »hirnlosen Kreaturen« experimentierte er, um die Tätigkeit des Zentralnervensystems ohne den Einfluß des Gehirns zu studieren. Dabei konnte Sherrington den Reflexbogen nachweisen, den Weg, auf dem sensorische Signale gesammelt werden und durch das Zentralnervensystem laufen, das dann Entscheidungen trifft und die entsprechenden Muskeln an- und abschaltet.

Sherrington bemerkte auch, daß die Reflexbögen nicht unabhängig arbeiten. Vielmehr wirken Tausende von ihnen in einem koordinierten »System der Systeme« zusammen. Sensorische Signale haben vielleicht ein bestimmtes Ziel, aber sobald sie ins Zentralnervensystem gelangen, können sie mit anderen Reizen verknüpft werden. Den Nerv, der zu einem Muskel führt, können viele Reflexbögen benutzen – Sherrington nannte das den »gemeinsamen Weg«. Die Aktivität eines solchen Nervs ist die Summe der Signale aus mehreren Quellen.

Seine ersten Entdeckungen, aufgrund derer ein Wissenschaftler ihn als »Philosophen des Nervensystems« bezeichnete, veröffentlichte Sherrington 1906 in seinem Buch *The Integrative Action of the Nervous System*, das zu einem Standardwerk der Neurophysiologie wurde.

Übertragung von Nervenimpulsen

Sherrington hätte nicht zu solchen Schlußfolgerungen gelangen können, wenn er nicht (früher als viele andere) die Theorie der Neuronen für richtig gehalten hätte, die der spanische Histologe Santiago Ramón y Cajal entwickelt hatte. Danach verzweigen sich die Nervenzellen. Die Äste verschiedener Zellen stehen untereinander in Verbindung. Die Verknüpfungspunkte bezeichnete

LINKS: *Sir Charles Sherrington; er wies mit einer Vielzahl von Experimenten die Existenz der Reflexbögen nach.*

Sherrington als »Synapsen«. Nach den Worten des Briten löste Cajal »mit einem Schlag die große Frage nach der Richtung der Nervenimpulse«. Für diese und andere Untersuchungen erhielt Cajal 1906 den Nobelpreis.

Unbeantwortet blieb zunächst die Frage, wie die Nervenströme über die Synapsen hinweg von einer Nervenzelle zur nächsten übertragen werden. Henry Hallett Dale isolierte 1914 in Großbritannien eine Verbindung namens Acetylcholin aus dem Mutterkornpilz. Wie er später feststellte, erzeugt Acetylcholin an bestimmten Nervenenden eines Muskels eine Reaktion des Muskels selbst. Der deutsche Wissenschaftler Otto Loewi entdeckte, daß eine ähnliche Substanz, die vom Vagusnerv abgegeben wird, auf das Herz eines Frosches wirkt. Dale und H. W. Dudley fanden 1929 heraus, daß Acetylcholin auch natürlicherweise in Tieren vorkommt: Sie zerkleinerten 24 Pferdemilzen und gewannen daraus einen Extrakt mit 334 Milligramm der Substanz. In einer weiteren Versuchsreihe preßte Dale eine Lösung durch das Gewebe eines Muskels, in dem ein motorischer Nerv elektrisch gereizt wurde. Die gleiche Lösung führte bei dem Muskel eines Egels zu einer Reaktion, als wenn er mit Acetylcholin in Kontakt gekommen wäre. Offensichtlich schieden also motorische Nerven diese Substanz als Reaktion auf elektrische Reize aus. Wie sich in späteren Experimenten herausstellte, ist Acetylcholin die chemische Verbindung, mit der die Nerven auf die Muskeln einwirken – der erste Neurotransmitter war nachgewiesen.

Aber wenn Nervenimpulse chemisch übertragen wurden, mußte ihre Wirkung dann nicht stetig sein statt kurz und vorübergehend, wie der Begriff »Impuls« sagte? Loewi stand zunächst vor einem Rätsel, doch dann las er den Artikel, in dem Dale feststellte, daß Acetylcholin vermutlich von einem Enzym abgebaut werde. Nach einem solchen Enzym suchte Loewi, und 1926 entdeckte er zusammen mit einem Kollegen im Froschherzen die Cholinesterase – die Ausschüttung von Acetylcholin läßt Nervenimpulse entstehen, Cholinesterase verhindert einen Dauerimpuls. Für ihre einander ergänzenden Entdeckungen erhielten Loewi und Dale 1936 gemeinsam den Nobelpreis.

Alles oder nichts

Die Wissenschaftler nahmen zunächst theoretisch an, daß die elektrische Aktivität einer Nervenfaser sich in ihrer Stärke nicht ändert: Sie ist entweder vorhanden oder nicht. Aber diese Alles-oder-nichts-Theorie ließ sich erst überprüfen, als man zum erstenmal die Tätigkeit einer Nervenfaser messen konnte. Das wurde erst möglich, als elektrische Verstärker zur Verfügung standen, mit denen sich wenige Millivolt nachweisen ließen.

Der Brite Edgar Adrian (1889–1977) entwickelte einen solchen Verstärker und eine Methode, mit der die winzigen elektrischen Unterschiede sichtbar wurden: einen besonderen Oszillographen, dessen Bild auf einem fortlaufenden Filmstreifen aufgezeichnet wurde. Zusammen mit Detlev W. Bronk verbrachte er viele Stunden damit, die Nerven kleiner Tiere zu zerlegen und daraus einzelne Nervenfasern zu gewinnen. Dann koppelten sie ein intaktes Nervenstück an den Verstärker und zeichneten die Impulse einer einzelnen Faser auf.

Bei diesen Experimenten zeigte sich, daß die Alles-oder-nichts-Theorie tatsächlich stimmte, daß ein stärkerer Reiz mehr Nervenfasern aktiv werden läßt, so daß mehr Muskelzellen angeregt werden – bis sich der Muskel zusammenzieht.

Wie Adrian nach 1920 außerdem herausfand, können sich Nerven an Reize anpassen: Zunächst reagieren sie, dann klingt die Reaktion ab, auch wenn der Reiz noch vorhanden ist. Auf diese Weise können wir unsere Umwelt wahrnehmen, ohne in jeder Sekunde unseres Lebens von Millionen Signalen überschwemmt zu werden. Adrian erhielt 1932 zusammen mit Sherrington den Nobelpreis für die Arbeiten zur Beschreibung des Nervensystems.

UNTEN: *Die graue Substanz der Großhirnrinde in einer Rasterelektronenmikroskopaufnahme. Die Nervenzellen sind gelbgrün. Außerdem erkennt man Nervenfasern und sensorische Rezeptoren.*

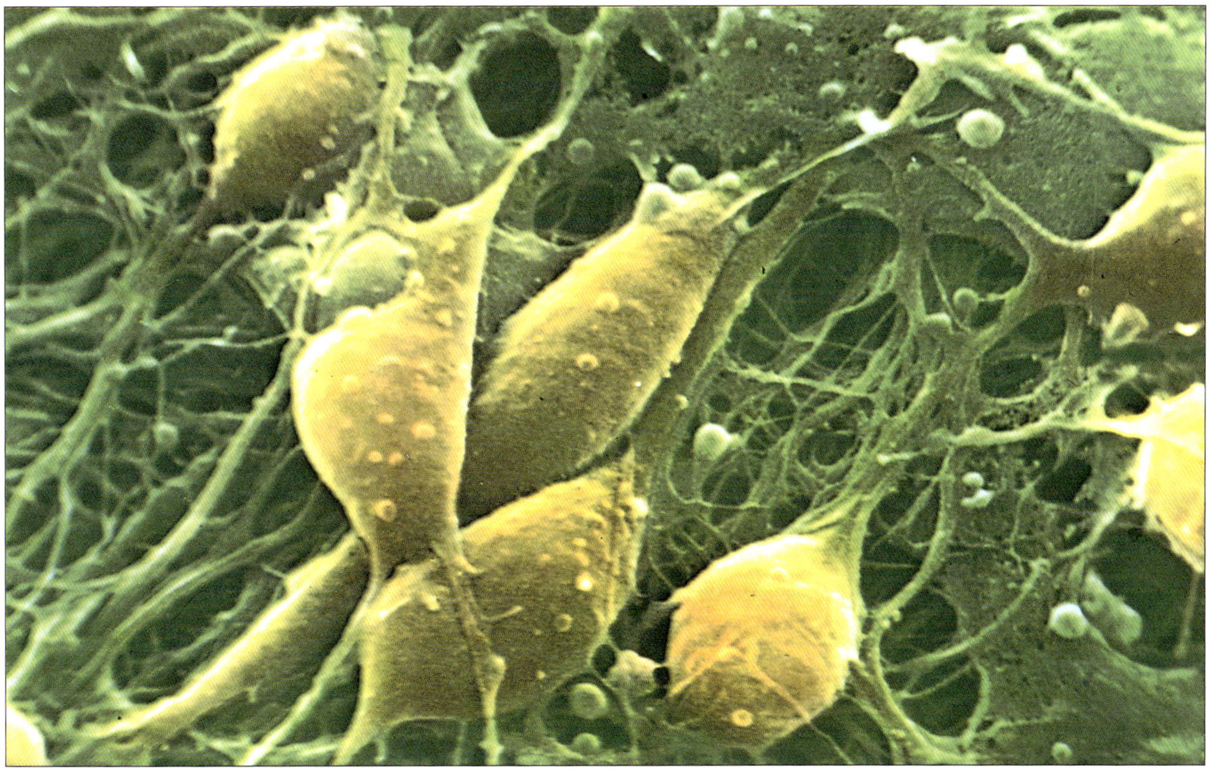

Syphilis

Bis 1910 bedeutete »eine Nacht mit Venus ein Leben mit Quecksilber«

IM JAHR 1494 mußte die von Pocken geschwächte Armee Karls VIII. von Frankreich die Belagerung von Neapel beenden und sich auflösen. Die heimkehrenden Soldaten sorgten für die erste Syphilisepidemie in Europa. Ihren Namen erhielt die Krankheit 1530, als der Humanist Fracastoro das Gedicht *Syphilis sive de morto gallico* veröffentlichte, in dem der Hirte Syphilis den Gott Apollon beleidigt und dafür mit der Erkrankung bestraft wird.

Es gibt verschiedene Theorien darüber, wie die Syphilis nach Europa kam. Eine besagt, die Seeleute des Kolumbus (und vielleicht auch er selbst) hätten sie aus Amerika eingeschleppt. Nach einer anderen Theorie gab es sie bereits früher in der »Verkleidung« einer bekannten Krankheit (z. B. Lepra), die dann 1493/94 eine besonders aggressive Form annahm. Aber da der Erreger *Treponema pallidum* aus der Gruppe der Spirochäten in den Tropen auch Frambösie, endemische Syphilis und Pinta hervorruft, muß es sich nach einer neueren Theorie um die gleiche Krankheit handeln, die sich nur gemäßigten Klimaverhältnissen angepaßt hat.

Die erste Epidemie verbreitete sich schnell, verursachte schreckliche Entstellungen und war für viele Betroffene schon in einem frühen Stadium tödlich. Nach und nach entstand jedoch eine chronische Form, die nach dem ersten Geschwür an den Geschlechtsorganen und dem wenig später auftretenden Ausschlag bis zu 25 Jahre lang ruhen kann. Dann erst kommt es zu schweren Herzschäden, zu Defekten des Rückenmarks mit nachfolgender Lähmung oder zu einem Krankheitszustand mit Persönlichkeitsveränderungen und Wahnvorstellungen, den man als progressive Paralyse bezeichnet. Zu manchen Zeiten litten an diesem Zustand bis zu zehn Prozent der Insassen von Heimen für Geisteskranke.

In der Renaissance gab es berühmte syphiliskranke Herrscher: Karl VIII., Franz I., Heinrich VIII. und Iwan der Schreckliche, der sich vermutlich im letzten Krankheitsstadium befand, als er 3000 seiner Gegner abschlachten ließ. Betroffen waren auch Künstler wie Dürer und Cellini, und der große Humanist Desiderius Erasmus bemerkte zynisch, ein Adliger ohne Syphilis sei entweder nicht sehr adlig oder kein richtiger Mann. Die Liste berühmter Syphilisopfer wurde mit der Zeit immer länger: Kardinal Richelieu, Peter der Große, Katharina die Große, Goya, Keats, Schubert, Nietzsche, Lord Randolph Churchill, Gauguin, Maupassant, Oscar Wilde und Emil von Behring.

Die Krankheit wird eingegrenzt

Die Syphilis wurde oft mit Gonorrhöe (Tripper) verwechselt. Im Jahr 1767 entschloß sich der britische Chirurg John Hunter (s. Seite 41) zu einem Selbstversuch, um die Frage zu entscheiden. Er infizierte sich mit Eiter von einem Patienten, der bekanntermaßen Tripper hatte, und wartete auf die Symptome. Doch der Patient litt auch an latenter Syphilis. Als Hunter die Symptome beider Krankheiten bekam, behauptete er, sie seien identisch. Parallel zur vermehrten Ausbreitung der Syphilis wurden auch viele Quacksalberarzneien angeboten. Schon bei der ersten Epidemie erkannte man die Wirksamkeit der quecksilberhaltigen Salbe *unguentum Saracenicum.* 400 Jahre lang blieb Quecksilber die einzig verläßliche Behandlungsmethode. Man sagte: »Eine Nacht mit Venus bedeutet ein Leben mit Quecksilber«. Doch Quecksilber ist giftig: Wer es einnahm, litt an Haar- und Zahnausfall, Magenschmerzen und Geschwüren im Mund. Vielen Menschen war der Schrecken der Syphilis lieber als eine derartige Behandlung.

Erst 1879 wies der deutsche Bakteriologe Albert Neisser die Gonokokken nach; von da ab war man sich einig, daß Tripper und Syphilis zwei verschiedene Krankheiten sind. Im Jahr 1905 identifizierten Fritz Schaudinn und Erich Hoffmann das korkenzieherförmige *Treponema pallidum.* Im folgenden Jahr entwickelte August von Wassermann einen Test, mit dem man die symptomlose Syphilis nachweisen konnte.

Die Suche nach der magischen Kugel

Im Jahr 1908 erhielten Paul Ehrlich und Elie Metschnikoff für ihre Forschungen über Immunität den Nobelpreis. Jahrelang hatte Ehrlich nach chemischen Verbindungen gesucht, die einzelne Krankheiten zielsicher würden beseitigen können, genau wie die körpereigenen Antikörper, die Ehrlich als »magische Kugeln« bezeichnete, weil sie auf die eingedrungenen Bakterien zielen.

In Deutschland hatte man seit der Mitte des 19. Jahrhunderts große Fortschritte bei der Entwicklung synthetischer Farbstoffe

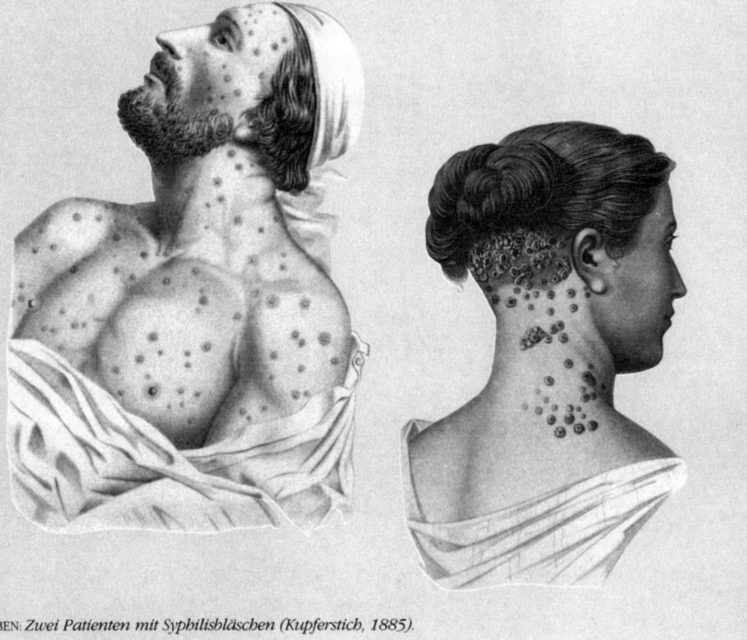

OBEN: *Zwei Patienten mit Syphilisbläschen (Kupferstich, 1885).*

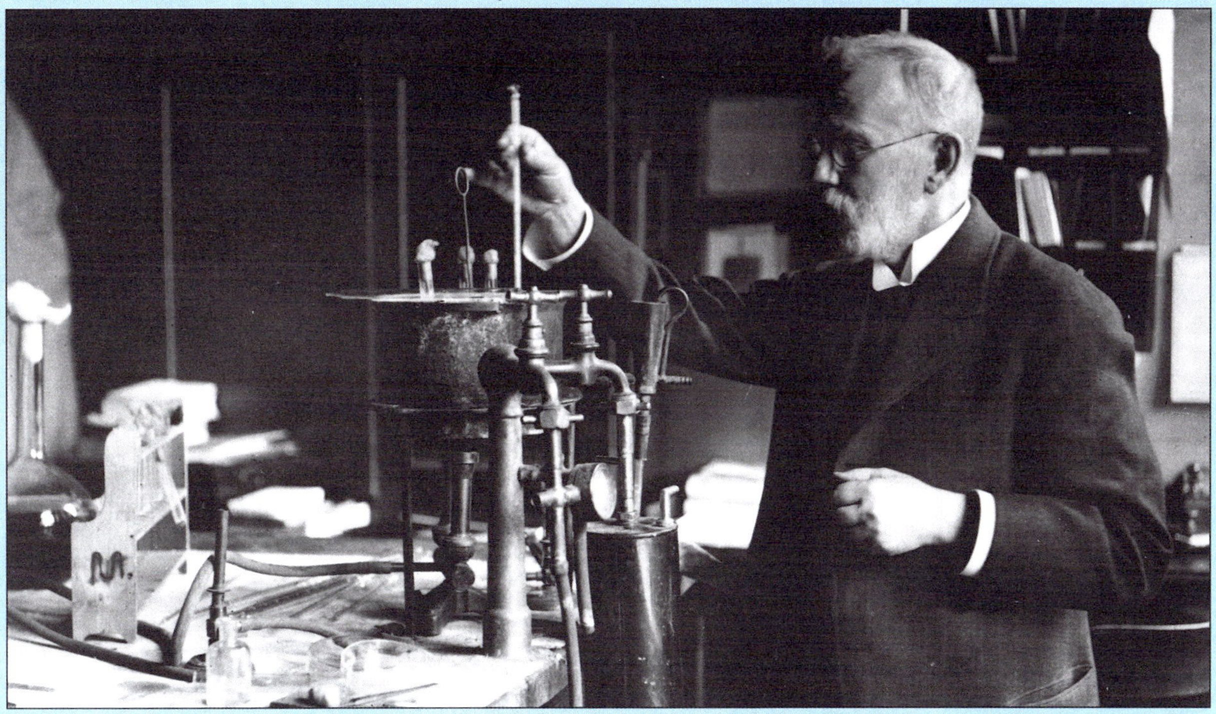

OBEN: *Paul Ehrlich, der Entdecker der »magischen Kugel« Salvarsan, in seinem Labor. Photographie aus der Zeit um 1900.*

gemacht, und Ehrlich glaubte, manche dieser Substanzen könnten auch Mikroorganismen selektiv zerstören. Er probierte arsenhaltige Verbindungen aus. Eine davon – er nannte sie »606«, weil es sein 606. Experiment war – tötete tatsächlich die Syphiliserreger. Am 19. April 1910 berichtete er beim Kongreß für Innere Medizin in Wiesbaden über seine Ergebnisse.

Anfangs war das Medikament, das bald auf den Namen »Salvarsan« getauft wurde, sehr knapp. Ärzte aus der ganzen Welt kamen in Ehrlichs Frankfurter Labor, um etwas davon zu erhalten. Zunächst empfahl Ehrlich die intramuskuläre Injektion, aber dann gab es Berichte über Todesfälle durch unachtsame Handhabung. Seit Oktober 1910 empfahl er dann, man solle das Medikament nur noch intravenös spritzen.

Bis 1914 war es durch die Salvarsanbehandlung zu 104 Todesfällen gekommen; das waren wesentlich weniger als bei der Verwendung von Quecksilberpräparaten. Kurz darauf entwickelte Ehrlich eine besser lösliche Form des Medikaments, das »Neosalvarsan«. Inzwischen hatten fragwürdige Moralapostel eine Kampagne gegen das Medikament inszeniert: Durch die Heilung der Syphilis, so behaupteten sie, verlören die Menschen die Angst vor unerlaubtem Geschlechtsverkehr. Ehrlich starb 1915, erschöpft von der Arbeit und der vielfältigen Kritik.

Als der Erste Weltkrieg näherrückte, fürchteten die Ärzte in Amerika genau wie beim Aspirin (s. Seite 49), die Versorgung mit dem in Deutschland hergestellten Salvarsan könne unterbrochen werden. Außerdem waren sie entsetzt über den starken Preisanstieg – von 3,50 auf 35 Dollar für eine Dosis –, der die Programme zur Behandlung von Patienten aus der Unterschicht gefährdete. Im Oktober 1917 hob der US-Kongreß mit dem »Trading with the Enemy Act« die deutschen Patente auf. Nun produzierten amerikanische Hersteller ein Salvarsan-ähnliches Präparat namens Arsphenamine. Bei allem Nutzen für die Syphilisbehandlung war Salvarsan allerdings kein besonders gutes Medikament: Bevor man von Heilung sprechen konnte, waren viele schmerzhafte Injektionen erforderlich. Erst durch die Einführung des Penicillins (s. Seite 136) verlangsamte sich die Ausbreitung der Syphilis.

UNTEN: *Dieses französische Plakat von 1930, das vor den Gefahren der Syphilis warnt, erinnert an die Anti-AIDS-Kampagnen unserer Tage.*

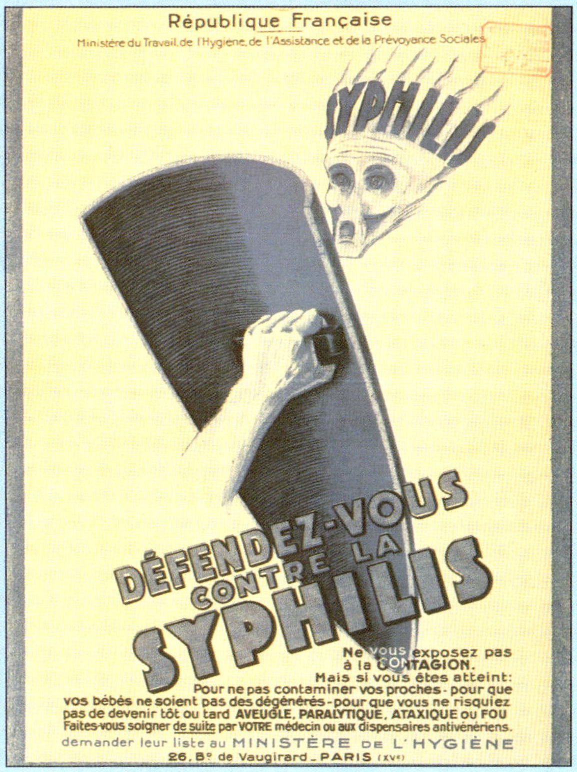

Das endokrine System

Die Entdeckung der Hormone

Hodenpulver verhilft zur Erkenntnis des chemischen Wechselspiels

IM JAHRE 1893 begab sich der Wissenschaftler George Oliver zum Londoner University College, um sich mit dem Physiologen Edward A. Schäfer (der nach dem Ersten Weltkrieg Sharpey-Schaefer hieß) zu treffen. Schäfer war gerade dabei, den Blutdruck eines Hundes zu messen, und die Unterbrechung störte ihn. Als er fertig war, bat Oliver ihn, die Messung zu wiederholen und dem Hund zuvor einen Nebennierenextrakt zu injizieren, den er mitgebracht hatte. Diesmal überstieg der Blutdruck fast den Meßbereich des Instruments.

Die beiden Wissenschaftler untersuchten daraufhin die Eigenschaften des Extrakts, doch sie konnten den aktiven Bestandteil nicht isolieren: das Adrenalin (in den USA Epinephrin genannt). Das gelang Jôkichi Takamine und Thomas Bell Aldrich unabhängig voneinander im Jahr 1901. Drei Jahre später stellte Friedrich Stolz Adrenalin synthetisch her. Adrenalin war damit das erste künstlich produzierte Hormon, doch diesen Begriff gab es damals noch nicht.

Am 16. Januar 1902 führten William Maddock Bayliss und sein Schwager Ernest Henry Starling bei einem Hund Salzsäure in den Zwölffingerdarm ein, der mit dem übrigen Körper nur über die Blutgefäße verbunden war. Als Reaktion produzierte die Bauchspeicheldrüse Pankreassaft. Die beiden Wissenschaftler schlossen daraus, daß der Zwölffingerdarm eine Substanz produzieren müsse, die über das Blut weitergetragen wird und den Pankreas anregt. Diese Substanz nannten sie »Sekretin«. »Es war«, so ihr Kollege Charles Martin, »ein großartiger Nachmittag.«

Ein ganz neues Wissenschaftsgebiet eröffnete sich: Die Erforschung chemischer Botenstoffe, die von einem Organ (vor allem einer »endokrinen« d. h. nicht mit einem Ausführungsgang versehenen Drüse) über das Blut zu anderen Körperteilen wandern. Diese Botenstoffe steuern verschiedene Organsysteme – eine ähnliche Vorstellung hatte Claude Bernard mit dem Begriff »innere Umgebung« umschrieben (s. Seite 64). Nun mußte man für die neuen Substanzen noch einen Namen finden; die beiden Forscher aus Cambridge schlugen vor, sie als Hormone zu bezeichnen, nach dem griechischem *hormao,* das soviel wie »anregen« oder »veranlassen« bedeutet. Starling benutzte den Begriff 1905 zum erstenmal.

Hypophyse und Schilddrüse

Henry Hallett Dale (s. Seite 99) stellte 1909 aus dem hinteren Lappen der Hirnanhangdrüse (Hypophyse) einen Extrakt her,

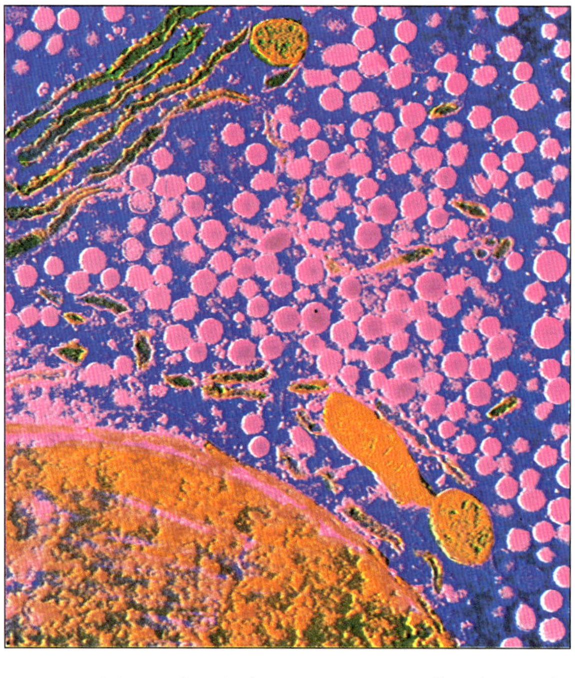

OBEN: *Der Teil der Hypophyse, der die Hormone ausscheidet (dunkelrosa Punkte) in einer Falschfarben-Elektronenmikroskopaufnahme. Die hier gebildeten Hormone steuern die Produktion der Geschlechtshormone in den Fortpflanzungsorganen.*

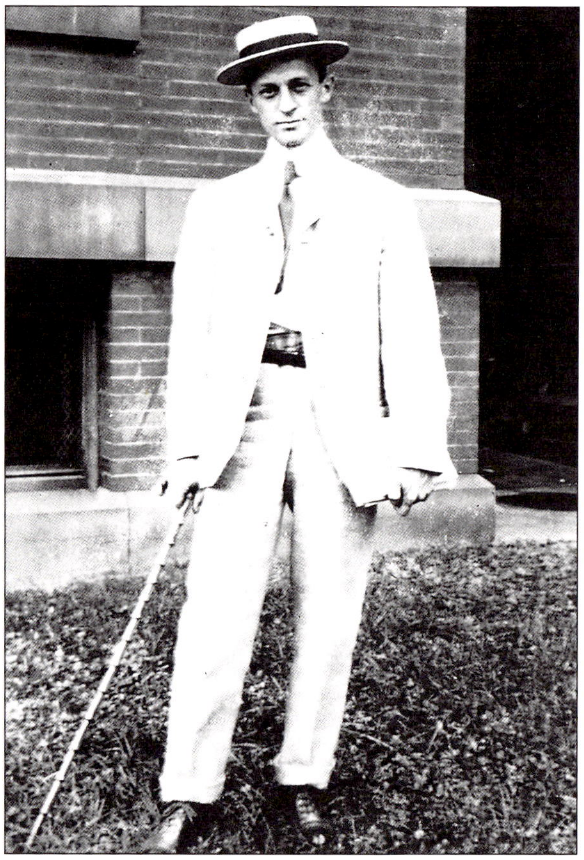

RECHTS: *Der amerikanische Neurochirurg Dr. Harvey Cushing entschlüsselte die Geheimnisse der Hypophyse. Nach ihm ist auch das Cushing-Syndrom benannt, bei dem Fettleibigkeit, starke Behaarung und rote Streifen auf der Haut auftreten.*

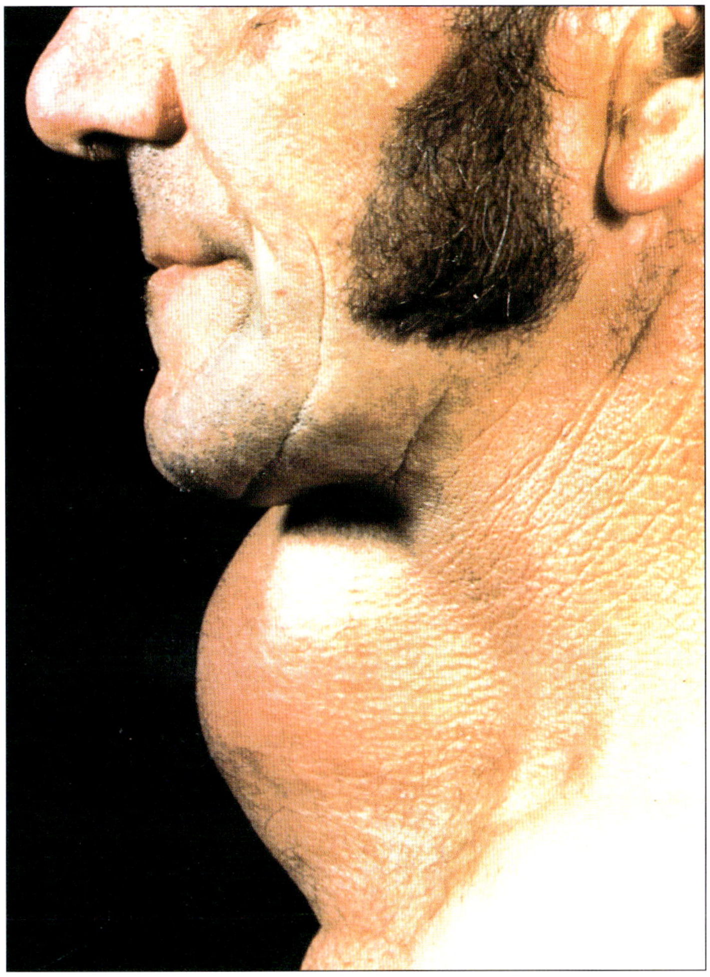

OBEN: *Bei der Basedow-Krankheit (Graves-Krankheit) führt eine Schilddrüsenvergrößerung (Kropf) zu einer Überproduktion der Schilddrüsenhormone. Weitere Symptome: vorstehende Augen, schneller Puls, Angstzustände.*

dessen aktiver Bestandteil, das Oxytocin, bei der Entbindung die Kontraktionen der Gebärmutter steuert (s. Seite 150). Noch weit mehr sollte aber ein anderer Wissenschaftler zur Erklärung der Funktion der Hypophyse beitragen: der bekannte Neurochirurg Harvey Cushing aus Baltimore.

Cushing wußte, daß die Hypophyse das Wachstumshormon ausschüttet. Auch die Folgen einer zu hohen oder zu niedrigen Aktivität der Drüse waren ihm genau bekannt. Noch sollten einige Jahre vergehen, bis die sechs anderen Hypophysenhormone identifiziert wurden. Aber Cushing bemerkte als erster, daß alle Teile des endokrinen Systems in Verbindung stehen und daß die Hypophyse »der Dirigent des endokrinen Orchesters« ist.

Patienten mit einer Unterfunktion der Schilddrüse (Myxödem) hatte man schon seit etwa 1890 Schilddrüsenextrakte von Schafen verabreicht – und das mit einem gewissen Erfolg. Edward Kendall, ein junger Biochemiker der Mayo Clinic in Rochester (Minnesota), war sich jedoch sicher, daß man einen noch reineren, wirkungsvolleren Extrakt herstellen konnte. Er ging 1910 an die Arbeit, doch erst am Weihnachtstag 1914 gelang es ihm, das Hormon zu reinigen, das später »Thyroxin« genannt wurde.

Die Herstellung von Thyroxinkristallen war schwierig: Man brauchte ungefähr 2700 kg Schweineschilddrüsen, um daraus 33 Gramm des Hormons zu gewinnen.

Geschlechtshormone

Der Zoologe Edgar Allen berichtete im März 1923 seinem Freund, dem Biochemiker Edward Doisy, mit welchen Experimenten er sich gerade beschäftigte: Wenn er Mäusen die Eierstöcke entfernte und ihnen dann Flüssigkeit aus den Follikeln von Schweineeierstöcken injizierte, wurden die Tiere paarungsbereit. Die Flüssigkeit, so schlußfolgerte er, mußte also ein weibliches Hormon enthalten.

Gemeinsam stellten Allen und Doisy konzentrierte Extrakte der Flüssigkeit her, doch es war schwierig, ausreichende Mengen davon zu gewinnen. Dann hörten sie von der Entdeckung der Berliner Gynäkologen Selmar Aschheim und Bernhard Zondek: Die beiden suchten nach einem einfachen Schwangerschaftstest und hatten den Urin von Patientinnen nicht geschlechtsreifen Labormäusen oder -ratten injiziert. War die Frau nicht schwanger, zeigten die Tiere auch keine Reaktion. Lag jedoch eine Schwangerschaft vor, wurden die Tiere paarungsbereit. Im Urin schwangerer Frauen mußte es also ein weibliches Hormon geben.

Im Herbst 1929 berichteten Allen und Doisy über die Isolierung des weiblichen Geschlechtshormons Östron. Bis 1933 hatte man zwei weitere derartige Substanzen entdeckt, das Östriol und das Östradiol (alle drei gehören neben anderen zur Familie der Östrogene). Ein Jahr später isolierte man aus dem Gelbkörper *(corpus luteum)*, der nach dem Eisprung zurückbleibt, ein völlig anderes Hormon, das Progesteron.

Der deutsche Biochemiker Adolf Butenandt gewann 1931 aus 25 000 Litern männlichen Urins ein paar winzige Kristalle eines Hormons, das er »Androsteron« nannte. Vier Jahre später gelang es einem Forschungsteam in Amsterdam unter Leitung von Ernst Laqueur, das reine Hormon aus aufgearbeiteten Stierhoden zu gewinnen; sie nannten es »Testosteron«.

DIE VERJÜNGUNG DES DR. BROWN-SÉQUARD

Im Jahr 1889 ging bei einem Vortrag des 72jährigen Dr. Charles Brown-Séquard vor der französischen Akademie der Wissenschaften ein Raunen durch die hochrangige Zuhörerschaft.

Ein Jahr zuvor hatte er damit begonnen, sich eine Mischung aus Blut, Sperma und pulverisierten Hunde- und Meerschweinchenhoden zu spritzen. Brown-Séquard beschrieb, wie sehr er in den vergangenen zwölf Jahren zuvor körperlich abgebaut hatte. Aber:

»Am ... dritten Tag nachdem ich mit den Injektionen begonnen hatte ... war zumindest meine frühere Vitalität zurückgekehrt ... Ich kann jetzt ohne Mühe Treppen hinauf- und hinunterlaufen ...«

Schon wenige Wochen nach Brown-Séquards Bericht verschrieben viele Ärzte alternden Männern Hodenextrakte, und eine Vielzahl von Patentarzneien überschwemmte den Markt.

Zwar wurde Brown-Séquards Theorie schließlich widerlegt, aber seine Experimente waren für die Medizin von Bedeutung. Sie führten zu stärkerem Interesse an den Substanzen, die man später als Hormone bezeichnete; sie waren sozusagen der erste Versuch einer Hormontherapie.

Die Entdeckung des Insulins

Zwei Männer schafften den Durchbruch – doch nur einer erhielt den Nobelpreis

DIE SYMPTOME DER ZUCKERKRANKHEIT kannte man schon seit Jahrtausenden, aber die erste genaue Beschreibung der damals stets tödlich verlaufenden Krankheit stammt aus der Zeit Mitte des 17. Jahrhunderts. Thomas Willis, der Leibarzt Charles II., riet seinen Kollegen: »Schmecke den Urin des Patienten. Ist er süß wie Honig, wird er hinschwinden, schwächer werden, einschlafen und sterben.«

Um 1775 fand Matthew Dobson Zucker nicht nur im Urin, sondern auch im Blut – ein Hinweis, daß Diabetes keine Nieren-, sondern eine Stoffwechselkrankheit war. Hundert Jahre später beobachtete Richard Bright, der Leibarzt Königin Victorias, daß sich in der Bauchspeicheldrüse von Patienten, die an der Zuckerkrankheit gestorben waren, häufig kleine Kristalle (Calculi) befanden; demnach schien dieses Organ irgendwie mit der Krankheit zu tun zu haben.

Diesen Zusammenhang bestätigten die beiden Straßburger Ärzte Oskar Minkowski und Joseph von Mehring 1889. Minkowski hatte einem Hund die Bauchspeicheldrüse entfernt. Am nächsten Tag sammelten sich die Fliegen um den süßen Urin des Tieres im Käfig. Wenige Wochen später starb der Hund an Diabetes. Anschließend bewiesen die beiden Wissenschaftler, daß dieser Effekt nur dann eintritt, wenn man die gesamte Bauchspeicheldrüse entfernte. Schließlich schnürten sie die Ausführungsgänge des Organs ab, die den Verdauungssaft in den Darm leiten; das beeinträchtigte zwar die Verdauung, aber es führte nicht zu Diabetes. Offensichtlich produzierte die Bauchspeicheldrüse des Hundes also noch eine andere Substanz, die unmittelbar ins Blut gelangte.

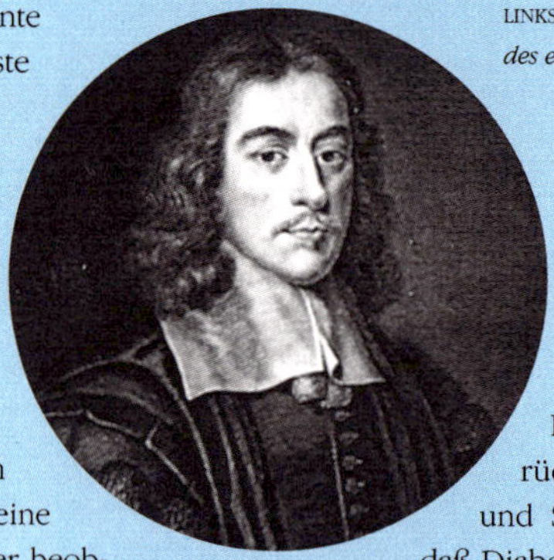

LINKS: *Thomas Willis, Leibarzt des englischen Königs Charles II., beschrieb als erster die Zuckerkrankheit.*

Schon Anfang des 19. Jahrhunderts hatte der Physiologe Paul Langerhans abgegrenzte Gewebebereiche, die in der Bauchspeicheldrüse verteilt sind, beschrieben. Eugene Opie von der Johns Hopkins Medical School in Baltimore zeigte 1901, daß diese »Langerhansschen Inseln« bei Diabetikern ganz oder teilweise zurückgebildet sind. Durch die Arbeiten von Bayliss und Starling (s. Seite 102) wurde schließlich klar, daß Diabetes eine Hormonmangelkrankheit sein mußte. Nun ging es darum, die von den Langerhansschen Inseln produzierte, aktive Substanz zu isolieren, die Edward A. Schäfer (s. Seite 102) auf den Namen »Insulin« (von lat. *insula* = Insel) getauft hatte.

Banting und Best

Im Frühjahr 1929 gab Frederick Banting, ein 29jähriger kanadischer Orthopäde, in London (Ontario) seine schlechtgehende Praxis auf. Er war entschlossen, einen wirksamen und ungefährlichen Insulinextrakt herzustellen, und ging an die Universität Toronto. Dort erhielt er zwar weder ein Gehalt noch einen Forschungsetat, aber Professor John J. R. Macleod erlaubte ihm, sein physiologisches Labor zu benutzen, während er selbst für drei Monate in Schottland Urlaub machte. Bevor Macleod abreiste,

UNTEN: *Eine Langerhanssche Insel der menschlichen Bauchspeicheldrüse. Dieser Teil des Organs scheidet das Insulin, ein lebenswichtiges Hormon, in die umgebenden Blutgefäße aus.*

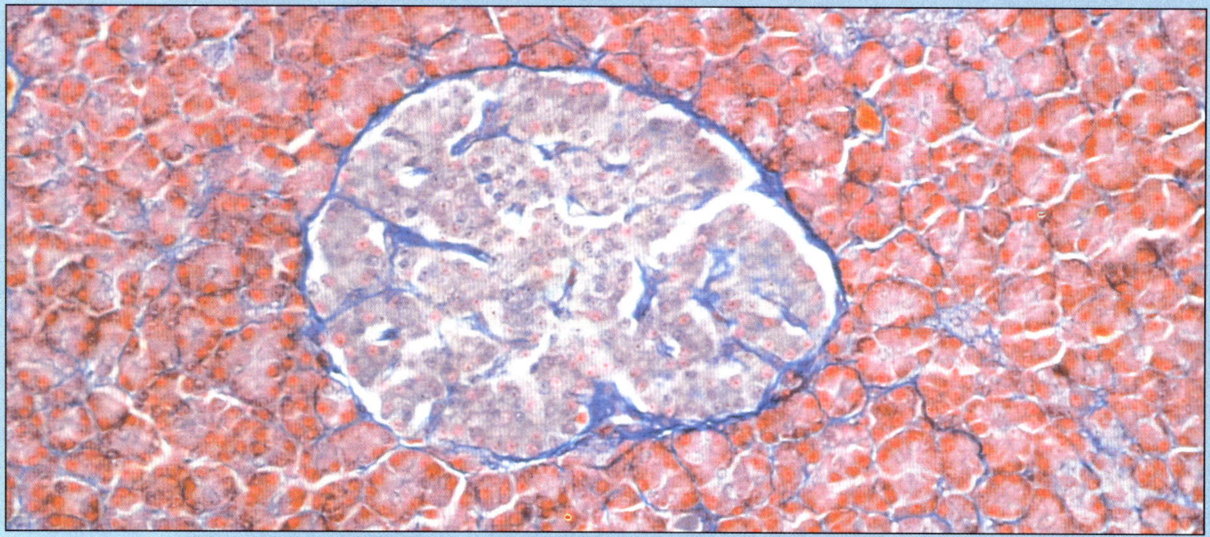

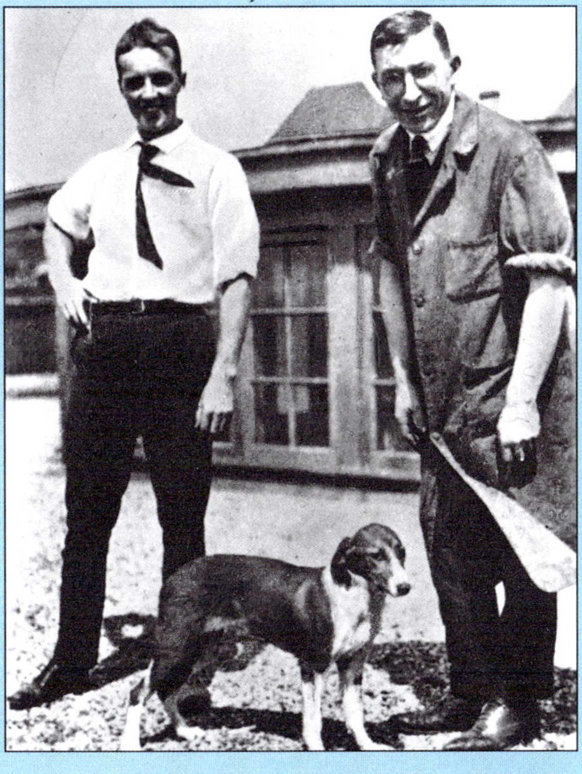

OBEN: *Charles Best (links) und Frederick Banting mit dem ersten Hund, der durch Insulin überlebte, im Sommer 1921. Banting bekam den Nobelpreis, Best jedoch wurde übergangen.*

wies er seinen 22jährigen Assistenten Charles Herbert Best an, Banting so gut wie möglich zu unterstützen.

Nach Bantings Überzeugung hatten die anderen Wissenschaftler keinen Erfolg gehabt, weil der Verdauungssaft das von den Langerhansschen Inseln produzierte Insulin inaktivierte. Banting und Best banden bei einem Hund die Ausführgänge der Bauchspeicheldrüse ab. Als sie die Bauchspeicheldrüse öffneten, waren die Langerhansschen Inseln noch intakt. Sie stellten daraus einen Extrakt her, und Banting injizierte ihn einem Hund, der Diabetes hatte und bald gestorben wäre. Nach wenigen Stunden saß das Tier aufrecht, wedelte mit dem Schwanz und bellte.

Aber die Begeisterung der beiden Wissenschaftler wurde schon bald getrübt, als sie erkannten, daß der Extrakt der Bauchspeicheldrüse den Hund höchstens zwei Tage lang am Leben erhalten konnte. Sie mußten also eine Quelle finden, aus der sie Insulin in größeren Mengen gewinnen konnten. Banting erinnerte sich daran, in Untersuchungsberichten gelesen zu haben, daß die Bauchspeicheldrüsen ungeborener Tiere fast ausschließlich aus Inselzellen bestünden. Außerdem wußte er, daß viele Bauern ihre Rinder kurz vor der Schlachtung noch einmal schwanger werden ließen, um ihr Gewicht zu steigern. Also baten sie einen örtlichen Schlachthof, ihnen zahlreiche Bauchspeicheldrüsen ungeborener Rinder zu liefern, aus denen sie genügend Insulin gewinnen konnten.

Als Professor Macleod aus Schottland zurückkehrte, war er von den Erfolgen seiner Schützlinge beeindruckt. Am 14. November 1921 stellten Banting und Best ihre Ergebnisse für eine Veröffentlichung der örtlichen physiologischen Gesellschaft zusammen. In überarbeiteter Form reichten sie den Bericht beim *Journal of Laboratory and Clinical Medicine* ein. Er erschien dort im Februar 1922, drei Monate nachdem das *American Journal of Physiology* eine Zusammenfassung abgedruckt hatte.

Der nächste Schritt bestand darin, das Insulin an Menschen zu erproben. Doch Banting und Best machten sich noch Sorgen über die Verträglichkeit des Insulins beim Menschen. Also gaben sie sich zunächst gegenseitig Injektionen. Abgesehen von geschwollenen Armen war das Experiment ein voller Erfolg. (Sie hatten dabei jedoch großes Glück: Bei einer höheren Dosierung hätten sie ins Koma fallen können.)

Nachdem sie nun mehr Vertrauen zu ihrem Extrakt gewonnen hatten, gingen sie ins nahegelegene Toronto General Hospital. Dort erhielt der 14jährige Leonard Thompson, der wegen Diabetes im Sterben lag, die ersten Injektionen. Sein Blutzuckerspiegel ging fast augenblicklich zurück. Nach wenigen Tagen konnte er aufstehen, und einige Wochen darauf wurde er entlassen; allerdings war er auf ständige Insulininjektionen angewiesen.

Als das Insulin von Banting und Best die ersten toxischen Nebenwirkungen zeigte, bat Macleod den begabten Biochemiker James B. Collip um Hilfe. Dieser entwickelte 1923 eine Methode zur weiteren Aufarbeitung des Extrakts.

Preise und Enttäuschungen

Schon nach kurzer Zeit sprach sich herum, was Banting und Best erreicht hatten. Auch das Nobelpreiskomitee hörte davon und entschloß sich 1923, die Verantwortlichen zu ehren, machte dabei aber leider schreckliche Fehler.

Best, der während der ganzen Zeit eng mit Banting zusammengearbeitet hatte, erhielt ebensowenig einen Preis wie Collip, ohne dessen Arbeit keine Insulintherapie möglich gewesen wäre. Statt dessen teilten sich Banting und Macleod, der zum Zeitpunkt der Entdeckung Tausende von Kilometern entfernt war, die begehrte Auszeichnung. Das Komitee verteidigte seine Entscheidung mit dem Hinweis, niemand habe Best und Collip nominiert: Um den Streit und die Enttäuschungen zu beenden, teilten die beiden Preisträger ihre Preise freiwillig – Banting gab Best und Macleod gab Collip die Hälfte ab.

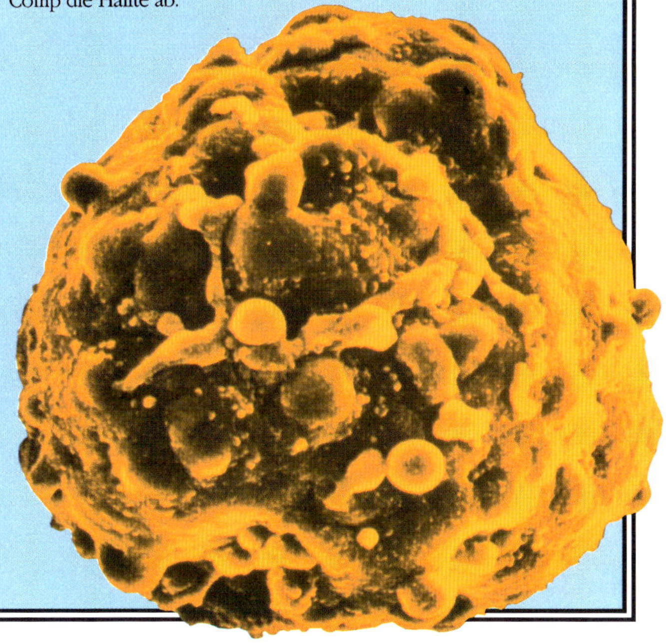

RECHTS: *Rasterelektronenmikroskopische Aufnahme von einer der Millionen Langerhansschen Inseln in der Bauchspeicheldrüse.*

Der Kampf gegen Infektionskrankheiten

Die Suche nach der »magischen Kugel«

Der erste Versuch mit einem Farbstoff, der die Patienten hellrot machte

NACH EHRLICHS aufsehenerregendem Erfolg mit Salvarsan testete man praktisch alle Substanzen, bei denen man eine Wirkung gegen Infektionskrankheiten für möglich hielt. Dabei gab es zwar einige Erfolge, zum Beispiel mit Medikamenten gegen Malaria und Amöbenruhr, aber alle anderen Verbindungen waren entweder für den Patienten ebenso schädlich wie für die Bakterien, oder sie konnten die Erreger nicht mehr abtöten, wenn diese sich erst einmal vermehrten. Langsam zweifelten die Wissenschaftler, ob man noch weitere »magische Kugeln« finden würde.

Einen Hoffnungsschimmer gab es. René Dubos und Oswald Avery vom Rockefeller-Institut berichteten 1931, sie hätten bei Bodenbakterien ein Enzym entdeckt, das die schützende Kapsel bestimmter Pneumokokken abbauen konnte – Bakterien dieses Typs sind die häufigste Ursache von Lungenentzündungen. Das Enzym erwies sich zwar als zu giftig für eine Verwendung bei Menschen, aber die Entdeckung gab der Suche nach bakterientötenden Medikamenten neuen Auftrieb.

Prontosil: ein seltsamer Fall

Im Jahr 1927 wurde Gerhard Domagk zum Forschungsdirektor der deutschen IG Farbenindustrie ernannt. Die Hauptprodukte der Firma waren Azofarbstoffe zum Einfärben von Textilien. Domagk wollte herausfinden, ob diese Verbindungen schädlich auf Streptokokken wirkten, die Bakterien, die viele schwere Infektionskrankheiten auslösen. Wie er 1932 feststellte, heilte die Azoverbindung Prontosilrot Mäuse, denen man zuvor eine tödliche Dosis blutzerstörender Streptokokken injiziert hatte.

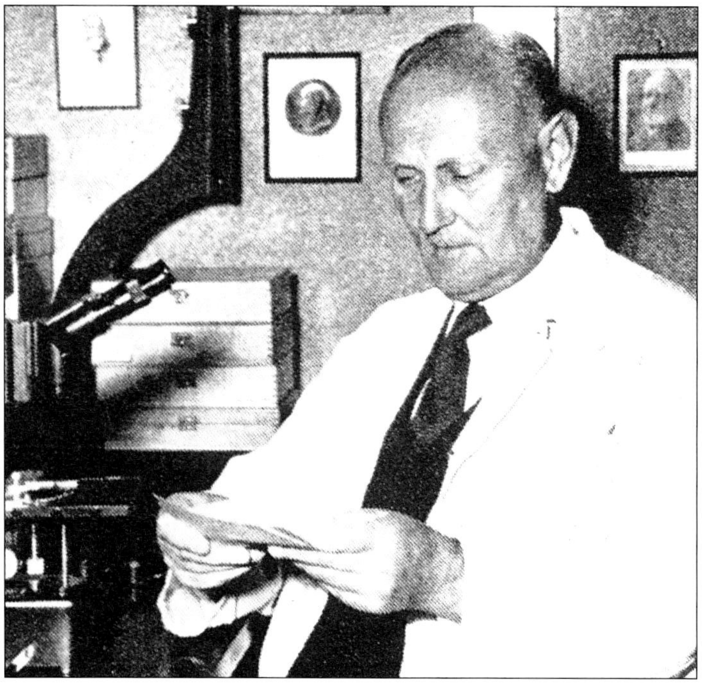

Seltsamerweise veröffentlichte er seine Befunde erst im Februar 1935. Seine Arbeitgeber erklärten die Verzögerung später mit der Behauptung, Domagk habe in den dazwischenliegenden Jahren seine Befunde abgesichert. Als sein Bericht aber schließlich erschien, enthielt er nur die Ausarbeitung eines einzigen Tierversuchs und einige ungenaue Fallbeschreibungen über Menschen.

Über Domagks Bericht erstaunt, baten Wissenschaftler des Pariser Pasteur-Instituts um Prontosil-Proben zur weiteren Untersuchung. Wieder gab es eine Verzögerung. Die französischen Forscher synthetisierten die Verbindung in der Zwischenzeit selbst und bestätigten Domagks Ergebnisse. Sie stellten jedoch fest, daß Prontosil nur wirkt, wenn seine Moleküle im Körper in zwei Teile gespalten werden, und nur einer davon, der später Sulfanilamid genannt wurde, ist im wesentlichen für die bakteriostatische Wirkung des Prontosil verantwortlich. (Bakteriostatisch bedeutet, daß die Substanz Bakterien nicht wie ein Antibiotikum abtötet, sondern sie an der Vermehrung hindert.)

Die Wissenschaftler waren überrascht, daß Domagk das Sulfanilamid nicht erwähnt hatte: Es war dem Prontosil überlegen, und sei es nur, weil es die Patienten nicht rot färbte. Der britische Bakteriologe Ronald Hare kam zu dem Schluß, Domagk habe über das Sulfanilamid Bescheid gewußt, er habe dieses Wissen aber aus wirtschaftlichen Gründen geheimgehalten.

Nach Hares Überzeugung wußten Domagk und seine Mitarbeiter, daß sie das Sulfanilamid nicht patentieren konnten, weil es bereits früher synthetisiert worden war, und zwar von dem Wiener Studenten Paul Gelmo, der seine Befunde (über die Wirksamkeit der Substanz als Farbstoff) 1908 in seiner Doktorarbeit veröffentlicht hatte. Deshalb, so Hares Vermutung weiter, hatte Domagk die Jahre von 1932 bis 1935 mit der vergeblichen Suche nach einer Verbindung verbracht, die dem Sulfanilamid ähnelte, aber besser und vor allem patentierbar war. In der Zwischenzeit hatten Tausende von Patienten gelitten, und viele waren gestorben – um des Profits willen.

Trotz der Gerüchte um die Unterdrückung seiner Forschungsergebnisse erhielt Domagk 1939 den Nobelpreis für seine Entdeckung der bakteriostatischen Wirkung von Prontosil. Die Nazis verboten ihm jedoch, die Auszeichnung anzunehmen.

Der Kampf gegen die Kokken

Schließlich erhielten auch andere Wissenschaftler Prontosil-Proben. Am Queen Charlotte's Maternity Hospital in London behandelte Leonard Colebrook damit das Kindbettfieber; er konnte die Sterblichkeit so von 26 auf 4,7 Prozent drücken: Der Traum von Ignaz Semmelweis (s. Seite 54) war endlich wahrgeworden.

LINKS: *Der deutsche Biochemiker Gerhard Domagk (1895–1964) erhielt den Nobelpreis für seine Arbeiten über die Azoverbindung Prontosil. Seine Aufrichtigkeit wurde später in Frage gestellt.*

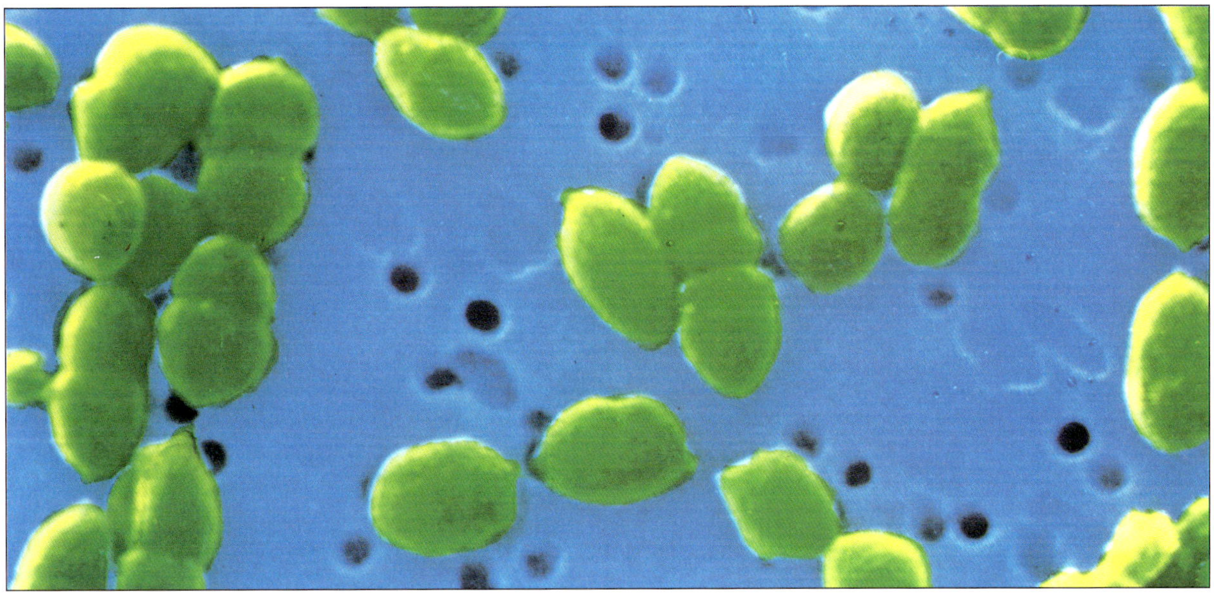

OBEN: Pneumococcus-*Bakterien, die Erreger der Lungenentzündung. Als erste wirksame Medikamente setzte man Sulfonamide ein, wodurch Millionen Menschenleben gerettet wurden.*

Gegen Pneumokokkeninfektionen erwies sich aber weder Prontosil noch Sulfanilamid als besonders wirksam. Deshalb suchte man nach anderen Medikamenten. Eine Forschungsgruppe der britischen Firma May & Baker unter der Leitung von A. J. Edwins entwickelte 1938 »M & B 693« (später als Sulfapyridin bekannt). Diese Verbindung wirkte nicht nur gut gegen Pneumokokkeninfektionen, sie bekämpfte auch Streptokokken noch wirksamer als das Sulfanilamid. Bald verdrängte sie ihren älteren Vetter und nahm dessen Platz im Arzneischatz der Welt ein: Die Familie der Sulfonamide war geboren.

Sulfapyridin konnte allerdings starke Übelkeit und manchmal auch Nieren- oder Blasensteine verursachen. Deshalb suchten die Chemiker der American Cyanamid Company nach einem weniger toxischen Ersatz. Im Jahr 1940 stellten sie das Sulfadiazin vor, das aber bei manchen Patienten in hoher Dosierung ebenfalls Nierensteine erzeugte. Die Firma Hoffmann-La Roche entwickelte das besser lösliche Sulfasoxazol, das später fast als einziges Präparat zur Therapie eingesetzt wurde; Sulfadiazin verwendete man weiterhin (in niedriger Dosierung) zur Vorbeugung.

Die neuen Sulfonamide wurden von den Ärzten sofort verschrieben: 1941 nahmen zehn Millionen Amerikaner 1700 Tonnen davon ein. Sie wirkten nicht nur sehr gut gegen Kindbettfieber, sondern auch gegen Lungenentzündung, Erysipel (eine schwere Hautkrankheit) und Meningitis. Ärzte der Columbia University und der Johns Hopkins Medical School berichteten 1939, Rezidive des rheumatischen Fiebers seien mit niedrig dosiertem Sulfanilamid von 13 auf zwei Prozent der Fälle zurückgegangen. Außerdem waren die Sulfonamide das erste wirksame Mittel gegen Tripper.

Doch 1941 wurde aus New York berichtet, daß 28 Personen nach einer sehr hohen Dosierung gestorben waren. Aber auch niedrig dosierte Sulfonamide konnten unter bestimmten Umständen unerwartete – und unerwünschte – Wirkungen haben. Im Zweiten Weltkrieg kamen Streptokokkeninfektionen bei den Soldaten häufig vor, und deshalb verschrieb man Sulfonamide in geringer Dosierung zur Vorbeugung bei Soldaten, die in großer Zahl auf engem Raum zusammen lebten. Zunächst war die Therapie ein Erfolg, doch dann tauchten sulfonamidresistente Streptokokkenstämme auf, die sich weit ausbreiten konnten, da die Medikamente auch konkurrierende Bakterienarten beseitigt hatten. Glücklicherweise entwickelten sich solche resistenten Stämme nur da, wo die Bakterien leicht und schnell übertragen werden konnten. Im normalen, bürgerlichen Leben retteten die Sulfonamide weiterhin Millionen Menschenleben; erst mit der Einführung des Penicillins (s. Seite 136) verloren sie ihren Spitzenplatz im Arsenal der antibakteriellen Wirkstoffe.

UNTEN: Streptococcus viridans, *der Erreger von Rachen-, Mund- und Darminfektionen, an dem viele Soldaten erkrankten.*

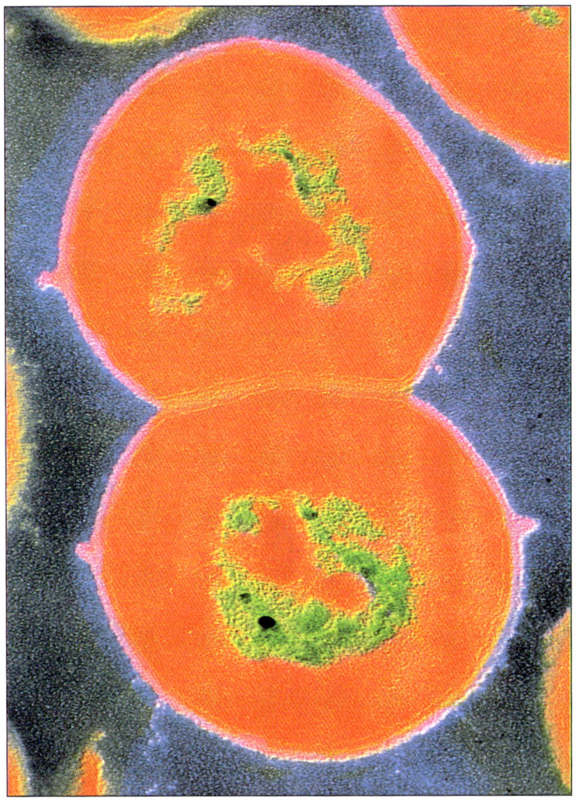

Viren

Die Suche nach ungefährlichen Impfstoffen

Im Ersten Weltkrieg starben 8,5 Millionen Menschen – die Influenza forderte in einem Jahr 20 Millionen Opfer

DIE UNSICHTBAR WINZIGEN VIREN dingfest zu machen, war seit 1884 wesentlich leichter: In diesem Jahr erfand Charles Chamberland, ein Schüler Pasteurs, einen Filter mit so feinen Poren, daß Bakterien zurückgehalten wurden, während Viren sie noch passieren konnten. Mit solchen Filtern wurde 1892 das Tabakmosaikvirus und sechs Jahre später auch der Erreger der Maul- und Klauenseuche nachgewiesen. Schließlich, im Jahr 1901, berichtete James Carroll über einen Erreger, der die Filter passieren konnte und beim Menschen Gelbfieber auslöst (s. Seite 96).

Der amerikanische Pathologe Francis Peyton Rous injizierte 1911 gesunden Hühnern einen Extrakt aus bösartigen Tumoren und löste so bei den Tieren Krebs aus. Er ließ den Extrakt durch einen Filter laufen und wiederholte das Experiment: Wieder bekamen die Hühner Krebs – die Ursache mußte also ein Virus sein. Belohnt wurde Rous für seine Entdeckung erst 55 Jahre später: 1966 erhielt er den Nobelpreis.

Schon 1912 berichteten Rous und sein Kollege J. B. Murphy, sie hätten Tumore erzeugt, indem sie Hühnerembryonen einen zellfreien Extrakt injizierten. Damit lag es eigentlich nahe, auch andere Viren auf diese Weise zu vermehren, denn inzwischen war klar, daß Viren für ihre Fortpflanzung lebende Zellen brauchen. Doch erst 1931 gelang es Ernest Goodpasture und A. M. Woodruff aus Nashville (Tennessee), das Geflügelpocken-Virus in Embryonen zu züchten. Von da an wurde die Methode allgemein benutzt. Man vermehrte damit die Erreger von Pocken, Herpes simplex und Influenza.

Poliomyelitis

Epidemien der spinalen Kinderlähmung (Poliomyelitis) waren gefürchtet. Doch die Forschung kam nicht so recht voran, weil die Krankheit nur beim Menschen vorkommt. Dann gelang es Karl Landsteiner (s. Seite 92) und Erwin Popper 1909 in Wien, Rhesusaffen zu infizieren; sie spritzten ihnen dazu einen filtrierten Extrakt aus dem Rückenmark zweier Menschen, die an der Krankheit gestorben waren. Damit war nicht nur bewiesen, daß die Krankheit von einem infektiösen Virus ausgelöst wird, die Forschung konnte von nun ab auch schneller vorangehen.

Der Amerikaner Simon Flexner entdeckte 1916, daß Affen nach einer solchen Impfung gegen Polio immun wurden, weil in ihrem Blut neutralisierende Antikörper auftauchten. Ähnliche Antikörper fanden andere Wissenschaftler auch bei menschlichen Kranken. Nun begann die Suche nach einem Impfstoff.

Die ersten Impfstoffe, die man an Menschen ausprobierte, stammten aus dem Rückenmark infizierter Affen, im Jahr 1935 fanden unabhängig voneinander zwei Erprobungen statt. Dr. John A. Kolmer von der Temple University in Philadelphia

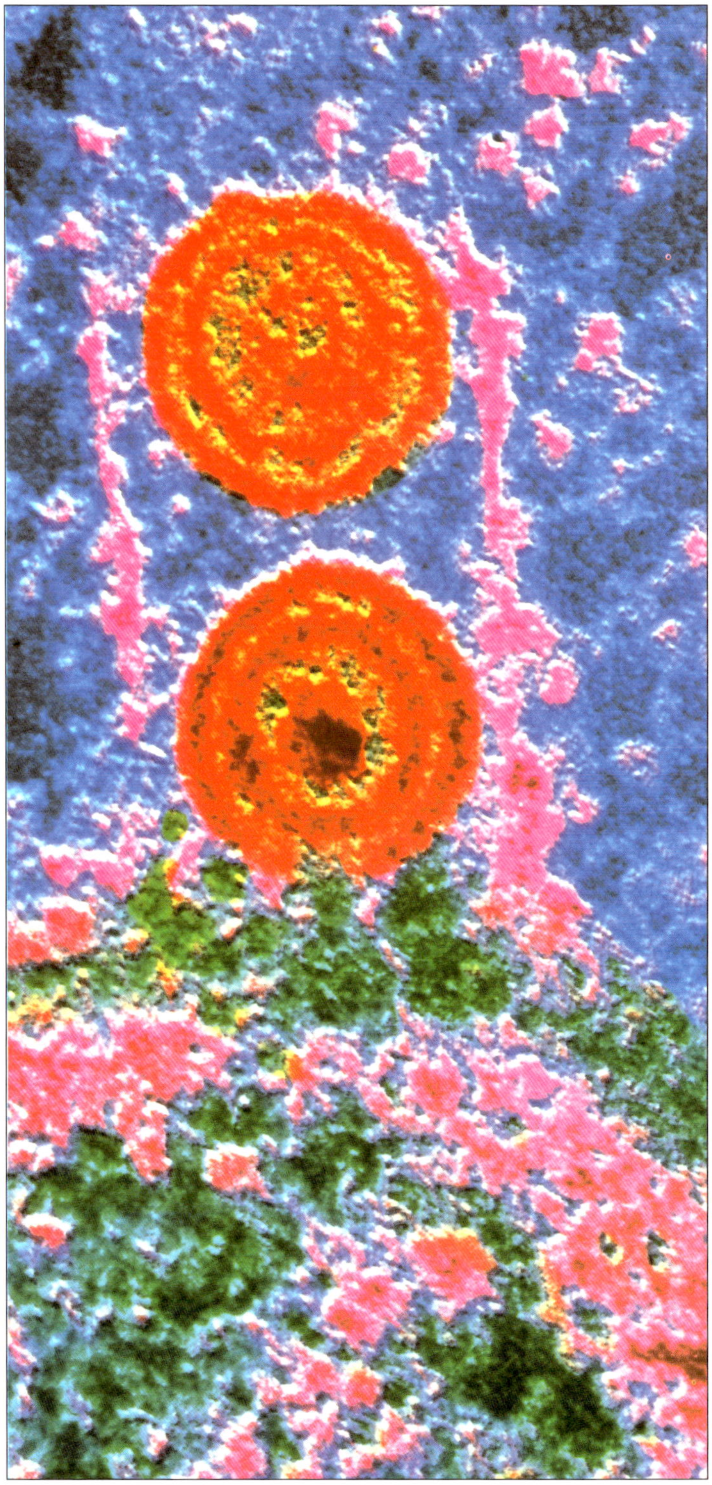

RECHTS: Herpes-simplex-*Viruspartikel (orange) wandern aus dem Kern (grün) einer Wirtszelle und können nun kleine Bläschen hervorrufen. Ein eng verwandtes Virus verursacht die Gürtelrose.*

DIE INFLUENZA-PANDEMIE VON 1918/19

Im März 1918, also noch während des Ersten Weltkrieges, breitete sich eine relativ schwache Form der Influenza in den USA aus. Sie befiel Menschen zwischen 20 und 40 Jahren häufiger als die Älteren und Jüngeren. Im April trugen amerikanische Truppen sie nach Frankreich, wo Tausende von Soldaten und Zivilisten erkrankten. General von Ludendorff machte sie sogar für das Scheitern militärischer Operationen verantwortlich. Nach etwa vier Monaten hatte die Epidemie die Erde umrundet. In Spanien erkrankten so viele Menschen, daß man sie deswegen »spanische Grippe« nannte.

Im August desselben Jahres verwandelte sich die Krankheit in eine wesentlich aggressivere Form. Diesmal starben zahlreiche Menschen, vor allem an der nachfolgenden Lungenentzündung, für die es damals keine medikamentöse Behandlung gab. Die amerikanische Offensive geriet ins Stocken, weil 69 000 Soldaten erkrankt waren. In das San Francisco Hospital in Kalifornien wurden 3509 Patienten mit Lungenentzündung eingeliefert, von denen 26 Prozent starben. In den USA und in anderen Ländern wurden Menschenansammlungen verboten. Schulen, Kirchen, Kinos und Geschäfte wurden geschlossen, man trug Gesichtsmasken – doch all das half nicht. Die Influenza breitete sich schnell und weit aus.

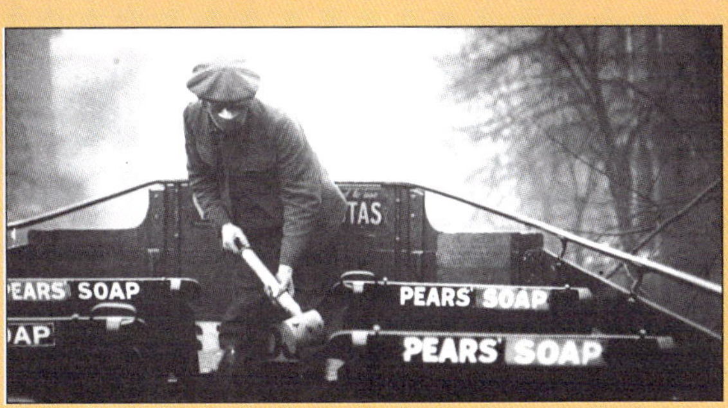

OBEN: *März 1920: Ein Londoner Bus wird desinfiziert. So versuchte man, das Wiederaufflammen der Influenzapandemie zu verhindern.*

Als der Krieg vorüber und die Epidemie abgeklungen war, läutete man aus Freude die Kirchenglocken. Doch schon kurze Zeit darauf breitete sich eine neue Grippewelle über die Erde aus. Von Dezember 1918 bis April 1919 erkrankten viele Menschen, die bisher verschont geblieben waren. Die Sterblichkeitsrate war jedoch nur halb so hoch wie bei der vorangegangenen Epidemie.

In wenig mehr als einem Jahr waren zwischen 15 und 25 Millionen Menschen an der Influenza gestorben. Zum Vergleich: »Nur« 8,5 Millionen Angehörige der Streitkräfte waren unmittelbar durch den Ersten Weltkrieg ums Leben gekommen. Vor der Epidemie zu fliehen war unmöglich: In den USA zählte man 500 000, in England und Wales 200 000 Opfer; auf der Pazifikinsel Samoa kam ein Viertel der Bevölkerung um; in Nome (Alaska) starben 176 von 300 Eskimos, und in Indien waren fünf Millionen Opfer zu beklagen. Die Hälfte der Toten war zwischen 20 und 40 Jahre alt.

Man wußte über die Krankheit nur wenig, und sie schien ausschließlich Menschen zu befallen. Am National Institute for Medical Research in England gelang es erst 1934 Dr. Charles Stuart-Harris, mit der Entwicklung eines Impfstoffes zu beginnen.

benutzte lebende, aber stark verdünnte Polioviren, die mit einer aus Rizinusöl gewonnenen Verbindung behandelt waren, und Dr. Maurice Brodie vom New York City Health Department verwendete Viren, bei denen er versucht hatte, durch Behandlung mit Formalin eine Inaktivierung zu erreichen. Die beiden Forscherteams impften insgesamt etwa 17 000 Kinder. Dann berichtete J. P. Leake von der US-Gesundheitsbehörde, daß Kinderlähmung bei ungeimpften Kindern in einem zuvor nicht betroffenen Gebiet aufgetreten sei, wo man aber die Impfstoffe ausprobiert hatte. Insgesamt 12 Kinder bekamen die Krankheit, und sechs von ihnen starben. Die Versuche wurden sofort eingestellt.

Im Jahr 1938 gründete der US-Präsident Franklin D. Roosevelt, der als eine Folge der Krankheit seit 1921 selbst schwer gehbehindert war, die National Foundation for Infantile Paralysis. Sie finanzierte mit großer Anstrengung Hunderte von Forschungsprojekten. Eines dieser Vorhaben leitete Dr. Charles Armstrong von der US-Gesundheitsbehörde. Ihm gelang es 1935, erst Baumwollratten und dann weiße Mäuse mit Polio zu infizieren. Tausende dieser sich schnell vermehrenden Tiere, die viel billiger und einfacher zu halten waren als Affen, wurden geopfert, bis es schließlich gelang, die Krankheit zu besiegen (s. Seite 202).

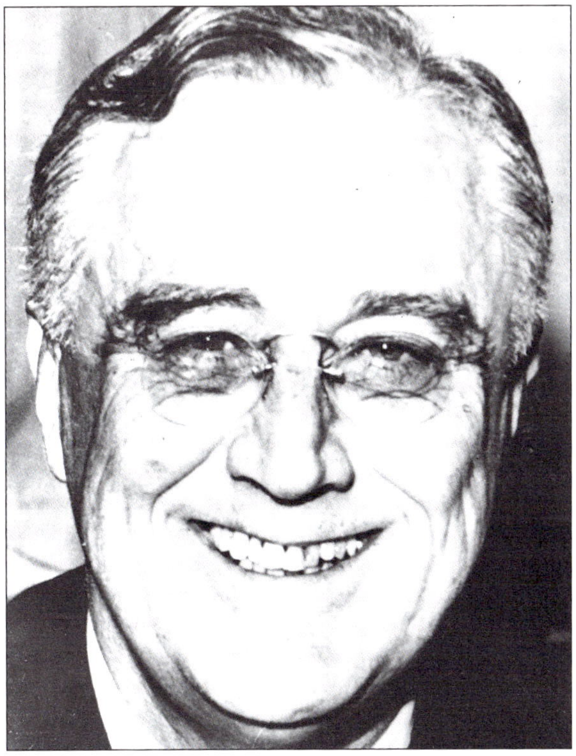

RECHTS: *Der US-Präsident Franklin Roosevelt, der selbst an Kinderlähmung litt, gründete eine nationale Stiftung und unterstützte so persönlich ein Programm zur Entwicklung eines ungefährlichen Impfstoffs.*

Der Kampf gegen Tb

Die große weiße Pest

Jahrhundertelang bestand die einzige Therapie aus Ruhe, gutem Essen, Hygiene und frischer Luft

DIE TUBERKULOSE BEGLEITET die Menschheit schon seit Jahrhunderten. Die charakteristischen Schäden, die das stäbchenförmige Tuberkelbakterium *Mycobacterium tuberculosis* hervorruft, wurden schon an europäischen Skeletten aus der Steinzeit und bei ägyptischen Mumien aus der Zeit um 3700 v. Chr. registriert. Die Lungentuberkulose (»Lungenaussatz«) kannte und beschrieb schon Hippokrates unter dem Namen Phtisis (s. Seite 18).

UNTEN: *Die stäbchenförmigen* Mycobacterium-tuberculosis-*Erreger lösen, wenn sie eingeatmet werden, die »Schwindsucht« (Tuberkulose) aus.*

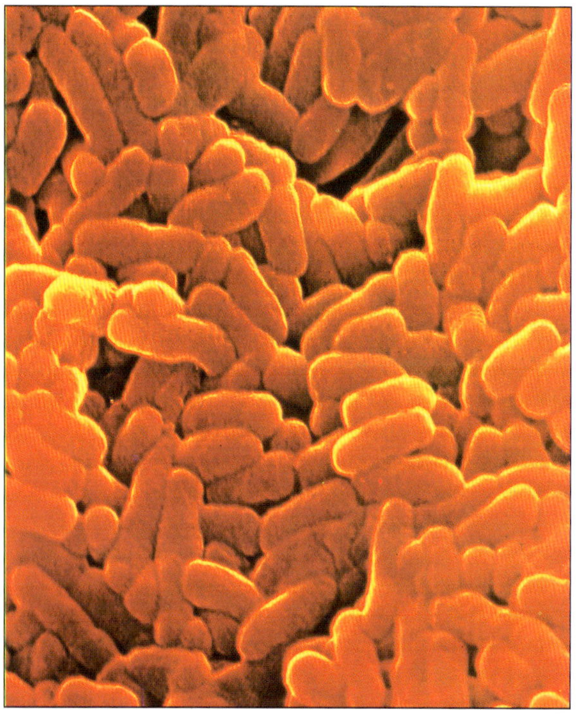

Das königliche Übel

Im 17. Jahrhundert herrschte eine den Menschen entstellende Form der Tuberkulose vor, die Skrofulose. Geschwollene Lymphknoten am Hals gaben den Betroffenen ein schweineähnliches Aussehen, an dem man die Krankheit leicht erkennen konnte. In England und Frankreich herrschte die seltsame Ansicht, die Berührung eines Königs könne die Skrofulose heilen, deshalb wurde sie auch »königliches Übel« genannt. Von der Regierungszeit Roberts des Frommen (966–1031) bis zur Französischen Revolution 1789 legten die Monarchen großen Wert auf ihre gottgegebene »Fähigkeit«, Krankheiten zu heilen. König Charles II. von England soll zwischen 1660 und 1664 über 92 000 Kranke berührt haben.

Die aggressiven Erreger der Tuberkulose konnten sich stärker vermehren, als die Städte im 19. Jahrhundert immer größer wurden. Die Armut trug zu ihrer Ausbreitung bei. Einwanderer aus Europa strömten in die USA und starben dort zu Tausenden in den Elendsvierteln. Beengte Wohnverhältnisse, Überarbeitung, Unterernährung und schlechte hygienische Bedingungen – all das belastete das Immunsystem von Menschen, die schon in ihrer Heimat durch Hunger und Not geschwächt worden waren. Die ansteckenden, widerstandsfähigen Tuberkelbakterien überwanden leicht alle Grenzen, auch die zwischen Gesellschaftsschichten, Altersgruppen und Rassen. In manchen Zeiten war die »große weiße Pest« der Tuberkulose in den Industrieländern die Ursache für jeden fünften Todesfall.

Der Tb-Bazillus

Auf dem Höhepunkt der Tuberkuloseepidemie von 1882 isolierte und identifizierte Robert Koch (s. Seite 57) den Tuberkelbazillus. Damit war bewiesen, daß die Krankheit ansteckend ist. Anschließend entwickelte er den Tuberkulintest, einen Hauttest, mit dem man die Krankheit nachweisen kann. Von nun an ging die Tuberkulose zurück. Die Todesrate von 400 je 100 000 Einwohner in Europa und Amerika hatte sich bis zum Jahr 1900 halbiert. Der höhere Lebensstandard und eine weitere Errungenschaft, die Entdeckung der Röntgenstrahlen im Jahre 1895 (s. Seite 126), schränkten die Epidemie bis zu einem gewissen Grade ein.

Die einzige Behandlung für Tuberkulose bestand zu jener Zeit in einem monate- oder manchmal jahrelangen Aufenthalt in einem Sanatorium. Dort herrschten strenge Regeln: absolute Ruhe, reichhaltige Ernährung, peinliche Hygiene und frische Luft. Diese Behandlung wirkte eigentlich nicht gegen die Tuberkulose, sondern sie stärkte das körpereigene Immunsystem, das gegen die Krankheit kämpfte, und sie trug zur Heilung des geschädigten Gewebes bei. Wegen des Klimas und der landschaftlichen Schönheit war die Schweiz das bevorzugte Land für die Sanatoriumsaufenthalte derjenigen, die es sich leisten konnten.

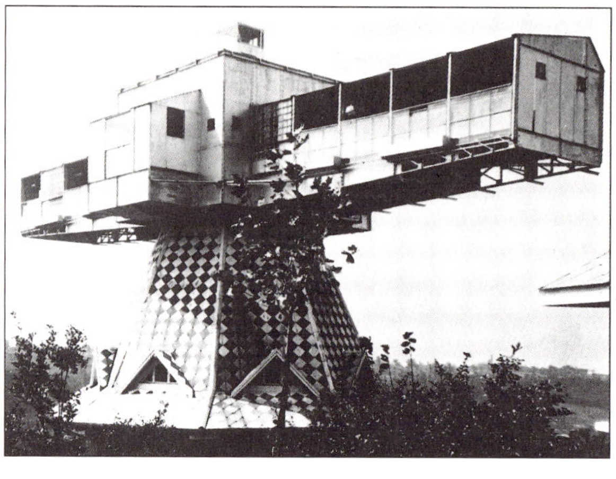

OBEN: *Dieses »Solarium« stand in Aix-les-Bains (Frankreich). Es rotierte langsam, damit die Tb-Patienten möglichst viel Sonne bekamen.*

Die Gefahren der Schwindsucht

Bevor es wirksame Behandlungsmethoden gab, war der Verlauf der Tuberkulose durch Fieber, Nachtschweiß, eine zarte, blasse Gesichtsfarbe (die leider, wenn sie bei jungen Damen auftrat, die Stutzer der viktorianischen Zeit oft bezauberte), Bluthusten und Schwäche gekennzeichnet. Die Krankheit war als »Schwindsucht« bekannt, weil die Betroffenen vor den Augen ihrer Angehörigen buchstäblich dahinschwanden.

Jahrhundertelang war man allgemein der Ansicht, emotionale Entbehrungen und Belastungen seien auslösende Faktoren für die Tuberkulose. Eine gewisse Glaubwürdigkeit erhielt diese Theorie durch einen Bericht, den der schottische Wissenschaftler David Kissen 1958 mit dem Titel *Emotional Factors in Pulmonary Tuberculosis* (emotionale Faktoren bei der Lungentuberkulose) veröffentlichte. Es ginge sicher zu weit, wollte man das klassische Bild des »tragisch schwindsüchtigen« Dichters, Künstlers oder Schriftstellers zeichnen, der sein Leben in einem Aufruhr von Leidenschaft, Feingefühl und unerwiderter Liebe aushustet. Aber dieses Bild ist nicht nur eine Karikatur: Keats, die Schwestern Brontë, Elizabeth Barrett Browning, D. H. Lawrence und Franz Kafka litten an der verzehrenden Krankheit.

Der BCG-Impfstoff

Rindertuberkulose kann durch infizierte Milch auf den Menschen übertragen werden; doch durch Tuberkulintests und Pasteurisierung ist diese Infektionsquelle weitgehend ausgeschaltet. In den USA wurden von 1917 bis 1940 bei 280 Millionen Rindern Tuberkulintests durchgeführt. Anschließend mußten vier Millionen infizierte Tiere für die Gesundheit und das Wohl der Bevölkerung geschlachtet werden. Ein großer medizinischer Fortschritt war die Entwicklung eines wirksamen Impfstoffes, an dem die Franzosen Albert Calmette und Camille Guérin seit 1906 mit einem Stamm des Rindertuberkulose-Bakteriums arbeiteten.

Ihr Impfstoff mit der Bezeichnung »BCG« (für »Bacilli-Calmette-Guérin«) war zwar vorbeugend wirksam, aber eine Heilungsmethode für bereits Erkrankte gab es erst mit der Einführung des Streptomycins Ende der vierziger Jahre (s. Seite 164). Dr. R. C. Wingfield, der medizinische Leiter des Brompton Hospital Sanatorium in Frimley, formulierte 1930 seinen Respekt vor der Hartnäckigkeit der Krankheit: »Man sollte keinen Patienten als von der Tuberkulose geheilt betrachten, solange er nicht mit Sicherheit an einer anderen Krankheit gestorben ist.«

Tuberkulose heute

Auch heute ist die Tuberkulose noch ein gefährlicher Gegner. Die Bakterien ruhen in Millionen Menschen, von denen die meisten genug Abwehrkräfte besitzen, die verhindern, daß die Krankheit ausbricht – solange sich die Bedingungen nicht ändern. Der stärkste Verbündete der Krankheit ist die Armut, deshalb findet man die Tuberkulose in vielen Entwicklungsländern, besonders in Asien, Afrika und Südamerika. Aber auch in den westlichen Industrieländern registriert man immer wieder Tuberkuloseerkrankungen in größerem Ausmaß. Im Jahr 1979, über 30 Jahre nach der Entdeckung wirksamer Heilungsmethoden, flammte die Tuberkulose in Großbritannien zweimal auf; in einem Fall wurden 56 Kinder infiziert. Und zwischen 1985 und 1992 ist die Zahl der jährlich gemeldeten Fälle in den USA um 16 Prozent gestiegen – eine besorgniserregende Entwicklung.

Mit Impfungen, Medikamentenbehandlung und Röntgenreihenuntersuchungen geht der Kampf gegen die Tuberkulose weiter. Doch endgültig wird man die »große weiße Pest« nur ausrotten können, wenn auch der Krieg gegen die Armut gewonnen ist.

UNTEN: *Ein Tuberkulintest: Das Gerät führt mit seinen sechs Nadeln eine hochkonzentrierte Tuberkulinlösung unter die Haut. Tritt drei bis zehn Tage später keine Reaktion ein, dann hatte der Betreffende noch keinen Kontakt mit dem Erreger, so daß eine Impfung mit BCG-Impfstoff empfohlen werden kann, den die Franzosen Calmette und Guérin bereits zu Beginn des Jahrhunderts entwickelten.*

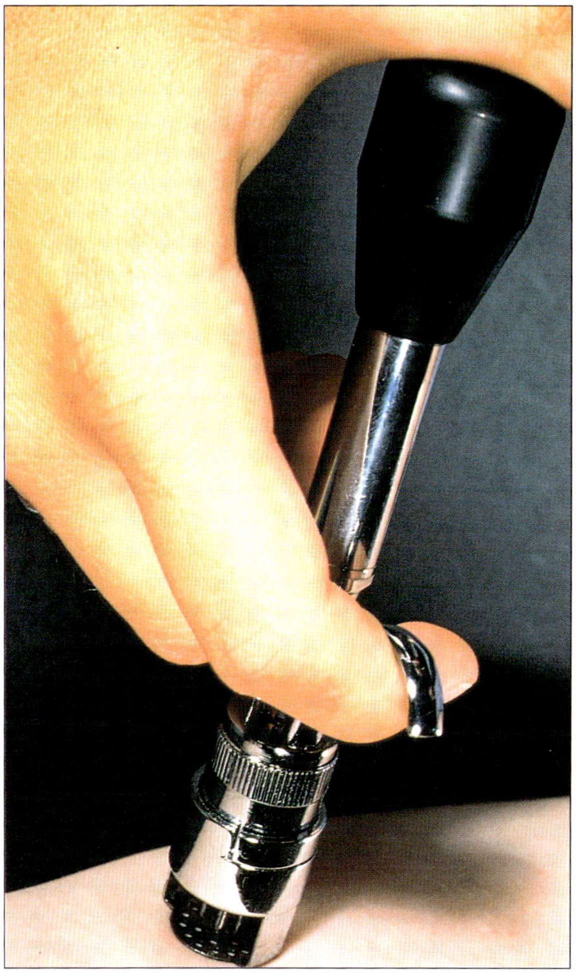

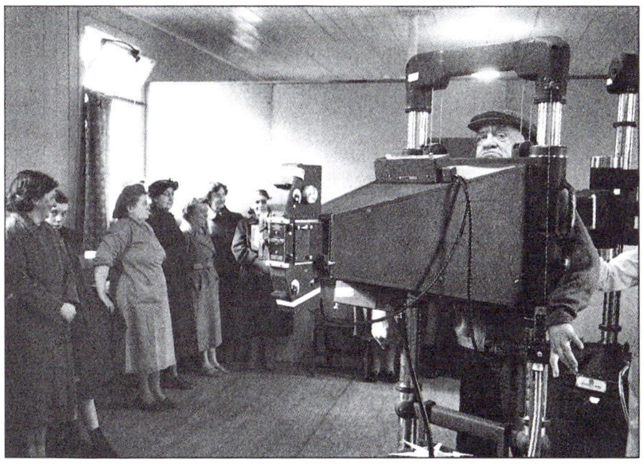

LINKS: *Ein älterer Mann läßt sich in den fünfziger Jahren in Glasgow (Schottland) nur widerwillig im Rahmen einer Röntgenreihenuntersuchung zur Bekämpfung der Tuberkulose untersuchen.*

Allergien

Histamin und Anaphylaxie

»Ein schöner großer Hund namens Neptunus« wurde sensibilisiert

BESCHREIBUNGEN ALLERGISCHER REAKTIONEN gibt es schon aus dem alten Griechenland. Der *Corpus hippocraticum* (s. Seite 19) erwähnt, daß bestimmte Lebensmittel manche Menschen krank machen, während die meisten anderen gesund bleiben. Sechs Jahrhunderte später berichtete Galen über schädliche Wirkungen mancher Pflanzen. Und 1565 gab Leonardo Botallo dem Katarrh und Asthma, die manche Menschen in der Nähe blühender Rosen überfielen, den Namen »Rosenerkältung«. Der Londoner Arzt John Bostock schließlich beschrieb 1819 eine jahreszeitlich bedingte Nasenerkrankung – heute kennt man sie als Heuschnupfen.

Was die Ursache dieser Symptome war, war unklar. Charles Blackley in England und Morrill Wyman an der Harvard-Universität kamen unabhängig voneinander um 1870 zu dem Schluß, daß Pollen von Gräsern und Kräutern den Heuschnupfen auslösen. Der deutsche Forscher Wilhelm P. Dunbar erzeugte 1903 bei anfälligen Versuchspersonen Heuschnupfen, indem er ihnen Pollen in einer Salz- oder Alkohollösung verabreichte. Wie er zeigen konnte, entstand der Schnupfen nicht einfach dadurch, daß der Pollen mechanisch die Nasenschleimhäute reizt. Es mußte ein anderer Faktor im Spiel sein.

UNTEN: *Kreuzkraut-Pollen. Daß Blütenstaub den Heuschnupfen auslöst, entdeckten Charles Blackley und Morrill Wyman unabhängig voneinander in den 70er Jahren des neunzehnten Jahrhunderts.*

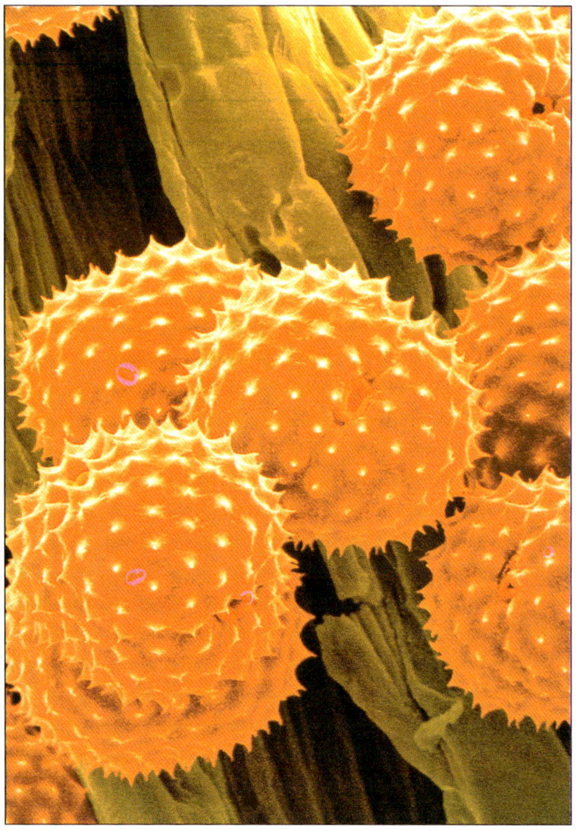

Richet und die Quallen

Charles Richet (1850–1935), Professor für Physiologie an der Pariser Universität, hatte 1898 festgestellt, daß Hunde seltsam reagierten, wenn man ihnen das Blutserum von Aalen injizierte: Sie verhielten sich so, als ob sie ein Gift erhalten hätten, und ihr Leiden wurde nach mehreren Injektionen immer schlimmer. Daran erinnerte sich Richet, als er 1902/03 den Prinzen von Monaco auf einer Tropenreise begleitete, und die Portugiesische Galeere, jene riesige Giftqualle, deren schmerzhafter Stich tödlich sein kann, näher untersuchte. In Erinnerung an den antiken König Mithridates, der sich mit winzigen Giftmengen immun gegen Attentate gemacht hatte, experimentierte Richet mit Hunden, denen er geringe Mengen des Quallengiftes injizierte. Eines seiner Versuchstiere, »ein schöner großer Hund namens Neptunus«, blieb nach der ersten Injektion völlig gesund. Als er aber eine zweite Spritze bekam, wurde er sehr krank, dann starb er plötzlich.

Neptunus' überraschender Tod veranlaßte Richet zu weiteren Experimenten. Im Jahr 1903 veröffentlichte er seine Befunde. Eine Substanz, die beim ersten Kontakt nur schwach giftig sei, so schrieb er, könne bei einer zweiten Injektion sehr viel stärkere Symptome hervorrufen und sogar tödlich wirken. Die mehrfachen Injektionen verliehen also keinen Schutz, sondern sie beseitigten im Gegenteil die vorhandene Abwehr. Zur Beschreibung dieses Vorgangs führte er den Begriff »Anaphylaxie« ein. Richet, der auch Dichter, Schriftsteller, Dramatiker und später Luftfahrtpionier war, erhielt für seine Entdeckung 1913 den Nobelpreis.

Kurz nach Richets Experimenten mit Neptunus zeigte Maurice Arthus, daß Anaphylaxe nicht nur im Zusammenhang mit Giften auftreten kann, sondern auch als Reaktion auf eigentlich ungiftige Stoffe wie Pferdeserum und Kuhmilch. Als er Pferdeserum in Kaninchen spritzte, beobachtete er an der Injektionsstelle eine starke Reaktion mit Entzündungen und gelegentlich sogar eine Gewebezerstörung. Solche lokalen Reaktionen wurden unter dem Begriff »Arthus-Phänomen« bekannt. In Wien beschäftigten sich ungefähr zur gleichen Zeit zwei Kinderärzte, der Österreicher Clemens von Pirquet und der Ungar Béla Schick, mit dem Diphtherie-Antitoxin. Wie sie feststellten, bekamen manche Patienten nach der Verabreichung des Antitoxins Symptome wie Fieber, Drüsenschwellungen und starke Ausschläge – einige Patienten starben sogar. Sie fanden schließlich heraus, daß nicht das Antitoxin diese starken Reaktionen hervorrief, sondern das Pferdeserum, in dem es gelöst war.

Von Pirquet schuf den Begriff »Allergie« aus den griechischen Worten *allos* (anders) und *ergos* (Arbeit, Wirkung). Allergie bedeutet demnach, daß sich bei schädlichen Reaktionen die Wirkung einer Substanz im Körper veränderte.

RECHTS: *Bei einem Allergietest zur Erkennung von Asthma führt man mögliche Allergene (z. B. Hausstaub, Pollen oder Aspirin) unter die Haut. Eine Rötung um die Einstichstelle zeigt eine positive Reaktion.*

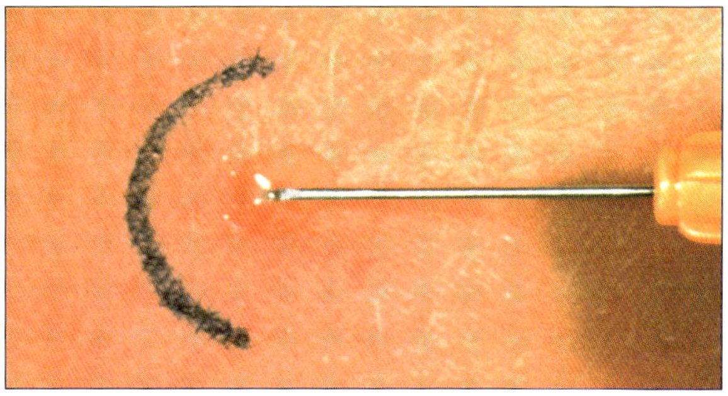

Histamin und Mastzellen

Paul Ehrlich, der später das Salvarsan entdeckte (s. Seite 100), beschrieb 1877 als 23jähriger Zellen eines bestimmten Typs im Bindegewebe, die irgendwelche »Körnchen« enthielten. Wozu sie dienten, erfuhr Ehrlich nie.

Als Henry Hallett Dale sich 1910 mit den Studien am Mutterkornpilz beschäftigte, aus denen die verblüffenden Erkenntnisse über die Nervenleitung resultierten (s. Seite 99), identifizierte er in dem Pilz eine Substanz, die zur Kontraktion glatter Muskeln und zu Blutdruckabfall führte. Wenn er diese Substanz injizierte, kam es zur Anaphylaxie.

Es dauerte noch fast 16 Jahre, bis andere Wissenschaftler ebenfalls zu dem Schluß kamen, daß so etwas wie die von Dales gefundene Substanz – man nannte sie jetzt Histamin – freigesetzt wurde, wenn eingedrungene Proteine zerstört wurden oder wenn Zellen leicht geschädigt wurden, weil die mit ihnen verknüpften Antikörper mit Allergenen reagierten. (Allergene sind Substanzen, gegen die jemand überempfindlich ist.) In Großbritannien zeigte Thomas Lewis, daß verletzte Zellen tatsächlich Histamin produzieren. Der amerikanische Wissenschaftler Charles F. Cole erfand dann einen Test, um dies nachzuweisen. Schließlich bewiesen Carl Draystedt von der Northwestern University in Illinois und Wilhelm S. Feldberg in Berlin 1932 unabhängig voneinander, daß Histamin von beschädigten Zellen freigesetzt wird und die Anaphylaxie auslöst.

Doch erst 1953 wiesen J. F. Riley und G. B. West das Histamin in den Körnchen von Ehrlichs rätselhaften Zellen nach, die man heute als Mastzellen bezeichnet. Ungefähr nach weiteren zehn Jahren war klar, daß Mastzellen im Körper weit verbreitet sind. Und Mitte der siebziger Jahre konnte man schließlich beschreiben, wie Allergene die Freisetzung des Histamins aus den etwa 1000 Granula jeder einzelnen Zelle in Gang setzen.

AUS DEM ALTEN CHINA: EIN MITTEL GEGEN ASTHMA

Ephedrin, das ursprünglich aus der Pflanze Ephedra gewonnen wurde, ist eines der wichtigsten Medikamente gegen Asthma. Und es hat unter allen Arzneimitteln eine der längsten Geschichten. Bereits ca. 2000 v. Chr. verschrieben Ärzte in China die Pflanze, die sie ma huang nannten. Völlig unabhängig davon gaben auch die Ärzte im alten Rom ihren Asthmapatienten ephedron.

Mit dem Fall Roms verschwand das Ephedrin aus dem Arzneischatz des Abendlandes, bis es der junge amerikanische Arzt Carl Frederick Schmidt 1924 durch Zufall wiederentdeckte. Er überprüfte in Peking die 2000 bekanntesten Käuterarzneien der chinesischen Volksmedizin in der Hoffnung, auf einen neuen Wirkstoff zu stoßen. Da fiel ihm ma huang in die Hände. Es stellte sich heraus, daß man in China aus dieser Pflanze schon 1855 eine Substanz namens Ephedrin gewonnen hatte. Da sie jedoch in hoher Dosierung die Versuchstiere tötete, hatte man sie fortan nicht weiter beachtet. Schmidt konnte Pharmafirmen überreden, den »chinesischen« Wirkstoff auf den Markt zu bringen.

UNTEN: *Eine menschliche Mastzelle. Die roten Körnchen enthalten Histamin, das bei allergischen Reaktionen freigesetzt wird.*

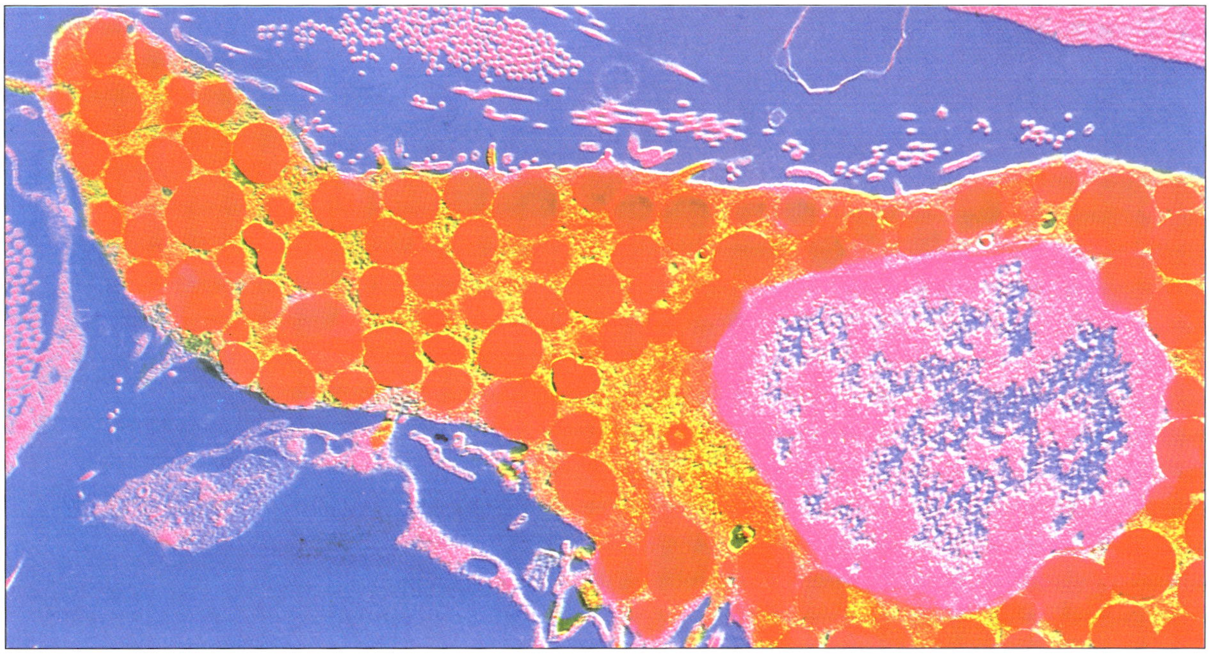

Fortschritte in der Geburtshilfe

Der Weg zur ungefährlichen Entbindung

In den dreißiger Jahren wäre die Hälfte der Todesfälle bei Müttern vermeidbar gewesen

Zu Beginn des 20. Jahrhunderts war die Entbindung noch eine relativ gefährliche Angelegenheit: Mindestens 17 Prozent der Mütter kamen dabei ums Leben. Berichten zufolge hätte 1932 in Großbritannien fast die Hälfte dieser Todesfälle verhindert werden können, in den USA waren sogar zwei Drittel vermeidbar.

Das britische Gesundheitsministerium führte 1924 fünf Gründe für die hohe Müttersterblichkeit auf: Schlechte Hygiene- und Wohnverhältnisse, Beckenverformungen durch Rachitis, schwere Hausarbeit, Abtreibungen oder Fehlgeburten mit anschließender Infektion und fehlende professionelle Betreuung vor, während und nach der Entbindung.

Die Sorge um das Ungeborene

Man hatte bereits einiges unternommen, um die Versorgung ungeborener Kinder zu verbessern. Ihr Schicksal galt bis dahin als zweitrangig im Vergleich zum Überleben der Mutter. Der schottische Geburtshelfer J. W. Ballantyne schlug 1901 die Einrichtung eines »Vorgeburts-Krankenhauses« vor, in dem schwangere Frauen versorgt werden sollten und die Ärzte den Zustand der Schwangerschaft genau studieren konnten. Als einer der ersten empfahl er die chemische und mikroskopische Untersuchung von Urin und Blut der Schwangeren, um auf diese Weise den Zustand des Kindes festzustellen. Ein Jahr später gab es am Edinburgh Royal Maternity Hospital das erste »antenatale« Bett, ähnliche Einrichtungen folgten bald auch anderswo.

In den folgenden 20 Jahren wurde eine vorgeburtliche Versorgung allgemein üblich. In Großbritannien stieg der Anteil der so betreuten Frauen zwischen 1915 und 1935 von fast Null auf 80 Prozent. Da jedoch andere schädliche Einflüsse bestehen blieben, konnte dies die Sterblichkeit bei der Entbindung selbst nicht senken.

Seit den zwanziger Jahren setzten Ärzte bei der vorgeburtlichen Diagnose regelmäßig Röntgenuntersuchungen ein (s. Seite 126). Sie versicherten den Patientinnen, das Verfahren sei absolut ungefährlich. Erst 1956 wurde in einer Studie ein Zusammenhang zwischen vorgeburtlicher Röntgenbestrahlung und Krebserkrankungen des Kindes nachgewiesen.

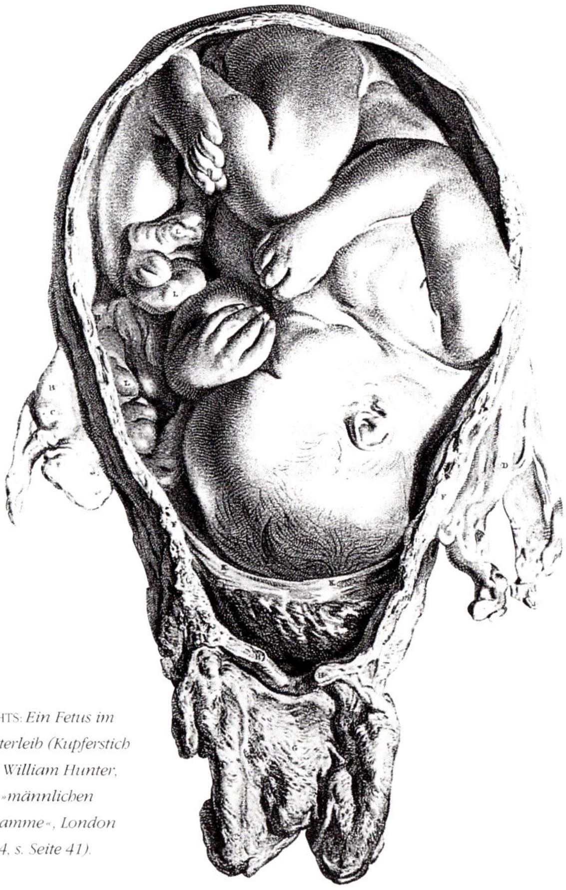

RECHTS: *Ein Fetus im Mutterleib (Kupferstich von William Hunter, der »männlichen Hebamme«, London 1774, s. Seite 41).*

DER KAMPF GEGEN KREBS

Vor dem Zweiten Weltkrieg gelangen Fortschritte gegen zwei tödliche Gefahren: gegen Krebs der Gebärmutter und des Gebärmutterhalses.

Der österreichische Chirurg Ernst Wertheim entwickelte 1898 eine Operation für fortgeschrittenen Krebs, die man noch heute als »Wertheim-Operation« bezeichnet: Dabei wird die Gebärmutter abdominal entfernt und wesentlich mehr umgebendes Gewebe als früher.

Noch wichtiger war die Entwicklung der Krebs-Früherkennung. Der Pathologe George N. Papanicolaou entdeckte Ende der dreißiger Jahre in Zusammenarbeit mit dem Gynäkologen Herbert Traut anormale Zellen in Vaginalabstrichen von Frauen mit Gebärmutterkrebs. Im Jahre 1943 veröffentlichten die beiden Wissenschaftler ein Buch, in dem sie beschrieben, wie Krebsvorstufen am Muttermund zu erkennen sind.

Die Entbindung

Die medizinischen Kenntnisse über den Geburtsvorgang erweiterten sich nur langsam, und genauso zögernd entstanden nützliche neue Methoden.

Ende des 19. Jahrhunderts sorgte der französische Geburtshelfer Adolphe Pinard für einige wichtige Fortschritte. Er erfand ein Stethoskop, mit dem man die Herztöne des Ungeborenen hören konnte, und seine Methode der äußeren Wendung, bei der das ungeborene Kind durch Massieren der Bauchdecke von der Becken- in die Kopflage gedreht wurde, verringerte das Risiko für Mutter und Kind erheblich. Außerdem konnte man mit einer von ihm entwickelten Methode abschätzen, ob der Kopf des Kindes zu groß für den Durchgang durch das Becken war, so daß man einen Kaiserschnitt planen konnte (der durch Anästhesie und Keimfreiheit ebenfalls ungefährlicher geworden war.)

Der norwegische Geburtshelfer Christian Kielland stellte 1910 in Kopenhagen eine neue Geburtszange vor. Er hatte erkannt, wie wichtig es war, vor einer Zangenentbindung die genaue Lage des Kindskopfes zu ermitteln und auch die Zange so zu gestalten, daß der Geburtshelfer den Kopf zielsicher greifen konnte. Vor diesem Hintergrund entwickelte er die »Kielland-Zange«, die vor allem dazu diente, den Kopf des Kindes im letzten Wehenstadium in die richtige Position zu drehen.

Schmerzlinderung im Krankenhaus

Nach dem Ersten Weltkrieg stieg die Zahl der Klinikentbindungen deutlich an. Das lag zum einen daran, daß die Versorgung durch Fachärzte attraktiver geworden war, zum anderen aber auch daran, daß man die hygienischen Zustände in Kliniken zu schätzen wußte. Die Frauen zog es jedoch vor allem wegen der Aussicht auf weniger Schmerzen dorthin.

Zu Beginn des Jahrhunderts hatten deutsche Wissenschaftler eine neue Form der Anästhesie entwickelt: den sogenannten »Dämmerschlaf«. Man injizierte den Frauen bei Einsetzen der Wehen Morphium und Skopolamin, und wenn der Kopf des Kindes zum Vorschein kam, erhielten sie Chloroform oder Ether. Dadurch wurde der Schmerz betäubt, die Erinnerung daran wurde ausgeschaltet, und wenn die Frauen das Bewußtsein wiedererlangten, hatten sie die Geburt ihres Kindes als ein freudiges Erlebnis im Gedächtnis. Sehr beliebt war der »Dämmerschlaf« in Großbritannien und noch mehr in den USA, wo auch feministische Gruppen ihn befürworteten. Er hatte aber auch Nachteile: Die Dosierung der Medikamente mußte individuell sehr genau abgestimmt werden, die Dauer der Wehen konnte sich verlängern, und auch Schädigungen des Kindes waren möglich.

Doch eine Klinikentbindung war nicht unbedingt immer erfreulich und auch nicht ungefährlich. Zur Vorbeugung gegen Infektionen erhielten die Frauen routinemäßig Einläufe, und das Schamhaar wurde rasiert. Dennoch waren Infektionen im Krankenhaus keine Seltenheit, weil das Personal sowohl bei der persönlichen Hygiene als auch in der Einhaltung der Keimfreiheit manchmal nachlässig war. Hinzu kamen Risikofaktoren wie Kaiserschnitt und Zangengeburt.

In den USA war die Qualität der Geburtshilfe nicht sehr hoch. Nach einem Bericht von 1932 war die Todesrate bei Entbindungen von 1915 bis 1930 nicht zurückgegangen. Die Anzahl der Kinder, die bei der Entbindung geschädigt wurden, war sogar angestiegen. In Großbritannien durften auch die Hausärzte Hausentbindungen vornehmen. Um den Vorgang zu beschleunigen, gaben sie zur Einleitung der Wehen häufig Rizinusöl mit oder ohne Chinin. Gelegentlich kam es durch die so erzwungenen, heftigen Kontraktionen zum Zerreißen des Uterus, was zum Tod der Mutter führte. Manche Ärzte benutzten auch die Geburtszange falsch, so daß die Patientinnen schnell ins Krankenhaus gebracht werden mußten. Einer Studie zufolge starben in solchen Fällen zehn Prozent der Mütter und zwei Drittel der Kinder. Wie sich weiterhin herausstellte, war ein Drittel der Ärzte dabei so ungeduldig oder ängstlich gewesen, daß sie nicht bis zur vollständigen Öffnung des Muttermundes gewartet hatten.

DIE ERFINDUNG DES DR. HAAS

Bis zum Ersten Weltkrieg war der hygienische Schutz für Frauen während der Menstruation sehr primitiv. Dann benutzten Krankenschwestern erstmals chirurgische Abdeckungen. Später stellten amerikanische und britische Firmen die ersten Wegwerfbinden her.

Im Jahre 1931 ließ sich Earl Cleveland Haas, ein Landarzt aus Colorado, eine neue Erfindung patentieren: eine Rolle aus Baumwolle mit einem Faden in zwei ineinandergeschobenen Pappröhren. Anfangs nannte er sein Produkt »Monatshilfsmittel«, später ging er zu dem werbewirksameren Namen »Tampax« über. Es dauerte lange, bis sich seine Erfindung durchsetzte. Von 1945 bis 1956 verlangte die britische Gesundheitsbehörde auf den Packungen die aufgedruckte Warnung, »Tampax« eigne sich nicht für unverheiratete Frauen und junge Mädchen. Doch Millionen Frauen mißachteten diesen Rat.

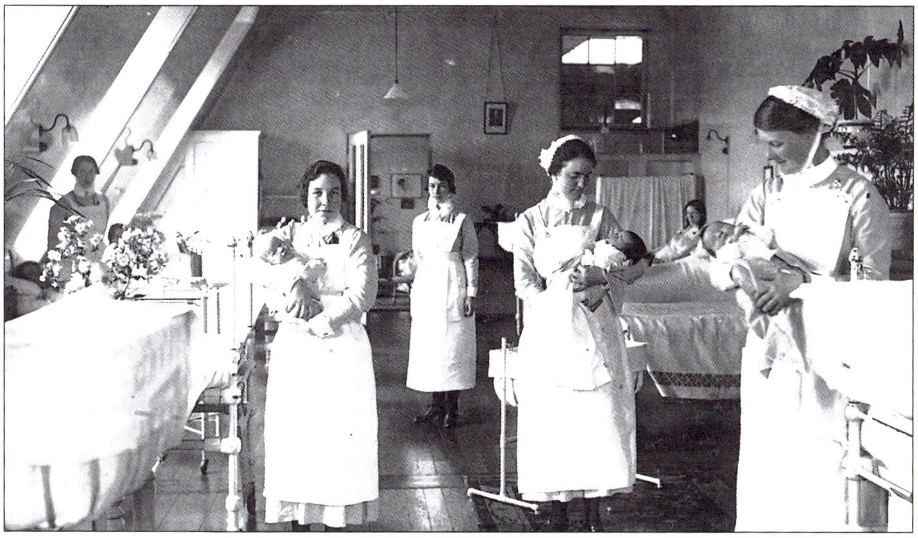

LINKS: *Die Entbindungsstation im Londoner St. Bartholomew's Hospital um 1925. Die Schwestern strahlen mit ihrem Lächeln Zuversicht aus. Doch in Großbritannien und Amerika starben 17 Prozent der Mütter bei der Entbindung. Häufig wurden ihnen gefährliche Medikamente wie Morphium, Skopolamin und Chloroform gegeben.*

Haldane & Sohn

Sie rezitierten Shakespeare und atmeten Grubengas ein

JOHN SCOTT HALDANE und sein Sohn John Burdon Sanderson Haldane kombinierten das Beste der Wissenschaft des 19. Jahrhunderts mit den Veränderungen und Aussichten des 20. Jahrhunderts. Sie waren zwar auf sehr unterschiedliche Gebiete spezialisiert, doch beide bedienten sich der besten wissenschaftlichen Methoden, und beide besaßen große wissenschaftliche Neugier und einen gewaltigen Mut bei Selbstversuchen: »Leiden« war das Lebensprinzip der Familie.

Wie der Vater . . .

J. S. Haldane (1860–1936) wurde als Sohn wohlhabender schottischer Eltern mit vornehmer Verwandtschaft in Edinburgh geboren und machte an der medizinischen Fakultät der Stadt sein Examen. Schon zu Beginn seiner Laufbahn fesselte ihn die Frage, wie der Körper atmet und was mit den aufgenommenen Gasen geschieht. Im Jahr 1893 unternahm er eine Reihe von Experimenten mit sich selbst und einem Kollegen. Bei einem dieser Experimente schlossen sie sich bis zu acht Stunden lang in einem luftdichten Kasten ein, den sie als »Sarg« bezeichneten; dort atmeten sie doppelt so schnell wie sonst, sogen immer wieder die gleiche Luft ein und notierten die körperlichen Reaktionen. Durch solche Versuche fand J. S. Haldane heraus, daß die Atmung vor allem durch Nerven im respiratorischen Zentrum des Gehirns gesteuert wird und daß diese Nerven jede Veränderung der Kohlendioxidmenge im Blut wahrnehmen.

Haldane beschäftigte sich auch mit den Ursachen von Atembeschwerden in der Arbeitswelt. Im Jahr 1895 untersuchte er einen schweren Unfall, bei dem fünf Londoner Arbeiter im Abwassernetz gestorben waren, weil sie sehr plötzlich in einem tiefen Schacht von Giftgasen überrascht worden waren. Nachdem er in den Schacht gestiegen war und dort Luft- und Wasserproben entnommen hatte, stellte sich heraus, daß im Abwasser unter bestimmten Bedingungen hochgiftiger Schwefelwasserstoff entstehen konnte: Haldane empfahl, die Kanalisation besser zu belüften und alle, die dort arbeiteten, mit Sicherheitsleinen auszurüsten.

Als nächstes wandte er sich den Problemen in Kohlebergwerken zu. Dabei stellte er fest, daß das Kohlenmonoxid im »Grubengas« (einem Gemisch aus Kohlenmonoxid, Kohlendioxid und Stickstoff) für die Kumpel eine größere Gefahr darstellte als Explosionen. Und wieder machte er Selbstversuche:

»Bei sieben Prozent [Sauerstoffgehalt der Luft] setzt gewöhnlich deutliches Keuchen und Herzklopfen ein, und das Gesicht nimmt eine bleigraue Farbe an. Gleichzeitig verwirrt sich der Geist.« Letzteres mochte ihm seine Familie wohl bestätigen, denn statt nach Hause zurückzukehren, schickte er ein Telegramm nach dem anderen und betonte darin immer wieder, es sei alles in Ordnung.

Unter seinen vielen Empfehlungen war eine von besonders praktischer Bedeutung:

»Angesichts der Schwierigkeiten, gefährliche Mengen des Gases [Kohlenmonoxid] mit normalen Hilfsmitteln zu erkennen,

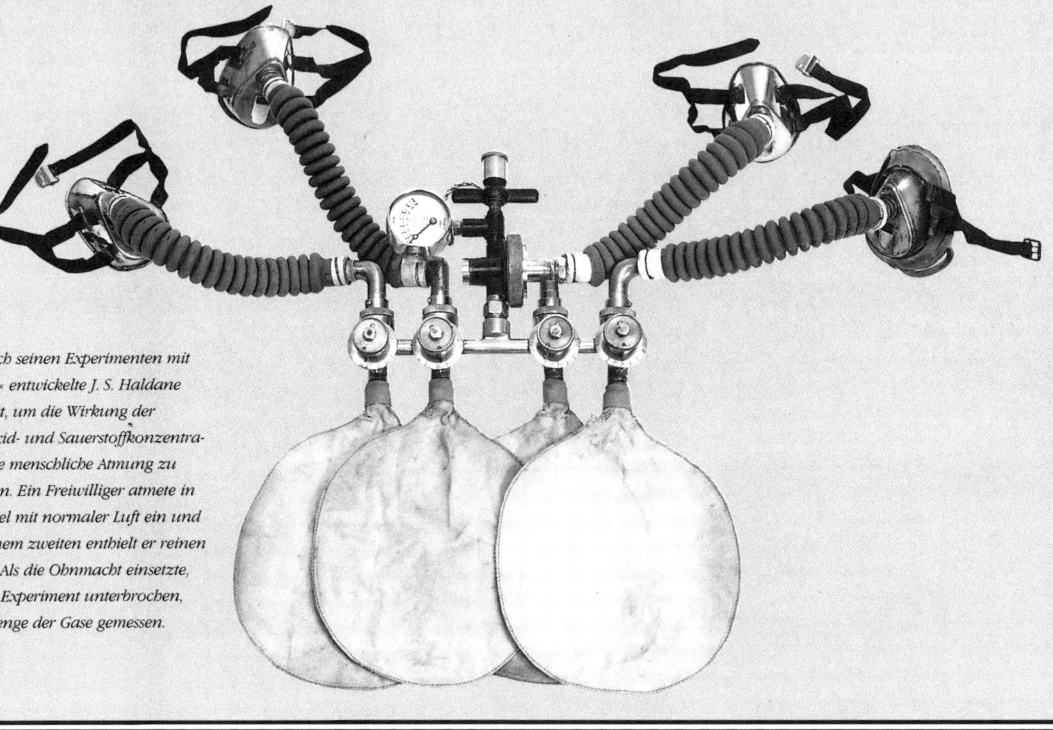

RECHTS: *Nach seinen Experimenten mit dem »Sarg« entwickelte J. S. Haldane dieses Gerät, um die Wirkung der Kohlendioxid- und Sauerstoffkonzentration auf die menschliche Atmung zu untersuchen. Ein Freiwilliger atmete in einen Beutel mit normaler Luft ein und aus, bei einem zweiten enthielt er reinen Sauerstoff. Als die Ohnmacht einsetzte, wurde das Experiment unterbrochen, und die Menge der Gase gemessen.*

UNTEN: Am Kohleflöz *von William Dring: J. S. Haldane erkannte die tödliche Gefahr durch Kohlenmonoxid und riet dazu, einen Vogel als Warnsignal für einen Konzentrationsanstieg des Gases zu benutzen.*

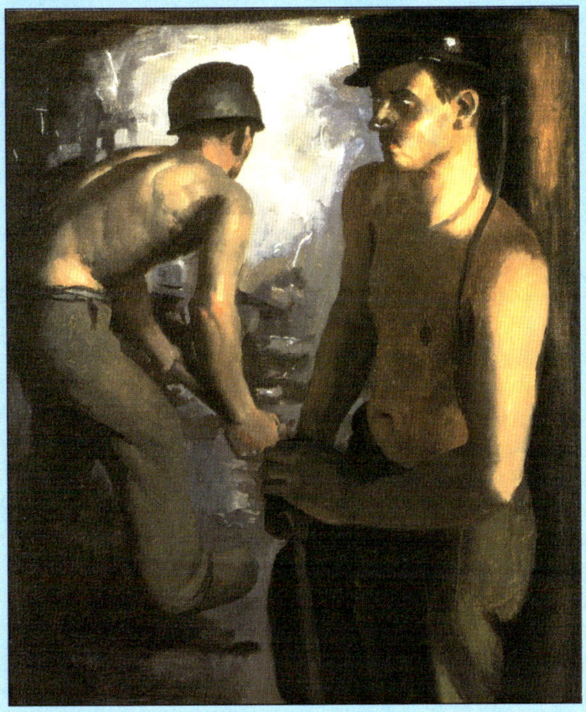

schlug ich vor, ein kleines warmblütiges Tier (eine Maus oder einen kleinen Vogel) zum Nachweis von CO zu benutzen.«

J. S. Haldane bewies mit seinen Experimenten, daß Kohlenmonoxid vom Hämoglobin des Blutes 300mal stärker angezogen wird als Sauerstoff. Er entwickelte darüber hinaus geniale Methoden zur Messung der Blutgase und erfand die Vorläufer der Hämoglobin- und Blutgasanalysegeräte, die noch heute zur Standardausrüstung von Ärzten gehören.

Weiterhin erforschte J. S. Haldane die Dekompressionskrankheit der Tieftaucher. Die heute gebräuchlichen Zeitpläne für Kompression und Dekompression gehen auf seine Forschungen zurück. Außerdem studierte er die Auswirkungen hoher Temperaturen auf den menschlichen Körper und wurde zum »Vater der Salztabletten«, denn er empfahl bei starkem Schwitzen, den Salzverlust entsprechend auszugleichen.

... so der Sohn

J. B. S. Haldane (1892–1964) wurde schon mit drei Jahren Assistent seines Vaters, als er sich Blutproben für ein Experiment abnehmen ließ. Als er acht Jahre alt war, notierte er die Zahlen, die sein Vater beim Ablesen des Gasanalysegeräts nannte. Aber am engsten arbeitete J. B. S. während seiner Ausbildung in Eton (wo er gnadenlos schikaniert wurde) mit J. S. zusammen: Für die Studien seines Vaters zur Dekompression tauchte er. Darüber hinaus half er bei der Erforschung der Arbeitsbedingungen in Bergwerken.

In einem Bergwerk im Norden von Staffordshire gelangten sie in einen Schacht, in dem sich Grubengas befand. »Um zu zeigen, wie sich das Gasgemisch beim Einatmen auswirkt«, schrieb J. B. S. später, »sagte mein Vater, ich solle aufstehen und die Rede Mark Antons aus Shakespeares *Julius Caesar* rezitieren, die mit den Worten ›Freunde, Römer, Landleute‹ beginnt. Ich mußte schon bald keuchen, und irgendwo beim ›edlen Brutus‹ gaben die Beine nach. Ich fiel auf den Boden, und dort war die Luft natürlich sehr viel besser. Auf diese Weise lernte ich, daß Grubengas leichter ist als Luft.«

Von 1911 an studierte J. B. S. in Oxford Mathematik, doch da niemand, wie er später behauptete, sich mit diesem Fach länger als fünf Stunden täglich beschäftigen und dabei geistig gesund bleiben konnte, verbrachte er auch einen großen Teil seiner Zeit in Zoologievorlesungen. Und das war nicht seine erste Konfrontation mit dem Studium des Lebendigen.

Schon 1901, als er erst acht Jahre alt war, hatte sein Vater ihn mit zu einer Vorlesung über die gerade erst wiederentdeckten Arbeiten Gregor Mendels genommen (s. Seite 67). Trotz seines geringen Alters behielt er im Gedächtnis, was er dort gehört hatte, und mit 15 Jahren versuchte er, Mendels Prinzipien praktisch anzuwenden: Er kreuzte die Meerschweinchen seiner Schwester Naomi (bald waren es 300). Er las alles, was es zu dem Thema gab, und als er sich in Oxford mit Zoologie beschäftigte, hatte er bereits die Vorstellung von der genetischen »Koppelung« entwickelt, nach der bestimmte Merkmale gemeinsam vererbt werden, vermutlich weil die betreffenden Gene dicht nebeneinander auf demselben Chromosom liegen. J. B. S. veröffentlichte 1912 einen Artikel über das Thema. Seither spielt die Koppelung für genetische Analysen eine wichtige Rolle.

In vielem war er der erste: Er erforschte die Biochemie der Genaktivität und die genetische Kontrolle der Enzymwirkung, berechnete Mutationsraten, stellte Kopplungskarten der menschlichen Chromosomen auf und analysierte Stammbäume, um die verschiedenen Vererbungswege kennenzulernen.

Außerdem hatte er, ganz im Gegensatz zu seinem Vater, die Gabe, Wissenschaft auch populär darzustellen – und er war zeit seines Lebens Marxist. »Wir wuchsen in einer höchst anregenden Atmosphäre auf«, schrieb seine Schwester, die Schriftstellerin Naomi Mitchinson, »und ich glaube, das ist der Grund dafür, daß mein Bruder seinen Geist der Wissenschaft widmet, und zwar der Art von Wissenschaft, die den Menschen helfen kann.« Im Jahr 1957 emigrierte J. B. S. nach Indien – aus Protest gegen das britische Engagement in der Suez-Krise – und weil er in wärmerem Klima leben wollte. »Sechzig Jahre mit Socken sind genug«, sagte er. J. B. S. starb sieben Jahre später.

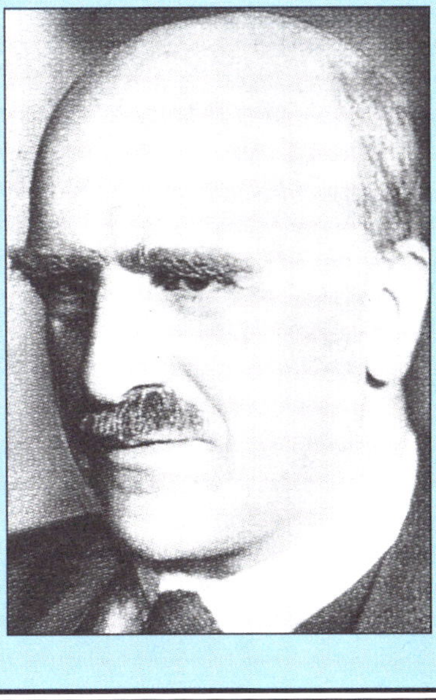

LINKS: *J. B. S. Haldane war in jeder Hinsicht ein Genie, aber auch exzentrisch und häufig gehässig und streitsüchtig und zeit seines Lebens Marxist. Im Jahre 1956 trat er allerdings wegen »stalinistischer Störung der Wissenschaft« aus der kommunistischen Partei aus und emigrierte nach Indien, dessen Staatsbürgerschaft er annahm.*

Psychiatrie und Psychologie

Von Sigmund Freud zu B. F. Skinner

»Umarme und küsse sie nie, und laß' sie nie auf deinem Schoß sitzen«

DIE ERFORSCHUNG DER PSYCHE entwickelte sich aus der medizinischen Wissenschaft des 19. Jahrhunderts. Doch wie den Wissenschaftlern schon bald deutlich wurde, gibt es auf diesem Gebiet, anders als bei Pasteurs Theorie von den Krankheitskeimen, keine klaren Richtlinien: Die Psyche entzog sich einer Einteilung, und die Untersuchung war äußerst schwierig.

Die Folge war, daß man auf verschiedenen Wegen vorging: Manche Forscher konzentrierten sich auf Geisteskrankheiten, andere auf die Grundfunktionen der Psyche bei Tieren und Menschen, und wieder andere beschäftigten sich mit der Frage, wie man bestimmte seelische Zustände mit Medikamenten und chirurgischen Eingriffen beeinflussen kann.

Freud und die Psychoanalyse

Kurz bevor Sigmund Freud (1856–1939) von der Wiener Universität 1881 seinen Doktortitel erhielt, hatte er sich intensiv mit einer Patientin seines Freundes Dr. Josef Breuer beschäftigt: Es handelte sich um die 21jährige Bertha Pappenheim, die Breuer und Freud in ihren Berichten später »Anna O.« nannten. Was sie an ihr beobachteten, wurde zur Grundlage der Psychoanalyse.

Anna O. litt immer wieder an vielfältigen hysterischen Symptomen: Lähmung von Armen und Beinen, Sprech- und Sehstörungen, Gedächtnisverlust, allgemeine Orientierungslosigkeit und Brechreiz. Breuer hypnotisierte sie und fragte sie dann, wann sie ein bestimmtes Symptom zum erstenmal erlebt habe. Über die Erkenntnis der ursprünglich auslösenden Situation als ein verdrängtes traumatisches Erlebnis konnte das entsprechende Symptom erfolgreich behandelt werden. Anna O. bezeichnete Breuers Behandlungsmethode als »Sprechkur«.

Nachdem Breuer die Patientin ein Jahr lang täglich besucht hatte, verhielt sich Anna O. immer mehr so, als ob er ihr Vater sei: Sie drückte ihm gegenüber alle die Gefühle aus, die sie für ihren wirklichen Vater empfand. Und auch Breuer entwickelte für Anna starke Gefühle. (Freud nannte dieses Phänomen später »Übertragung« und »Gegenübertragung«). Als Breuers Frau wegen der Arzt-Patient-Beziehung eifersüchtig wurde, entschloß er sich, die Therapie zu beenden. Daraufhin bekam Anna eine hysterische Pseudoschwangerschaft, und Breuer erklärte sich widerwillig bereit, sie mittels Hypnose zu behandeln. Es war das letzte Mal, daß er Anna – und überhaupt hysterische Patienten – behandelte, und vernünftigerweise besänftigte er seine Frau, indem er mit ihr zu zweiten Flitterwochen nach Venedig fuhr.

UNTEN: *Sigmund Freud am Schreibtisch. Später wurde er von Kollegen wie Jung und Adler kritisiert. Auch heute sind seine Theorien nicht unumstritten. Freud war der Vater der Psychoanalyse.*

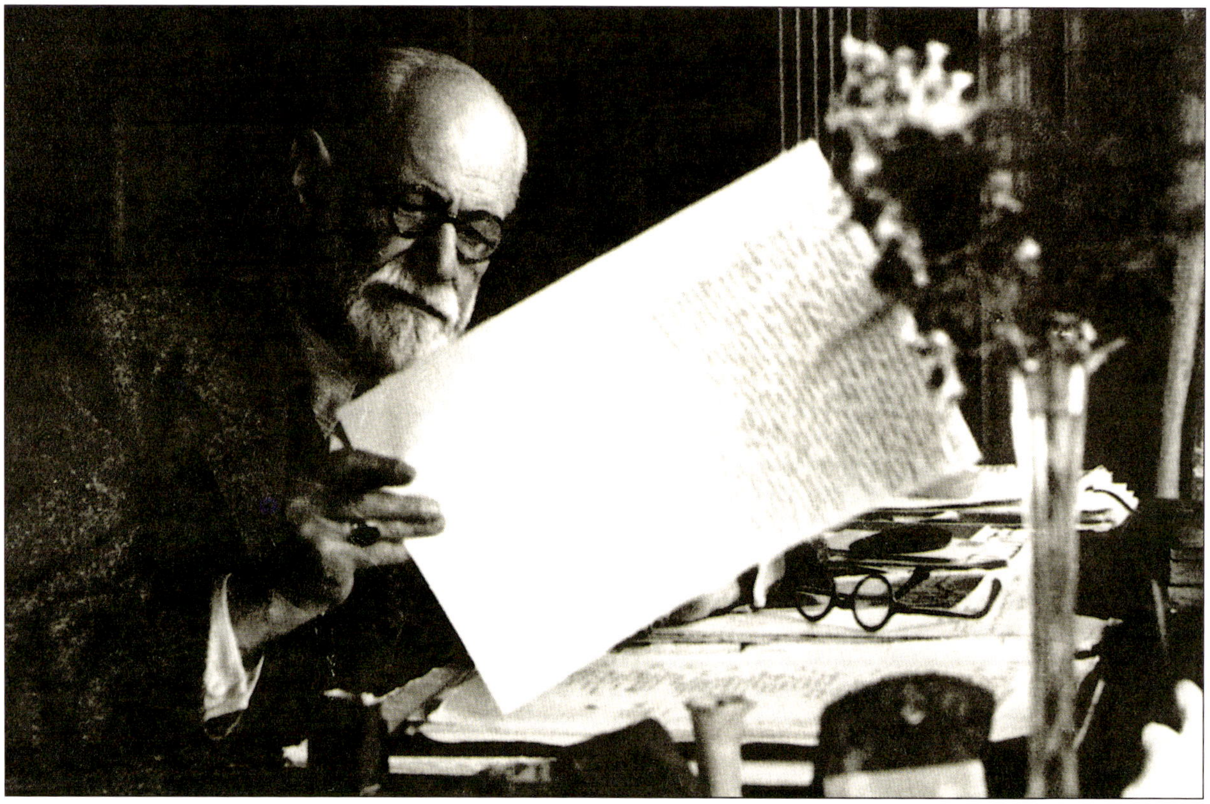

SCHOCKBEHANDLUNG UND LEUKOTOMIE

Während Sigmund Freud sich in das Unbewußte vertiefte und Watson und Skinner weiße Ratten untersuchten, experimentierten andere Mediziner mit herkömmlicheren Methoden, manchmal mit bedauerlichen Ergebnissen. Der italienische Psychiater Ugo Cerletti setzte 1938 Elektroschocks ein, um Krämpfe herbeizuführen. Seine Elektrotherapie war zwar immer umstritten, aber sie wird in vielen Ländern auch heute noch zur Behandlung schwerer Depressionen angewandt.

Auch psychiatrische Operationen waren Ende der dreißiger und Anfang der vierziger Jahre beliebt. Der portugiesische Neuropsychiater Egas Moniz war beeindruckt von Tierversuchen, bei denen nach der operativen Entfernung des Vorderlappens des Gehirns bei den Tieren kein aggressives Verhalten mehr festzustellen war. Deshalb nahm er 1935 die erste derartige Operation (Leukotomie) an Menschen vor. Der Eingriff wurde zur Standardmethode bei Patienten, die auf die Schocktherapie nicht ansprachen. Moniz erhielt zwar 1949 für seine chirurgischen Entwicklungen den Nobelpreis, doch die Operation, die ja nicht rückgängig zu machen war, betrachtete man schon bald als fast genauso tragisch wie die Geisteskrankheiten, die man damit behandeln wollte. Sie wurde später nicht mehr angewandt.

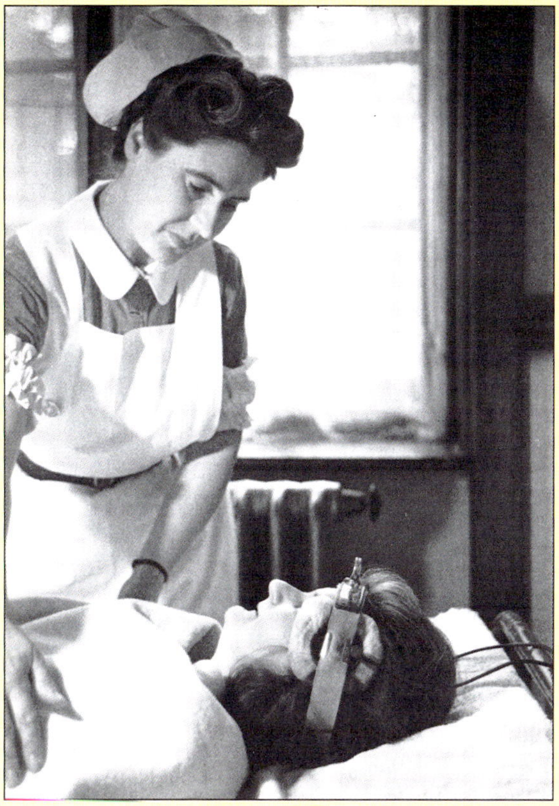

RECHTS: *Dieses Foto von 1946 dokumentiert die Elektroschocktherapie. Die ursprüngliche, sensationslüsterne Unterschrift lautete: »Sie wird aus der Hölle gekitzelt«.*

Im Jahr 1895, in dem Breuer und Freud den Fall Anna O. in *Studien über Hysterie* veröffentlichten, beginnt die offizielle Entstehung der psychoanalytischen Schule. Zehn Jahre zuvor war Freud bei Charcot (s. Seite 73) in Paris gewesen; er hatte dessen Hypnosemethoden studiert und die Idee aufgegriffen, es gebe einen Zusammenhang zwischen Hysterie und Sexualität. Als Freud aber nach Wien zurückgekehrt war und dort praktizierte, stellte er fest, daß die Hypnose nicht die von ihm erhoffte Wirkung hatte.

Deshalb entwickelte er nach und nach die Methode des freien Assoziierens: Der Patient lag mit geschlossenen Augen auf einer Couch und sprach aus, was ihm gerade in den Sinn kam. Dabei neigten viele Patienten dazu, die Erinnerung an traumatische Erlebnisse zu vermeiden. Wenn die Patienten aber darüber redeten, waren sie im Gegensatz zu hypnotisierten Personen in der Lage, rational damit umzugehen. Freud erkannte, daß solche Erlebnisse zwar verdrängt werden, aber weiterhin unbewußt die Seele der Patienten beeinflußten. Freud wurde sich auch bewußt, daß er nur dann ein guter Analytiker werden konnte, wenn er sich zunächst selbst analysieren ließ. Da er die freie Assoziation nicht bei sich selbst anwenden konnte, beschäftigte er sich mit seinen Träumen, die er als symbolischen Ausdruck seiner verdrängten Gedanken betrachtete. Träume wurden für ihn zum »Königsweg ins Unbewußte«, und sie sind der Gegenstand seines bekanntesten Werks, der *Traumdeutung* von 1900.

Eines der wichtigsten Ergebnisse bei Freuds Selbstanalyse war die Entdeckung des Ödipuskomplexes, die ihn dazu motivierte, die psychosexuelle Entwicklung von Kindern zu skizzieren. Außerdem analysierte er eine Dreiheit widerstreitender Parteien im Unbewußten, das Es, das Ich und das Über-Ich, mit der Libido (vorwiegend sexuelle Energie) als treibender Kraft.

Freuds Leistung war gewaltig. Seine Thesen stellten die erste umfassende Theorie zur Persönlichkeit dar, und die Psychoanalyse war ein neuer, nach Ansicht vieler Fachleute sehr wirksamer Weg zur Behandlung seelischer Störungen. Doch Freud beschäftigte sich nicht nur mit anormalem Verhalten, er machte auch das Normale verständlicher. Seine Theorien wurden von ihm und anderen bei der Untersuchung fast für jeden Lebensbereich der Menschen angewandt.

Doch die Psychoanalyse hatte ebenso viele Kritiker wie Anhänger. Eine wichtige Kritik lautete, sie sei unwissenschaftlich: Es gab keine kontrollierten Experimente, die Befunde (meist Beobachtungen an Patienten) waren von Freud beeinflußt, seine Begriffe ließen sich quantitativ nicht erfassen oder vollständig definieren. In jüngster Zeit wurden sogar seine Berichte über Anna O. in Frage gestellt. Außerdem herrschte vielfach die Ansicht, er betone die Sexualität zu stark als Triebkraft menschlichen Handelns.

Bruch mit Freud

Trotz solcher Kritik griffen viele Psychiater und Psychologen Freuds Theorien auf. Im Jahr 1908 nahmen 42 von ihnen am ersten internationalen Kongreß für Psychoanalyse teil. Doch schon bald zeigten sich unter Freuds Anhängern tiefgreifende Meinungsverschiedenheiten.

Alfred Adler (1870–1937), der 1910 Präsident der Wiener Gesellschaft für Psychoanalyse geworden war, trat ein Jahr später

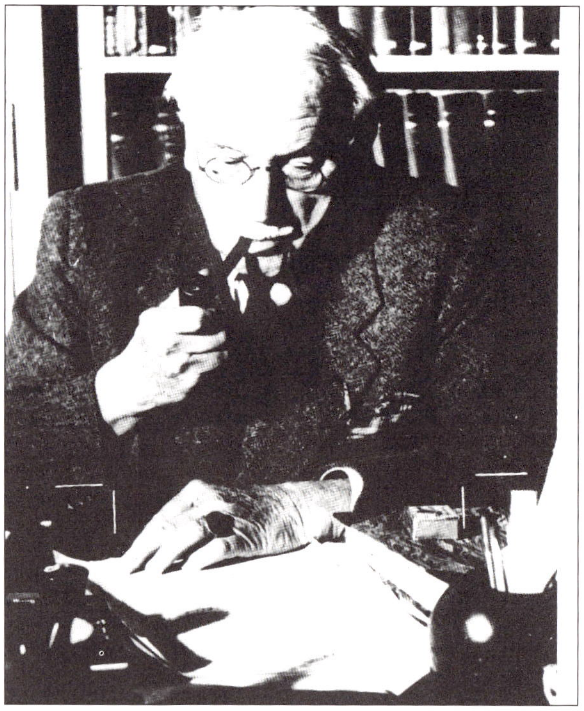

RECHTS: *Carl Gustav Jung, einst Freuds wichtigster Mitarbeiter, lehnte später dessen Gewichtung der Sexualität ab und entwickelte die analytische Psychologie mit den Theorien von Introversion, Extraversion, psychischer Energie und der Psyche als selbstregulierendem System.*

zurück und sah Freud nie wieder. In Adlers Theorien von der Individualpsychologie ist Machtlosigkeit und nicht Sexualität die treibende Kraft im Leben der Menschen. Sie überwältigen den einzelnen so, daß er nichts zuwege bringt.

Ungefähr zur gleichen Zeit kamen dem Schweizer Psychoanalytiker C. G. Jung (1875–1961) ernste Zweifel an Freuds starker Betonung der Sexualität. Im Jahr 1914 beendete Freud seine Freundschaft mit ihm. In Jungs »analytischer Psychologie« umfaßt die Libido nicht nur sexuelle Triebkraft, sondern einen Vorrat an allgemeiner kreativer Energie, die man während des Lebens für ein positives Wachstum verwenden kann. Jung glaubte auch, daß jeder Mensch in bezug auf die Welt eine von zwei Einstellungen annimmt: Entweder Introversion oder Extraversion.

Darüber hinaus entwickelte er Theorien über die mystische, spirituelle Seite des Lebens (die Freud verhöhnt hatte) und insbesondere die Vorstellung vom »kollektiven Unbewußten«, das er als gesammelte Erfahrung aus vielen Millionen Jahren und als Widerhall prähistorischen Weltgeschehens beschrieb. Nach seiner Theorie erben die Menschen die Veranlagung zur Reaktion auf bestimmte grundlegende Erfahrungen wie z. B. »Geburt, Tod, die Sonne, Dunkelheit, Macht, Frauen, Männer, Sexualität, Wasser, Magie, Mutter, Helden und Schmerz«. Infolgedessen würden die Menschen von der Vergangenheit getrieben und von der Zukunft angezogen.

Pawlow und der konditionierte Reflex

Während sich Freud mit den düsteren Seiten des Unbewußten herumschlug, entwickelte der russische Wissenschaftler Iwan Petrowitsch Pawlow (1849–1936) ein anderes Bild von den Antrieben des Menschen. Für seine Arbeiten über die Funktion

UNTEN: *Iwan Petrowitsch Pawlow im Jahr 1935. Nach den kritischen Worten von George Bernard Shaw wäre er sogar bereit gewesen, »Babys bei lebendigem Leibe zu kochen, um zu erfahren, was dabei geschieht«.*

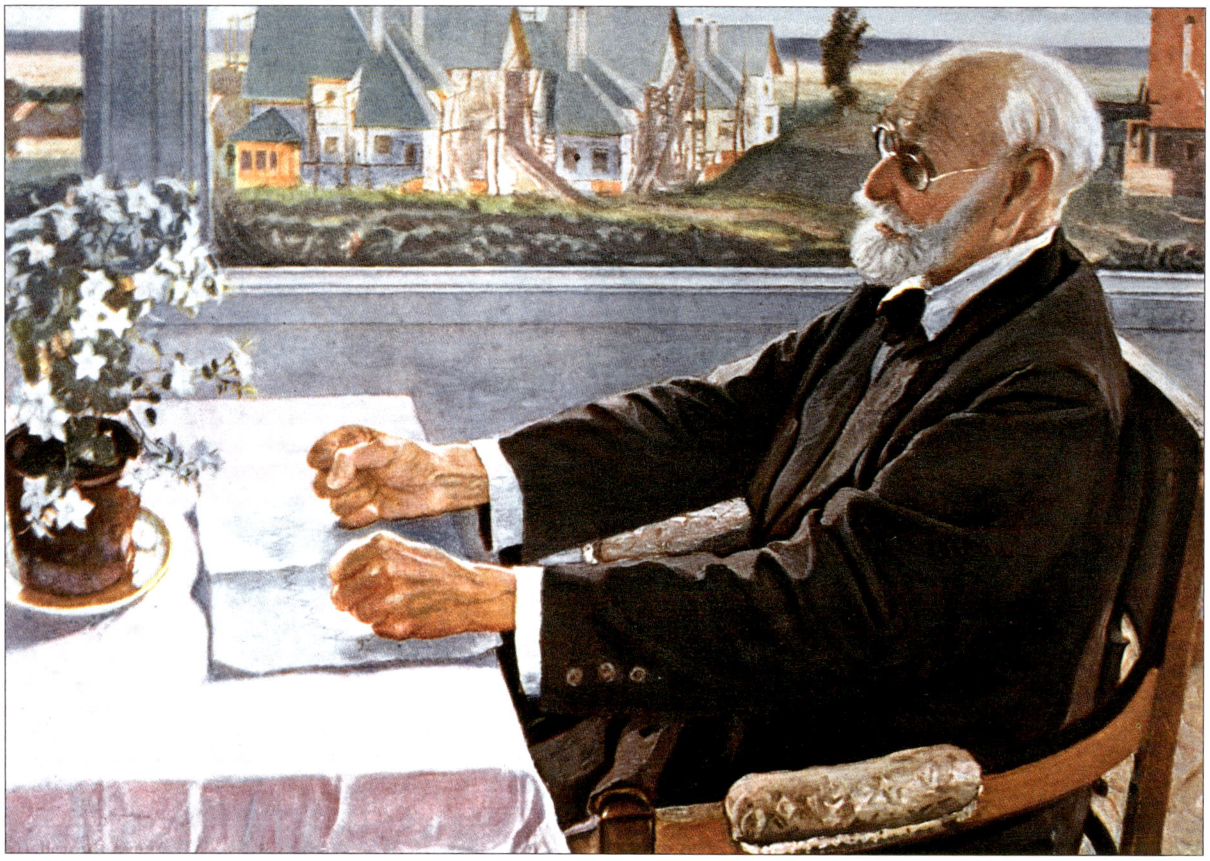

des Verdauungssystems erhielt er 1904 den Nobelpreis. Seine Forschungen veranlaßten ihn zu umfassenden Verallgemeinerungen über die Ursachen menschlichen Verhaltens.

Pawlow legte künstliche Kanäle von den Verdauungsorganen eines Hundes nach außen, so daß er die Produktion der Verdauungssäfte beobachten konnte. (Der Dramatiker George Bernard Shaw bezeichnete ihn später als »Schurken und Vivisektionisten, der gewohnheitsmäßig Babys lebendig kocht, weil er sehen will, was geschieht«.) Wie er zu seiner Überraschung feststellte, schied der Magen des Hundes schon beim Anblick von Nahrung oder beim Geräusch von Pawlows Schritten Sekrete aus. Er nannte diese Reaktion »psychischen Reflex«, später »bedingten Reflex«, nachdem ihm klar geworden war, daß er aus der Erfahrung des Tieres heraus entstand.

Pawlow wollte dieses Phänomen noch genauer untersuchen. Er hatte bemerkt, daß seine Hunde zu speicheln begannen, sobald er mit Nahrung auftauchte. Nun ließ er jedesmal, wenn er einem Tier Futter anbot, eine Glocke läuten; daraufhin speichelten die Hunde schon beim Geräusch der Glocke allein.

Pawlow hatte nichts übrig für unüberprüfbare Theorien über das Unbewußte des Menschen. Vielmehr glaubte er, alles menschliche Verhalten sei das Ergebnis angeborener und anerzogener körperlicher Reflexe, die vom Gehirn zu nützlichen Mustern geordnet werden und sich ausnahmslos wissenschaftlich untersuchen lassen.

Skinners utopische Welt

John B. Watson verarbeitete Pawlows Thesen 1913 zu einer Theorie des menschlichen Verhaltens, die er »Behaviorismus« nannte.

Watsons bekanntester Schüler war B. F. Skinner; er begann bereits mit 22 Jahren, nach Watsons Verfahren zu forschen, nachdem 1925 dessen Buch *Behaviorism* erschienen war. Skinners erster Erfolg war die Erfindung der »Skinner-Box«: An der Wand eines Käfigs, in dem eine Ratte bequem Platz hatte, brachte er einen Hebel an, und jedesmal, wenn das Tier auf diesen Hebel drückte, fiel ein Stück Futter in den Käfig. Das Drücken auf den Hebel wurde von Skinner genau registriert.

Wie er feststellte, betätigten die Ratten den Hebel wesentlich häufiger, sobald sie herausgefunden hatten, daß sie dafür mit Futter belohnt wurden. Diese Belohnungen nannte der junge Psychologe »Verstärkung«. Jetzt begann er, die Situation abzuwandeln: Manchmal kam kein Futter, wenn der Hebel betätigt wurde; die Ratten drückten zunächst dennoch, aber schließlich gaben sie enttäuscht auf. Manchmal gab er das Futter nur nach bestimmten Zeitintervallen oder nachdem der Hebel mehrmals betätigt worden war. Die Ratten lernten, gegen Ende der Wartezeit häufiger zu drücken oder den Hebel weiterhin zu bewegen, auch wenn sie nur bei jedem 192. Drücken Futter bekamen.

Skinner publizierte seine Befunde 1938 in seinem Buch *The Behavior of Organisms* (Das Verhalten der Organismen). Nach seiner Theorie, die er als »operante Konditionierung« bezeichnete, läßt sich das Verhalten eines Organismus durch veränderte Verstärkung beeinflussen.

Schließlich wandte Skinner seine Theorien auch auf die Gesamtgesellschaft an. Sein Roman *Walden Two* von 1948 beschreibt eine utopische Welt, in der Kinder durch positive Verstärkung rigoros konditioniert werden und zu glücklichen, intelligenten, hilfsbereiten Erwachsenen heranwachsen. Für die Vorstellung von einem freien Willen hatte Skinner nichts übrig; jedes Verhalten war für ihn das Ergebnis negativer oder positiver Verstärkung. Seine Utopie wurde vielfach als Entwurf eines totalitären Staates kritisiert.

AUFSTIEG UND FALL DES JOHN B. WATSON

Meistens setzte John Broadus Watson (1878–1956) durch, was er wollte. Aus ärmlichen Verhältnissen in Greenville (South Carolina) hatte er sich als 30jähriger bereits zum Professor für Psychiatrie an der Johns Hopkins University in Baltimore hochgearbeitet.

Bis dahin hatte er Tiere untersucht, vor allem die Lernvorgänge bei weißen Ratten. Als er seine Aufmerksamkeit dem menschlichen Verhalten zuwandte, erkannte er nur wenige Unterschiede. Wie Pawlow, der ihn stark beeinflußte, war er der Ansicht, das Bewußtsein könne das Verhalten nicht steuern, sondern bestimmte Reize riefen körperliche Reaktionen hervor – er entwickelte die Theorie von der Konditionierung. Für Watson waren Menschen und Tiere gleich, und deshalb wollte er die Menschen ebenso untersuchen.

Zusammen mit seiner Mitarbeiterin Rosalie Rayner machte Watson ein grausames Experiment, um die Konditionierung zu demonstrieren: Wenn sie eine weiße Ratte neben den elf Monate alten »Little Albert« setzten, zeigte das Baby zunächst keine Furcht. Wenn Watson und Rayner aber jedesmal, wenn das Kind nach der Ratte griff, hinter ihm mit einem Hammer auf einen Stahlträger schlugen, zuckte Albert zuerst zusammen, dann weinte er, und schließlich hatte er Angst vor dem Tier. Die Furcht erstreckte sich auf alles Pelzige, auch auf Kaninchen, Hunde und sogar eine Nikolausmaske.

Als Watson vermutlich das Gefühl hatte, nichts könne ihn mehr aufhalten, stieß er auf Widerstand. Im Jahr 1920 kam seine Frau dahinter, daß er mit Rosalie Rayner ein Verhältnis hatte, und reichte die Scheidung ein. Der Skandal war für die Johns Hopkins University sehr peinlich, und man zwang ihn zum Rücktritt. Ein Jahr später, ruiniert, arbeitslos, aber mit Rosalie verheiratet, bekam er einen Zeitvertrag bei der Werbeagentur Walter Thompson. Im Jahre 1924 war er bereits Vizepräsident der Firma und galt als einer der Besten in der Werbebranche – 1930, mitten in der Wirtschaftskrise, verdiente er noch über 70 000 Dollar im Jahr.

Doch er publizierte auch weiterhin seine Arbeiten über die Verhaltenspsychologie von Kindern. Mit seinem Buch **Psychological Care of the Infant and Child** ***(Psychologische Pflege für Säugling und Kind) aus dem Jahr 1928 wurde er zum Schreckgespenst der zwanziger und dreißiger Jahre: »Umarmen und küssen Sie es nicht, und lassen Sie es nie auf dem Schoß sitzen. Wenn es sein muß, küssen Sie es beim Gutenachtsagen einmal auf die Stirn.« Bis in die fünfziger Jahre war er bei Psychologen weitgehend in Vergessenheit geraten. Als die American Psychological Association ihm 1956 ihre Goldmedaille verleihen wollte, weigerte er sich, an der Feier teilzunehmen. Einige Monate darauf starb er, alt und verbittert. Was aus »Little Albert« wurde, verschweigt die Geschichte.***

Ernährung

Die Entdeckung der Vitamine

Als man Hühner nicht mit poliertem Reis, sondern mit Vollreis fütterte, wurden sie gesund

WÄHREND DER ERSTEN JAHRZEHNTE des 20. Jahrhunderts stand Pasteurs Theorie der Krankheitskeime hoch im Kurs, und vielfach glaubte man, alle Krankheiten würden entweder von infektiösen Erregern oder von Giftstoffen hervorgerufen. Für Wachstum und Gesundheit, so glaubte man, seien ausreichende Mengen von Kohlenhydraten, Fetten, Proteinen und Mineralsalzen erforderlich – sonst nichts.

Zitronen und Reisspelzen

Daß es Ernährungsmangelkrankheiten gibt, vermutete man bereits im 18. Jahrhundert. Der schottische Schiffsarzt James Lind empfahl 1753, die Seeleute sollten auf langen Schiffsreisen Zitronensaft trinken, um Skorbut vorzubeugen, bei dem es zu einer Brüchigkeit der Blutgefäße und zu allgemeinen Blutungen kommt.

Ende des 19. Jahrhunderts versetzte man Dr. Christiaan Eijkman nach Batavia (heute Jakarta) in Niederländisch-Ostindien; er sollte dort die Beriberi untersuchen, eine seltsame Krankheit, die zu Taubheitsgefühl, Muskelschwächung und schließlich zu Herzversagen führt. Wie er feststellte, bekamen Hühner, die im örtlichen Militärkrankenhaus vorwiegend mit Küchenabfällen von poliertem Reis gefüttert wurden, eine ähnliche Krankheit. Als er sie dagegen mit Vollreis fütterte, beobachtete er zu seiner Verblüffung, daß sie sich erholten.

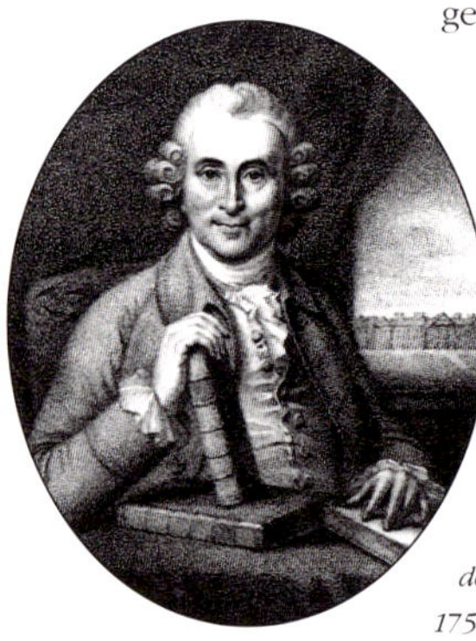

OBEN: James Lind, der erste Arzt, der 1753 erkannte, daß die Nahrung nicht nur Proteine, Fette und Kohlenhydrate enthalten muß: Er verschrieb Zitronensaft.

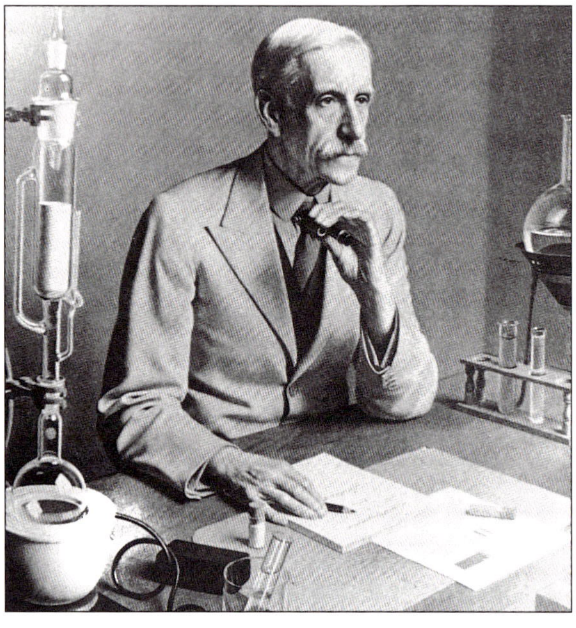

OBEN: Der britische Biochemiker Frederick Hopkins. Seine Untersuchungen führten zur Entdeckung der Vitamine.

VERHÜTUNG DER PELLAGRA

Die Pellagra (ital.: »rauhe Haut«) wurde auch als »Krankheit der drei Ds« bezeichnet: Dermatitis, Diarrhöe und Demenz. Sie kommt überall auf der Welt vor und verläuft in 63 Prozent der Fälle tödlich. In den USA tauchte sie während des Bürgerkrieges zum erstenmal auf.

Dr. Joseph Goldberger von der US-Gesundheitsbehörde wies 1914 Behauptungen zurück, es handele sich um eine von Insekten übertragene Infektionskrankheit. Als sich herausstellte, daß die Krankheit ausschließlich in armen Bevölkerungsschichten auftauchte, untersuchte er, ob es einen Zusammenhang zwischen Krankheit und Ernährung gab.

Wie Wissenschaftler der Yale University 1917 entdeckten, ist die »schwarze Zunge« bei Hunden das Gegenstück zur Pellagra beim Menschen. Bei Experimenten mit Hunden fanden Goldberger und sein Team heraus, daß Bierhefe ein hervorragendes Vorbeugungsmittel ist. Ihren aktiven Bestandteil bezeichnete Goldberger als »P-P-Faktor« (P-P = »pellagra preventing«). Erst 1937, acht Jahre nach seinem Tod, stellte sich heraus, daß es sich beim P-P-Faktor um Nicotinsäure (Niacin) handelt, einen Bestandteil des Vitamin-B-Komplexes. Im Süden der USA, wo viele Menschen an Pellagra starben, wurde in der Regel nur sehr fein gemahlener Mais, der lediglich nicht resorbierbares Nicotinsäureamid beinhaltet, zur Nahrungsmittelzubereitung verwendet.

Eijkman glaubte, daß es in dem polierten Reis ein Toxin geben müsse, dessen Gegenspieler sich in den Reisspelzen befand. Sein Kollege Gerrit Grijns war anderer Ansicht: Wie er zeigen konnte, ging es den Hühnern gut, wenn sie außer dem polierten Reis auch kurz gekochtes Fleisch bekamen. Sie wurden aber krank, wenn das Fleisch zu lange gekocht worden war. Offenbar befand sich im Fleisch also eine lebenswichtige Substanz, die durch die Hitze zerstört wurde.

Der britische Biochemiker Frederick Gowland Hopkins fütterte junge Ratten 1906 mit Casein, Schmalz, Stärke, Zucker und Salzen, was nach damaliger Ansicht alles war, was für Wachstum und Gesundheit erforderlich war. Einigen gab er auch ein wenig Milch. Die Ratten, die keine Milch erhielten, wuchsen kaum; den anderen ging es gut. »Hoppy«, wie seine Kommilitonen in Cambridge ihn nannten, schloß daraus, »erstaunlich kleine Mengen« bestimmter Nahrungsbestandteile, die er als »Nahrungshilfsfaktoren« bezeichnete, seien notwendig, damit der Körper Proteine und Energie zum Wachsen verwerten kann. Hopkins und Eijkman erhielten 1929 für ihre Arbeiten, die zur Entdeckung der Vitamine führten, den Nobelpreis.

Die Familie der Vitamine

Der Begriff »Vitamin« wurde 1912 geprägt, nachdem der polnisch-jüdische Chemiker Casimir Funk am Lister Institute in London aus den Reisspelzen die aktive Substanz isoliert hatte, die bei Eijkmans Hühnern die Beriberi verhinderte. Er nannte sie und ähnliche Substanzen »Vitamine« (»vital amines« = lebenswichtige Amine), denn er glaubte, daß es Amine seien, die sich chemisch von Ammoniak ableiten. Funk stellte auch als einer der ersten eine Verbindung her zwischen Vitaminmangel und Krankheiten wie Beriberi, Skorbut, Pellagra und Rachitis.

Funks Entdeckungen leiteten eine neue Ära der Ernährungswissenschaft ein. E. V. McCollum aus Kansas konnte nachweisen, daß bestimmte Fette einen für das Wachstum unentbehrlichen Faktor enthalten, den er »Fettlösliches A« nannte. Später fand er in wäßrigen Extrakten von Weizen, Eigelb und Hefe eine Substanz, die ebenfalls lebenswichtig war: Diese bezeichnete er als »Wasserlösliches B«.

Die Bezeichnung »Vitamin C« gab man einer noch unentdeckten Verbindung, die Skorbut verhinderte und in Obst und Gemüse vorkam. Der ungarische Biochemiker Albert von Szent-Györgyi isolierte 1928 die aktive Substanz aus Nebennieren (wofür er 1937 den Nobelpreis erhielt).

Als komplizierter erwiesen sich die B-Vitamine. Das wasserlösliche B aus Hefe hatte, wie sich herausstellte, zweierlei Wirkungen, deshalb nannte man die entsprechenden Substanzen B_1 und B_2. Später entdeckte man, daß B_2 seinerseits wiederum mehrere Wirkungen hat, und nach und nach wuchs die Liste bis B_{12}. Doch schließlich zeigte sich, daß man einige B-Vitamine unter anderem Namen bereits kannte. Deshalb schrumpfte die Liste wieder auf die heute bekannten Vitamine B_1 (Thiamin), B_2 (Riboflavin), B_6 (Pyridoxin) und B_{12} (Cobalamin).

UNTEN: *Im Zweiten Weltkrieg verteilte die britische Regierung kostenlos Vitamine. Der Ernährungszustand verbesserte sich.*

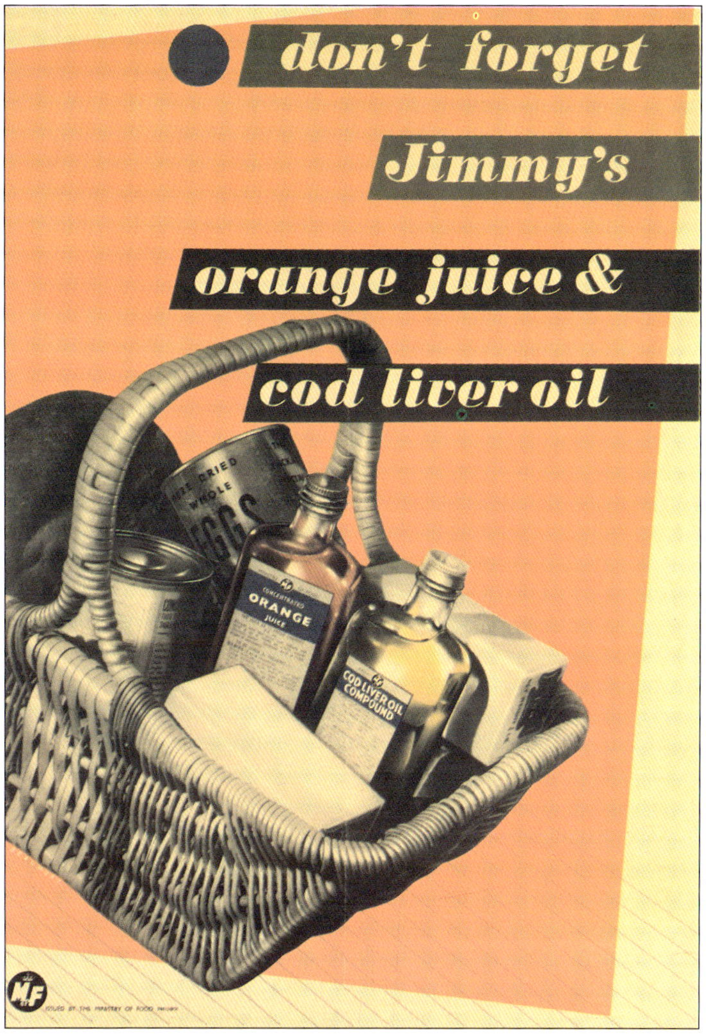

DIE SUCHE NACH DEM INTRINSIC FACTOR

Bei der perniziösen Anämie werden zu wenige rote Blutkörperchen produziert, und diese wenigen Zellen sind empfindlich und verformt. Die Krankheit verlief früher ausnahmslos tödlich.

Der amerikanische Arzt George H. Whipple heilte 1917 bei Hunden eine induzierte Anämie, indem er ihnen Rinderleber zu fressen gab.

William B. Castle führte daraufhin 1926 ein dramatisches Experiment durch. Er wußte, daß »geheilte« Patienten mit perniziöser Anämie auch weiterhin anormalen Magensaft produzierten. Castle wollte nun herausfinden, ob normaler Magensaft eine Substanz (den Intrinsic factor) enthält, welche die Aufnahme einer weiteren Verbindung (den Extrinsic factor) aus der Nahrung begünstigt und so für eine normale Blutproduktion sorgt. In seinem Experiment gab er Patienten mit perniziöser Anämie seinen eigenen, halb verdauten Mageninhalt zu essen (den er erbrochen hatte, nachdem er eine Stunde zuvor 300 Gramm Rinderhackfleisch gegessen hatte). Wie er auf diese Weise zeigen konnte, enthielt sein Magensaft tatsächlich den intrinsischen Faktor (später stellte sich heraus, daß es sich dabei um ein Protein handelt). Im Jahr 1948 fand man in Leber und Rindfleisch den »extrinsischen Faktor«, das Vitamin B_{12}.

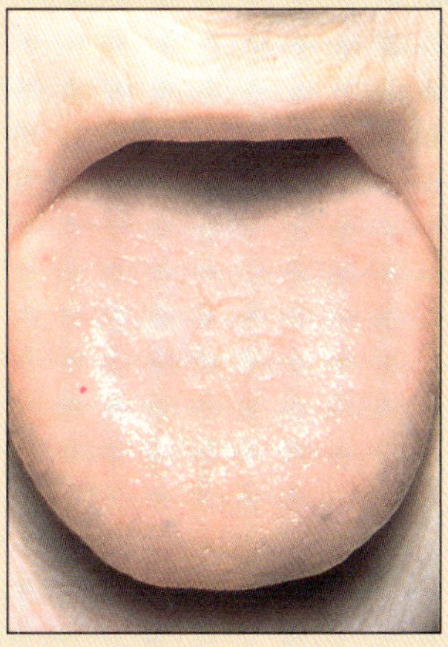

LINKS: *Die glatte Zunge eines Patienten mit perniziöser Anämie ist auf das Fehlen der Geschmacksknospen zurückzuführen – ein, ebenso wie die Zungenentzündung, typisches Symptom der Krankheit.*

Medizintechnik

Mikroskope, EEG und EKG

Schwarz gekleidet, mit Kapuze und Kittel – sie züchteten »unsterbliche« Zellen

ENDE DES 19. JAHRHUNDERTS waren die Möglichkeiten, einen Einblick in das Körperinnere zu erhalten, auf Operationen und das Sezieren von Leichen beschränkt. Darüber hinaus konnte man lediglich mit einem Spiegel in die Vagina oder mit einem Zungenspatel in den Rachen sehen.

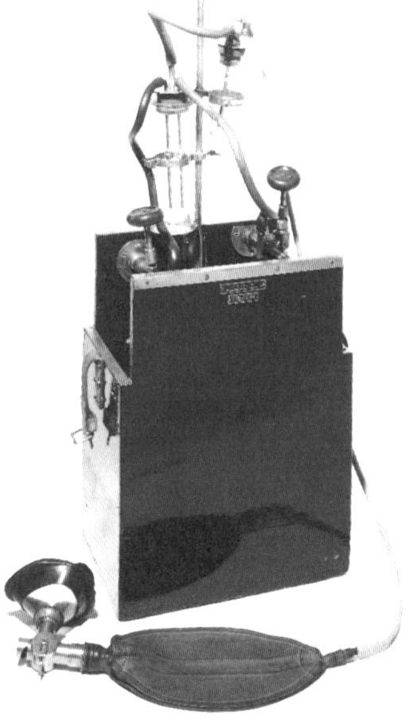

Der Londoner Arzt William Hill entwickelte 1911 ein Gastroskop, einen festen Schlauch, der durch die Speiseröhre in den Magen geschoben wurde. Mit einer Linse am Ende konnte man sogar den Eingang des Dünndarms erkennen. Chevalier Jackson erfand 1913 das Laryngoskop zur unmittelbaren Untersuchung des Kehlkopfes, dann folgte das Bronchoskop, mit dem man in die Lungen sehen und Narkosegase verabreichen konnte.

LINKS: *»Boyles Maschine« zum Verabreichen von Lachgas, Sauerstoff und Ether. Eines der Anästhesiegeräte, die Edmund Boyle zwischen 1917 und 1933 entwickelte.*

Der Mensch im Mikroskop

Unmittelbar am Körper wurde ein Mikroskop zum erstenmal 1899 benutzt. Damals untersuchte man die Hornhaut des Auges mit einem Großfeld-Stereomikroskop, das Siegfried Czapski entworfen hatte und dessen beide Tuben ein räumliches Bild erzeugten. Es war in verbesserter Form später weit verbreitet und bedeutete einen großen Fortschritt für Diagnose und Therapie.

Der nächste Schritt war die Mikrochirurgie. Der skandinavische Ohrenarzt C. O. Nylen nahm 1921 eine Operation mit einem monokularen Mikroskop vor. Ein Jahr später führte L. Holmgren mit einem Stereomikroskop einen schwierigen Eingriff durch: Er stellte vom Mittelohr aus eine Öffnung zum Innenohr her, wo Knochenwucherungen die Schallübertragung blockierten.

Doch was man sehen konnte, war eher begrenzt. Licht hat eine Wellenlänge von einem Tausendstel Millimeter, und Gegenstände, die kleiner sind (zum Beispiel Viren), sind im Lichtmikroskop nicht zu erkennen. Der Londoner Geschäftsmann und Amateurmikroskopiker Joseph Bernard entwickelte 1925 das Ultraviolettmikroskop, das bis zu 2500fach vergrößerte und mit dem man große Viren sichtbar machen konnte.

Inzwischen hatte sich gezeigt, daß sich Elektronen mit ähnlichen Welleneigenschaften wie Licht bewegen, nur sind diese Wellen 100 000mal kürzer – theoretisch konnte man mit einem Elektronenmikroskop also entsprechend kleinere Objekte sichtbar machen. Das erste derartige Gerät entwickelte L. L. Marton im Dezember 1932 an der Université Libre in Belgien. Die erste elektronenmikroskopische Aufnahme eines biologischen Objekts gelang aber erst 15 Monate später mit Martons zweitem Mikroskop.

Bis 1934 hatte man die gleiche Vergrößerung wie bei den besten Lichtmikroskopen erreicht. Drei Jahre später konnte man Objekte schon 7000fach vergrößern, und gegen Ende des Zweiten Weltkrieges erreichten die Elektronenmikroskope eine 200 000fache Vergrößerung. So ließen sich viele Einzelheiten der Zellstruktur aufklären, zum Beispiel der Bau der Synapsen zwischen den Nervenfasern, die histaminsezernierenden Körnchen in den Mastzellen (s. Seite 113) und Makrophagen, die von Asbestfasern durchbohrt werden (s. Seite 130).

Die Körperelektrik

Die Wissenschaftler waren begierig, auch die kleinsten Körperaktivitäten zu messen, unter anderem die Impulse, die durch die elektrische Aktivität des Herzens entstehen. Der Niederländer Willem Einthoven veröffentlichte 1903 Einzelheiten über den ersten Elektrokardiographen. Es war ein »Fadengalvanometer«: ein 275 kg schweres Gerät, in dem ein silberbeschichteter Quarzfaden zwischen den Polen eines Elektromagneten gespannt war.

Die elektrischen Ströme des Herzens wurden durch den Faden geleitet, der sich dadurch rechtwinklig zur Richtung des Magnetfeldes bog. Durch Löcher in den Magnetpolen fiel ein starker Lichtstrahl, und der Schatten des Fadens, der dabei entstand, zeigte sich auf einer beweglichen photographischen Glasplatte – das erste Elektrokardiogramm (EKG) war entstanden.

Einthoven, der für seine Erfindung 1924 den Nobelpreis erhielt, ging schließlich mit Horace Darwin, dem jüngsten Sohn

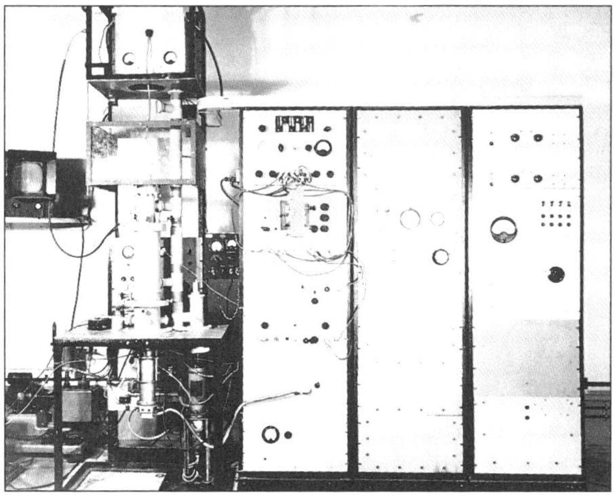

OBEN: *Eines der ersten funktionstüchtigen Rasterelektronenmikroskope an der Universität Cambridge. Solche Geräte ermöglichten neue Erkenntnisse über Struktur und Funktion der Zellen.*

ALEXIS CARREL UND DER HOKUSPOKUS DER GEWEBEKULTUR

Im Jahr 1907 veröffentlichte Ross G. Harrison von der Yale University einen kurzen Artikel über seine Forschungsergebnisse. Harrison hatte sich mit der Entwicklung von Nervenfasern befaßt. Was die wissenschaftliche Welt daran am meisten verblüffte, war seine Methode, Gewebe in Kulturen wachsen zu lassen. Sie eröffnete den Forschern viele neue experimentelle Möglichkeiten, denn nun konnte man das Zellwachstum und die Wirkungen bestimmter Substanzen auf Gewebe völlig losgelöst vom menschlichen Körper beobachten.

Am engsten verknüpft mit der Entwicklung von Gewebekulturen ist jedoch der Name Alexis Carrel, der 1912 den Nobelpreis für seine Arbeiten über Blutgefäße und Organe erhielt. Carrel, 1873 in Frankreich geboren, verließ 1904 nach politischen und medizinischen Meinungsverschiedenheiten die Universität von Lyon und emigrierte in die USA, wo er zwei Jahre später ans Rockefeller Institute gerufen wurde.

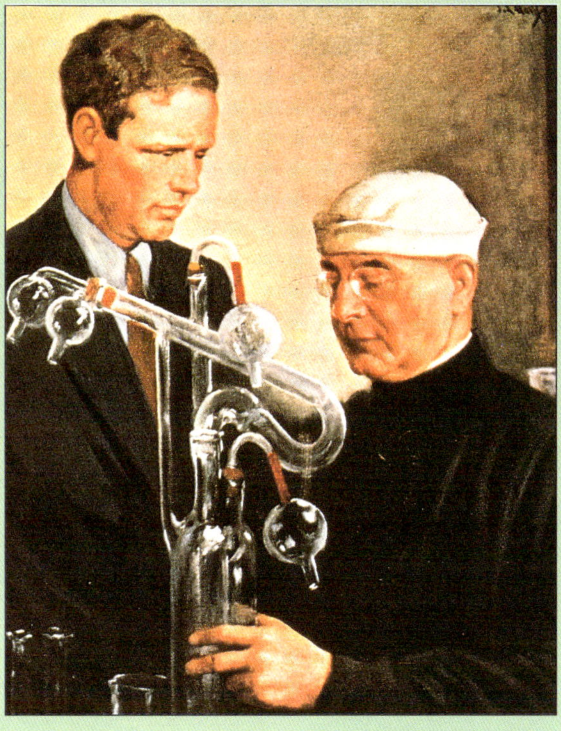

OBEN: *Das Titelbild des* Time-*Magazins von 1938 zeigt Alexis Carrel zusammen mit Charles Lindbergh.*

Kurz nachdem Harrison 1910 seinen Artikel ungekürzt veröffentlicht hatte, besuchte ihn Carrels Kollege M. T. Burrows. Wie sich herausstellte, eignete sie sich nicht für die von Burrows und Carrel beabsichtigte Züchtung von Zellen warmblütiger Tiere (was Margaret Reed in Berlin schon 1908 gelungen war). Carrel und Burrows entwickelten deshalb ein eigenes Verfahren, das nach Burrows Worten aus »einer einfachen chirurgischen Methode sowie frisch sterilisierten Glasgefäßen und Instrumenten« bestand.

Bis 1912 hatten er und Carrel die »einfache« Methode weiterentwickelt. Die beiden arbeiteten in getrennten Labortrakten, jeweils mit einem Raum zum Präparieren von Tieren, einem Wasch- und Säuberungsraum und einem Kultur- und Operationsraum mit eingebauten Sprühdüsen, mit denen man vor Beginn der Arbeiten den Staub durch Einsprühen von Wasser entfernen konnte. Sie selbst und die technischen Assistenten (einer war der später berühmte Pilot Charles Lindbergh) waren in unheimliches Schwarz gekleidet, mit Kappen und bodenlangen Kitteln.

Carrel warnte: »Die Methode ist kompliziert, und bei ungeübter Handhabung können sich so große Fehler einschleichen, daß die Ergebnisse wertlos werden.« F. P. Rous (s. Seite 108) hatte bereits embryologische Experimente ausgeführt, die zwar mehr Geschicklichkeit als die Arbeit mit Gewebekulturen verlangten, doch er war mit viel einfacheren Geräten und ohne speziell geschulte Assistenten ausgekommen.

So kam es, daß andere Wissenschaftler sich wegen der vermeintlichen Kompliziertheit und wegen der Kosten und des Platzbedarfs nicht an die Gewebekultur wagten – ein Kritiker Carrels bezeichnete seine Methode als »Hokuspokus«. Jahrelang wurde der Fortschritt auf diese Weise behindert.

Carrel selbst machte jedoch Fortschritte. So verringerte zum Beispiel die »Carrel-Flasche« das Risiko der Verunreinigung durch Bakterien, die bis in die vierziger Jahre, als Antibiotika eingeführt wurden, das Hauptproblem für Gewebekulturen waren.

von Charles Darwin, eine Partnerschaft zur Herstellung von Fadengalvanometern ein. Bis 1928 hatte man sogar tragbare Geräte entwickelt, die nur noch 14 kg wogen.

Mit dem Fadengalvanometer entdeckte Johannes Berger 1924 auch die Gehirnströme. Seine Erkenntnisse wurden zunächst nicht beachtet. Erst zehn Jahre später erkannten die britischen Physiologen Edgar Adrian (s. Seite 99) und B. H. C. Matthews ihre Bedeutung. Solche Elektroenzephalogramme (EEG) benutzte man anfangs zur Diagnose der Epilepsie.

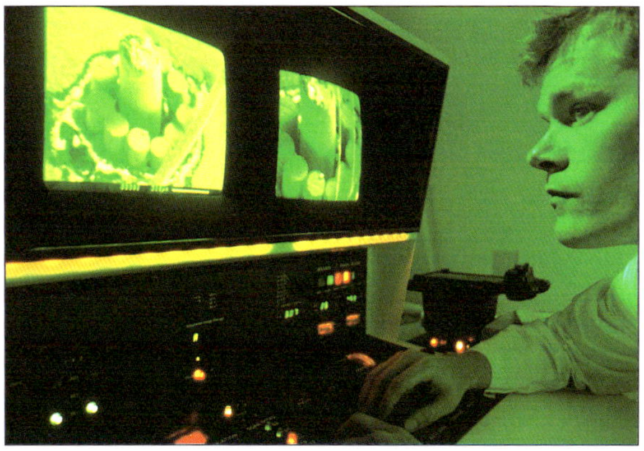

RECHTS: *Ein Wissenschaftler am Bedienungspult eines Rasterelektronenmikroskops in der University of Utah betrachtet die Bilder auf den Monitoren. Der diagonale Balken auf dem linken Bildschirm ist ein menschliches Haar, das man zum Vergleich ins Bild integriert hat.*

Röntgenstrahlen

Das Körperinnere wird erforscht

Eine lebensrettende Erfindung und »röntgensichere Unterwäsche«

EIN IN DEUTSCHLAND geborener niederländischer Staatsbürger, der an einer deutschen Universität arbeitete, bescherte der Medizin eine Umwälzung: Er entdeckte eine Methode, um durch die Haut und das weiche Gewebe zu sehen und so die darunterliegenden harten Strukturen zu erforschen.

Wilhelm Konrad Röntgen wurde 1845 in Deutschland geboren. Als er drei Jahre alt war, zog seine Familie nach Holland, und er erhielt die niederländische Staatsbürgerschaft. Er war kein besonders guter Student. Als man ihn 1862 dabei erwischte, wie er über eine Karikatur eines unbeliebten Lehrers lachte, wurde er von der technischen Schule, die er in Utrecht besuchte, verwiesen, denn er weigerte sich, den Namen des »Künstlers« preiszugeben. Deshalb hatte er auch keine offizielle Berechtigung für ein Universitätsstudium. Zulassung – und einen Abschluß – bekam er nur am Züricher Polytechnikum, wo er die Beamten überreden konnte, ihn ohne die eigentlich geforderte Prüfung aufzunehmen.

Dennoch erhielt Röntgen 1888, nachdem er an mehreren Hochschulen gearbeitet hatte, die Stelle eines Professors für Physik an der Universität Würzburg, und damit wurde er auch Leiter des dortigen neuen physikalischen Instituts.

Eine mattgrüne Wolke

Röntgen interessierte sich zunehmend für Kathodenstrahlen, jenen Schimmer, der von zwei in einen luftleeren Glaskolben eingeschmolzenen Drähten ausgeht, wenn man zwischen ihnen eine Hochspannung anlegt.

Am Spätnachmittag des 8. November 1895 arbeitete er allein in seinem Labor. Nachdem er den Raum verdunkelt und den Glaskolben in schwarzen Karton gehüllt hatte, um das ausgesandte Licht abzuschirmen, erlebte er eine Überraschung: Als er die Spannung anlegte, leuchtete ein kleiner Gegenstand auf seinem Labortisch auf wie eine schwach glühende Wolke. Der Gegenstand war ein kleines fluoreszierendes Kartonstück, das er mit Bariumplatinocyanid beschichtet hatte und wie ein Leuchtschirm wirkte. Die Röhre erzeugte offensichtlich außer den Kathodenstrahlen noch etwas anderes: Sie sandte unsichtbare Strahlen aus, die durch die Umhüllung drangen und auf das kleine Kartonstück trafen.

Röntgen bewegte die Röhre weiter weg – der kleine Schirm leuchtete immer noch. Er war von diesem Phänomen völlig gefesselt, und man mußte ihn mehrmals zum Abendessen rufen, bevor er reagierte.

In den folgenden Wochen erging es Frau Röntgen nicht sehr viel besser: Ihr Mann kam praktisch nicht mehr nach Hause, weil er ein Experiment nach dem anderen machte. Wenn die Strahlen durch Karton und Luft dringen konnten, so seine Überlegung,

UNTEN: *Eine der ersten Röntgenaufnahmen. Sie stammt aus dem Jahr 1896, als die Nachricht von Röntgens Entdeckung um die Welt ging.*

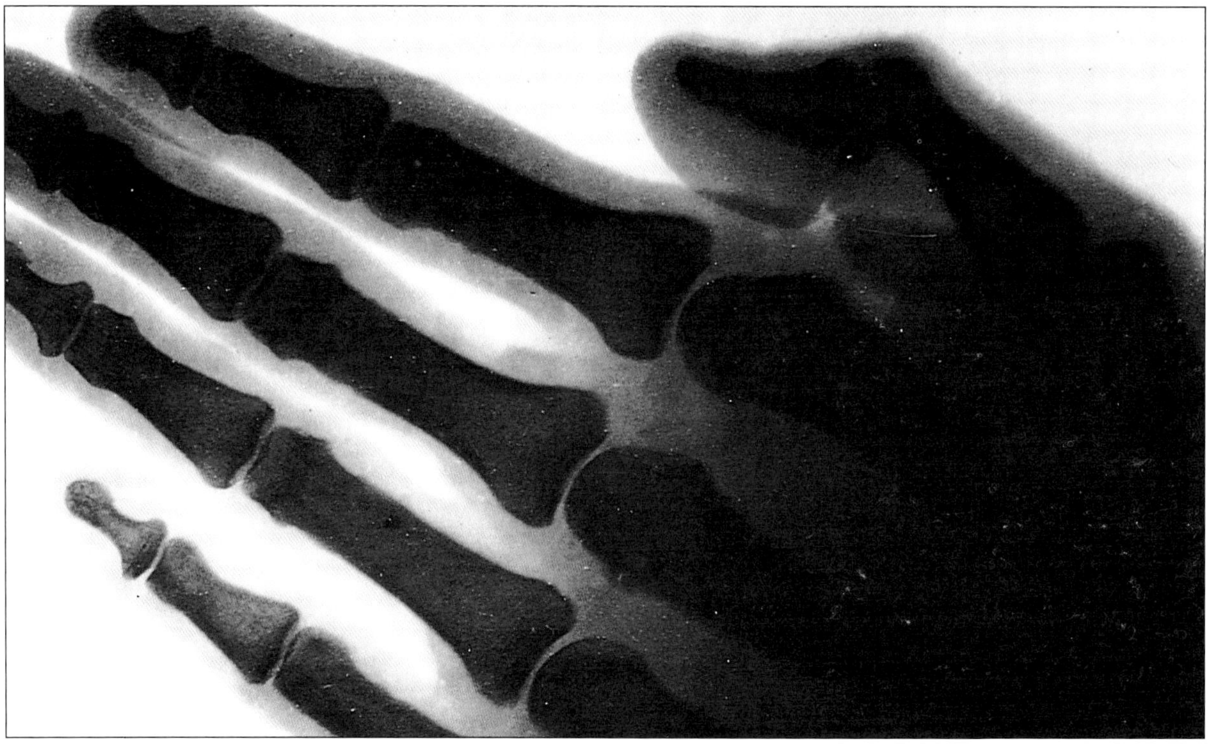

dann sollten auch andere Gegenstände kein Hindernis sein. Er versuchte es mit einem doppelten Satz Spielkarten, einem Buch von 1000 Seiten, Holz, Hartgummi und verschiedenen Metallen. Es stellte sich heraus, daß nur Blei die Strahlen vollständig abschirmte; um seiner Sache sicher zu sein, hielt Röntgen ein kleines Stück dieses Metalls zwischen Röhre und Leuchtschirm. Auf dem Schirm konnte man nicht nur den Schatten des Bleis deutlich erkennen, sondern auch die Umrisse seiner Finger und darin die dunkleren Handknochen. Er wußte, daß Kathodenstrahlen einen photographischen Film schwärzen können und bat seine Frau, ihre Hand auf eine photographische Platte zu legen; dann richtete er 15 Minuten lang die Strahlen darauf. Nach dem Entwickeln war der Umriß der Hand deutlich zu sehen, und ihre Knochen sowie zwei Fingerringe erschienen als abgegrenzte hellere Bereiche in den dunkleren Schatten des umgebenden Fleisches. Frau Röntgen schauderte beim Anblick ihres eigenen Skeletts.

Röntgen berichtete über seine Entdeckung in dem Artikel *Eine neue Art von Strahlen*, den er einige Tage vor Weihnachten an die Würzburger physikalisch-medizinische Gesellschaft schickte. Die Nachricht von den Strahlen – Röntgen nannte sie X-Strahlen, weil man nichts Genaues über sie wußte – wurde auch von Zeitungen aufgegriffen und ging im Januar 1896 um die Welt.

Plötzlich war Röntgen berühmt. Im Jahr 1901 erhielt er den ersten Nobelpreis für Physik. Röntgen blieb dennoch bescheiden und lehnte es ab, seinem Namen das aristokratische »von« hinzuzufügen, das ihm die bayerische Regierung verleihen wollte.

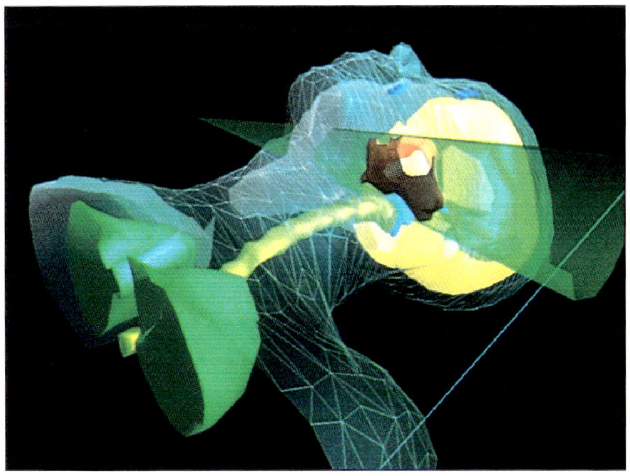

OBEN: *Räumliches Computerbild von einem Patienten bei der Strahlentherapie – ein weiteres Nebenprodukt von Röntgens Entdeckung. Der Tumor ist braun dargestellt; der grüne Kegel zeigt den Strahlenverlauf.*

UNTEN: *Doppelröhren-Röntgengerät, das der Physiker W. D. Coolidge 1913 erfand. Die Elektronen fließen zur Platte in der Mitte. Einige davon werden zu Röntgenstrahlen, andere gehen als Wärme verloren.*

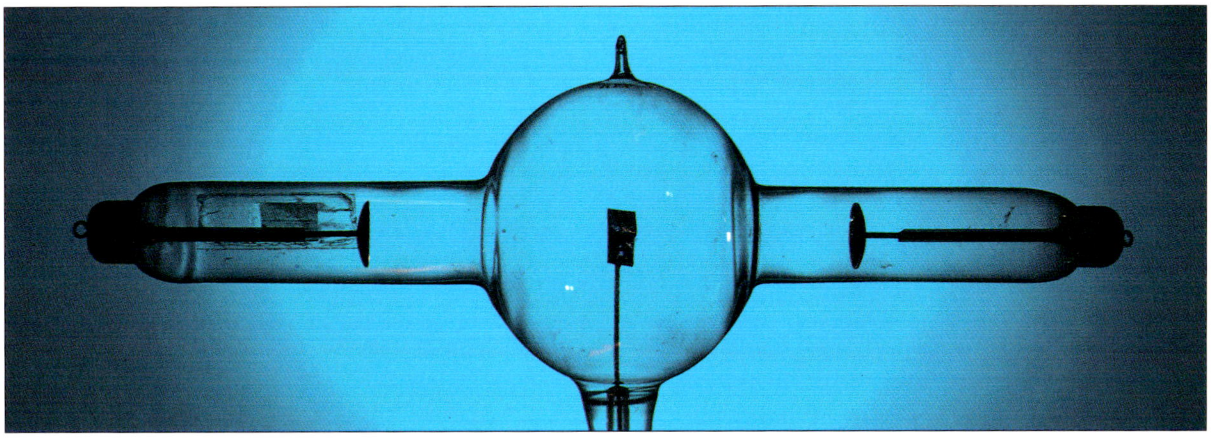

Unterwäsche, Operngläser und Gold

Röntgens Entdeckung wirkte sich unmittelbar auf die Medizin aus. Anfangs untersuchte man mit dem neuen Diagnosehilfsmittel nur Knochen, doch schon bald konnte man auch anderes sichtbar machen: eine abgebrochene Nadel im Handgelenk einer Näherin, eine Münze, die ein Kind verschluckt hatte, Gallensteine und Gewehrkugeln.

Die Wissenschaftler suchten unterdessen nach Substanzen, die für Röntgenstrahlen undurchlässig waren, um innere Organe sichtbar zu machen. In einem fehlgeschlagenen Versuch, die Speiseröhre darzustellen, mußten die Patienten kleine bleigefüllte Gummisäckchen schlucken. Im Dezember 1896 beobachtete dann der amerikanische Medizinstudent Walter B. Cannon – er wurde später ein angesehener Physiologe –, daß man bei Labortieren, die Wismutsalze gefressen hatten, die Tätigkeit des Verdauungssystems auf einem Leuchtschirm erkennen konnte. Acht Jahre später gelang das gleiche beim Menschen mit dem weniger gefährlichen Bariumsulfat.

Die Röntgenstrahlen gaben Anlaß zu seltsamen Behauptungen. So machte man sich Sorgen, Voyeure könnten mit ihrer Hilfe durch die Kleidung der Damen sehen, woraufhin eine Londoner Firma röntgensichere Unterwäsche anpries. Der Staat New Jersey verbot Röntgen-Operngläser, die es gar nicht gab. Ein Bauer aus Ohio behauptete, er habe mit Röntgenstrahlen unedles Metall in Gold verwandelt, und eine New Yorker Zeitung berichtete, im State College of Physicians präge man mit ihrer Hilfe anatomische Zeichnungen in die Gehirne von Medizinstudenten ein.

Schon 1902 erkannte man auch die Gefahren der Röntgenstrahlen: Der Forscher A. Frieban berichtete über einen Zusammenhang mit Hautkrebs. Dennoch verwendete man sie bis weit in die fünfziger Jahre hinein in großem Umfang zur vorgeburtlichen Diagnose und sogar in Schuhgeschäften zum Vermessen von Kinderfüßen. Im Jahre 1956 wies dann eine Studie den Zusammenhang zwischen Röntgenbelastung und Krebserkrankungen von Kindern nach.

Aber auch in der Therapie fanden Röntgenstrahlen ihren Platz. Schon kurz nachdem Röntgen seine Entdeckung bekanntgegeben hatte, behandelte der deutsche Chirurg Georg Perthes einen bösartigen Tumor mit Röntgenstrahlen. Mit den Entdekkungen der Curies (s. Seite 128) wurde die Strahlentherapie zu einem wichtigen Hilfsmittel im Kampf gegen den Krebs.

Strahlung

Die Curies entdeckten die Strahlung in »einem Mitteldings aus Stall und Kartoffelkeller«

WENIGE WOCHEN NACH Röntgens Entdeckung beschäftigte sich der französische Wissenschaftler Henri Becquerel mit der Frage, wie sich Uransalze verhalten, wenn man sie auf eine photographische Platte legt, die mit Aluminium umhüllt dem Sonnenlicht ausgesetzt wird. Am Tag des Experiments war es jedoch wolkig, deshalb wickelte er Uran und Platte ein und legte das Paket in eine Schublade.

Später entwickelte er die Platte, ohne zuvor das beabsichtigte Experiment ausgeführt zu haben, und dabei stellte sich heraus, daß an der Stelle, auf der das Uransalz gelegen hatte, ein dunkler Fleck entstanden war. Demnach, so seine Überlegungen, mußte das Mineral Strahlen aussenden, die wie Röntgenstrahlen feste Stoffe durchdringen. Becquerel veröffentlichte mehrere Artikel zu diesem Thema, verlor dann aber das Interesse daran.

Polonium und Radium

Zwei Jahre später, 1897, suchte sich die 30jährige Marie Curie die Untersuchung der Uranstrahlen als Thema ihrer Doktorarbeit aus. In Warschau als Marie Sklodowska geboren, verließ sie 1891 Polen, um an der Pariser Sorbonne zu studieren. Im Jahr 1894 bestand sie ihr Examen für Physik und Mathematik.

Im gleichen Jahr lernte sie den Kollegen Pierre Curie kennen, und im Juli 1895 heirateten die beiden. Zwei Jahre später wurde ihre Tochter Irène geboren. Wenige Monate nach der Geburt beschäftigte sich Marie an der Fakultät für Physik und Chemie der Sorbonne, wo ihr Mann Pierre lehrte, mit dem Problem der Uranstrahlen.

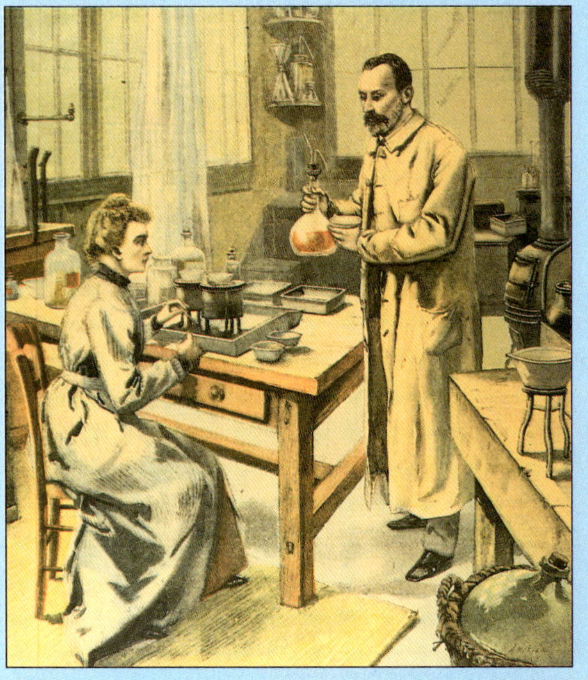

OBEN: *Titelseite der französischen Zeitschrift* Le Parisien, *Januar 1904: Marie und Pierre Curie in ihrem Labor.*

Bei der Untersuchung der Uranverbindungen stellte sie fest, daß Pechblende (Uranoxid in einer teerartigen Masse) viermal so aktiv wie Uran selbst ist. Im April 1898 schrieb sie einen kurzen Bericht für die Académie des Sciences; darin gab sie bekannt, daß es vermutlich ein neues Element gebe, das weitaus aktiver sei als Uran.

Pierre gab seine eigenen Arbeiten über Kristalle auf und arbeitete nun mit Marie an der Entdeckung des rätselhaften neuen Elements. Mühsam arbeiteten sie die 100 Gramm Pechblende auf, die ihnen zur Verfügung standen. Ende Juni hatten sie schließlich eine Substanz isoliert, die 330mal aktiver oder, wie die Curies es nannten, »radioaktiver« war als Uran. Im Juli gaben sie die Entdeckung des neuen Elements bekannt, das sie nach Maries Heimat »Polonium« getauft hatten.

Im November entdeckten sie, daß die Pechblende, aus der sie das Polonium gewonnen hatten, noch stark radioaktiv war: Hier harrte noch ein weiteres Element seiner Entdeckung. Bei der weiteren Bearbeitung entstand schließlich ein Stoff, der 900mal so radioaktiv war wie Uran. Am 26. Dezember 1898 verkündeten die Curies die Entdeckung des Radiums.

Plackerei im Kartoffelkeller

Wie sich herausstellte, enthielt die Pechblende Radium nur im Verhältnis eins zu einer Million. Es war also klar, daß man eine gewaltige Menge des teuren Erzes brauchte, um das Element in nennenswertem Umfang zu gewinnen. Den Curies gelang es, mehrere Tonnen billigere Pechblendenreste zu kaufen, aus denen das kostbare Uran schon entfernt worden war. Sie deponierten das Material in einem alten Schuppen, der früher als Sezierraum gedient hatte und ihnen von der Sorbonne als Arbeitsraum zur Verfügung gestellt worden war. Das Glasdach war jedoch undicht – im Sommer war es glühend heiß, im Winter eiskalt. Ein deutscher Chemiker, der sie besuchte, beschrieb ihr »Labor« als »Mitteldings zwischen Stall und Kartoffelkeller«.

Fast vier Jahre lang arbeiteten sie unter diesen primitiven Bedingungen: Erz mahlen, lösen, filtern, ausfällen, erneut lösen, kristallisieren und umkristallisieren, um aus Pechblende Radium zu gewinnen. Dennoch schrieb Marie später, es seien »die besten und glücklichsten Jahre« ihres Lebens gewesen. Der Fortschritt war sichtbar: die aufbereitete Flüssigkeit und die Kristalle glühten im Dunkeln. Bis 1902 war es ihnen gelungen, ein Zehntelgramm reines Radium zu gewinnen.

Pierre konnte mit seinem Dozentengehalt nicht gleichzeitig Familie und Forschung finanzieren. Er hatte zwar auch Angebote für Professorenstellen im Ausland, doch an der Sorbonne wollte man seine geniale Begabung nicht gebührend entlohnen. Schließlich mußte Marie an einer Mädchenschule in Sèvres

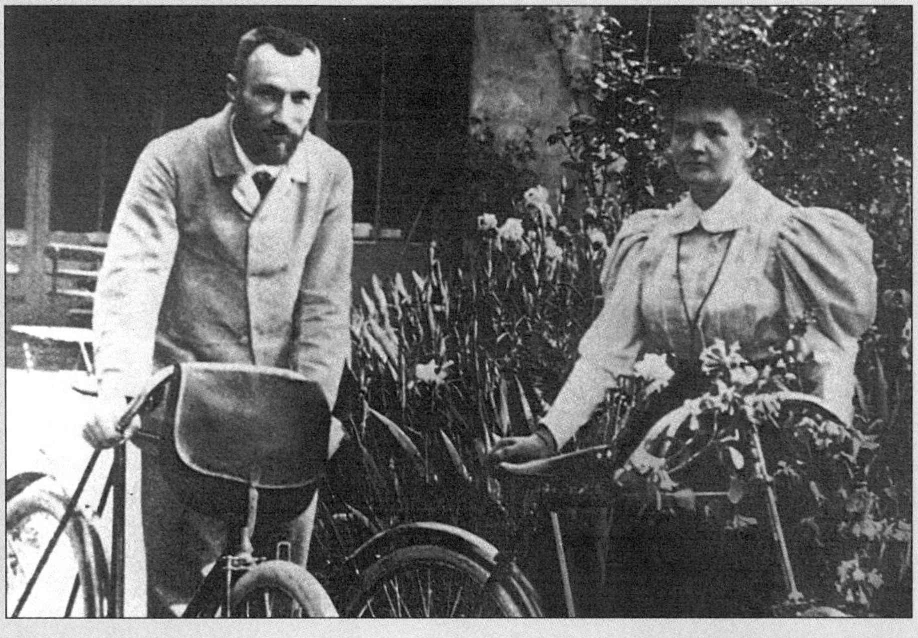

LINKS: *Marie und Pierre Curie kurz nach ihrer Hochzeit 1895. Es war eine bemerkenswerte Beziehung: Von 1898 an verbrachten sie »die besten und glücklichsten Jahre« ihres Lebens mit der Erforschung des Radiums. Leider mußte Marie die Arbeiten alleine fortsetzen (unten), nachdem Pierre 1906 bei einem tragischen Unfall ums Leben gekommen war.*

zusätzlich Naturwissenschaften unterrichten. Im Jahr 1903 wurde sie wieder schwanger, doch das Baby kam zu früh und starb – vielleicht weil Marie überarbeitet war, vielleicht aber auch wegen der Substanzen, mit denen sie arbeitete.

Ende 1903 erhielten die Curies gemeinsam mit Henri Becquerel für ihre Arbeiten den Nobelpreis für Physik. Das Preisgeld – 70 000 Francs – behob ihre finanziellen Schwierigkeiten. Jetzt richtete die Sorbonne für Pierre auch eine Professorenstelle ein und stellte ihm ein Labor zur Verfügung. Marie wurde seine Oberassistentin. Nach einer weiteren Schwangerschaft schenkte sie einer gesunden Tochter, Eve, das Leben.

Die Geburt der Nuklearmedizin

Sowohl Marie als auch Becquerel hatten sich, als sie Gefäße mit Radium in der Tasche trugen, verbrannt, und 1901 widerfuhr Pierre das gleiche, als er etwas von der Substanz auf seinem Arm verschüttete. Dieses Phänomen weckte Pierres Interesse – mit Röntgenstrahlen konnte man Krebs behandeln, und vielleicht, so seine Überlegung, konnte man mit Radiuminjektionen das gleiche erreichen. Als 1901 bewiesen wurde, daß Radiumstrahlen kranke Zellen abtöten, wurde das Element auch Gegenstand eines großen wirtschaftlichen Interesses.

Im Jahr 1906 wurde Pierre von einem Pferdewagen überfahren – er war sofort tot. Marie lehnte eine staatliche Pension ab, deshalb bot man ihr die Professorenstelle ihres Mannes an – so wurde sie der erste weibliche Professor der Sorbonne, und 1911 wurde sie doppelt belohnt: Sie erhielt als erste einen zweiten Nobelpreis, diesmal für Chemie, und zwar für die Entdeckung des Radiums, und die Sorbonne als auch das Pasteur-Institut stellten ihr Mittel für ein Radiuminstitut zur Verfügung. Als der Erste Weltkrieg ausbrach, unterstützte sie tatkräftig ihre Wahlheimat: Das Preisgeld legte sie in Kriegsanleihen an, sie organisierte die Ausrüstung des Heeres mit Röntgenambulanzen und gründete über 200 Röntgenabteilungen in Krankenhäusern.

Maries Tochter Irène, die ebenfalls Wissenschaftlerin wurde, heiratete Frédéric Joliot, einen Kollegen im Radiuminstitut. Im Januar 1934 gelang es ihr mit ihrem Mann, Radioaktivität in nichtradioaktiven Elementen auszulösen und die sogenannten »Radioisotope« künstlich herzustellen. Ihre Produktion wurde später mit Hilfe des von dem amerikanischen Physiker Ernest O. Lawrence 1931 entwickelten Zyklotrons noch vereinfacht. Isotope fanden von da ab in der medizinischen Diagnostik vielfältige Anwendung. Im Jahre 1935 wurden Irène und Frédéric mit dem Nobelpreis geehrt, doch diesen Triumph erlebte Marie Curie nicht mehr: Sie starb im Juli 1934 an der Strahlenkrankheit – es war der Tribut für das, was sie mit ihrer Arbeit auf sich genommen hatte.

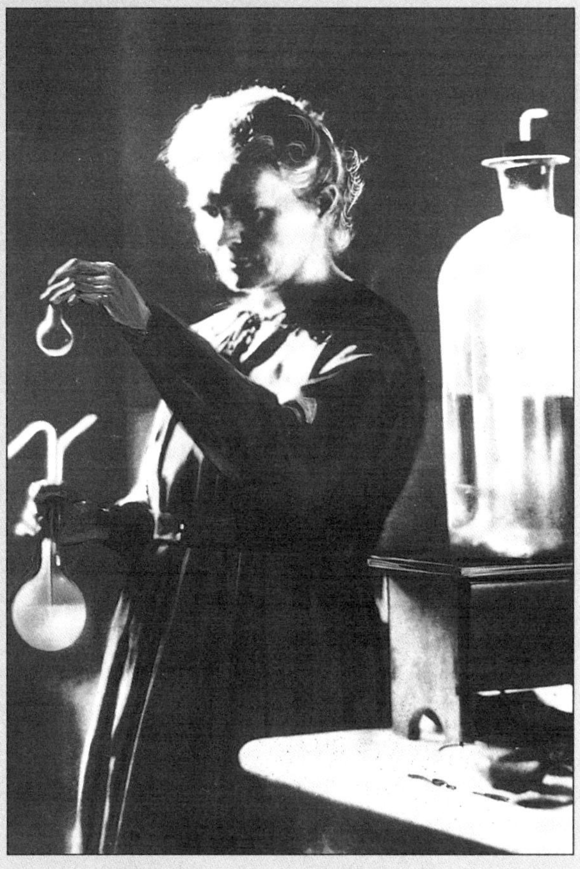

Öffentliches Gesundheitswesen

Mehr Wohlergehen für alle

»Eine neue Definition von Schmutz« führte zu organisierter Gymnastik und Körperkultur

ZU BEGINN DES 20. JAHRHUNDERTS starben noch Millionen Menschen an Infektionskrankheiten. Doch Kriegsstatistiken zeigten, daß sich der allgemeine Gesundheitszustand gebessert hatte. Im Krimkrieg (1853–1856) forderten Krankheiten zehnmal so viele Opfer wie die eigentlichen Kampfhandlungen. Im Burenkrieg (1899–1902) waren es fünfmal so viele – 11 000 Menschen starben dort allein an Typhus, obwohl der Brite Almroth Wright bereits 1898 einen Impfstoff entwickelt hatte. Durch verbesserte Lebens- und Ernährungsbedingungen, sauberes Trinkwasser und ein Massenimpfprogramm war dann im russisch-japanischen Krieg von 1904/05 die Zahl der eigentlichen Kriegstoten zum erstenmal höher als die der Krankheitsopfer.

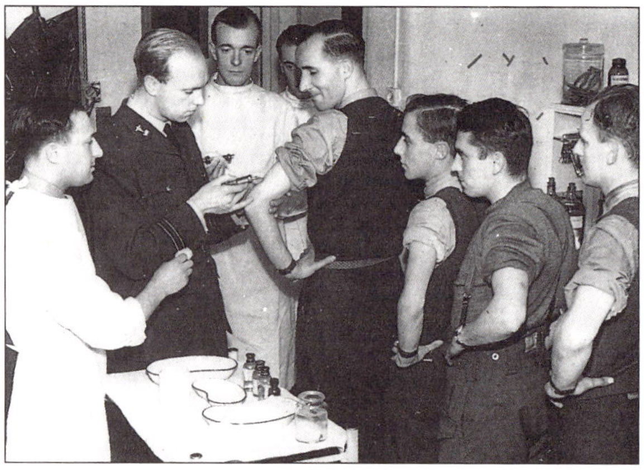

Allgemeinheit kontra Individuum

Der Erste Weltkrieg und die danach einsetzende Influenza-Pandemie (s. Seite 109) verstärkten zum Beispiel in Großbritannien die Überzeugung, der Staat müsse sich um die Gesundheit aller seiner Bürger kümmern. Man entwickelte Programme zur systematischen Untersuchung und Überwachung der Menschen und ihrer Gesundheit und gründete staatliche medizinische Labors.

Vielfach herrschte aber auch die Ansicht, der einzelne solle mehr Eigenverantwortung für seine Gesundheit übernehmen. Zum Teil lag das an einer »neuen Definition von Schmutz«. Es

LINKS: *Impfung war für die Soldaten im Zweiten Weltkrieg eine wichtige Maßnahme zur Vorbeugung – hier stehen Rekruten der Royal Air Force Schlange und warten auf den »Schuß« (Januar 1942).*

ASBEST UND KRANKHEIT

Im Jahr 1906 benannte der britische Arzt Montague Murray offiziell die Asbestose (Vernarbung des Lungengewebes mit nachfolgendem chronischen Verfall) als Ursache für den Tod eines früheren Asbestarbeiters.

Als man die gleiche Diagnose Ende der zwanziger Jahre bei einem dritten Opfer stellte, gab die britische Gesundheitsbehörde bei den Wissenschaftlern Merewether und Price die erste Studie über die gesundheitlichen Auswirkungen des Minerals am Arbeitsplatz in Auftrag. Dieser Studie zufolge, die 1930 veröffentlicht wurde, litten 105 der 374 untersuchten Asbestarbeiter an Lungenvernarbung, und ein Viertel von ihnen hatte sich die Erkrankung nachweislich durch die Arbeit zugezogen. Die Studie kam zu dem Schluß, daß man die Häufigkeit der Asbestose durch besseren Staubschutz senken könne, und empfahl, Lüftungsanlagen anzubringen; außerdem sollten manche Arbeitsplätze durch Maschinen ersetzt werden. Innerhalb von 18 Monaten gab die britische Regierung diese Empfehlungen an alle Asbestfabriken weiter.

Etwas länger brauchte es, bis der Zusammenhang zwischen Asbest und Krebs gesichert war. 1964 erschien ein aufsehenerregender Artikel: Darin wurde beschrieben, daß 255 von 632 amerikanischen Asbestarbeitern mit mehr als 20 Berufsjahren an Bronchialkrebs, Lungenkrebs oder Krebs der Verdauungsorgane gestorben waren.

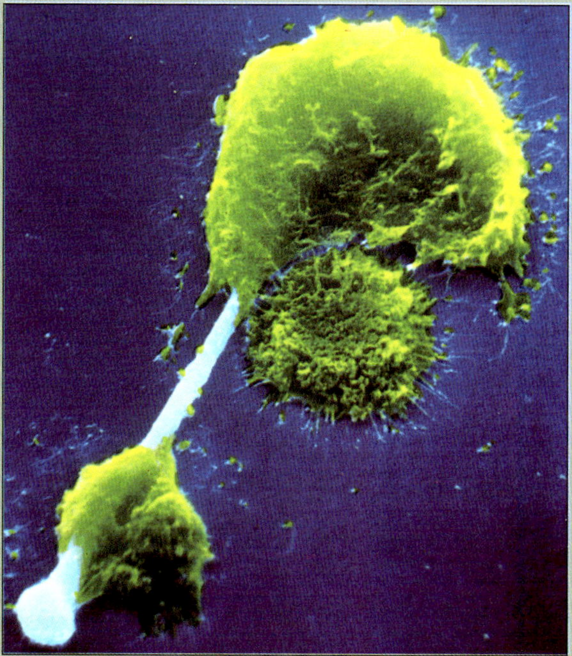

OBEN: *Normalerweise vernichten Makrophagen eingedrungene Fremdkörper – von nahezu unzerstörbaren Asbestfasern (weiß) können sie allerdings abgetötet werden.*

DIE JAGD AUF »TYPHUS-MARY«

In den ersten 15 Jahren des 20. Jahrhunderts entwickelte sich eine Frau zum Alptraum der amerikanischen Gesundheitsbehörde. Mary Mallon, 1867 in Irland geboren, war eine gute Köchin und hatte deshalb immer Arbeit – doch das war das Unheil, denn sie war symptomfreie Typhus-Überträgerin. Sieben Jahre lang zog sich ihre Spur durch den Norden der USA: Sie infizierte mit Sicherheit 19 Personen, von denen eine starb. Möglicherweise war sie sogar der Ausgangspunkt einer Epidemie mit 1300 Fällen, die 1903 in Ithaca im Staat New York auftrat.

Als Überträgerin identifiziert wurde Mary von Dr. George A. Soper in Oyster Bay (Long Island), doch da war sie bereits nach Tuxedo (New York) weitergereist (ein Infizierter), von dort ging sie nach New York City: Hier erkrankten zwei Bedienstete des Haushalts, in dem sie arbeitete, die Tochter der Familie starb. Als Dr. Soper sie 1907 aufgespürt hatte und ihr seine Befunde mitteilte, griff sie ihn mit einem Beil an – damit die Gesundheitsbehörde sie ins Riverside Hospital bringen konnte, mußte man sie zuvor fesseln.

Nachdem sie entlassen und kurze Zeit später wieder festgesetzt worden war, flüchtete sie 1915 aus dem Sloane Hospital for Women, nachdem dort eine Epidemie mit 25 Krankheits- und zwei Todesfällen ausgebrochen war. Die Polizei nahm sie an ihrer neuen Arbeitsstelle in Long Island fest und überführte sie zu lebenslänglicher Quarantäne ins Riverside Hospital. Dort starb Mary als »menschliches Bakterien-Kulturgefäß« im Jahre 1938.

UNTEN: *Das wachsende Bewußtsein für »Körperkultur« führte zu Veranstaltungen wie dieser der »englisch-skandinavischen Sommerschule für körperliche Ertüchtigung« im Sommer 1936.*

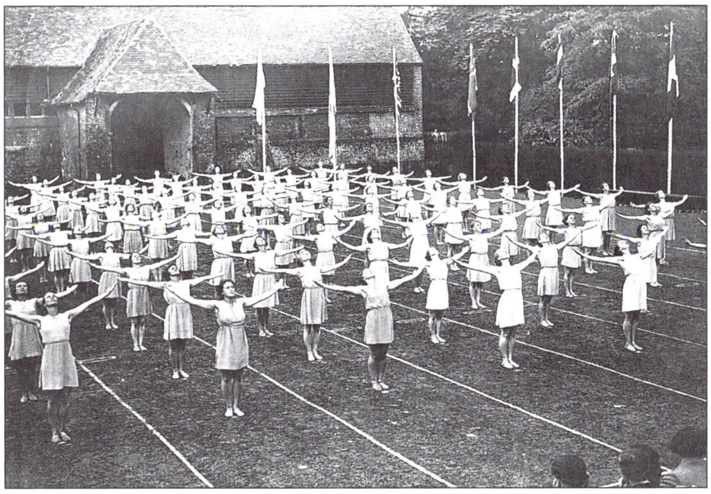

gaben nicht mehr große Umweltprobleme Anlaß zur Besorgnis, sondern unsichtbare »Keime«, die unter den Menschen weitergegeben wurden. In der Mittel- und Oberschicht vieler Länder reagierte man darauf mit einem stärkeren Interesse an Körperkultur, was zur Gründung von Sportschulen sowie zur Entstehung neuartiger Sport- und Freizeitaktivitäten führte.

Eine andere Reaktion war eine verstärkte Gesundheitserziehung; sie hatte ihren Ursprung im Kampf gegen Geschlechtskrankheiten. Nach einer Schätzung von Sir William Osler, damals Medizinprofessor in Oxford, starben 1910 in England und Wales jährlich 60 000 Menschen an Syphilis. Diese Zahl ging nicht zurück, obwohl Ehrlich das Salvarsan entdeckte (s. Seite 100). Im Ersten Weltkrieg litten 25 Prozent aller Soldaten in Europa an Syphilis und Gonorrhöe (Tripper).

Die Franzosen richteten als Reaktion auf die Geschlechtskrankheiten *maisons tolerées* ein, überwachte Bordelle. Die Briten bekamen von Lord Kitchener nur eine Warnung: »... Ihr werdet Versuchungen durch Wein und Frauen finden. Beiden müßt ihr widerstehen, und Frauen sollt ihr zwar mit vollkommener Höflichkeit behandeln, dabei aber jede Intimität vermeiden. Tut tapfer eure Pflicht, fürchtet Gott und ehrt den König!«

Immerhin war man sich aber in Großbritannien darüber im klaren, daß Geschlechtskrankheiten durch die zurückkehrenden Soldaten auch zu einem Problem der Zivilbevölkerung werden würden. Deshalb wurden 1916 und 1917 Gesetze verabschiedet, die den örtlichen Behörden Diagnose, Therapie und öffentliche Aufklärung erlaubten. Diese Aufklärung bestand fast ausschließlich in der Propagierung sexueller Enthaltsamkeit.

Veränderung und Widerstand

Nach dem Ersten Weltkrieg überflügelte die Entwicklung der amerikanischen Medizin unter Leitung von Einrichtungen wie der Johns Hopkins Medical School den Stand der europäischen Wissenschaft. Das System in den USA basierte auf Forschung, während man in Großbritannien und im übrigen Europa Grundlagenforschung vielfach noch ablehnte, trotz Claude Bernard und Louis Pasteur.

Es gab jedoch auch andere Unterschiede. In Europa, besonders in Deutschland und Großbritannien (s. Seite 140), bildeten sich staatliche Krankenversicherungssysteme. Manche Amerikaner waren begeistert von dem »Zemstvo-System« des vorrevolutionären Rußland, das eine kostenlose medizinische Versorgung der Landbevölkerung vorsah, und sie versuchten, ähnliche Programme in New York, Kalifornien und anderen Orten zu verwirklichen. Als in Rußland die Bolschewisten die Macht übernahmen, hatte der »rote Schrecken« in den USA schon begonnen.

Anschuldigungen, solche Programme seien Schritte, die in den Kommunismus mündeten, schrieb C. E. A. Winslow, ein Reformer des öffentlichen Gesundheitswesens, den »übermäßigen Hormonausscheidungen« ihrer Vertreter zu. Tatsächlich wurde aber nur ein einziges großes staatliches Gesundheitsprogramm ins Leben gerufen: Der Sheppard-Towner Act von 1921 stellte Bundesmittel für staatliche Säuglingskliniken zur Verfügung.

In der Wirtschaftskrise der dreißiger Jahre finanzierte die US-Regierung eine flächendeckende Untersuchung bei 800 000 Familien; dabei wurden Arbeitslosigkeit, Hungerlöhne, schlechte Wohnverhältnisse, Unterernährung und ein deutlicher Zusammenhang zwischen Armut und Krankheit offenbar. Die National Health Conference empfahl 1938 ein Programm, das Sozialhilfe für Mütter und Kinder, Versorgung der Armen und eine Kranken- und Invalidenversicherung umfaßte. Es wurde aber von der American Medical Association abgelehnt, die nach wie vor jede Veränderung eifrig bekämpfte.

5

Die Welt während des Krieges

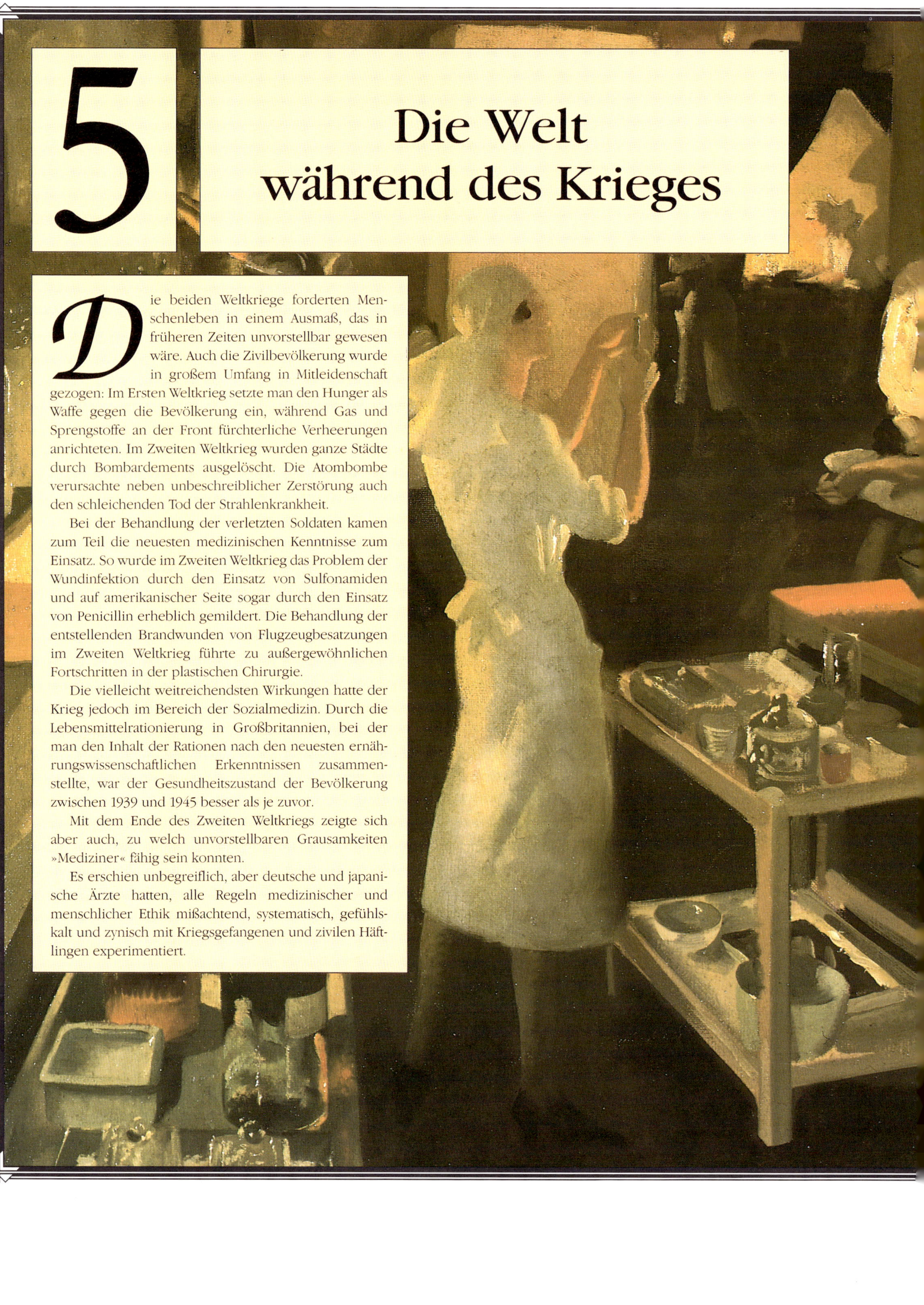

Die beiden Weltkriege forderten Menschenleben in einem Ausmaß, das in früheren Zeiten unvorstellbar gewesen wäre. Auch die Zivilbevölkerung wurde in großem Umfang in Mitleidenschaft gezogen: Im Ersten Weltkrieg setzte man den Hunger als Waffe gegen die Bevölkerung ein, während Gas und Sprengstoffe an der Front fürchterliche Verheerungen anrichteten. Im Zweiten Weltkrieg wurden ganze Städte durch Bombardements ausgelöscht. Die Atombombe verursachte neben unbeschreiblicher Zerstörung auch den schleichenden Tod der Strahlenkrankheit.

Bei der Behandlung der verletzten Soldaten kamen zum Teil die neuesten medizinischen Kenntnisse zum Einsatz. So wurde im Zweiten Weltkrieg das Problem der Wundinfektion durch den Einsatz von Sulfonamiden und auf amerikanischer Seite sogar durch den Einsatz von Penicillin erheblich gemildert. Die Behandlung der entstellenden Brandwunden von Flugzeugbesatzungen im Zweiten Weltkrieg führte zu außergewöhnlichen Fortschritten in der plastischen Chirurgie.

Die vielleicht weitreichendsten Wirkungen hatte der Krieg jedoch im Bereich der Sozialmedizin. Durch die Lebensmittelrationierung in Großbritannien, bei der man den Inhalt der Rationen nach den neuesten ernährungswissenschaftlichen Erkenntnissen zusammenstellte, war der Gesundheitszustand der Bevölkerung zwischen 1939 und 1945 besser als je zuvor.

Mit dem Ende des Zweiten Weltkriegs zeigte sich aber auch, zu welch unvorstellbaren Grausamkeiten »Mediziner« fähig sein konnten.

Es erschien unbegreiflich, aber deutsche und japanische Ärzte hatten, alle Regeln medizinischer und menschlicher Ethik mißachtend, systematisch, gefühlskalt und zynisch mit Kriegsgefangenen und zivilen Häftlingen experimentiert.

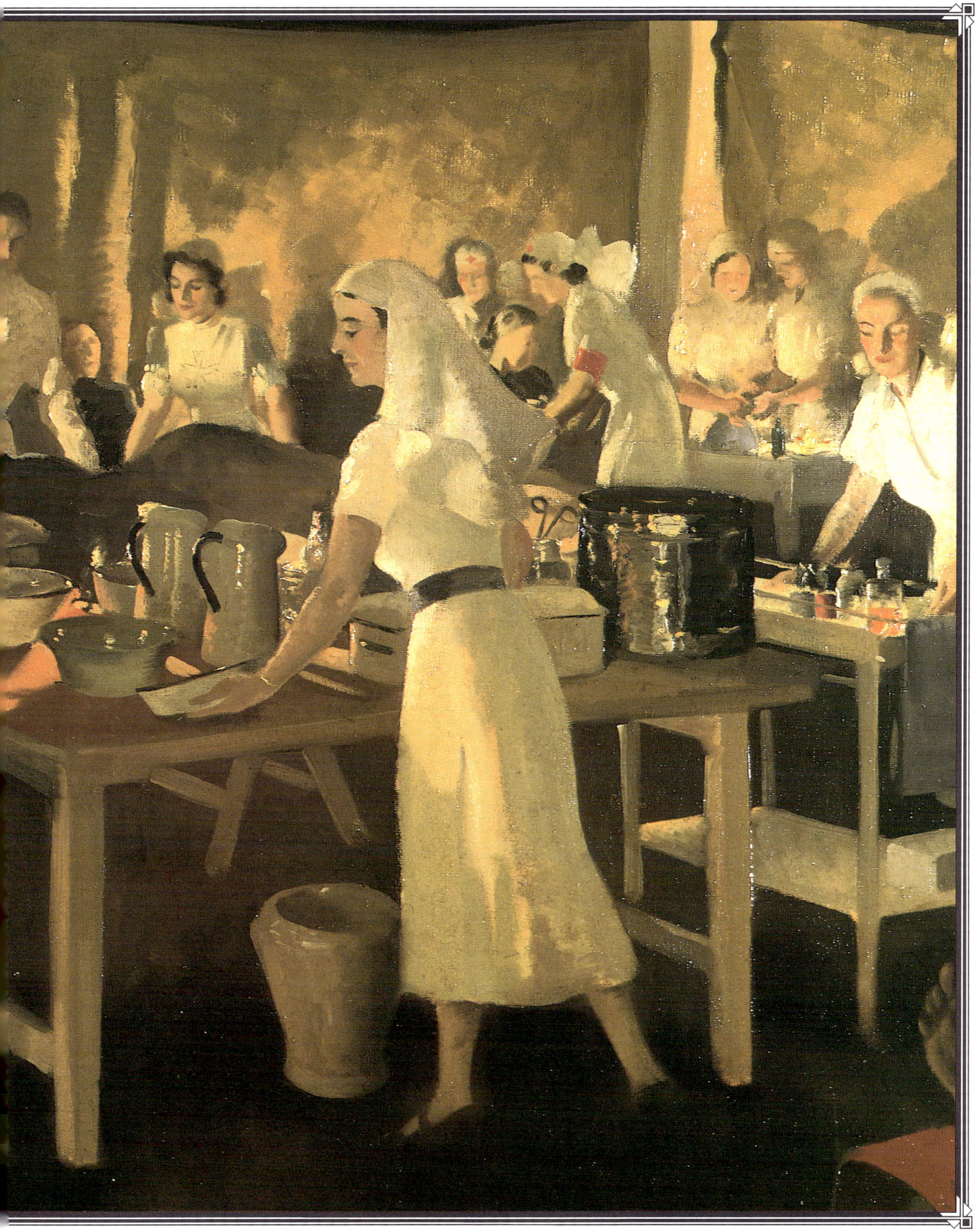

OBEN: Die Erste-Hilfe-Station von St. Marys bei Kerzenlicht. *Anna Katrina Zinkeisen*

Neuartige Verletzungen und Krankheiten

Der Krieg schafft neue Herausforderungen

Bei Gasangriffen kamen 91 000 Menschen ums Leben – 1,3 Millionen Soldaten litten an Lungenentzündung

WAS MAN IM KRIM- UND BURENKRIEG sowie im russisch-japanischen Konflikt über Hygiene und medizinische Behandlungsmethoden gelernt hatte, wurde in den beiden Weltkriegen des 20. Jahrhunderts nutzbringend angewandt. Während der Kriege selbst gab es nur wenige wichtige Entdeckungen, doch das vorhandene Wissen wurde weiterentwickelt und ausgebaut.

Die Heimatfront

Die Anzahl der Untauglichen bei einberufenen Soldaten kann ein Maßstab für den Gesundheitszustand der Gesamtbevölkerung sein. In Großbritannien zeigte sich während des Ersten Weltkriegs bei medizinischen Untersuchungen, daß ein großer Teil der männlichen Arbeiter für den Militärdienst ungeeignet war: Im September 1916 wurden 28,9 Prozent abgelehnt. Dagegen waren 1939 nur 2,3 Prozent der Bewerber untauglich – eine bemerkenswerte Entwicklung.

Der Gesundheitszustand der Bevölkerung verbesserte sich in der ersten Hälfte dieses Jahrhunderts ganz allgemein. So lag die Lebenserwartung 1910 in England und Wales bei 48,5 Jahren für Männer und bei 52,4 Jahren für Frauen. Bis 1939 stieg sie auf 60,2 beziehungsweise 64,6 Jahre.

Der allgemeine Gesundheitszustand der Zivilbevölkerung auf beiden Seiten der kriegführenden Nationen im Zweiten Weltkrieg war trotz der Kriegsopfer gut. Durch die Lebensmittelrationierung ernährten sich die Briten und in geringerem Ausmaß auch die Deutschen weitaus gesünder; für Kinder und Schwangere gab es Milch und Vitaminzusätze billig oder sogar umsonst. Die Forderung nach staatlicher Gesundheitsfürsorge (s. Seite 140) und einem Netz sozialer Dienste verstärkte sich.

Gas, Sprengstoffe und Schrapnelle

Der Einsatz modernster Waffentechnologie und die spezifischen Formen der Kriegsführung (zum Beispiel der Stellungskrieg in vielen Frontabschnitten im Ersten Weltkrieg) hatten neuartige Verletzungen und Krankheiten zur Folge. Uniformteile, die mit dem bakterienhaltigen Dreck der Schlachtfelder getränkt waren, verschmutzten die offenen Verletzungen. In den Schützengräben plagten die Soldaten von Läusen übertragene Krankheiten: eine spezifische Nierenentzündung und das Feldfieber, das über eine Million Soldaten befiel. Fußerkrankungen waren die Folge vom langen Stehen im Wasser der Schützengräben. Viele Soldaten erlitten einen Schock, wenn Artilleriegeschosse in ihrer Nähe detonierten. Giftgasangriffe mit Chlor, Phosgen und Senfgas kosteten 91 000 Menschen das Leben und hatten zur Folge, daß 1,3 Millionen Soldaten an Lungenentzündungen litten und viele an körpereigener Flüssigkeit erstickten oder von Verbrennungen ersten und zweiten Grades gequält wurden.

Im Zweiten Weltkrieg lag die Zahl der Krankheitsfälle bei den Soldaten 50 Prozent niedriger. Das lag nicht nur an Massenimpfprogrammen und neuentdeckten Medikamenten, sondern auch

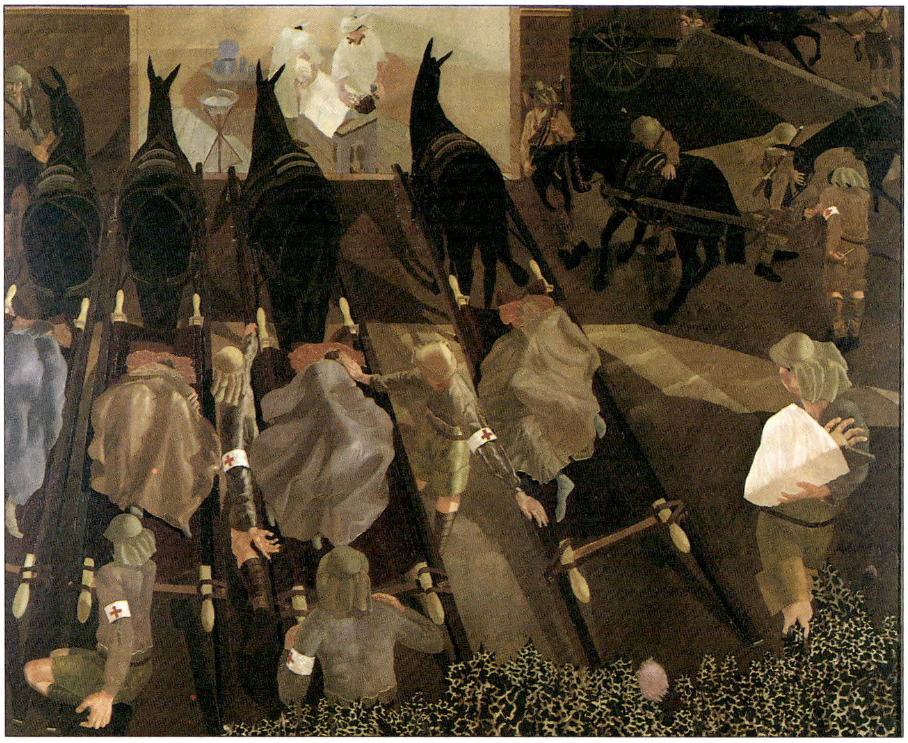

LINKS: Verwundete an einer Verbandsstation in Smol (Mazedonien) im September 1916, *Gemälde von Sir Stanley Spencer, der im Ersten Weltkrieg als Sanitäter arbeitete. »Ich stand ein Stück von der alten griechischen Kirche entfernt«, erinnerte er sich, ». . . und da kamen Reihen von Tragen und Karren mit Verwundeten . . . alle diese verwundeten Männer waren ruhig und friedlich . . .«*

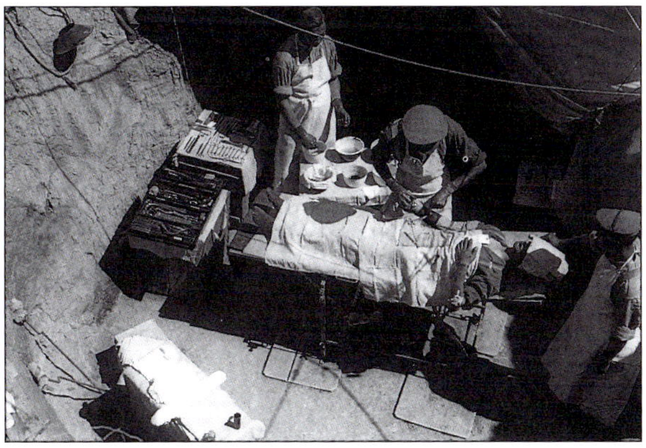

OBEN: *Ein britischer Militärarzt entfernt im Unterstand eines Feldlazaretts eine Kugel aus dem Arm eines Soldaten.*

daran, daß kein Stellungskrieg im Schützengraben mehr geführt wurde. Doch die Flugzeugbesatzungen bei der Luftschlacht um England erlitten schreckliche Verletzungen (s. Seite 138), und nachdem am 6. und 9. August 1945 in Hiroshima und Nagasaki die ersten Atombomben gezündet worden waren, mußte sich die Welt mit der Wirkung einer neuen Massenvernichtungswaffe und ihrer Langzeitfolgen auseinandersetzen.

Neue Behandlungsmethoden

Die Sanitäter und Ärzte waren in beiden Weltkriegen mit ganz neuen, schrecklichen Folgen der Kriegsführung konfrontiert, doch sie konnten sich auch neuer Behandlungsmethoden bedienen, die ihren Vorgängern noch nicht zur Verfügung standen.

Die Soldaten des Ersten Weltkriegs profitierten von Almroth Wrights Typhusimpfstoff und ab 1916 von der neuen Vakzine gegen Paratyphus A und B. Die Zahl der Typhustoten im Ersten Weltkrieg war hundertmal niedriger als die im Burenkrieg.

In früheren Kriegen hatte es viele Tote durch sauerstoffscheue Tetanussporen gegeben, die in Wunden eindrangen. Im Ersten Weltkrieg gab es zwar bereits einen Impfstoff, dennoch war die Krankheit noch weit verbreitet. Im Zweiten Weltkrieg stellte Tetanus nur noch eine seltene Bedrohung dar.

Infektionskrankheiten blieben jedoch ein Problem, solange es nur wenige Medikamente zur Bekämpfung von Bakterien gab. Im Ersten Weltkrieg führte der erfindungsreiche Physiologe Henry Hallett Dale (s. Seite 102) das Wismutiodid ein, das fortan gegen die Amöbenruhr eingenommen wurde. Die Soldaten des Zweiten Weltkriegs profitierten von der Entdeckung der Sulfonamide (s. Seite 106). Chinin war zwar schwer erhältlich, nachdem man jedoch das Mepacrin synthetisch herstellen konnte, konnten sich die Soldaten im Fernen Osten auch gegen Malaria ausreichend schützen. Der größte Erfolg aber war die Entdeckung des Penicillins (s. Seite 136).

Auch andere Behandlungsverfahren stellten einen großen Fortschritt dar. Am Vorabend des Zweiten Weltkriegs gründete die britische Armee ihren eigenen Bluttransfusionsdienst. Getrocknetes und pulverisiertes Blutplasma, jener flüssige Anteil des Blutes, der jedem ungeachtet der Blutgruppe übertragen werden kann, konnte fast unbegrenzt aufbewahrt und mit sterilem, destilliertem Wasser wieder in flüssige Form verwandelt werden.

Die relativ geringe Sterblichkeitsrate der Verwundeten bei der Landung der Alliierten in der Normandie im Juni 1944 war vor allem den Blutreserven zu verdanken, die in den Fahrzeugen, Schiffen und Transportflugzeugen mitgeführt wurden. Plasma wurde in Weidenkörben für isolierte Truppenteile abgeworfen.

DIE GEISSEL DES TYPHUS

Typhus wird wie das Feldfieber von Rickettsien ausgelöst, kleinen Bakterien, die von Läusen übertragen werden. Im Ersten Weltkrieg gab es an der Westfront keine Typhusepidemie, weil man Läuse in großem Umfang mit Ausräucherungs- und Desinfektionsmitteln bekämpfte. In Serbien dagegen wurden im November 1914 täglich etwa 2500 Fälle in Lazarette eingeliefert. In der Zivilbevölkerung war die Zahl der Erkrankten dreimal so hoch.

Ebenso schlimm waren die Verhältnisse in Rußland zwischen 1914 und 1916. Doch erst nach dem Zusammenbruch der Armee und der Revolution von 1917 begann die schwerste Typhusepidemie der Geschichte: Von 1917 bis 1921 erkrankten 25 Millionen Menschen, mindestens 2,5 Millionen kamen ums Leben.

Im Zweiten Weltkrieg wurde ein erneuter Ausbruch in der Sowjetunion durch eine funktionierende öffentliche Gesundheitsfürsorge und ausreichende Hygiene verhindert. Italienische Soldaten schleppten die Krankheit 1943 aus Nordafrika nach Neapel ein. Die Stadt wurde von den Alliierten zu einem Zeitpunkt befreit, als eine Epidemie auszubrechen drohte. Den Alliierten gelang es, eine Epidemie zu verhindern. Zwischen Dezember 1943 und Mai 1944 wurden 3 265 786 Menschen mit DDT eingepudert – zum erstenmal verhinderte man auf diese Weise eine Typhusepidemie durch unmittelbares Eingreifen.

Wichtig war auch, daß die medizinische Versorgung schnell verfügbar war. In abgelegenen Gegenden sprangen die Ärzte häufig mit dem Fallschirm ab. Nach der Zerstörung eines Lazaretts flogen in beispiellosem Einsatz 80 amerikanische Flugzeuge innerhalb eines Tages eine neue 200-Betten-Einheit mit allem Zubehör ein. Außerdem wurden Verletzte schnell zu relativ hochentwickelten medizinischen Zentren transportiert. Die amerikanische Armee evakuierte 1943 insgesamt 173 527 Kranke und Verwundete in Krankenhäuser, nur 11 Soldaten starben während des Fluges.

UNTEN: *Der Einsatz von Blutplasma und von Sulfonamiden erhöhte die Überlebenschancen der Verletzten im Zweiten Weltkrieg erheblich.*

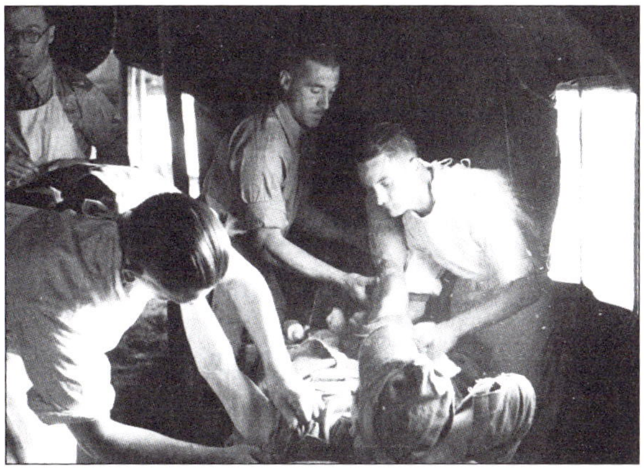

Penicillin

Die Entdeckung des ersten Antibiotikums

Erst nach zwölf Jahren wußte jeder, daß ein seltsames Gewächs lebensrettend wirkte

DER MEDIZINSTUDENT Alexander Fleming (1881–1955) wollte eigentlich Chirurg werden. Doch um im Schützenverein seines Krankenhauses bleiben zu können, nahm er 1906 eine Stelle in der Impfabteilung am St. Mary's Hospital im Londoner Stadtteil Paddington an, die von dem berühmten Wissenschaftler Almroth Wright geleitet wurde – Fleming blieb dort 49 Jahre lang.

Die Geschichte von Flemings Entdeckung des seltsamen Pilzes *Penicillium notatum* im Jahr 1928 klingt heute wie ein Märchen. Eine Kulturschale, auf der er Bakterien züchtete, war mit Pilzsporen verunreinigt worden – sie waren jedoch nicht durch ein offenes Fenster hereingeweht, wie man zunächst annahm, sondern stammten vermutlich aus einem eine Etage tiefer gelegenen Labor, in dem ein Allergieforscher seltene Pilze untersuchte. Während Fleming drei Wochen lang Urlaub machte, blieb die Kulturschale wahrscheinlich auf einem Arbeitstisch in dem ungeheizten Raum liegen. Entscheidend war das Wetter: Erst war es so kühl, daß der Pilz wachsen konnte, dann wurde es so warm, daß sich die Bakterien vermehrten. Als Fleming zurückkehrte, stellte er fest, daß die Bakterien in der Nähe des Pilzes abgestorben waren. Offenbar hatte der Pilz also eine wirksame antibiotische Substanz ausgeschieden. Fleming nannte sie »Penicillin«.

Fleming untersuchte mehrere Monate lang den neuen Organismus. Er stellte dabei fest, daß Penicillin gegen mehrere Erreger schwerer Infektionskrankheiten wirkt, ohne die Tätigkeit weißer Blutzellen zu stören. Und in Tierversuchen zeigte sich, daß es für gesunde Tiere ungiftig war. Den nächsten naheliegenden Schritt, das Penicillin Tieren zu verabreichen, die zuvor mit tödlichen Bakterien infiziert worden waren, unternahm er jedoch nicht.

Für dieses Versäumnis gab es einen Grund: Fleming stellte fest, daß die Substanz ihre Wirksamkeit zum größten Teil einbüßt, wenn man sie im Labor mit Blut mischt. Fleming, ein hervorragender Wissenschaftler, machte sich jedoch nicht klar, daß die Reaktionen im Reagenzglas durchaus anders ablaufen können als im menschlichen Körper. Er veröffentlichte 1929 eine nur ungenaue Beschreibung seiner Entdeckung und wandte sich dann anderen Themen zu, doch weitere große Entdeckungen gelangen ihm nicht.

»Es ist wie ein Wunder!«

Das Penicillin wäre als Medikament niemals entwickelt worden, hätte es nicht den hervorragenden australischen Pathologen Howard Florey gegeben. Er wurde 1935 im Alter von 37 Jahren Leiter der Dunn School of Pathology in Oxford, wo er den lebhaften Biochemiker Ernst Chain einstellte, einen deutschen Juden, der gerade vor den Nationalsozialisten geflohen war. Gemeinsam durchkämmten sie die wissenschaftliche Literatur systematisch nach bakterientötenden Substanzen.

Nachdem sie über 200 Artikel gelesen hatten, stieß Chain auf Flemings Bericht. Glücklicherweise besaßen er und Florey

UNTEN: *Dieses Glasfenster der St. James Church im Londoner Stadtteil Paddington zeigt Sir Alexander Fleming in seinem Labor. Ganz in der Nähe liegt das St. Mary's Hospital, wo er 1928 das Penicillin entdeckte – dessen Bedeutung wurde jedoch erst zwölf Jahre später erkannt.*

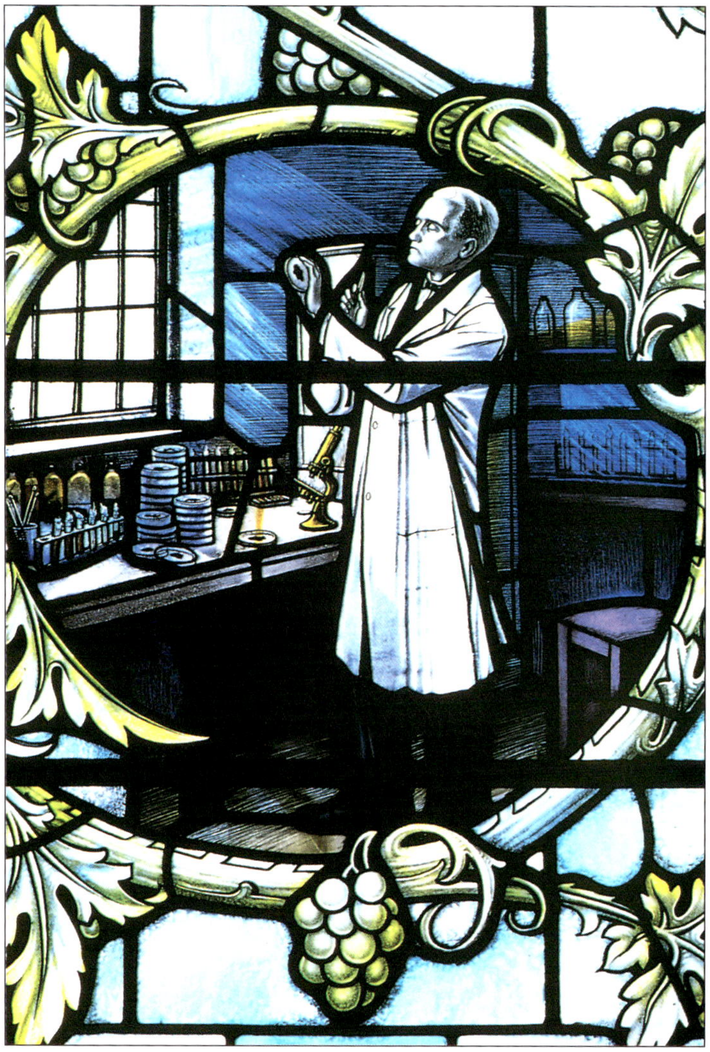

bereits eine Probe von *P. notatum*, die sie nun heranzüchteten. Bald bemerkten sie, wie schwierig es war, aus der von dem Pilz produzierten Flüssigkeit den aktiven Bestandteil, das Penicillin, das sie nur in einer Verdünnung von eins zu zwei Millionen enthält, zu isolieren. Sie hätten vielleicht aufgegeben, wenn nicht Norman Heatley, ein anderer Biochemiker ihres Teams, einen Weg gefunden hätte, das Penicillin durch eine Veränderung des Säuregehalts zu gewinnen.

Inzwischen befand sich Großbritannien im Krieg. Obwohl Forschungsgelder und Ausrüstung fehlten und trotz der perma-

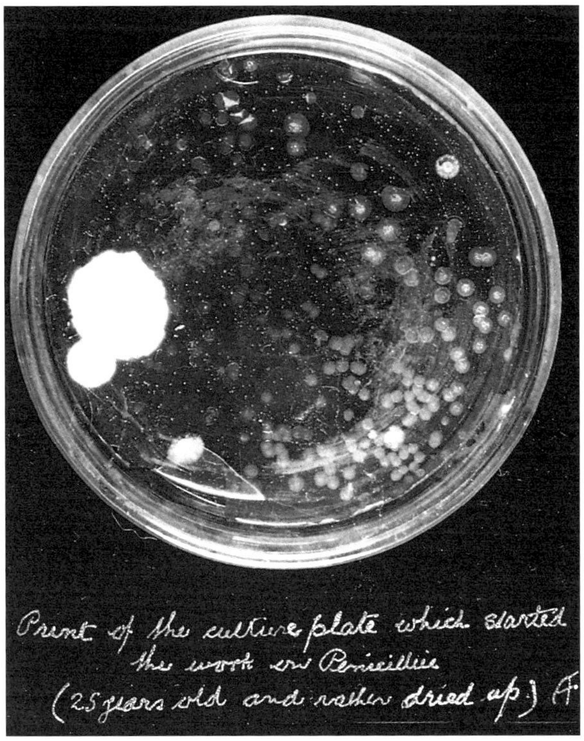

LINKS: *Die Original-Kulturschale, auf der Sir Alexander Fleming den Pilz* Penicillium notatum *züchtete. Die Aufnahme wurde 25 Jahre später gemacht – dementsprechend »ausgetrocknet« ist sie.*

nenten Gefahr von Luftangriffen, reinigten und erprobten die Wissenschaftler weiterhin den neuen Wirkstoff. Am Samstag, dem 25. Mai 1940, injizierten sie acht Mäusen eine tödliche Dosis von Streptokokken. Vier der Tiere erhielten außerdem Penicillin. Am nächsten Morgen um 3 Uhr 45 waren die Mäuse, die den Wirkstoff nicht erhalten hatten, tot. Die vier anderen dagegen waren gesund und munter. Florey, der eher als zurückhaltend galt, war euphorisch: »Es ist wie ein Wunder!«

Florey wußte, welche Möglichkeiten sich mit dem Medikament eröffneten, besonders für die Behandlung von Kriegsverletzungen, und sein Universitätsinstitut wurde schon bald zu einer Art Fabrik. Heatley fand ein geeignetes Gefäß für die Züchtung des Penicillinpilzes: eine Krankenhaus-Bettpfanne. Dann entschlossen sie sich zu einer Erprobung am Menschen: Die Versuchsperson war Albert Alexander, ein todkranker Polizist, dessen ganzer Körper mit Abszessen bedeckt war. Es stellte sich jedoch heraus, daß sie viel zu wenig Penicillin zur Verfügung hatten, so daß sie am ersten Behandlungstag Alexanders Urin sammelten, um so viel von dem Wirkstoff wie möglich wiederzugewinnen. Die auf diese Weise erhaltene Dosis gaben sie ihm am dritten Tag; am vierten Tag erholte sich der Patient erheblich, doch die letzten Penicillinreserven waren aufgebraucht, und die Ärzte konnten nicht verhindern, daß er starb. Später behandelte das Team vier weitere Patienten mit Erfolg, doch Florey erkannte schon bald, daß sein Labor nicht genügend Penicillin für eine ordnungsgemäße klinische Erprobung herstellen konnte. Er wandte sich an britische Pharmaunternehmen, aber dort war man zu sehr damit beschäftigt, die kriegsbedingten Erfordernisse des Landes zu erfüllen. Deshalb ging Florey im Juli 1941 in die USA, begleitet von Norman Heatley, der die Einzelheiten des Produktionsverfahrens erläutern sollte.

Großbritannien kontra USA

Beim US-Landwirtschaftsministerium weckte Florey immerhin so viel Interesse, daß man ihn an das Northern Regional Research Laboratory in Peoria (Illinois) verwies. Die dortigen Wissenschaftler waren Fachleute für Fermentationsverfahren. Heatley blieb dort mehrere Wochen und arbeitete mit Andrew J. Moyer zusammen. Dieser versuchte, dem britischen Kollegen so viel Informationen wie möglich zu entlocken, weigerte sich aber, seine eigenen Befunde weiterzugeben. Inzwischen waren die USA in den Krieg eingetreten.

Moyer war es gelungen, die Ausbeute an Penicillin um das 34fache zu steigern, was zur Folge hatte, daß drei US-Pharmafirmen Interesse zeigten. Auch die amerikanische Regierung engagierte sich nun, und schon bald hatte die Finanzierung des Penicillinprojekts höchste Priorität.

Florey kehrte nach Großbritannien zurück, man hatte ihm versprochen, genügend Penicillin für die klinische Erprobung zu liefern. De facto erhielt er aber nur drei winzige Proben, so daß er wieder auf die höchst begrenzten Möglichkeiten seines Labors in Oxford angewiesen war. Das US-Penicillin war ausschließlich für die amerikanische Armee reserviert. Bis 1943 hatten auch britische Firmen die Massenproduktion von Penicillin bewerkstelligt.

Bei der Invasion der Alliierten in der Normandie im Juni 1944 war bereits so viel Penicillin verfügbar, daß die Truppen uneingeschränkt damit versorgt werden konnten. Deutschland, Japan und Italien standen kein Penicillin zur Verfügung. In diesen Ländern konnte man deshalb viele Verletzungen nur mit Amputationen behandeln.

Alexander Fleming, Howard Florey und Ernst Chain erhielten 1945 für die Entdeckung des Penicillins gemeinsam den Nobelpreis. Norman Heatley, der ebenso hart gearbeitet hatte, ging leer aus: Andrew Moyer hatte seine sorgsam gehüteten Arbeiten niedergeschrieben und allein unter seinem eigenen Namen veröffentlicht, obwohl Heatleys Erkenntnisse die Grundlage gewesen waren. Doch 1945 erhielt Moyer ein britisches Patent auf das Herstellungsverfahren, das ihm viele Millionen Dollar einbrachte. Erst im Oktober 1990 wurde Norman Heatley für seinen Beitrag wirklich belohnt – mit der Ehrendoktorwürde für Medizin der Universität Oxford.

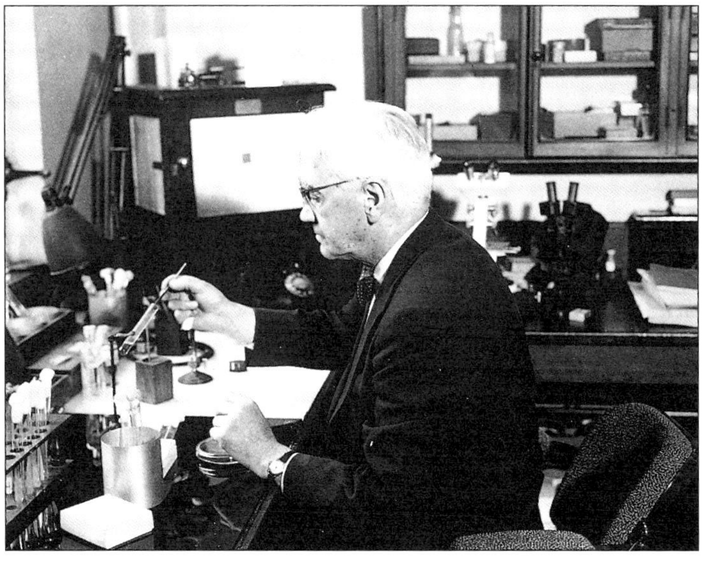

OBEN: *Sir Alexander Fleming in seinem Labor. Er entdeckte das Penicillin, erkannte aber nie die Bedeutung des Wirkstoffes.*

McIndoes »Meerschweinchen«

Fortschritte der plastischen Chirurgie

Im Operationssaal war er gefürchtet, doch ansonsten war er sehr beliebt

PLASTISCHE CHIRURGIE wurde schon in der Antike in Indien betrieben (s. Seite 17). In der Renaissance verpflanzte Gasparo di Tagliacozzi Haut vom Oberarm ins Gesicht, um eine entstellte Nase wiederherzustellen. Die französischen Chirurgen F. J. C. Guyon und Jacques Reverdin berichteten 1869 unabhängig voneinander, sie hätten millimetergroße, dünne Hautstücke auf große Wunden verpflanzt, die dort festgewachsen seien.

Das Verfahren war aber sehr zeitaufwendig, und solange die Wunde nicht bedeckt war, bestand das Risiko einer Infektion. Ein großer Fortschritt gelang dem deutschen Chirurgen Carl Thiersch: Er bewies, daß sich briefmarkengroße Hautstücke verpflanzen lassen, wenn man zuvor das Granulationsgewebe von der Wunde entfernt; die Transplantate gewann er mit einem dünnen, zweischneidigen Messer oder mit einer Rasierklinge.

Soldatengesichter

Die im Ersten Weltkrieg eingesetzten Waffen verursachten zum Teil schreckliche Entstellungen. Um sie fachgerecht behandeln zu können, gründete Harold Delf Gillies im südenglischen Aldershot eine Station für plastische Chirurgie. Er war einer der ersten plastischen Chirurgen, die das Aussehen des Patienten gebührend berücksichtigten, anders als seine Kollegen in Deutschland und Frankreich, bei denen, wie man sagte, die Patienten »beim Hineingehen schrecklich und beim Herauskommen lächerlich« aussahen.

Nach der Schlacht an der Somme im Ersten Weltkrieg behandelte Gillies etwa 2000 Fälle von Gesichtsverletzungen, doch diese Arbeit brachte ihm wenig Anerkennung. Im Januar 1924 machte er allerdings Schlagzeilen: Man hatte ihn nach Kopenhagen gerufen, wo er zwei Dutzend dänische Seeleute behandeln sollte, die sich bei einem Unfall Verbrennungen zugezogen hatten.

Im Jahr 1932 stellte Gillies als Assistenten seinen entfernten Cousin Archibald Hector McIndoe (1900–1960) aus Neuseeland ein, der zuvor an der Mayo Clinic in Rochester (Minnesota) gearbeitet hatte. Unter Gillies' Anleitung und durch die vielen zu behandelnden Fälle entwickelte McIndoe bald eine erstaunlich raffinierte Technik. Im Jahr 1938 trat er als Spezialist für plastische Chirurgie bei der Royal Air Force an die Stelle seines Vetters.

Kurz nach Ausbruch des Zweiten Weltkriegs gründete McIndoe am Queen Victoria Hospital in East Grinstead (Sussex) eine eigene Abteilung. Da er Zivilist geblieben war, konnte er ohne militärischen Zwang für alles eintreten, was ihm wichtig erschien. Die Schlacht um England 1940 und der folgende Luftkrieg bescherten ihm ca. 4000 junge Männer mit neuartigen Verletzungen als Patienten: Sie hatten zum Teil schreckliche Verbrennungen im Gesicht und an den Händen. McIndoe war der Meinung, daß »plastische Chirurgie« eigentlich nicht der richtige Ausdruck für das war, was zur Behandlung dieser Verletzungen notwendig war. Häufig waren Jahre und Dutzende von Operationen erforderlich, um die Entstellungen zu korrigieren, und deshalb schuf er den Begriff »wiederherstellende Chirurgie«.

McIndoe war ein chirurgischer Künstler, der komplizierteste Formen freihändig aus der Haut schnitt, doch was ihn zu einem wirklich großen Chirurgen machte, war seine Einstellung gegen-

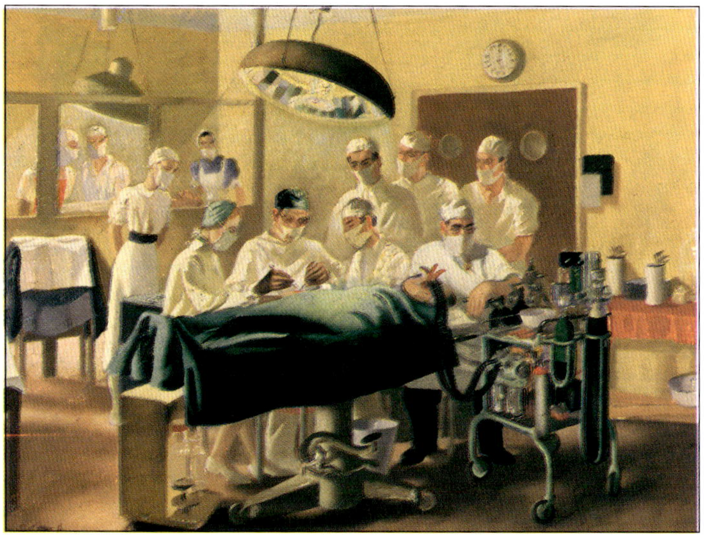

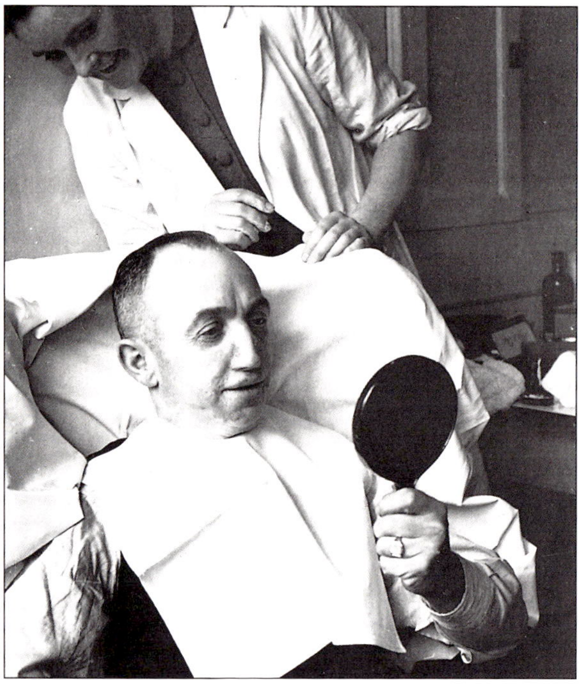

LINKS: *»Archie« McIndoe im Operationssaal des East Grinstead Hospital (1944). Gemälde von Anna Katrina Zinkeisen, einer Krankenschwester.*

OBEN: *McIndoes Methoden wurden auch bei kleinen Verletzungen angewandt: Hier bewundert ein Soldat seine wiederhergestellte Nase.*

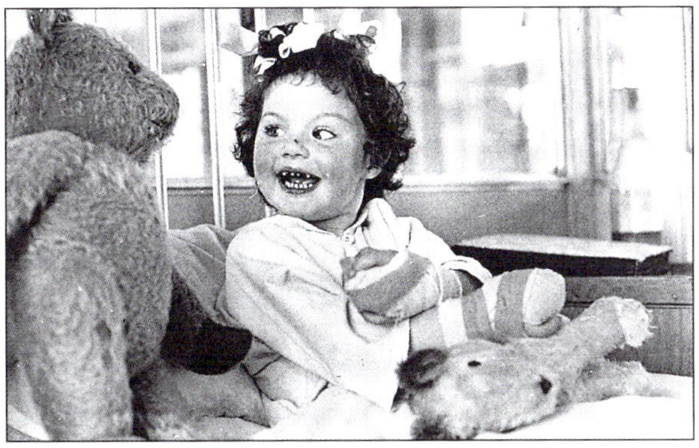

OBEN: *Im Juli 1955 richtete McIndoe am East Grinstead Hospital eine Kinderstation ein. Dieses Kind erholt sich nach einer plastischen Operation.*

über den Patienten. Er sorgte dafür, daß Radioübertragungen über ein Lautsprechersystem auf der ganzen Station zu hören waren, um damit die Männer von ihren Verletzungen und Schmerzen abzulenken und um das Stöhnen derer zu übertönen, denen in Salzbädern die Kleidung entfernt wurde. Er wußte, daß seine Patienten kein Mitleid wollten, sondern klare Worte, deshalb besprach er mit jedem einzelnen genau, welche chirurgischen Eingriffe er plante, und er forderte die Patienten sogar auf, ihm beim Operieren zuzusehen. Im Operationssaal war er zwar gefürchtet, aber ansonsten war er sehr beliebt – jeder nannte ihn »Archie«.

Im Sommer 1942 gründeten einige von McIndoes Patienten eine Gesellschaft für all diejenigen, die einmal in der Station von East Grinstead behandelt worden waren. Zunächst nannten sie sich »Maxillonians«, denn das Krankenhaus war eigentlich eine Klinik für Gesichts- und Kieferchirurgie (lat. *maxilla* = Kiefer). Ein paar Monate später hörte man einen verbrannten RAF-Piloten, der auf seine bestimmt 100. Operation wartete, murmeln: »Wir sind keine Flieger mehr, wir sind nur die Meerschweinchen der plastischen Chirurgen!«

»McIndoes Meerschweinchen«, wie sie sich fortan nannten, hatten bald über 600 Mitglieder aus 16 Ländern – Briten, Kanadier, Polen, Tschechen, Australier und viele andere. Mit McIndoes Unterstützung – er wurde auf Lebenszeit zum Vorsitzenden gewählt – hob der Club die Moral der Patienten und stärkte, auch nach dem Krieg, das Zusammengehörigkeitsgefühl.

MIKROCHIRURGIE UND BLUTEGEL

Das Anfügen abgetrennter Finger, Hände, Arme und Füße wurde theoretisch bereits möglich, nachdem Alexis Carrel (s. Seite 125) 1908 eine Methode zum Vernähen von Blutgefäßen erfunden hatte, für die er 1912 den Nobelpreis erhalten hatte. Das Verbinden der kleineren Adern gelang aber erst seit 1960, nachdem es gute Operationsmikroskope und geeignetes Nahtmaterial gab (Fäden, dünner als ein menschliches Haar und an einer drei Millimeter langen Nadel befestigt).

Als man dann 1967 Methoden zur Nervenrekonstruktion einführte, war der Weg frei für das vollständige Wiederannähen abgetrennter Gliedmaßen. Eine erstaunliche Folge der Entwicklung der Mikrochirurgie war die Wiedereinführung der Blutegel in die Medizin. Wenn die winzigen Venen eines verletzten Fingers zusammengenäht werden, verheilen die Adern nicht sofort, sie brauchen dazu ihre Zeit. Zur Sauerstoffversorgung fließt jedoch ständig frisches Blut durch die Arterien in den Finger. Es kann zu einer Blutstauung und zum Absterben kommen, wenn dieses Blut über die frisch vernähten Venen noch nicht genügend abfließen kann. Ein Blutegel beseitigt das überschüssige Blut. Auch nach seiner Entfernung fließt das Blut noch etwa 12 Stunden lang weiter. Mit dieser Methode kann man sich behelfen, bis die Venen verheilt sind und ihre Funktion wieder übernehmen können. Ursache dafür, daß das Blut auch noch bis zu 12 Stunden nach Entfernung des Egels fließt, ist das Hirudin, eine Substanz im Speichel des Egels, die das Gerinnen des Blutes verhindert. Die einzige Alternative zum Egel sind gerinnungshemmende Medikamente, die jedoch im ganzen Körper wirken.

UNTEN: *Mit einem Doppel-Operationsmikroskop können zwei Ärzte gleichzeitig an einem Patienten mikrochirurgisch arbeiten.*

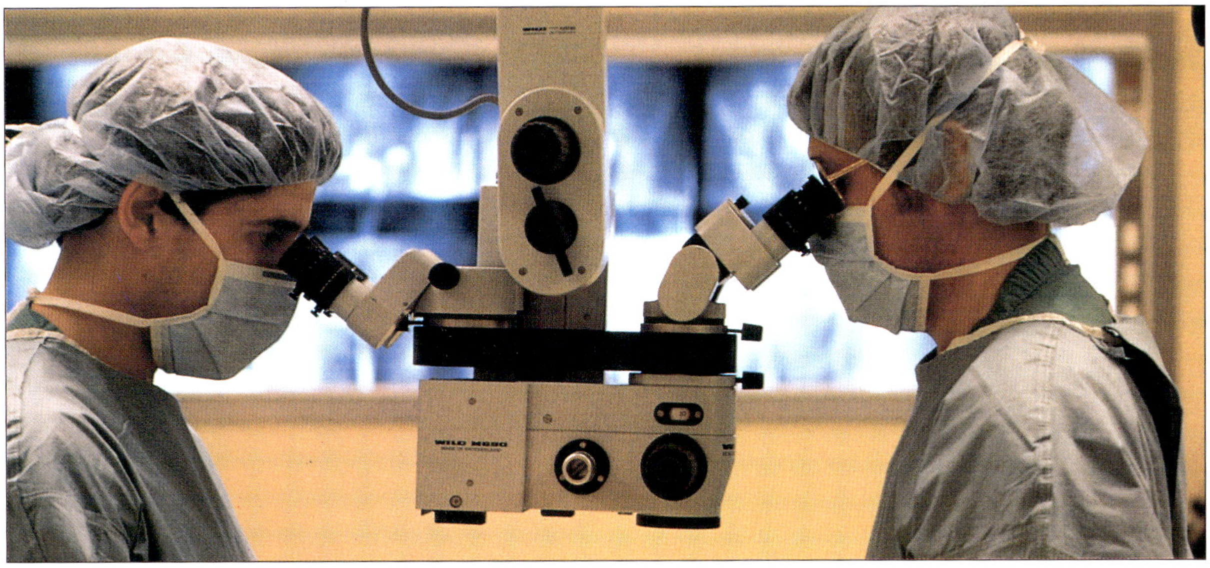

Gesundheitsfürsorge für alle

Der National Health Service in Großbritannien und das System der gesetzlichen Krankenversicherung in Deutschland

Die Krankheit als politisches Problem

WÄHREND IN ENGLAND IN DER ZEIT kurz vor und während des Zweiten Weltkrieges entscheidende Grundlagen für den Wohlfahrtsstaat geschaffen wurden, sorgte in Deutschland der soziale Druck gegen Ende des neunzehnten Jahrhunderts bereits zur Einrichtung eines sozialen Versicherungsschutzes.

Großbritannien

Am Vorabend des Zweiten Weltkrieges sagten britische Fachleute voraus, daß es durch die deutschen Bombenangriffe jeden Monat 300 000 Tote und 600 000 Verletzte geben würde. Diese Schätzung war, wie sich herausstellte, stark übertrieben, aber der Eindruck, den sie auf die Politiker machte, trug wesentlich zur Entstehung des National Health Service bei.

Das britische Krankenhaussystem der Vorkriegszeit wäre mit den vorhergesagten Verletztenzahlen völlig überfordert gewesen. Es war völlig zersplittert: Jedes Krankenhaus arbeitete mehr oder weniger selbständig unter der Aufsicht lokaler Behörden oder ehrenamtlicher Kuratorien, und Patienten wurden nach den verschiedensten Kriterien (geographischen, medizinischen, finanziellen) aufgenommen. Damit das System die erwarteten Kriegsbelastungen auffangen konnte, mußte es landesweit neu organisiert werden. Zu diesem Zweck gründete die Regierung 1938/39 den Emergency Medical Service (EMS). Durch den EMS gelangten über 100 der größten Krankenhäuser (etwa ein Viertel bis ein Drittel der Gesamtzahl) unter die administrative und finanzielle Kontrolle des Staates. Man begutachtete ihre Finanzierung und wies ihnen bestimmte Funktionen zu, Mediziner und Hilfspersonal waren nun Angestellte des EMS und konnten an jede Stelle des Systems versetzt werden, wo ihre besonderen Fähigkeiten gebraucht wurden. Mit umfangreicher staatlicher Finanzierung wurden neue Operationssäle und Stationen gebaut, man richtete Ambulanzen und Blutbanken ein und sorgte dafür, daß die Patienten des EMS die bestmögliche Versorgung erhielten, und zwar schnell und kostenlos.

Gedacht waren die EMS-Einrichtungen zunächst nur für Soldaten und Zivilpersonen, die unmittelbar durch Kriegseinwirkungen verletzt waren. Nach und nach dehnte man den Zuständigkeitsbereich aber auch auf andere Personen mit kriegswichtigen Berufen aus.

Als das EMS eingerichtet wurde, gab es bereits heftige Meinungsverschiedenheiten darüber, wie man die medizinische Versorgung in Großbritannien organisieren und finanzieren sollte. Die Wohlhabenden konnten sich natürlich jede beliebige Behandlung leisten. Die Ärmsten erhielten Versorgung von staatlichen oder wohltätigen Stellen umsonst, wenn man sie für bedürftig genug hielt. Aber die meisten Briten lagen irgendwo in der Mitte zwischen Reichtum und Armut, und um diese Menschen drehten sich die Diskussionen.

Der National Insurance Act von 1911/13 verpflichtete jeden, von seinem Einkommen eine Krankenversicherung abzuschließen. Dieses System, das in bester Absicht gegründet wurde, hatte aber erhebliche Nachteile. Sowohl Arbeitslose als auch nicht berufstätige Angehörige blieben ausgeschlossen. Sie mußten weiterhin jede Behandlung selbst bezahlen oder aber erniedrigende Untersuchungen erdulden, in denen der Anspruch auf kostenlose Versorgung überprüft wurde.

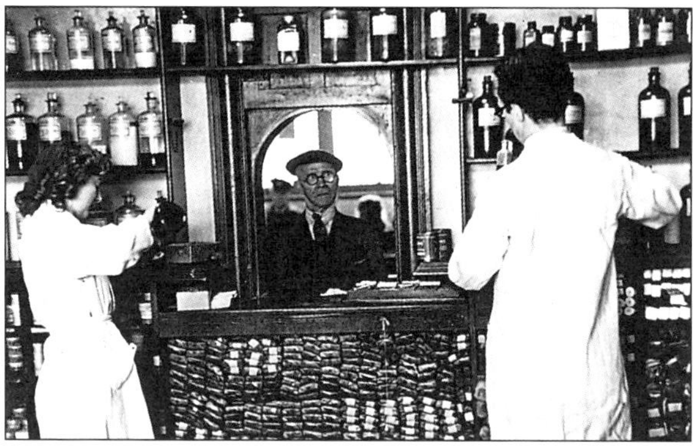

OBEN: *Eine Apotheke in einem Industriegebiet. Bevan wußte, wie schwer das Leben war, und bestand auf einer Verbesserung der staatlichen Hilfe.*

Im Jahr 1936 traten die British Medical Association (BMA), die die meisten Hausärzte vertrat, und der Trades Union Congress als Vertretung der Versicherten mit vereinten Kräften dafür ein, daß ein umfassendes Gesundheitssystem geschaffen wurde, das unter staatlicher Kontrolle organisiert war und die meisten Bürger einschloß. Nachdem es bereits das Vorbild des EMS gab, setzte die Regierung 1941 eine Kommission unter der Leitung des Wirtschaftsexperten Sir William Beveridge (1879–1963) ein. Er hatte den Auftrag, die gesamte britische Sozialpolitik neu zu bewerten; sein Bericht *Report on Social Insurance and Allied Services* wurde 1942 veröffentlicht. Er sollte in der britischen Geschichte fast den gleichen Rang einnehmen wie die Magna Charta.

Beveridge ging von der Voraussetzung aus, daß jeder arbeitende Bürger sich und seine Familie mit einer wöchentlichen Zahlung gegen die Folgen von Arbeitslosigkeit, Krankheit und Alter schützen konnte, weil sichergestellt war, daß niemand

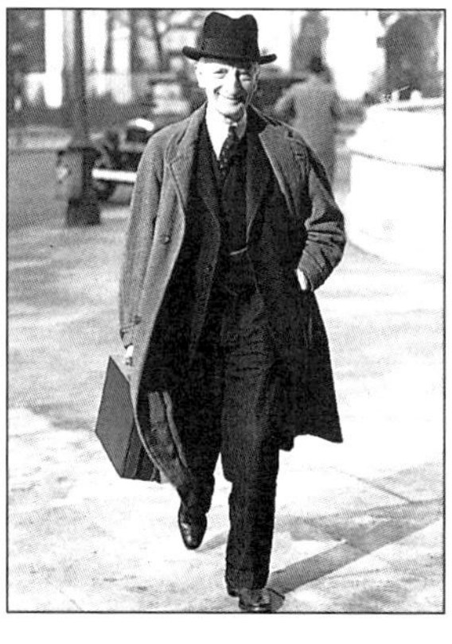

LINKS: *Der Schotte Sir William Beveridge trat nach einer hervorragenden akademischen Laufbahn in den Staatsdienst ein und erstellte 1942 den ausgezeichneten »Beveridge-Bericht«. Seine weitreichenden Empfehlungen waren die Grundlage für zahlreiche Sozialgesetze. In Anerkennung seiner Verdienste wurde Beveridge 1946 zum Baron ernannt.*

weniger als das Existenzminimum verdiente. Der Schutz sollte als Recht gewährt werden, nicht als Almosen – die Grundlage für den Wohlfahrtsstaat war geschaffen. Nach Beveridges umfangreichen Empfehlungen sollte jeder, unabhängig von Einkommen, Alter, Geschlecht und Beruf, die beste und neueste medizinische Versorgung erhalten, ohne unmittelbar dafür zu bezahlen, außer bei bestimmten Hilfsmitteln.

Die BMA leistete allerdings Widerstand gegen viele Empfehlungen, welche die Anstellung von Ärzten betrafen, insbesondere gegen die Idee der von örtlichen Behörden geleisteten Dienste. Ihr Widerstand verstärkte sich 1945, als nach Kriegsende eine Labour-Regierung an die Macht kam, die den engagierten Aneurin Bevan mit dem Aufbau des NHS betraute. Bevans Reformen wurden im November 1946 zu Gesetzen, als Stichtag für den Beginn des allgemeinen, kostenlosen nationalen Gesundheitsdienstes wurde der 5. Juli 1948 festgesetzt, und schließlich freundeten sich auch die Hausärzte mit der Idee des NHS an.

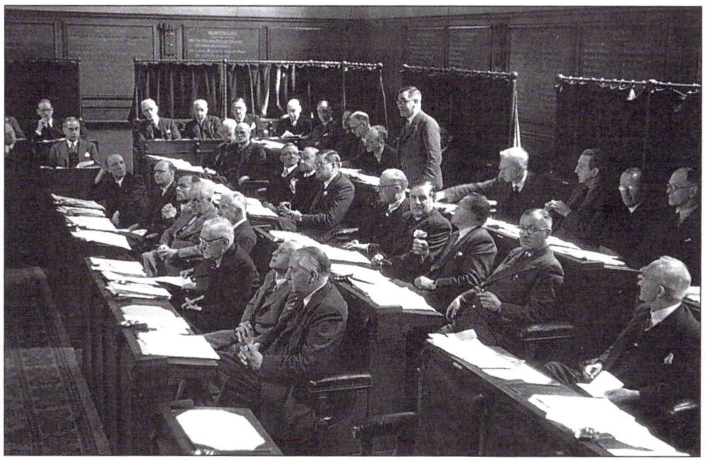

OBEN: *Die British Medical Association debattiert über den National Health Act – sie leistete zunächst erbitterten Widerstand.*

Deutschland

Bis zum Auf- und Ausbau des modernen Sozialstaats in Deutschland hing die medizinische Versorgung ganz wesentlich von der sozialen Stellung und den finanziellen Möglichkeiten der Betroffenen ab. Zwar gab es schon seit dem Mittelalter bei Handwerkern, Bergleuten und seit dem 19. Jahrhundert auch bei Fabrikarbeitern Selbsthilfeeinrichtungen, doch führte eine schwere Krankheit zumeist zur Vernichtung der beruflichen Existenz.

Öffentliche Gesundheitsfürsorge war Aufgabe der Gemeinden, die diese als Angelegenheit der »Polizey« ansahen. Hilfe kam bestenfalls von Kirchen und caritativen Organisationen. Der wachsende soziale Druck durch die industrielle Revolution im 19. Jahrhundert und das Erstarken von Gewerkschaften und Sozialdemokratie veranlaßten Bismarck, die Arbeiter durch Zusammenschluß in öffentlichen Sozialversicherungen und entsprechende Beitragszahlungen gegen die elementaren Lebensrisiken Alter, Krankheit, Invalidität und Arbeitsunfall abzusichern. Damit sollten nicht nur die soziale Lage der Arbeiterklasse verbessert, sondern auch die Arbeiter für den Staat gewonnen werden. Erst nachdem Bestrebungen zur Einführung einer systematischen Arbeitsschutzgesetzgebung gescheitert waren, fand Bismarck – vor allem dank der berühmten kaiserlichen Botschaft vom 17. 11. 1881 – eine parlamentarische Mehrheit für einen Aufbau des Versicherungsschutzes. Die grundlegenden Strukturprinzipien der gesetzlichen Krankenversicherung (Versicherungsprinzip statt Fürsorge, Beitragszahlung nach Höhe des Arbeitsentgeltes, Leistungen nur nach Bedarf und nicht nach Einkommen, Selbstverwaltung durch Versicherte und Arbeitgeber) gelten im wesentlichen unverändert bis heute fort. Die Leistungen haben sich seither allerdings erheblich verändert.

Der Ausbau des Bismarckschen Krankenversicherungssystems für gewerbliche Arbeiter zu einem umfassenden Gesundheitssicherungssystem für mehr als 90 Prozent der Bevölkerung erfolgte schrittweise und nicht ohne Rückschläge, speziell in Kriegszeiten oder wirtschaftlichen Krisen. Doch selbst im total zerstörten Deutschland nach dem Zweiten Weltkrieg funktionierte das Sozialversicherungssystem mit einigen organisatorischen Mängeln weiter.

DER VATER DES NATIONAL HEALTH SERVICE

Als Aneurin (»Nye«) Bevan (1897–1960) nach dem Ende des Zweiten Weltkriegs zum Gesundheitsminister der britischen Labour-Regierung ernannt wurde, hatte das medizinische Establishment allen Grund zum Mißtrauen. Bevan hatte eine klassische linke Vergangenheit: Als Sohn einer walisischen Bergarbeiterfamilie war er in führender Rolle am Generalstreik von 1926 beteiligt gewesen und saß seit 1929 im Unterhaus. Er war in bester walisischer Tradition ein feuriger Redner, der niemanden schonte. Im Krieg, als man den Parteienstreit zugunsten nationaler Einheit weitgehend beigelegt hatte, war er einer der wenigen hartnäckigen Kritiker des Premierministers Winston Churchill.

Aufgrund seiner Herkunft und seiner politischen Überzeugungen war es nur natürlich, daß Bevan einen kostenlosen, allgemeinen Gesundheitsdienst ebenso befürwortete wie auch andere Prinzipien des Wohlfahrtsstaates. Und mit seiner listigen, bisweilen zynischen Art, die er sich als Gewerkschaftsführer erworben hatte, konnte er seine Forderungen auch ins Leben rufen. Er zögerte nicht, die Krankenhausärzte zu umwerben, besonders die einflußreichen Leiter der Lehrkrankenhäuser. Aufgrund seiner unumstrittenen sozialistischen Einstellung konnte Bevan seine Gesinnungsgenossen davon überzeugen, daß dies kein Verrat an ihren Zielen war.

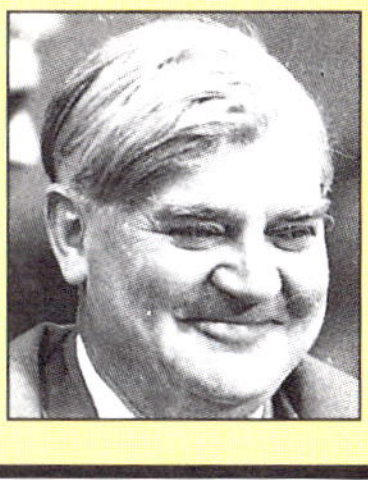

Auch andere sozialistische Grundsätze warf Bevan über Bord, wenn sie dem großen Ziel im Wege standen. Viele Ärzte, die nie seine politischen Ansichten geteilt hätten, mußten 1948 zugeben, daß er ein Vorbild an Versöhnlichkeit und Vernunft war.

Auch nach 1951, als Bevan Arbeitsminister war, behielt er sein »Kind« im Auge. Als die Regierung beschloß, für manche Einrichtungen des NHS feste Gebührensätze einzuführen, trat er aus Protest zurück. Von da an bis zu seinem Tod blieb er als Führer einer linken »bevanistischen« Gruppierung innerhalb der Labour Party ein Querdenker.

Die andere Seite des Krieges

International anerkannte Mediziner experimentierten mit den Insassen der Todeslager

IM ZWEITEN WELTKRIEG WURDEN eine Reihe fortschrittlicher Medikamente und Behandlungsmethoden eingesetzt. Es war aber auch die Zeit des schlimmsten Mißbrauchs der Medizin: Millionen Menschen wurden im Namen der »Rassenhygiene« umgebracht, und viele wurden zu Opfern grausamer Experimente einer mörderischen »Wissenschaft«.

Medizin im Nationalsozialismus

Seit den zwanziger Jahren war die Idee der Eugenik (s. Seite 67) bei vielen etablierten Medizinern in Deutschland sehr populär. Mit der Machtübernahme der Nationalsozialisten 1933 wurde sie in den Dienst einer zynischen Rassenpolitik gestellt. Die Verbrechen begannen mit der Zwangssterilisation von geistig Behinderten, Geisteskranken, Epileptikern und Alkoholikern – insgesamt waren zwischen 1934 und 1939 etwa 350 000 Menschen betroffen. Schon bald wurde jedoch auch gezielter Mord ausgeführt (Hitler bezeichnete es als »Gnadentod«), unter anderem durch »Hungereuthanasie« in psychiatrischen Kliniken und durch die Vergasung von 70 723 Patienten zwischen Januar 1940 und September 1941. Als Grundlage für die Auswahl der Opfer dienten Listen, die neun Professoren und 39 Ärzte erstellt hatten. Nur ein Psychiater erhob Einspruch.

Die Nationalsozialisten hatten die Weisung erteilt, daß Ärzte und Apotheker sich Gefangene in Auschwitz und in den anderen Todeslagern »auswählen« durften. Die »Anatomen« der Nazis nahmen »anthropologische« Messungen vor, Skelette von Getöteten wanderten in die Sammlungen der Ärzte. Die Mediziner der Konzentrationslager – vielfach international anerkannte Fachleute – benutzten die Insassen unter anderem, um die Wirkung von Senfgas, Gasverbrennungen, Kälte, Höhendruck und Trinken von Meerwasser sowie von Typhus und anderen tödlichen Krankheiten zu studieren.

Der berüchtigteste KZ-Arzt war Josef Mengele, »Wissenschaftler« und SS-Offizier, der 1943 nach Auschwitz kam. Mengele suchte für seine Experimente 100 Zwillingspaare aus (fast alles Kinder), injizierte ihnen Typhus- und Tuberkulosebakterien, entnahm Blutproben und schickte nach ihrem Tod alle wissen-

UNTEN: *Ein Überlebender des Konzentrationslagers von Bergen-Belsen im Sommer 1945, einige Monate nach der Befreiung durch britische Truppen.*

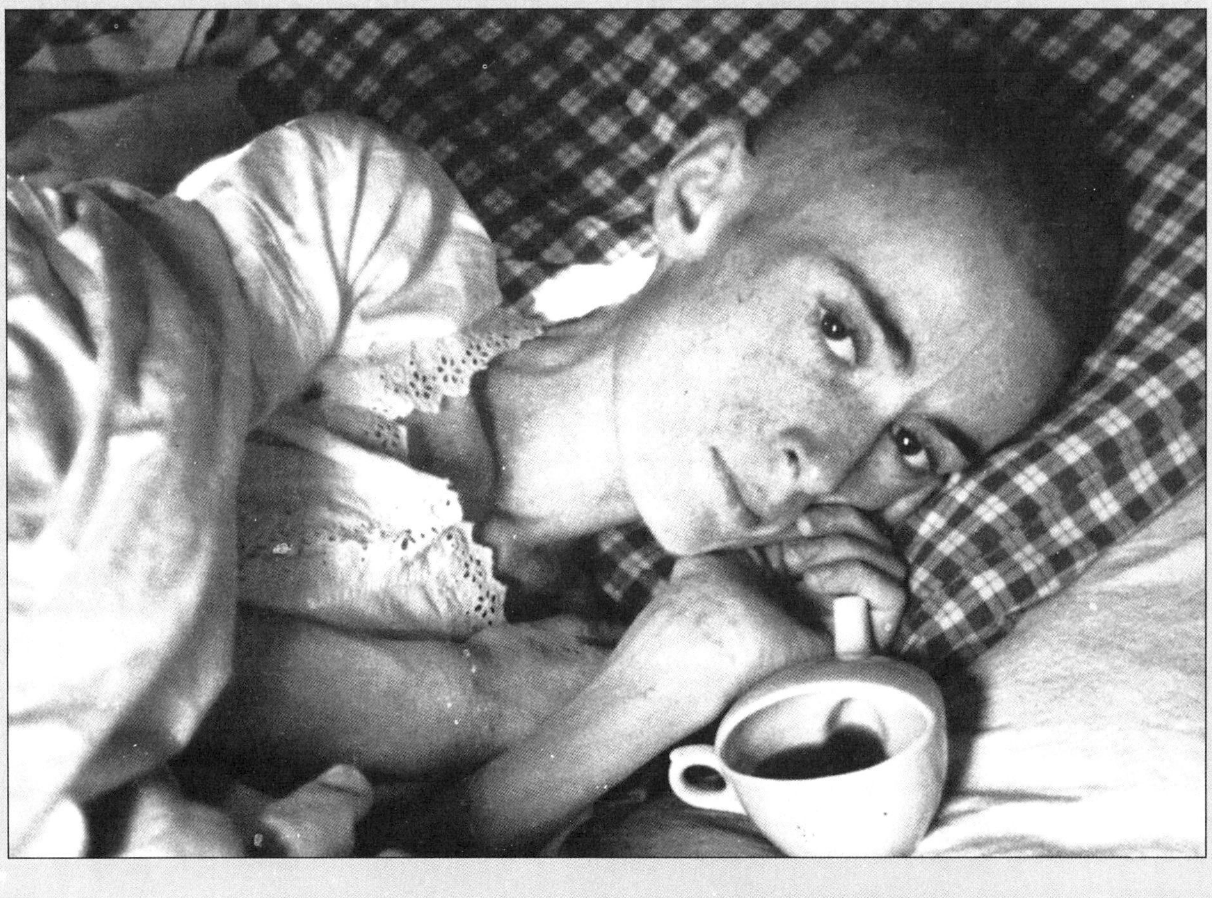

DER KODEX DES FRIEDENS

Nachdem in Nürnberg 1946/47 die medizinischen Verbrechen der Nazis aufgeklärt wurden, erließ das amerikanische Militärgericht einen Kodex für Versuche mit Menschen.

Darin ist unter anderem vorgeschrieben, daß Versuchspersonen freiwillig ihr Einverständnis erklären müssen. Die Experimente müssen für das Wohl der Gesellschaft erforderlich sein und dürfen nicht nur aus wissenschaftlicher Neugier durchgeführt werden, und sie müssen sich durch die Ergebnisse vorangegangener Untersuchungen (z. B. Tierversuche) rechtfertigen lassen. Sie sollen so angelegt sein, daß jedes unnötige seelische und körperliche Leiden vermieden wird, und sie sollen unterbleiben, wenn Grund zu der Annahme besteht, daß sie zum Tod oder zu bleibenden Schäden führen. Die Versuchspersonen müssen das Recht haben, das Experiment jederzeit zu beenden.

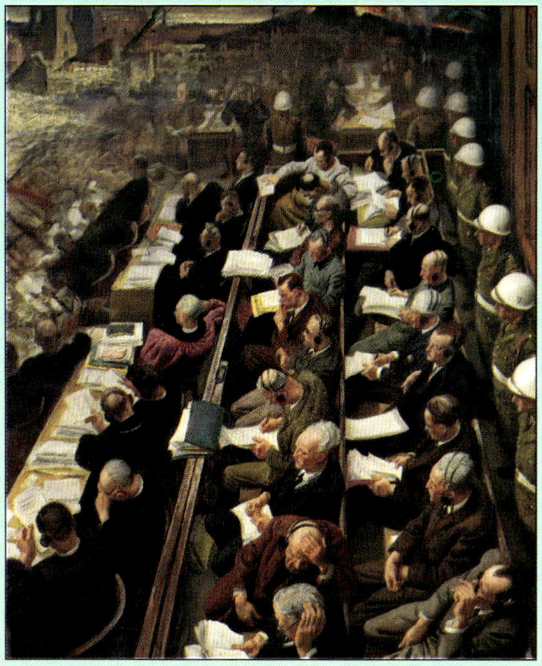

RECHTS: *Der Nürnberger Kriegsverbrecherprozeß von 1946 in einem Gemälde von Dame Laura Knight. Die Angeklagten sitzen in den beiden hinteren Reihen, vor ihnen sitzen die Verteidiger.*

schaftlich interessanten Organe nach Berlin. Man spritzte den Kindern Phenol oder Benzin, hängte sie mit dem Kopf nach unten in kaltes Wasser oder injizierte Chloroform in ihr Herz, um sie nach Eintreten des Todes sezieren zu können. Viele wurden auch einfach umgebracht, weil ihre Augen durch eine genetische Besonderheit unterschiedlich gefärbt waren.

Nach dem Krieg floh Mengele nach Südamerika; 20 andere Ärzte wurden im Nürnberger Prozeß wegen Verbrechen gegen die Menschlichkeit angeklagt, vier von ihnen gehängt. Den meisten KZ-Ärzten gestatteten die Alliierten jedoch, später wieder als Ärzte zu praktizieren oder zu lehren.

Die japanische Einheit 731

Auf Befehl des Kaisers Hirohito wurde in Japan 1936 eine neue Armee-Einheit gegründet. Sie erhielt den harmlosen Namen »Einheit zur Epidemiebekämpfung und Wasserversorgung« bzw. »Einheit 731«.

Innerhalb von zwei Jahren holte man Hunderte von Ärzten, Wissenschaftlern und Technikern unter der Leitung von Shiro Ishii in die Kleinstadt Pingfan in der Nähe von Harbin in der nördlichen Mongolei, die damals von Japan besetzt war. Offiziell beschäftigte sich die Einheit mit Methoden der Krankheitsvorbeugung. In Wirklichkeit betrieb sie jedoch intensive Forschung zur bakteriellen Kriegsführung.

Die Mitarbeiter der Einheit produzierten unter strengster Geheimhaltung so viele tödliche Mikroben – Erreger von Milzbrand, Ruhr, Typhus, Cholera und besonders Pest –, daß man damit die Weltbevölkerung mehrmals hätte ausrotten können. Außerdem züchteten sie Hunderttausende von Ratten und Millionen von Fliegen, die die Krankheiten verbreiten sollten. Um sie auf die Truppen und die Zivilbevölkerung des Feindes zu übertragen, erfand man Keramik- und Papierbomben, die in China mehrmals eingesetzt wurden und Ursache von Epidemien und zahlreicher Todesfälle waren.

In Ishiis Reich der Bakterien wurden jedoch auch Experimente am Menschen durchgeführt. Die Opfer, die bei den Japanern *marutas* (Holzstücke) genannt wurden, waren anfangs sowjetische »Spione«, »illoyale« Chinesen oder einfache Arbeitslose.

Diese Experimente dienten dazu, die besten Infektionswege zu ermitteln und um herauszufinden, wie viele tödliche Bakterien für eine Epidemie erforderlich sind und wie man wirksam impfen kann. Die Ärzte der Einheit beobachteten, wie ihre Opfer an den schlimmsten Krankheiten litten. Andere wurden für ballistische Untersuchungen absichtlich angeschossen. Man ließ Gliedmaßen erfrieren, verteilte elektrische Schläge, kochte die Opfer bei lebendigem Leibe oder ließ sie durch langanhaltende Röntgenbestrahlung sterben. Eine unbekannte Zahl von Menschen wurde lebendig seziert.

Einige Angehörige des medizinischen Personals waren entsetzt, als sie den wahren Zweck ihres Einsatzes erkannten, doch man drohte ihnen mit der Todesstrafe.

Im Jahr 1943 beschäftigte sich Shiro Ishii wie Mengele mit der Wirkung von Infektionskrankheiten. Bis dahin hatte sich die »Einheit 731« fast ausschließlich sowjetischer oder chinesischer Gefangener bedient, doch jetzt benutzte sie für ihre Experimente auch Gefangene aus den USA, Großbritannien und den Commonwealth-Ländern, die in Mukden, 560 km von Pingfan entfernt, interniert waren. Die Gefangenen wurden häufig von japanischen Ärzten besucht, die ihnen Injektionen gaben oder Blutproben entnahmen. Wer starb, wurde seziert. Es gibt über diese Greueltaten nur unzulängliche Informationen, aber offensichtlich wurden einige Soldaten mit Ruhr- und Choleraerregern infiziert. Meist handelte es sich um Amerikaner, während die Soldaten aus Großbritannien und dem Commonwealth als Kontrollgruppen dienten.

Bei Kriegsende wurden alle überlebenden *marutas* in Pingfan vergast oder vergiftet. Man erschoß 600 Mitarbeiter und zerstörte die ganze Einrichtung.

6 Medizin nach dem Zweiten Weltkrieg:

Fortschritte bei Schwangerschaft und Geburt

Nach dem Ende des Zweiten Weltkriegs ging es für die ehemaligen Kriegsteilnehmer in erster Linie darum, Zerstörtes wieder aufzubauen und für die Zukunft zu arbeiten. Triebkraft war in vieler Hinsicht der wissenschaftlich-technische Fortschritt. Viele der in Wissenschaft und Medizin arbeitenden Spezialisten richteten ihre Aufmerksamkeit besonders auf die Zukunftsträger: auf die Kinder und die Mütter, die sie zur Welt brachten. Man sorgte dafür, daß Frauen über ihren Körper und den Zeitpunkt einer Schwangerschaft selbst bestimmen konnten: Die Pille wurde entwickelt. Man konzentrierte sich auf Verbesserungen bei der Entbindung und die Linderung der damit verbundenen Schmerzen. Medizinisches Eingreifen während der Entbindung wurde zur Routine – bis die Kritik zunahm und die natürliche Geburt in den Vordergrund der Diskussionen rückte.

Ein unumstrittener Erfolg waren die Verbesserungen in der medizinischen Versorgung der Säuglinge. Erfolgreich waren auch viele Versuche, Kinderkrankheiten mit Impfstoffen zu bekämpfen. Die Möglichkeit, einen vorgeburtlichen Nachweis von Anomalien führen zu können, gehört zu den großen Fortschritten in der Medizin.

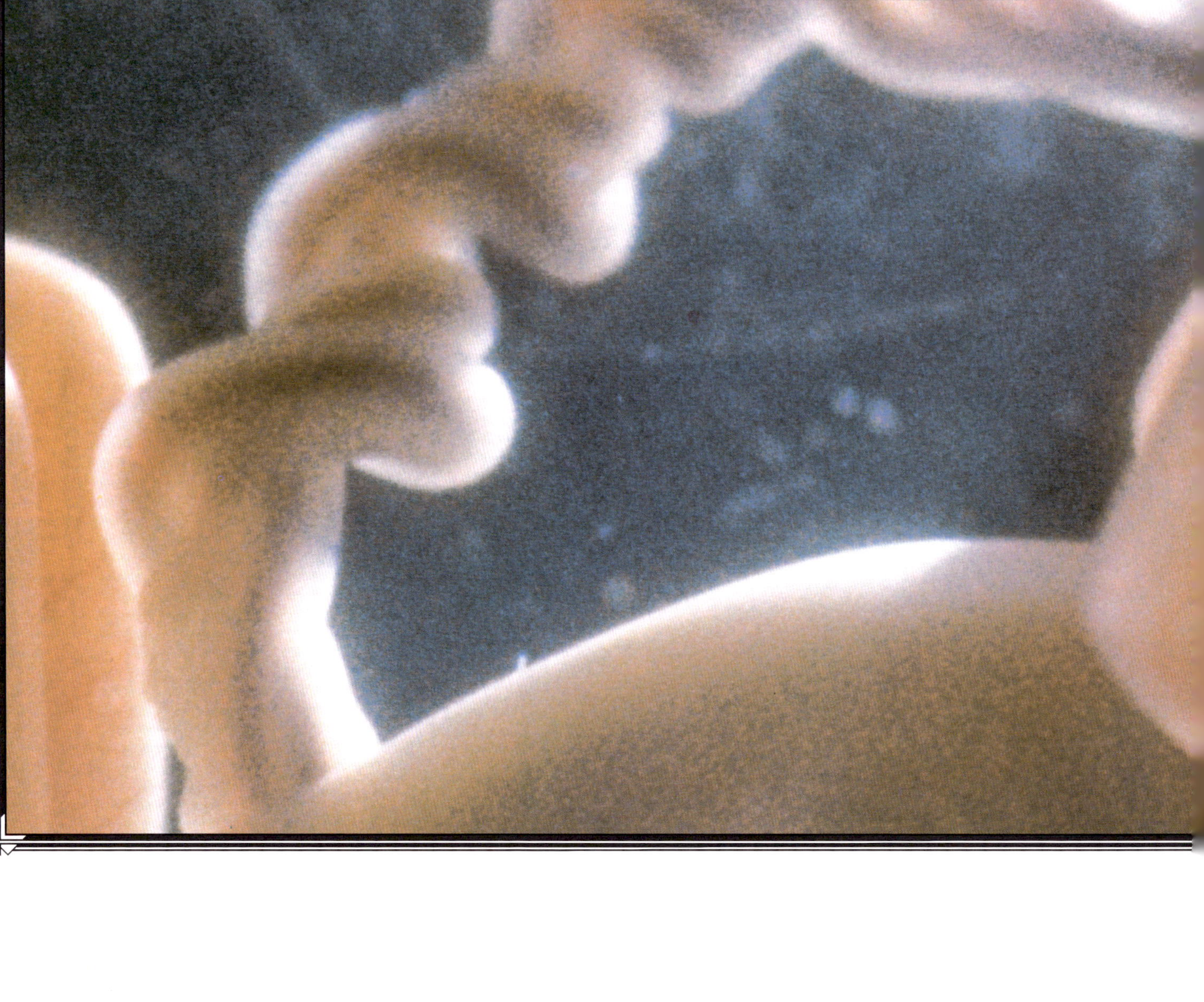

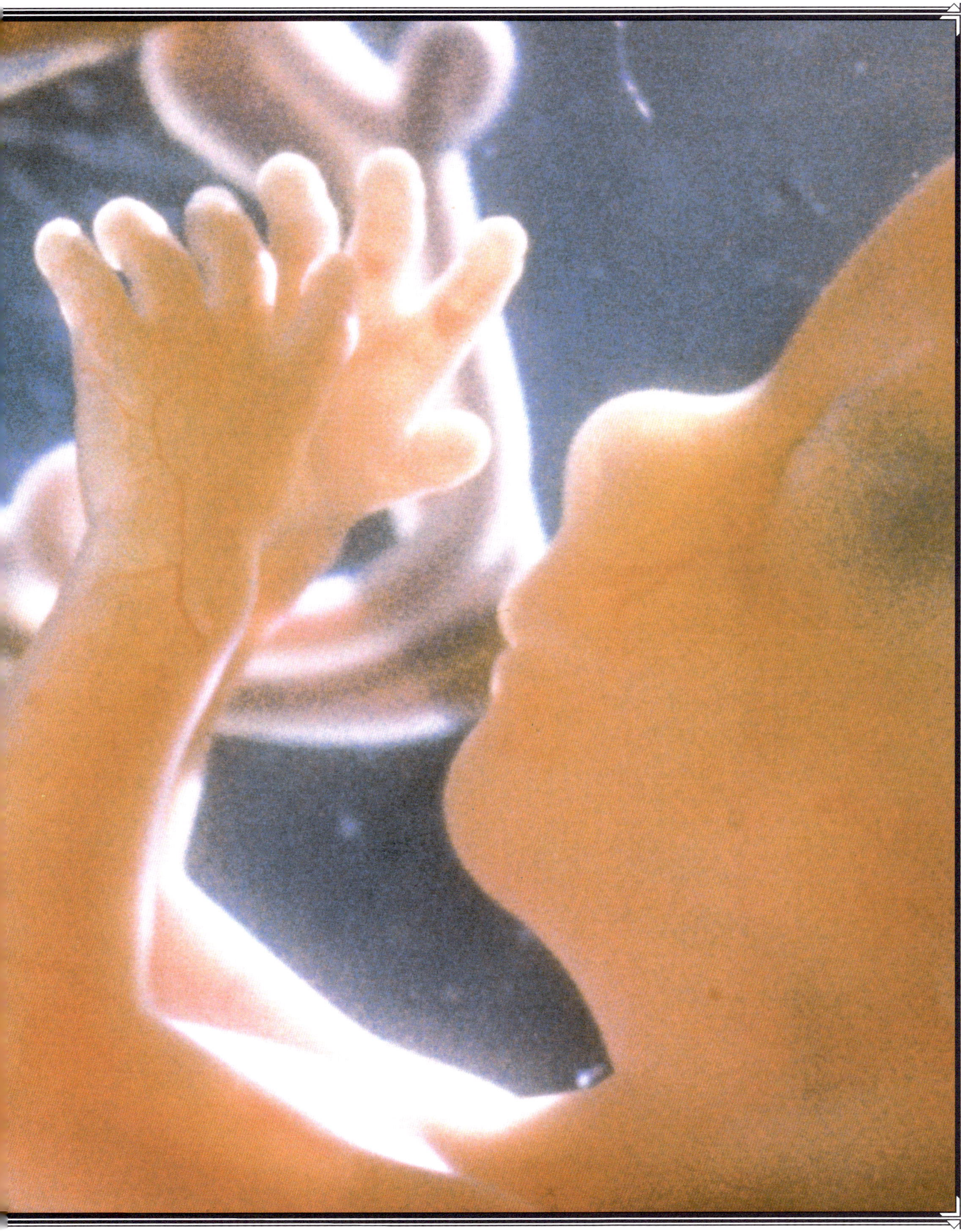

OBEN: *Ein menschlicher Fetus im Mutterleib, ungefähr im vierten Schwangerschaftsmonat.*

Geburtenkontrolle

Vom Krokodildung zur Familienplanung

Weihrauch, Olivenöl, Schildpatt und Schafsdärme – man probierte alles aus

SEIT ÄLTESTER ZEIT ist das Stillen ein natürliches Empfängnisverhütungsmittel: Das Hormon Prolactin, das für die Produktion von Muttermilch sorgt, unterdrückt auch den Eisprung. Die älteste aktive Form der Geburtenkontrolle ist vermutlich der *Coitus interruptus*. Aber im Laufe der Zeit und mit den gesellschaftlichen Entwicklungen veränderten sich auch die Stillgewohnheiten, die Geburtenrate stieg. Also experimentierte man mit den verschiedensten Arzneien und mechanischen Hilfsmitteln, um Schwangerschaften zu verhüten.

Schildpatt und Gummi

Spätestens seit dem dritten Jahrtausend v. Chr. führten Frauen im alten Ägypten zur Empfängnisverhütung Pessare aus Honig und Krokodildung in die Vagina ein. In Arabien mischte man zu demselben Zweck Granatäpfel, Steinsalz und Alaun. Nach Aristoteles sollte eine Mixtur aus Weihrauch, Zedern- und Olivenöl wirken – und tatsächlich hatten wahrscheinlich alle diese Methoden einen gewissen Effekt, denn ihre Bestandteile steigerten den Säuregehalt in der Vagina und machten es für die Samenzellen sicherlich nicht einfacher, auf ihrem unerwünschten Weg zu überleben.

Im Spätmittelalter machte die Empfängnisverhütung einen Schritt zurück – man nahm vor allem Kräutergetränke ein, eine weitgehend unwirksame Methode. Den nächsten Fortschritt brachte erst das 16. Jahrhundert, als der Anatom Gabriele Fallopia ein Kondom aus feuchtem Leinen erfand. Ihm ging es allerdings mehr darum, seine Geschlechtsgenossen vor der Syphilis zu schützen (s. Seite 100). Deshalb assoziierte man mit Kondomen in den folgenden vierhundert Jahren vor allem Prostitution und Krankheit.

In Japan sollen die Männer angeblich Hüllen aus Leder, Horn oder Schildpatt getragen haben. In Europa verwendete man später Schafsdärme, die chemisch behandelt, weich gemacht und getrocknet wurden. Seltsamerweise trug das Kondom überall, wo es Verwendung fand, einen Namen, der auf einen ausländischen Ursprung schließen ließ: In Frankreich war es die »englische Kappe«, im 18. Jahrhundert nannte es der italienische Liebesabenteurer Casanova »englischen Überzieher«, während es in Deutschland als »Pariser« bekannt wurde. In England bezeichnete man es als »französischen Brief«; Ende des 19. Jahrhunderts schmückte die Packungen mit den Gummi- und später Latexkondomen das Porträt von Königin Victoria (die selbst neun Kinder hatte).

UNTEN: *In einer »mobilen Geburtenkontrollklinik« konnte man sich über Empfängnisverhütung informieren (London, um 1920).*

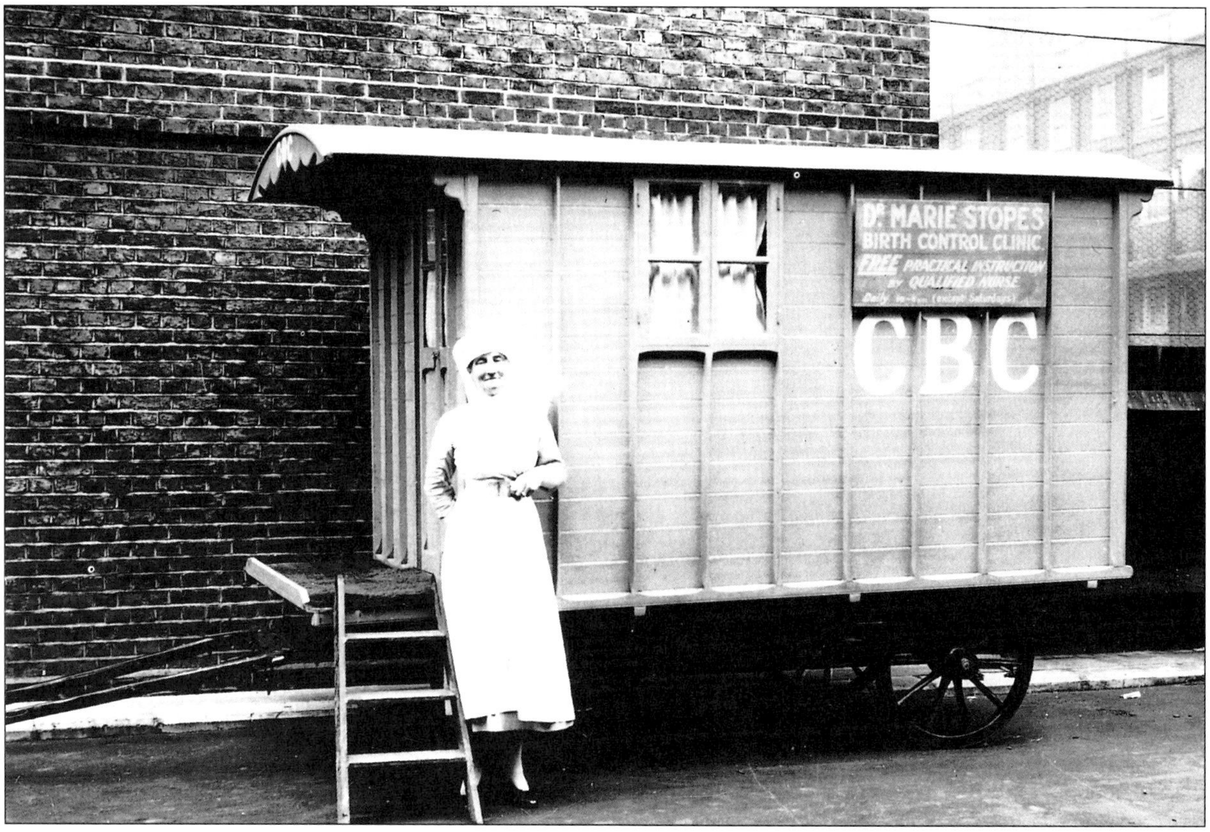

DER KREUZZUG DER TAPFEREN ZWEI

Es waren zwei Frauen, die sich die Propagierung der Geburtenkontrolle zur Lebensaufgabe machten. Beide plädierten für eine Senkung der Geburtenrate in den unteren Gesellschaftsschichten, um die »Qualität der Rasse« zu verbessern. Ihrer Meinung nach hatte jede Frau ein Recht auf sexuelle Lust.

Margaret Sanger (1879–1966), Hausfrau und Krankenschwester aus New York, vorübergehend auch radikale Sozialistin, entwickelte ihre Vorstellungen während eines Besuchs in Frankreich im Jahre 1913. Dort hatte sie erstaunt zur Kenntnis nehmen müssen, wie viele einfache Frauen über Sexualität und Empfängnisverhütung Bescheid wußten. In die USA zurückgekehrt, prägte sie den Begriff »Geburtenkontrolle« und schrieb das Buch **Family Limitation** ***(Begrenzung der Familie), in dem sie den Ehepaaren der Arbeiterklasse Kondome, Pessare und Scheidenspülungen empfahl. Sie wurde berühmt, nachdem die US-Regierung sie wegen Verbreitung von Obszönitäten verfolgen ließ.***

Als sie 1916 in Brownsville (New York) ihre erste Klinik eröffnete, beschuldigte man sie, einen öffentlichen Aufruhr verursacht zu haben und schickte sie für 30 Tage ins Arbeitshaus. Nach ihrer Entlassung gründete sie die amerikanische Liga für Geburtenkontrolle.

Mary Stopes (1880–1958) war die erste Frau, die in England einen Doktortitel in Paläobotanik erhielt, doch ihr Wissen um die menschliche Fortpflanzung hatte sie sich zu spät angeeignet: Erst nach einem Jahr wurde ihr klar, daß ihr Mann impotent war. Entsetzt über ihre eigene Unkenntnis, recherchierte sie und schrieb 1918 das Buch **Married Love**, ***von dem insgesamt über eine Million Exemplare verkauft wurden.***

Nachdem sie so die Freuden des Ehelebens gepriesen hatte, erhielt sie waschkorbweise Briefe von Frauen, die ihr mitteilten, daß ihnen diese Freuden entgangen seien, und daß sie in ständiger Angst vor ungewollten Schwangerschaften lebten. Die Folge war das Buch **Wise Parenthood**; ***es enthielt Schemazeichnungen der Fortpflanzungsorgane und Beschreibungen der damals verfügbaren Verhütungsmittel.***

UNTEN: *Margaret Sanger verbrachte wegen ihrer Pioniertaten in Amerika 30 Tage im Arbeitshaus.*

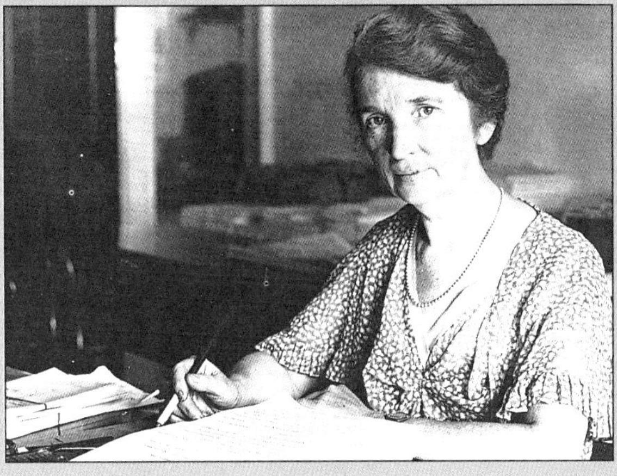

RECHTS: *Mary Stopes kämpfte unermüdlich für die Selbstverantwortung der britischen Frau.*

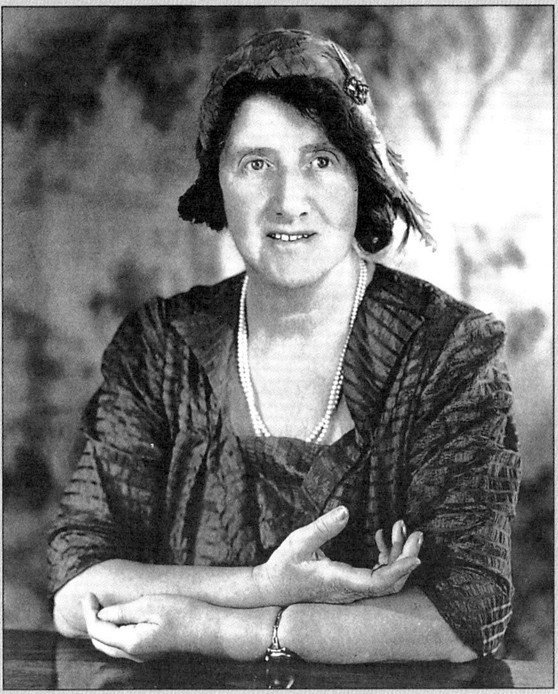

Das erste Verhütungsmittel aus Gummi für Frauen war die Portiokappe, die der Deutsche Friedrich Adolf Wilde 1838 produzierte. Man stellte zunächst aus Wachs einen Abdruck des Muttermundes her, das danach angefertigte Latexprodukt schloß den Eingang zur Gebärmutter dann dicht ab – nur während der Menstruation mußte es entfernt werden. Ein deutscher Arzt erfand 1882 unter dem Pseudonym »Mensinga« das heute weit verbreitete Diaphragma, das Germaine Greer einmal als »Schlauchboot für Spermizide« bezeichnet hat.

Die Akzeptanz der Geburtenkontrolle

Im 19. Jahrhundert blieben die damals verfügbaren Methoden zur Empfängnisverhütung für die meisten Menschen ein dunkles Geheimnis. Einen Versuch, das Thema ins Gespräch zu bringen, machte der Arzt Charles Knowlton aus Neuengland. Als er 1832 anonym *The Fruits of Philosophy, or the Private Companion of Young Married People* veröffentlichte, wurde er für die Verbreitung von »Schmutz« inhaftiert.

In besseren Kreisen wurde das Thema Geburtenkontrolle jedoch nach und nach gesellschaftsfähig. Das lag in England vor allem an den Arbeiten des Wirtschaftswissenschaftlers Thomas Malthus (1766–1834), der befürchtete, die Nahrungsmittelproduktion werde schon bald mit dem Wachstum der Weltbevölkerung nicht mehr Schritt halten können. Im Jahre 1867 wurde in England die Malthusianische Liga gegründet; ähnliche Organisationen gab es auch in Frankreich und Deutschland. In den Niederlanden eröffnete eine Malthusianische Gruppe 1882 unter der Leitung von Dr. Aletta Jacobs die weltweit erste Klinik für Geburtenkontrolle, der in Holland bald 30 weitere ähnliche Krankenhäuser folgten. Weil Dr. Jacobs sich sehr für die Verwendung des Diaphragmas einsetzte, erhielt es in England den Spitznamen »Dutch Cap« (holländische Kappe).

Die Pille

Das orale Empfängnisverhütungsmittel wird entwickelt

Eine neue Methode der »natürlichen« Empfängnisverhütung

DIE ERSTEN VERSUCHE, den Eisprung bei Säugetieren durch Hormoninjektionen zu unterdrücken, machte der österreichische Physiologe Ludwig Haberlandt in den ersten Jahrzehnten des 20. Jahrhunderts. Zunächst standen hormonartige Substanzen jedoch nicht in ausreichenden Mengen für die Forschung zur Verfügung – bis ein amerikanischer Chemiker eine aufsehenerregende Entdeckung machte. Anfang der vierziger Jahre stellte Russell E. Marker bei Arbeiten im Labor eines Freundes fest, daß man eine Substanz namens Diosgenin aus einer Wurzel gewinnen konnte, die wild in der Nähe von Veracruz (Mexiko) wuchs. Nach einer Reihe einfacher chemischer Behandlungen wurde daraus das weibliche Geschlechtshormon Progesteron (oder Progestogen, wie man die künstlich hergestellte Form später nannte). Innerhalb eines Jahres hatte Marker über drei Kilogramm der Substanz hergestellt. Marker gründete in Mexico City die Firma Syntex, um seine Entdeckung, das erste aus einer pflanzlichen Quelle hergestellte Hormon, gewinnbringend zu vermarkten. Im Jahr 1948 gab er jedoch die Firma und die Beschäftigung mit der Chemie überhaupt plötzlich auf. In den folgenden Jahren, bis zu seinem Tod 1984, stellte er statt dessen Kopien europäischer Silberantiquitäten her.

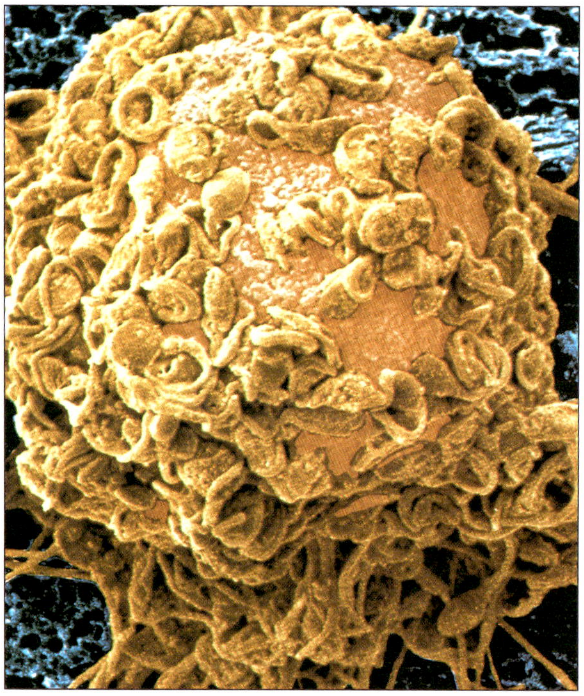

RECHTS: *Menschliche Spermien (hellbraun) sammeln sich um die Eizelle (hellrosa). Nur eine Samenzelle wird neues Leben zeugen.*

DER PAPST UND DIE PILLE

Pincus' Kollege John Rock, ein überzeugter Katholik, unterstützte anfangs die Forschungen, als deren Resultat die Pille entstand, denn er hoffte, die Unterdrückung des Eisprungs würde bei zuvor unfruchtbaren Frauen einen »Rückstoßeffekt« ausüben. Als jedoch in der katholischen Kirche die Besorgnis wegen der Pille wuchs, propagierte Rock, daß die Pille eine Stabilisierung des Menstruationszyklus bewirke, so daß Ehepaare sich zuverlässig der von der Kirche gestatteten Methode der »sicheren Tage« bedienen konnten. Beunruhigt durch die Bevölkerungsexplosion, die Malthus bereits vorhergesagt hatte (s. Seite 147), erklärte er später, die neue Methode sei »natürliche« Empfängnisverhütung, und Katholiken könnten sie ohne Bedenken anwenden.

Rocks Glaubenskämpfe waren umsonst. Papst Pius XII. verdammte 1958 die »freiwillige Absicht und aktive Tätigkeit, mit irgendwelchen Maßnahmen die sexuelle Vereinigung und ihre Zeugungsmöglichkeit zu unterdrücken«. Vier Jahre später rief Papst Johannes XXIII. das Zweite Vatikanische Konzil dazu auf, es solle neben vielen anderen Themen auch die Einstellung der katholischen Kirche zur Geburtenkontrolle behandeln.

Während das Konzil sich mit dieser Frage beschäftigte (inzwischen folgte Paul VI. auf Johannes XXIII.), führte das Population Investigation Committee in Großbritannien eine Umfrage bei Ehepaaren durch. Wie sich herausstellte, benutzten 1967/68 etwa 80,5 Prozent der britischen Katholiken Empfängnisverhütungsmittel, und 30,2 Prozent der Frauen nahmen die Pille – das war ein fast ebenso großer Anteil wie bei den Nichtkatholiken.

Am 26. Juli 1968 erließ Papst Paul seine Enzyklika Humanae vitae (über die Geburtenkontrolle). Darin verbot er uneingeschränkt jede Empfängnisverhütung mit Ausnahme der »natürlichen« Methode (d. h. die Beachtung der unfruchtbaren Tage). Die Enzyklika entfachte stürmische Reaktionen: In Chile, Shannon (Irland) und Minnesota traten Bischöfe zurück, die amerikanischen Kardinäle McIntyre und O'Boyle drohten allen Geistlichen, welche die päpstliche Doktrin nicht bedingungslos unterstützten, mit der Exkommunikation.

Im Jahr 1973 nahmen schätzungsweise 50 Millionen Frauen aller Konfessionen orale Empfängnisverhütungsmittel.

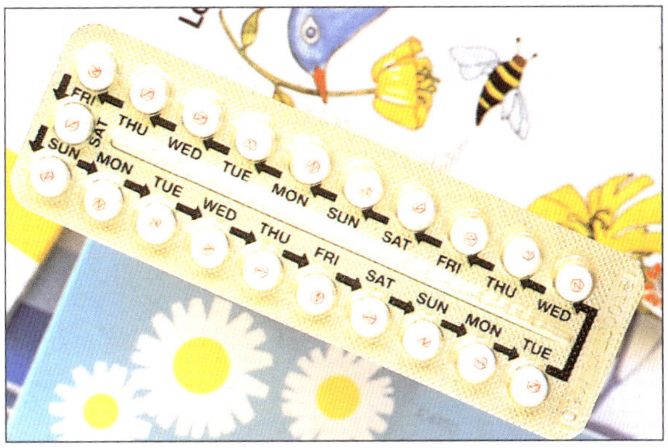

LINKS: *»Die Pille«, eine Packung aus den sechziger Jahren. Zunächst enthielt die Anti-Baby-Pille einen ziemlich willkürlich dosierten Östrogenanteil, der jedoch später reduziert wurde.*

Von Wurzeln zu Pillen

Markers Kollegen, von Markers plötzlichem Verschwinden verwirrt, setzten seine Arbeiten fort. Carl Djerassi und George Rosenkrantz, zwei Wissenschaftler von Syntex, stellten aus derselben mexikanischen Wurzel das Steroidhormon Cortison und das männliche Geschlechtshormon Testosteron her. Im Jahr 1951 gelang es Luis Miramontes unter Djerassis Leitung, Markers Progestogen zu der Verbindung Norethisteron (in den USA Norethindrone) abzuwandeln, das bei oraler Einnahme wesentlich wirksamer war als das menschliche Progesteron. Man schickte es zur Auswertung an vier weitere Wissenschaftler: Einer davon war Gregory Pincus, ein Biologe an der Worcester Foundation for Experimental Biology in Massachusetts; er fand bald heraus, daß die Substanz den Eisprung unterdrückt.

Ungefähr zur gleichen Zeit, im August 1953, meldete Frank Colton von der Pharmafirma Searle das Norethynodrel zum Patent an; es ähnelt dem Norethisteron stark. Anfangs hatte Pincus gar nicht die Absicht, eine Methode zur Geburtenregelung zu entwickeln. Schon bald erkannte aber Margaret Sanger (s. Seite 147), die er 1950 kennengelernt hatte, die Bedeutung seiner Arbeiten. Sie warb bei der wohlhabenden Katharine McCormick um Hilfe, die dafür sorgte, daß Pincus und seine Kollegen, Dr. Min-chueh Chang aus Worcester und John Rock, Professor für klinische Gynäkologie der Harvard-Universität, Forschungsgelder in Höhe von 115 000 Dollar für die Entwicklung einer wirksamen Methode »hormonaler Geburtenkontrolle« erhielten. Daß sich damit Möglichkeiten zum Mißbrauch im Sinne der Eugenik boten, war allen von Anfang an klar, auch wenn man es nicht offen aussprach.

Pincus war Berater bei Searle, und wählte deshalb die Verbindung zu dieser Firma für seine Forschungen, obwohl er auch am Norethisteron von Syntex mitarbeitete. Die erste Erprobung am Menschen fand bei einer kleinen Gruppe von Freiwilligen in Boston statt, allerdings unter nicht gerade idealen Rahmenbedingungen: Empfängnisverhütung war in Massachusetts bis 1967 gesetzlich verboten. Im Jahr 1955 wurde dann eine große klinische Erprobung in Rio Piedras (Puerto Rico) durchgeführt.

Die Ergebnisse wurden im folgenden Jahr im *Science Journal* veröffentlicht: Norethynodrel wurde 1957 von der Food and Drug Administration der USA als »Menstruationsregulator« und zwei Jahre später als Empfängnisverhütungsmittel zugelassen.

Als man bei Searle mit der Massenproduktion begann, filterte man als erstes »Verunreinigungen« aus dem Wirkstoff. Das so hergestellte, reinere Progestogen verursachte bei manchen Frauen Menstruationsstörungen und Zwischenblutungen; einige wurden sogar trotz der Einnahme schwanger. Eilig forschten die Wissenschaftler bei Searle nach den Ursachen, und wie sich herausstellte, enthielt die ursprüngliche Substanz etwa ein Prozent einer östrogenartigen Substanz, die sie Mestranol nannten und den Pillen wieder zusetzten. Die Kombinationspräparate aus Östrogen und Progestogen wurden also mehr durch Zufall erfunden.

Die Östrogenmenge in der »Pille« (wie man sie bald einfach nannte) legte man willkürlich nach dem Anteil in der ursprünglichen Verbindung fest, weil die Wissenschaftler natürlich unerwünschte Schwangerschaften vermeiden wollten.

Im Jahre 1961 wurde erstmals über schädliche Nebenwirkungen berichtet – zunächst über Thrombosen, später über Migräne und Gelbsucht. Im Dezember 1969 schlug eine Empfehlung der britischen Arzneimittelbehörde wie eine Bombe ein: Die Behörde riet den Ärzten, keine Empfängnisverhütungsmittel mit mehr als 50 Mikrogramm Östrogen zu verschreiben, denn wie sich gezeigt hatte, konnten höhere Dosen zum Verschluß von Blutgefäßen führen – mit der möglichen Folge tödlicher Herzinfarkte und Schlaganfälle.

VON STEIN ZU KUPFER

Die letzte Errungenschaft im Arsenal der mechanischen Verhütungsmittel ist das Intrauterinpessar, auch »Spirale« genannt. Es verhindert eine Schwangerschaft, indem es die Einnistung der befruchteten Eizelle unmöglich macht. Pessare haben eine lange Geschichte: Arabische Kameltreiber führten zu biblischer Zeit erbsengroße Steine in den Uterus ihrer weiblichen Kamele ein; in viktorianischer Zeit gab es die »Stielpessare«. Das erste moderne Intrauterinpessar, ein »Fadenpessar« aus Seide, erfand ein deutscher Arzt im Jahre 1909. Ihm folgte in den zwanziger Jahren der einfache »Gräfenberg-Ring« aus Gold oder Silber und später Geräte aus Kunststoff, manchmal mit Kupferbeschichtung und in einer verwirrenden Formenvielfalt. Das sog. Dalkon-Schild ist geformt wie eine Krebslarve und war in den siebziger und achtziger Jahren Gegenstand zahlreicher Gerichtsverfahren, weil sich herausstellte, daß es oft Beckeninfektionen und infektionsbedingte Fehlgeburten hervorrief.

UNTEN: *Eine T-Spirale, eines von vielen Intrauterinpessaren. Pessare aus Kunststoff werden heute nur selten verwendet, man bevorzugt mehr solche mit Kupferauflage.*

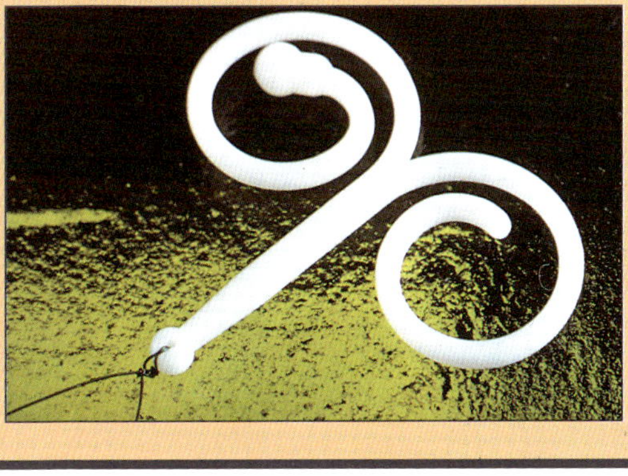

Kinderkriegen

Die Ärzte greifen stärker ein

»Ein Kind wird von einem Zauberer aus einem gelähmten Geburtskanal geholt«

NACH DEM ZWEITEN WELTKRIEG wurden viele Methoden der Geburtshilfe aus der Vorkriegszeit, die ursprünglich die Entbindung einfacher machen und die Gesundheit von Mutter und Kind schützen sollten, in Frage gestellt. Immer stärker rückte die Technik in den Vordergrund, häufig auf Kosten des medizinischen Personals und der Hebammen mit ihren traditionellen Fähigkeiten. Schließlich war es keine Seltenheit mehr, daß Frau und Arzt sich darüber stritten, wie die Entbindung ablaufen sollte.

Schmerzlinderung

Die Rückenmarksanästhesie wurde bei Entbindungen immer häufiger eingesetzt, aber sie verursachte häufig noch Tage danach quälende Kopfschmerzen. Diese Nebenwirkung wurde durch die Epiduralanästhesie gemildert, bei der man das Mittel zur Lokalbetäubung in den Epiduralraum im unteren Rücken in der Nähe des Rückenmarks injiziert. Sie beseitigt von dieser Stelle an abwärts praktisch jedes Gefühl, dringt aber nicht durch die Placenta und kann deshalb das Kind nicht beeinträchtigen. Bis Mitte der siebziger Jahre verwendete man diese Methode der Schmerzstillung sehr häufig, auch für den Kaiserschnitt, so daß die Frau die Geburt ihres Kindes bewußt miterleben konnte.

Doch die Epiduralanästhesie erfordert einen erfahrenen Narkosearzt. Außerdem kann eine Frau mit vorübergehend gelähmtem Unterleib nicht mehr realisieren, wann sie in den letzten Stadien der Wehen pressen muß, so daß häufig Zangenentbindungen die Folge sind. »Das Kind wird von einem Zauberer aus einem gelähmten Geburtskanal geholt« – so beschrieb der britische Geburtshelfer Grantly Dick-Read das Verfahren (s. Seite 152). Der zunehmende Einsatz der Epiduralanästhesie und schmerzstillender Medikamente verschaffte dem Arzt noch größeren Einfluß auf den Geburtsvorgang.

UNTEN: *Mit Hilfe modernster Technik kann man die Belastungen des Kindes während der Wehen überwachen und nötigenfalls eingreifen.*

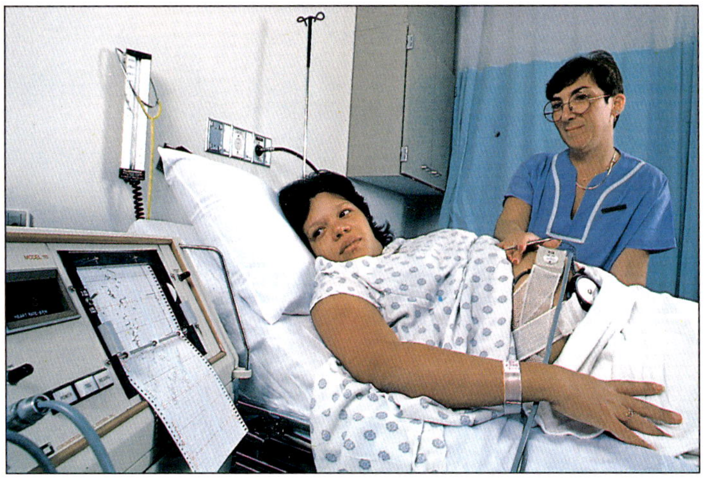

PROSTAGLANDINE

Im Jahr 1969 wurde eine weniger gefährliche Alternative zum Oxytocin angekündigt. Schon 35 Jahre zuvor hatte der Schwede Ulf von Euler in der menschlichen Samenflüssigkeit ein Protein entdeckt, das die glatte Muskulatur der Gebärmutter zur Kontraktion veranlaßt. Er glaubte, die Substanz werde von der Prostata produziert, und nannte sie deshalb Prostaglandin. Später stellte sich heraus, daß sie in anderen Körpergeweben entsteht, auch in der Uterusschleimhaut selbst. Im Jahr 1965 hatten Forscher der Firma Upjohn eine synthetische Form entwickelt. Mit ihr leitete Dr. S. S. Karim Ende der sechziger Jahre zum erstenmal Wehen ein. Seither sind Prostaglandine, die mit Pessaren oder als Salbe in die Vagina oder Cervix eingeführt werden und die Frau während der Wehen nicht in ihrer Bewegungsfreiheit einschränken, zu diesem Zweck das bevorzugte Mittel.

Die mechanisierte Geburt

In den vierziger und fünfziger Jahren konzentrierte man sich immer mehr darauf, durch medizinische Eingriffe auch die Gesundheit des Kindes zu erhalten und nicht nur die der Mutter, was in früheren Zeiten Vorrang gehabt hatte. In den Entbindungsstationen tauchten immer mehr Geräte zur Überwachung des Ungeborenen auf. Sie retteten vielen Babys das Leben.

Nachdem es nun möglich war, eine Gefährdung des Kindes frühzeitig festzustellen, wurden die Wehen immer häufiger künstlich eingeleitet. In manchen amerikanischen Kliniken verwendete man dazu noch bis Ende der fünfziger Jahre Rizinusöl, doch man experimentierte auch mit verschiedenen anderen Wirkstoffen, zum Beispiel mit Chinin (mit durchschlagender Wirkung), Spartein und verschiedenen Formen von Oxytocin – dieses Hormon hatte Henry Hallett Dale bereits 1906 entdeckt (s. Seite 102). Französische Forscher hatten Oxytocin in den fünfziger Jahren erstmals künstlich hergestellt.

Doch die Patientinnen vertrugen das Oxytocin nur in individueller Dosierung, so daß man keine Standarddosierung festlegen konnte. Anfang der siebziger Jahre entwickelten A. C. Turnbull und Anna Anderson in Cardiff dann eine Infusionspumpe, mit der man die Oxytocingabe je nach Stärke und Häufigkeit der Gebärmutterkontraktionen langsam steigern konnte. Die Pumpe ließ sich aber nur einsetzen, wenn die Frau im Bett blieb. Oxytocin löste zudem bei manchen Frauen sehr kräftige Wehen aus, so daß zusätzlich starke schmerzstillende Medikamente verabreicht werden mußten. Wie sich darüber hinaus bei späteren Untersuchungen zeigte, beeinträchtigten hohe Oxytocindosen häufig die Gesundheit des Kin-

UNTEN: *Ein Kaiserschnitt. Die Mutter erhält zuvor eine Epidural- oder Vollanästhesie. Der Kopf des Kindes wird nach Schnitten in Bauch- und Uteruswand vorsichtig mit der Zange herausgeholt.*

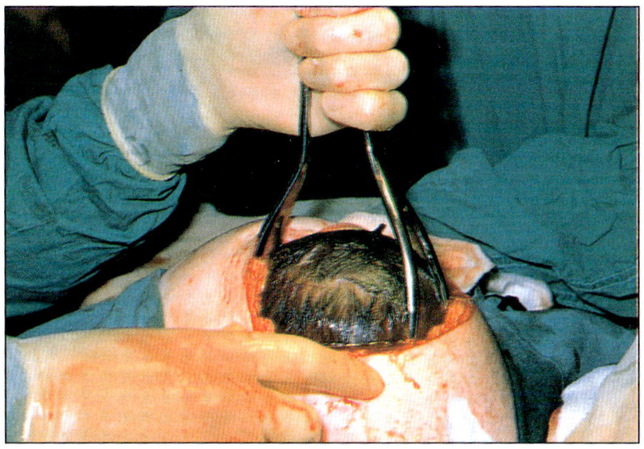

des, und in 10 bis 20 Prozent der Fälle setzte die gewünschte Wirkung nicht ein, so daß ein Kaiserschnitt notwendig wurde.

Aktive Lenkung

Zunächst leitete man die Wehen nur dann künstlich ein, wenn es begründete Sorge um das Wohl des Kindes gab oder der Geburtstermin überschritten war. Doch mit der Zeit neigten viele Ärzte immer mehr dazu, sich auf die im Kreißsaal eingesetzte Technik zu verlassen, die es ermöglichte, auch völlig gesunde Kinder vorzeitig zu entbinden.

Mit dem wachsenden Vertrauen in die medizinische Technik ging der Versuch einher, die Wehentätigkeit dem technischen Ablauf unterzuordnen. Es wurde in diesem Sinne zunächst einmal definiert, was »normale« Wehen sind. In den fünfziger Jahren veröffentlichte der Amerikaner Emanuel Friedman eine Reihe von Berechnungen über die durchschnittliche Dauer der Wehen bei Frauen mit unterschiedlicher geburtshilflicher Betreuung. Ausgehend von diesen erfand Friedman das »Partogramm«, eine Kurve, in der die Öffnung des Muttermundes und die Abwärtsbewegung des Kindes aufgezeichnet sind. Diese Kurve wurde für viele Geburtshelfer zum Glaubensbekenntnis, und wenn sie der Meinung waren, daß die Wehen einer Frau von der »Norm« abwichen, legten sie einen Tropf an, um den Vorgang zu beschleunigen oder zu verzögern.

Ihren Höhepunkt erreichte die medizinische Steuerung des Geburtsvorgangs am National Maternity Hospital in Dublin. Dort führte der Geburtshelfer Kieran O'Driscoll ein Verfahren ein, das er 1969 im *British Medical Journal* als »active management of labour« (aktive Wehenlenkung) bezeichnete. Die Wehen durften dabei nie länger als 12 Stunden dauern: Bei Erstgebärenden wurde die Fruchtblase eine Stunde nach Einsetzen der Wehen künstlich geöffnet; nach einer weiteren Stunde wurde eine Oxytocin-Infusion angelegt. Es war ein starres, sehr dogmatisches Verfahren. Das Verabreichen von Oxytocin war nach Dr. O'Driscoll »eine Standardmethode, die unter allen Umständen und von jedem Angehörigen des Personals« angewandt wurde. »Mit dieser Methode«, so stellte er fest, »kann die Behandlung unmöglich länger als sechs Stunden dauern.« Gerechterweise muß man jedoch hinzufügen, daß jeder Patientin von Dr. O'Driscoll eine persönliche Hebamme zugeteilt wurde.

Eine Zeit des Wandels

Mit der Zeit wandelte sich die Einstellung von Patientinnen und Ärzten zugunsten einer natürlicheren Entbindung.

Der vielleicht entschiedenste Verfechter des Einsatzes von Oxytocin war der britische Geburtshelfer Professor Alex Turnbull. Sein Artikel *The Induction of Labour* (Die Einleitung der Wehen), der 1968 erschien, hatte großen Einfluß. Bis 1976 revidierte er jedoch seine Haltung. Bei einem Vortrag vor der britischen, irischen und kanadischen medizinischen Gesellschaft sagte er: »Ich habe es zwar immer begrüßt, daß man die Wehen einleiten oder beschleunigen kann, wenn das eindeutig angezeigt war, aber das bedeutet nicht, daß ich eine allgemeine, ›routinemäßige‹ Einleitung der Wehen befürworte, nur weil es machbar ist.«

Beeinflußt war dieser Sinneswandel vielleicht von einer Studie, in deren Verlauf 39 864 Schwangerschaften und Entbindungen in Cardiff (Wales) untersucht worden waren. Im März 1976 waren die Ergebnisse der Studie im *British Medical Journal* veröffentlicht worden. Darin gelangten Ian Chalmers und seine Kollegen zu dem Schluß, daß eine Frau aus Cardiff trotz aller geburtshilflichen Eingriffe zur Verbesserung der Entbindung »1973 das gleiche Risiko hatte, ihr Kind zu verlieren, wie 1965, und daß ihre Helfer in der von ihnen versorgten Bevölkerung keinen Rückgang der Sterblichkeit während oder unmittelbar nach der Geburt erreicht haben«.

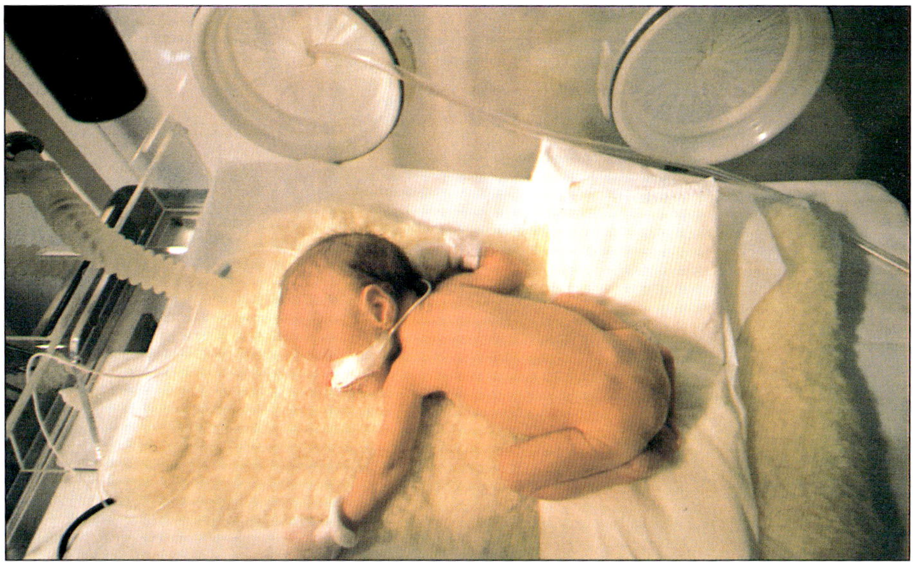

LINKS: *Der technische Fortschritt im Kreißsaal hat Millionen von Menschenleben gerettet. Hier liegt ein zu früh geborenes Baby in einem Brutkasten. Sauerstoff und Nahrung erhält es durch einen Schlauch in der Nase. Es liegt auf Schaffell, damit es warm bleibt und sich wohl fühlt. Die Betreuer können durch Öffnungen in den Kasten greifen. Auch die Eltern können auf diese Weise ihr Kind berühren. In den vierziger Jahren wurden einige Babys in Brutkästen auf rätselhafte Weise blind. Ursache dieser sogenannten retrolentalen Fibroplasie war ein Überschuß an Sauerstoff in den ersten Lebenstagen.*

Die natürliche Geburt

». . . man stelle sich eine Horde Männer mit weißen Kitteln und Hornbrillen vor . . .«

ANFANG DES 20. JAHRHUNDERTS hatten die ersten Feministinnen sich nachdrücklich für das Recht aller Mütter auf Schmerzlinderung während der Entbindung eingesetzt. In den sechziger Jahren jedoch kämpften manche Frauen fast ebenso energisch gegen Anästhesie und Analgesie, von denen ihre Großmütter so viel gehalten hatten. Statt dessen propagierten sie eine Rückkehr zu »natürlicheren« Entbindungsmethoden.

Entbindung ohne Angst

Der erste, der öffentlich für einen Wandel eintrat, war allerdings ein Mann. Grantly Dick-Read (1890–1959), ein britischer Geburtshelfer, der viele Jahre lang die Frauen in den Elendsvierteln von London behandelt hatte, gelangte zu der Ansicht, ob eine Entbindung schmerzhaft sei oder nicht, hänge vom Verhalten der Ärzte und anderer Personen ab.

Als Kind hatte er sich für Naturgeschichte begeistert, besonders für die Frage, wie Tiere geboren werden. Später, während seiner ärztlichen Tätigkeit, beobachtete er, daß das, was bei Tieren so natürlich schien, beim Menschen sehr viel komplizierter ablief. Das lag nach seiner Ansicht daran, daß die Frauen Angst vor der Entbindung hatten. Diese Angst führe zu einer Muskelanspannung, die während der Wehen die Schmerzen hervorruft – das »Angst-Spannungs-Schmerz-Syndrom«. Dick-Read empfahl deshalb Aufklärung in Form von Geburtsvorbereitungskursen. In seinen Büchern *Natural Childbirth* (1933) und *Childbirth without Fear* (1942) versuchte er, den Vorgang zu erklären, um ihn weniger beängstigend erscheinen zu lassen und Vertrauen zu wecken. Und er wetterte gegen die »unverzeihliche Gewohnheit«, den Frauen bei der Entbindung routinemäßig Anästhesie zu geben:

»Ich . . . stelle mir eine Horde Männer in weißen Kitteln und mit großen Hornbrillen vor, die Ruhm und Ehre auf der Suche nach einer Waffe gewinnen, und damit wollen sie die Frauen vor einem Feind beschützen, den es in 95 Prozent der Fälle gar nicht gibt. Die Schutzmethode bestand darin, die Waffe an Frau und Kind anzuwenden und damit das Leben beider aufs Spiel zu setzen, statt den Feind zu treffen, von dem sie fälschlicherweise glaubten, daß er vorhanden sei.«

Dennoch schloß Dick-Read eine Schmerzlinderung nicht völlig aus. Wenn eine Frau wußte, was mit ihr geschah, brauchte sie derartige Hilfsmittel seiner Ansicht nach nicht, wenn sie trotzdem danach verlangte, stellte er gewöhnlich ein Gas-Luft-Gemisch zur Verfügung.

In Großbritannien wurde 1956 der National Childbirth Trust gegründet, um Dick-Reads Ideen einem breiteren Publikum bekannt zu machen und mit Hilfe der Hebammen und Ärzte des National Health Service in die Praxis umzusetzen. Auch in den USA war die Idee von der »angstfreien Entbindung« bei vielen Frauen populär, doch das dort herrschende, privatwirtschaftlich organisierte Gesundheitssystem machte es fast unmöglich, Dick-Reads Ziele umzusetzen.

Geistige Konzentration

Die amerikanischen Frauen wandten sich statt dessen mentalen Techniken zu, die von verschiedenen Experten propagiert wurden. Aus der damaligen Sowjetunion kamen Nachrichten

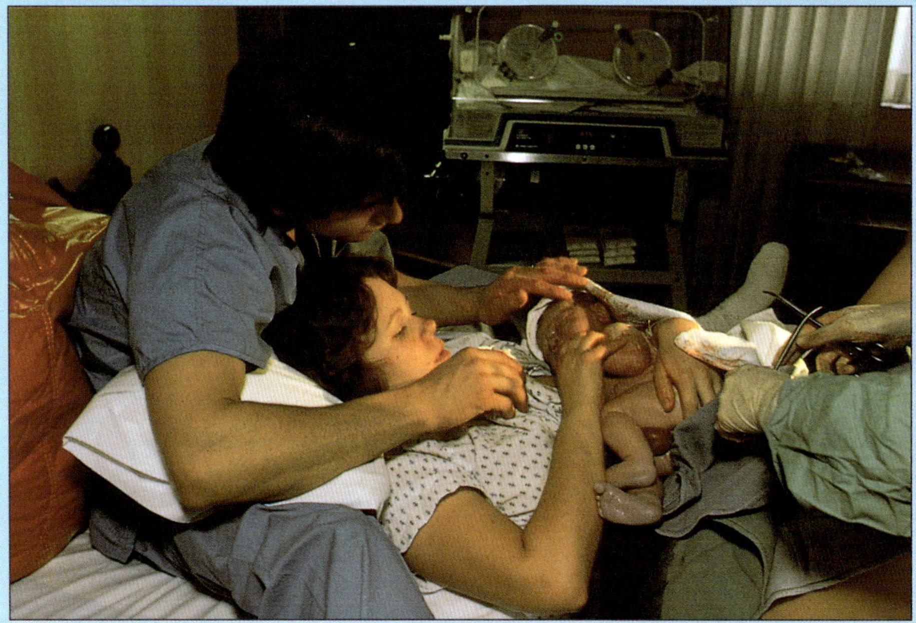

LINKS: *Ein Neugeborenes liegt in den Armen seiner Mutter – ein Foto aus dem Alternative Birthing Centre am Memorial Hospital in Glendale (Kalifornien). In Europa sind solche Szenen keine Seltenheit, und man betrachtet sie hier nicht als sonderlich »alternativ«. Die geburtshilfliche Praxis in den USA dagegen ist im allgemeinen etwas konservativer.*

über die »Psychoprophylaxe« – man sollte lernen, Schmerz nicht wahrzunehmen, indem man sich auf Empfindungen an anderen Körperteilen konzentrierte. Die Methode wurde dort 1951 offiziell zur Schmerzlinderung bei Entbindungen eingeführt. Die französischen Ärzte Ferdinand Lamaze und Pierre Vellay besuchten die UdSSR, um diese Methode kennenzulernen, und berichteten begeistert in ihrer Heimat darüber. In seinem Buch *Schmerzlose Geburt* (1956) erläutert Lamaze ausführlich, wie er mit Vellay die sowjetische Idee weiterentwickelt hatte, indem sie eine Methode der schnellen, flachen Atmung erfanden, um die Wehen zu steuern. In den USA wurden solche Vorstellungen erst angenommen, nachdem die in Paris lebende Amerikanerin Marjorie Karmel in dem Buch *Thank You, Dr. Lamaze* über ihre Erfahrungen mit dieser Entbindungsmethode berichtete.

Sorge um das Baby

Dem Geburtsvorgang maß man zunehmend eine veränderte Bedeutung zu. Die Frauen bereiteten sich aktiv auf das Ereignis vor, nahmen bewußt Anteil daran, doch man wandte darüber hinaus die Aufmerksamkeit noch mehr den Kindern zu. Mitte der sechziger Jahre beherzigte ein weiterer französischer Arzt, Frederique Leboyer von der medizinischen Fakultät in Paris, die Gedanken, die die italienische Pädagogin Maria Montessori und andere schon früher geäußert hatten: daß für ein Kind die ersten Eindrücke nach der Geburt von entscheidender Bedeutung sind. In seinem Buch *Geburt ohne Gewalt* beschreibt Leboyer die Geburt als sanftes Erlebnis mit gedämpftem Licht und wenig Lärm; das Baby wird auf den Bauch der Mutter gelegt, massiert und in warmem Wasser gebadet, das von der Temperatur her an das Fruchtwasser im Mutterleib erinnern soll.

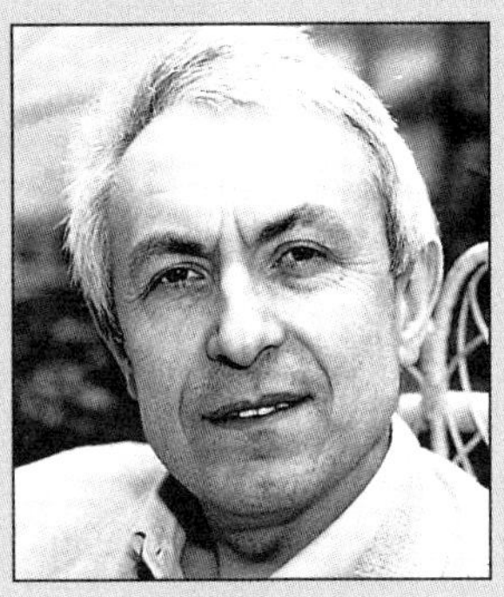

LINKS: *Der französische Geburtshelfer Dr. Michel Odent sorgte für Schlagzeilen, weil berichtet wurde, er habe die Unterwasserentbindung befürwortet. Doch das entsprach nicht ganz der Wahrheit – er ließ den von ihm betreuten Frauen die Wahl, sich in eine mit warmem Wasser gefüllte Badewanne zu setzen, weil das die Schmerzen linderte, bei gedämpftem Licht und in frei gewählter, möglichst angenehmer Körperhaltung.*

Leboyers Ideen beeinflußten seinen Landsmann Michel Odent, der die Methode der sanften Geburt mit der von Lamaze kombinierte. An seiner Klinik in Pithviers südlich von Paris schuf er eine bewußt »unmedizinische« Atmosphäre: ruhige, angenehm beleuchtete Räume ohne Krankenhausausrüstung (die bei Bedarf jedoch bereitstand), ausgestattet mit Matratzen, Kissen und sogar Badewannen. Er forderte die Frauen auf, jede Körperhaltung einzunehmen, die ihnen während der Wehen und der Entbindung angenehm erschien, und dabei stellte er fest, daß sich selbst komplizierte Entbindungen relativ einfach vornehmen ließen. Schmerzstillende Mittel brauchte er so gut wie nie.

Viele dieser neuen Methoden bürgerten sich ein: In den achtziger Jahren wurden viele Kreißsäle als »Geburtszimmer« eingerichtet, und man ließ auch den Vater an dem Ereignis teilnehmen.

DR. SPOCK

Dem Wandel unterworfen waren nicht nur die Vorstellungen darüber, wie man Kinder auf die Welt bringt, sondern auch die Maßstäbe für ihre Erziehung. Der amerikanische Kinderarzt Dr. Benjamin McLane Spock veröffentlichte 1946 sein* Common Sense Book of Baby and Child Care. *Mit leicht verständlichen, oft humorvollen Worten forderte er darin die Eltern auf, ihren Gefühlen zu vertrauen, ihre Kinder zu lieben und zu knuddeln und sich nicht allzuviel Sorgen um Sauberkeit und Disziplin zu machen. Das Buch stand in unmittelbarem Widerspruch zu den autoritären Anweisungen seiner Kollegen wie John B. Watson (s. Seite 121).

Ende der sechziger Jahre, als die Proteste gegen den Vietnamkrieg ihren Höhepunkt erreichten, geriet Dr. Spock, der selbst ein überzeugter Kriegsgegner war, ins Kreuzfeuer rechtsgerichteter Polemiker; unter ihnen waren Norman Vincent Peale und der US-Vizepräsident Spiro Agnew, der Spocks »freizügige« Ratschläge zur Kindererziehung dafür verantwortlich machte, daß eine Generation selbstsüchtiger, undisziplinierter und hochverräterischer Jugendlicher heranwachse.

Heute wird Dr. Spock vor allem wegen der von ihm angenommenen Voraussetzung kritisiert, daß die Mütter zu Hause bleiben und sich um die Kinder kümmern, und daß jedes Kind ein eigenes Zimmer und ein eigenes Bett hat, was in vielerlei Hinsicht nicht mehr den heutigen Lebensvorstellungen und Realitäten entspricht.

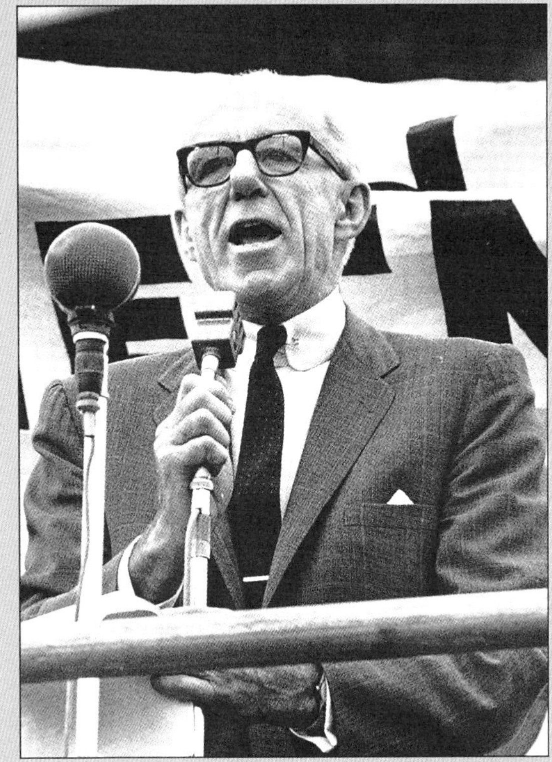

OBEN: *Dr. Spocks Theorien prägten eine ganze Generation. In den sechziger Jahren wurde er hart kritisiert, später rehabilitiert.*

Schutz der Kinder

Impfung und Früherkennung

Auf den Faröerinseln starben drei Viertel der Bevölkerung an Masern

NACH DEM ZWEITEN WELTKRIEG war in vielen Ländern Europas der allgemeine Gesundheitszustand der Kinder besser als je zuvor, dennoch konnten gewöhnliche Kinderkrankheiten wie Masern, Mumps und Röteln verheerende Folgen haben, besonders in Regionen, die zuvor frei von den betreffenden Viren gewesen waren. Ein besonderes Problem stellte auch die Erkrankung an Poliomyelitis dar (s. Seite 202). Außerdem wurden nach wie vor Babys mit Geburts- und Erbdefekten geboren, die während der Schwangerschaft nicht zu erkennen waren.

UNTEN: *Ein kleiner Junge mit Masernausschlag. In Afrika sterben heute noch viele Kinder an Masern, weil geeignete Impfstoffe fehlen.*

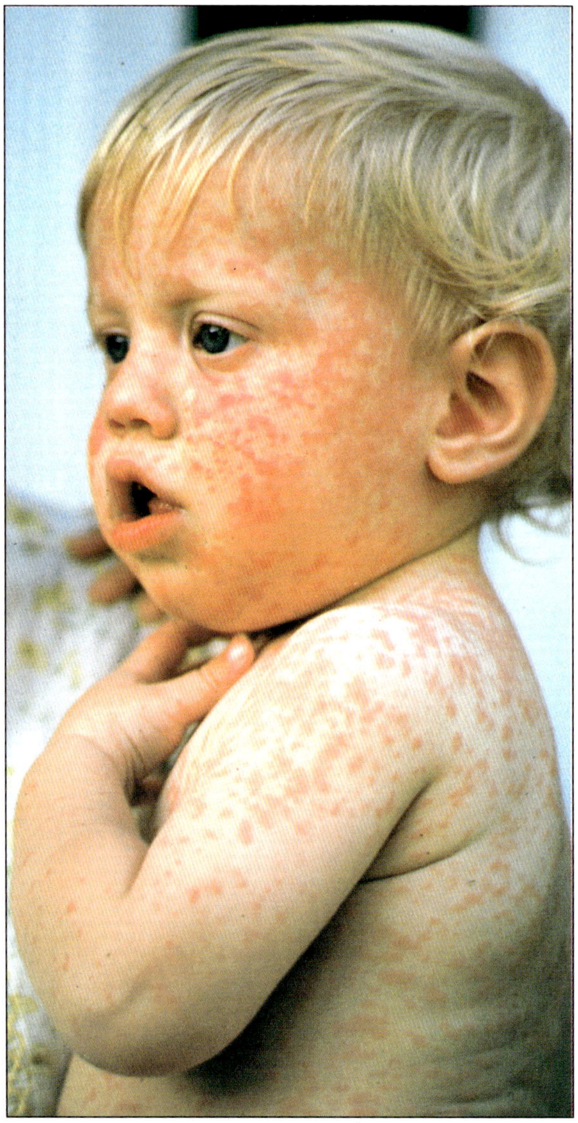

Masern und Mumps

In Industrieländern stellen Masern und Mumps schon lange keine lebensbedrohlichen Krankheiten mehr dar. In manchen Teilen Afrikas dagegen sterben noch heute fünf Prozent der Kinder, die Masern bekommen. Tritt die Krankheit in einer Region zum erstenmal auf, kann sie verheerend wirken. Auf den abgelegenen Faröerinseln im Nordatlantik bekamen nach einem ersten Fall im Jahre 1846 drei Viertel der Bevölkerung Masern. Viele der Betroffenen starben. Bei Männern führte Mumps häufig zu Unfruchtbarkeit und Dauerschäden des Gehirns.

Während des Zweiten Weltkrieges beschäftigte sich eine bemerkenswerte Persönlichkeit mit der Entwicklung von Impfstoffen. John Franklin Enders entschloß sich erst als fast Dreißigjähriger, sein Interesse der Mikrobiologie zu widmen – zuvor hatte er an der Harvard-Universität Literaturwissenschaft studiert. Schließlich wurde er an der gleichen Hochschule sogar Dozent für Bakteriologie. Zusammen mit zwei seiner Studenten, Thomas Huckle Weller und Frederick Chapman Robbins, hinterließ er eine deutliche Spur in der Geschichte der Medizin.

Als die USA in den Krieg eintraten, wurde Enders einer Armeekommission zugeteilt, die Behandlungsmethoden gegen Masern und Mumps suchten – beide Krankheiten waren bei den jungen Rekruten sehr verbreitet. Er isolierte zusammen mit Joseph Stokes jr. das Mumpsvirus, experimentierte mit Affen und entwickelte zur Diagnose einen Hauttest. Dann stellten Stokes und Enders aus chemisch inaktivierten Viren einen Impfstoff her, den man Soldaten verabreichte, die besonders anfällig für die Krankheit waren. Dieser erste wirksame und ungefährliche Mumps-Impfstoff verlieh jedoch nur einen kurzzeitigen Schutz und wurde deshalb später von einem Lebendimpfstoff verdrängt. Enders und Stokes entwickelten auch mehrere Masernimpfstoffe, die jedoch schwere Nebenwirkungen hatten.

Gammaglobulin

Solange es keinen verläßlichen Impfstoff gab, konnte man die am stärksten gefährdeten Personen vorübergehend durch Injektionen von Gammaglobulin schützen, jenes Blutbestandteils, der bei einem früher Erkrankten die Antikörper gegen den betreffenden Erreger enthält. Der Amerikaner Edwin J. Cohn von der Harvard-Universität entwickelte 1944 das Verfahren der Fraktionierung, bei dem man das Gammaglobulin vom Blutserum trennt. Einen ersten großen Erfolg konnte man mit der so gewonnenen Substanz im Süden Grönlands verzeichnen, als dort 1951 zum erstenmal die Masern ausbrachen. Die Bevölkerung erkrankte zu 99,9 Prozent – ein Rekordwert. Die Sterblichkeitsrate lag jedoch nur bei 1,8 Prozent, was auf das injizierte Gammaglobulin zurückzuführen war. Bei Komplikationen verabreichte man zusätzlich Penicillin.

Später verwendete man Gammaglobulin auch bei Verdacht auf eine Hepatitis-, Polio- oder Tetanusinfektion und gab es Rh-negativen Müttern (s. Seite 92), die ein Rh-positives Kind zur

Welt gebracht hatten, um in ihrem Blut schädliche Reaktionen auf unverträgliche Blutzellen zu verhindern.

Ein Masernimpfstoff

Im Jahr 1946 kam Enders zu Weller und Robbins an das Bostoner Kinderkrankenhaus, um Viren in tierischem Gewebe zu züchten. Enders und seine Mitarbeiter beschäftigten sich damit, die Nebenwirkungen eines Masernimpfstoffs zu beseitigen; dabei arbeiteten sie eng mit Dr. Thomas Peebles zusammen. Mit Rachenabstrichen und Blutproben eines Bostoner Jugendlichen, der an Masern erkrankt war, infizierten die drei Wissenschaftler menschliche Gewebekulturen. So konnten sie 1954 das Virus zum erstenmal isolieren.

Mit Unterstützung des jugoslawischen Wissenschaftlers Milan Milanovic vermehrten sie das Virus nacheinander in Vogel-, Maus- und Affengewebe, bis es schließlich bei den Affen keinen Ausbruch der Krankheit mehr hervorrief, aber dennoch die Bildung von Antikörpern auslöste. Im Jahr 1960 war der »Edmonston-Masern-Lebendimpfstoff« bereit für die Erprobungsphase; 1963 erhielt er die behördliche Zulassung. Er soll nach Schätzungen allein in den USA bis 1974 2400 Menschenleben gerettet haben.

Röteln

Röteln galten jahrhundertelang als relativ harmlose, masernähnliche Erkrankung. Doch nachdem 1940/41 in Australien eine Epidemie ausgebrochen war, berichtete der Augenarzt Norman McAlister Gregg über 91 Fälle von Katarakt bei Säuglingen, deren Mütter während der Schwangerschaft Röteln gehabt hatten. Die meisten dieser Babys litten noch an anderen Krankheiten, wie Taubheit, Herzschwäche, zerebralen Lähmungen und geistiger Behinderung. Zunächst nahm man Greggs Bericht kaum zur Kenntnis, doch nach Kriegsende wuchs das Interesse.

Der australische Wissenschaftler Frank Macfarlane Burnet zeigte, daß schwangere Frauen durch Gammaglobulin-Injektionen geschützt werden konnten.

Im Jahr 1960 erkrankte der zehnjährige Sohn von Enders Mitarbeiter Weller schwer an Röteln, und auch bei Armeerekruten in Fort Dix (New Jersey) brach die Krankheit aus. Aus einer Urinprobe seines Sohnes isolierte Weller das Virus. Ein Forschungsteam der Armee unter Leitung von Paul Parkman fand es in Rachenabstrichen der Rekruten.

In den Jahren 1963/64 brach in den USA eine der größten Rötelnepidemien aus. Mindestens 20 000 ungeborene Kinder erlitten Gehirnschäden. Die Kosten für die Behandlung veranlaßten den US-Kongreß zur Verabschiedung eines Gesetzes, in dem die Impfung gegen Kinderkrankheiten zu einem Geburtsrecht erklärt wurde. Im Jahr 1966 entwickelten Paul Parkman, Harry Meyer jr. und Theodore C. Panos einen Röteln-Lebendimpfstoff.

UNTEN: *Partikel des Rötelnvirus. Der Kindern, deren Mütter während der Schwangerschaft an Röteln erkranken, Schaden zufügen kann.*

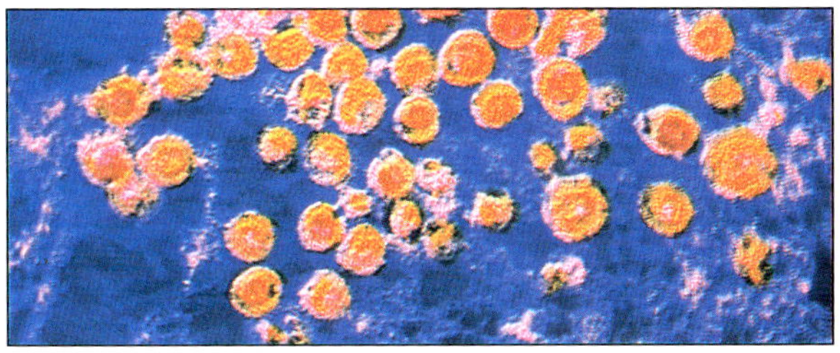

FRÜHERKENNUNG

Bis in die fünfziger Jahre konnte man Geburtsfehler erst feststellen, wenn das Baby auf der Welt war. Doch im Februar 1952 beschrieb der britische Arzt D. C. A. Bevis vom St. Mary's Hospital in einem Artikel der Zeitschrift* Lancet *eine Methode, mit der man erkennen konnte, ob das ungeborene Kind einer Rh-negativen Mutter an hämolytischer Erkrankung litt (s. Seite 92). Bei der Amniozentese, so wurde das Verfahren genannt, entnimmt man mit einer Spritze etwas Fruchtwasser. Später erweiterte man die Methode auf die Früherkennung der Spina bifida, des Down-Syndroms (Mongolismus) und anderer genetischer Anomalien. Nachteilig ist allerdings, daß eine Amniozentese erst nach der 16. Schwangerschaftswoche möglich ist.

Wie die britischen Wissenschaftler Murray Llewellyn Barr und Ewart George Bartram schon 1949 gezeigt hatten, kann man das Geschlecht eines Kindes an jeder Körperzelle feststellen. Im Jahr 1983 beschrieb ein Bericht im* Lancet *die Chorionbiopsie, ein ähnliches Verfahren wie die Amniozentese, mit dem man Placentagewebe schon ab der neunten Schwangerschaftswoche entnehmen kann. Auf diese Weise konnte man das Geschlecht eines Kindes ermitteln, bei dem das Risiko einer Duchenne-Muskeldystrophie bestand, einer Krankheit, die geschlechtsgekoppelt ist.

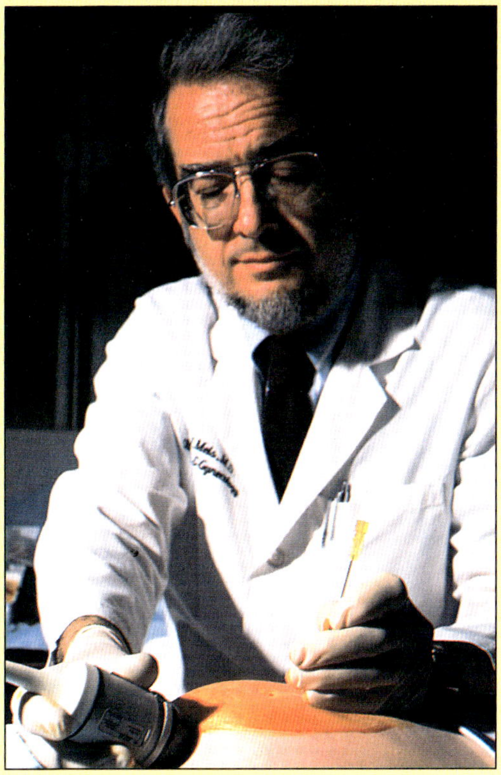

OBEN: *Ein Arzt bei der Amniozentese: Aus dem Uterus wird unter Ultraschallbeobachtung eine Probe des Fruchtwassers entnommen, die auf Anomalien untersucht wird.*

Hoffnung für »Blue Babies«

Die chirurgische Behandlung angeborener Herzfehler

Ein kleines Mädchen schwebte zwei Wochen lang zwischen Leben und Tod . . . doch es überlebte

DIE ERSTE BESCHREIBUNG des Krankheitsbildes stammt aus dem Jahr 1771. Doch erst 1888 ordnete man die Symptome einer Krankheit zu. Etienne-Louis Fallot, ein Professor für Anatomische Pathologie im französischen Marseille, erkannte als erster, daß sich der für gewöhnlich tödliche Geburtsfehler mancher Kinder aus vier Bestandteilen zusammensetzt. Erstens ist die Pulmonalklappe zwischen Herz und Lungenarterie verengt, durch die das Blut fließen muß, um in der Lunge Sauerstoff aufzunehmen. Zweitens ist die rechte Herzkammer vergrößert, weil sie das Blut durch die verengte Öffnung drücken muß. Drittens ist die Scheidewand zwischen den Herzhälften nicht geschlossen – das Baby hat das sogenannte »Loch im Herzen«, so daß sich sauerstoffreiches und sauerstoffarmes Blut mischen. Und viertens ist die Aorta, die normalerweise das sauerstoffreiche Blut in den übrigen Körper transportiert, so verlagert, daß sie Blut aus der linken und rechten Herzkammer aufnimmt.

Wegen dieser vier Defekte, die man heute als Fallot-Tetralogie bezeichnet, wird der Körper des Babys nur sehr schlecht mit Sauerstoff versorgt, was zu Zyanose führt: Die Haut hat einen bläulichen Schimmer, daher der Ausdruck »blue baby«. Mit dem Wachstum des Kindes verschlechtert sich sein Zustand weiter. Bevor eine entsprechende Behandlungsmethode gefunden wurde, starben solche Jungen und Mädchen meist sehr früh.

Der künstliche Ductus

Nachdem man Helen Taussig (1898–1986) die Zulassung an den Universitäten Harvard und Boston verweigert hatte, weil sie eine Frau war, ging sie 1921 an die Johns Hopkins Medical School. Nach dem Examen wurde sie Ärztin an der Kinderklinik des Harriet Lane Home, der Kinderabteilung von Johns Hopkins. Das Spezialgebiet der Kinder-Herzchirurgie war noch nicht sehr weit entwickelt. Im Jahre 1938 besuchte Helen Taussig ihre Kollegin Maude Abbot an der McGill University, die zwei Jahre zuvor den *Atlas of Congenital Heart Disease* (Atlas der angeborenen Herzfehler) veröffentlicht hatte und damit – nach 1000 Obduktionen – zur unumstrittenen Autorität auf diesem Gebiet geworden war.

Helen Taussig entwickelte sich zu einer Expertin für Diagnose. Dann folgten jahrelange Experimente mit Fluoroskopie (einem Röntgenverfahren, bei dem man Organe mit ihren Bewegungen darstellen kann), das Studium von Elektrokardiogrammen und Abtastuntersuchungen. Doch Helen Taussig fühlte sich trotz allem hilflos, denn ihre Diagnosen eröffneten gewöhnlich keine Aussicht auf Heilung.

Sie stellte fest, daß viele ihrer kleinen Patienten mit Fallot-Tetralogie noch an einem anderen angeborenen Herzfehler litten, dem offenen Ductus Botalli. Im Mutterleib erhält das Ungeborene seinen Sauerstoff von der Mutter. Er fließt an der Lunge vorbei durch einen Kanal, den *Ductus arteriosus*, der das Blut (mit Sauerstoff aus der Lunge der Mutter) von der Lungenarterie unmittelbar in die Aorta leitet. Mit dem ersten Atemzug des Kindes nach der Geburt schließt sich dieser Durchgang, und die Lunge übernimmt ihre Funktion. Bei manchen Kindern bleibt er jedoch offen; ist das der einzige Defekt, kehrt sich die Fließrichtung des Blutes im Ductus um, so daß das Blut unter zu hohem Druck in die Lunge fließt und diese dauerhaft schädigen kann. Wie Taussig jedoch beobachtete, schien es Patienten mit Fallot-Tetralogie und offenem Ductus besser zu gehen: Bei ihnen konnte das Blut durch den Ductus die verengte Pulmonalklappe umgehen, so daß sich der Blutfluß in der Lunge verbesserte.

Folglich war es naheliegend, bei Kindern mit Fallot-Tetralogie einen künstlichen Ductus zu schaffen. Doch Taussig war Allgemeinärztin und keine Chirurgin. Im Jahre 1943 wandte sie sich an Alfred Blalock mit der Frage, ob er sich nicht dieser »Rohrlegerarbeiten« annehmen wolle.

UNTEN: Nach Etienne-Louis Fallot (1850–1911), Professor für Anatomische Pathologie in Marseille, ist die Fallot-Tetralogie benannt, ein aus vier Komponenten bestehender angeborener Herzfehler.

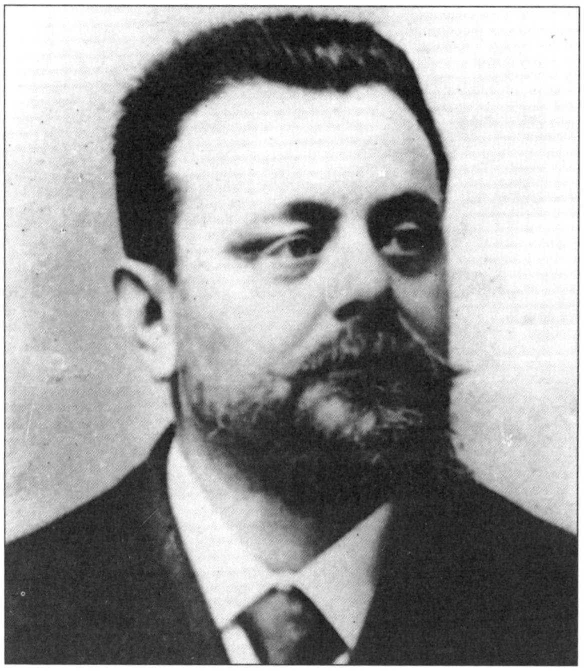

Vom Tier zum Menschen

Der 44jährige Blalock leitete damals die chirurgische Abteilung der Johns Hopkins Medical School und hatte sich eingehend mit Methoden zum Verbinden von Blutgefäßen beschäftigt. Unter anderem hatte er auch den offenen Ductus untersucht, und in Experimenten mit Hunden die Unterschlüsselbeinschlagader, die das Blut in die Vorderbeine des Tiers transportiert, verlegt und unmittelbar mit der Lungenarterie verbunden.

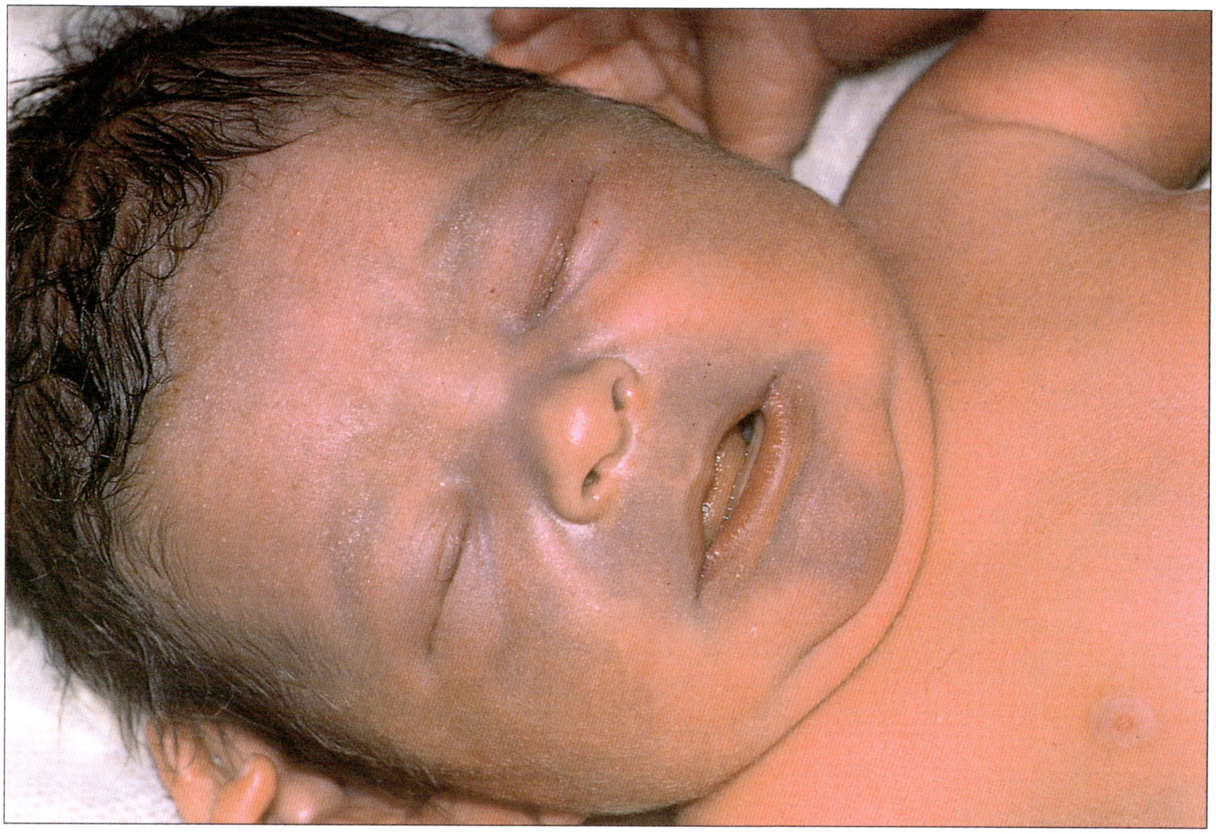

OBEN: *Ein blue baby – der Begriff bezieht sich sowohl auf die Sauerstoffarmut des Blutes als auch auf die Hautfarbe.*

Blalock war seinem Assistenten Vivian Thomas zu Dank verpflichtet, der technischer Assistent geworden war, weil er als Farbiger kein Stipendium für ein Universitätsstudium erhalten hatte. Er machte über 200 Tierversuche, und mit seiner Hilfe vervollkommnete Blalock das Verfahren, bei dem die Unterschlüsselbeinschlagader mit der Lungenarterie verbunden wurde.

Diese Methode sollte nun bei einem Menschen angewandt werden. Am 29. November 1944 wurde die 15 Monate alte Eileen Saxon in den Operationssaal gebracht. Das Kind wog nur 4,4 kg und lag im Sterben. Blalock operierte, Vivian Thomas stand neben ihm und gab Ratschläge, Taussig sah zu und erlebte mit, wie ihre Theorie in die Praxis umgesetzt wurde. Unter ständiger Beobachtung der Ärzte schwebte das Mädchen nach der Operation zwei Wochen lang zwischen Leben und Tod, weil ihre Lunge unter der zusätzlichen Belastung mehrmals den Dienst versagte. Doch langsam erholte sie sich, und am 25. Januar 1945 wurde sie gesund und munter aus dem Krankenhaus entlassen.

Nach zwei weiteren erfolgreichen Operationen veröffentlichten Blalock und Taussig die Ergebnisse im Februar 1945 im *Journal of the American Medical Association*. Bis Ende 1950 nahmen Blalock und seine Mitarbeiter weitere 1034 Operationen vor. Die Sterblichkeitsrate ging dabei von 20 bis auf 5 Prozent zurück. In der Zwischenzeit veröffentlichte Helen Taussig das Buch *Congenital Malformations of the Heart* (angeborene Mißbildungen des Herzens), das zur Bibel der Kinderherzchirurgie wurde.

Der Eingriff, der später als Blalock-Taussig-Operation bekannt wurde, schenkte Tausenden von Kindern das Leben, bis man später Operationen am offenen Herzen ausführen konnte, die eine Beseitigung der eigentlichen Krankheitsursachen erlaubten (s. Seite 178).

Albert Blalock wurde 1945 in die Akademie der Wissenschaften der USA aufgenommen und in der medizinischen Welt gefeiert. Helen Taussig dagegen mußte weitere 14 Jahre warten, bevor sie eine Professorenstelle an der Johns Hopkins Medical School bekam. Später wurde sie die erste weibliche Präsidentin der American Heart Association, und schließlich wählte man auch sie in die Akademie. Ihre Untersuchungen über die schreckliche Wirkung des Contergans in Deutschland (s. Seite 166), die sie dem American College of Physicians vortrug, waren ausschlaggebend dafür, daß der Wirkstoff von der Food and Drug Administration der USA endgültig abgelehnt wurde.

Taussig trat an der Johns Hopkins School 1963 zurück. Doch mit dem Geld aus einem Stipendium führte sie Nachuntersuchungen bei allen Patienten durch, die sich zwischen 1945 und 1950 einer Blalock-Taussig-Operation unterzogen hatten. Von den 779 Patienten, deren Daten 1970 vorlagen, hatten 685 die ersten zwei Monate nach der Operation überlebt, und 441 Patienten lebten noch 20 bis 25 Jahre später. Helen Taussig starb drei Tage vor ihrem 88. Geburtstag bei einem Verkehrsunfall.

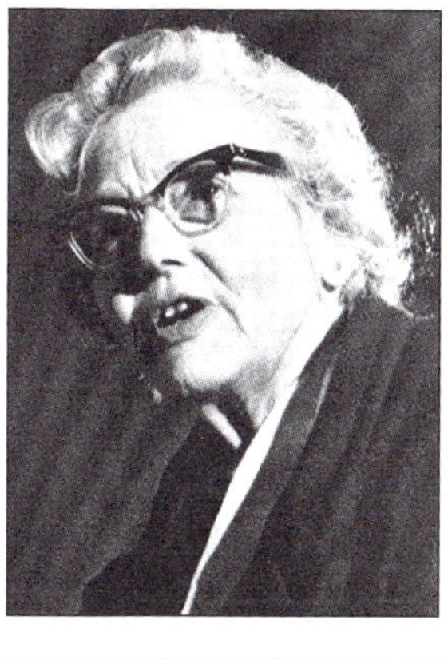

LINKS: *Dr. Helen Brooke Taussig, 1967. Sie entwickelte eine Methode, die den blue babies das Leben rettete, und wurde die erste weibliche Präsidentin der American Heart Association. Dr. Taussig starb wenige Tage vor ihrem 88. Geburtstag an den Folgen eines Autounfalls.*

7 Medizin nach dem Zweiten Weltkrieg:

Fortschritte in Wissenschaft und Technik

In der zweiten Hälfte des 20. Jahrhunderts wurde wissenschaftliche Forschung, anders als zu früheren Zeiten, längst nicht mehr von engagierten Einzelgängern betrieben. Gewaltige Geldsummen und große Forschungsteams wurden gebraucht, um die Entwicklung der Medizin voranzutreiben. Geld stand im Überfluß zur Verfügung – es stammte von großen Pharmafirmen und Geräteherstellern. So gelangen außergewöhnliche Fortschritte, vielfach auf der Grundlage von Mathematik, Physik und Ingenieurwissenschaft.

Mit Computern konnte man nun gewaltige Datenmengen sammeln, zusammenfassen und auswerten. Computergestützte Abbildungsverfahren revolutionierten die Diagnostik: Ärzte und Wissenschaftler konnten in den Körper blicken und chemische Substanzen auf ihrem Weg durch die Organe verfolgen. Laser und Glasfaseroptik hielten in der Chirurgie Einzug, und neuentwickelte Materialien – zum Teil Nebenprodukte der amerikanischen Raumfahrtprogramme – ebneten den Weg zum Einsatz künstlicher Nieren und Ersatz-Hüftgelenke, die Millionen Menschen überall auf der Welt das Leben erleichterten.

All diese technischen Entwicklungen basierten auf Grundlagenforschung. Eine der bedeutsamsten und aufregendsten wissenschaftlichen Entdeckungen der Zeit nach dem Zweiten Weltkrieg im Bereich der Medizin war die Aufklärung der innersten Struktur des Lebens: der DNA-Doppelhelix.

Zusammen mit neuen Erkenntnissen über die Wirkungsweise des Immunsystems eröffneten sich nun vielfältige Möglichkeiten, Krankheiten mit gentechnischen Methoden zu diagnostizieren und zu behandeln.

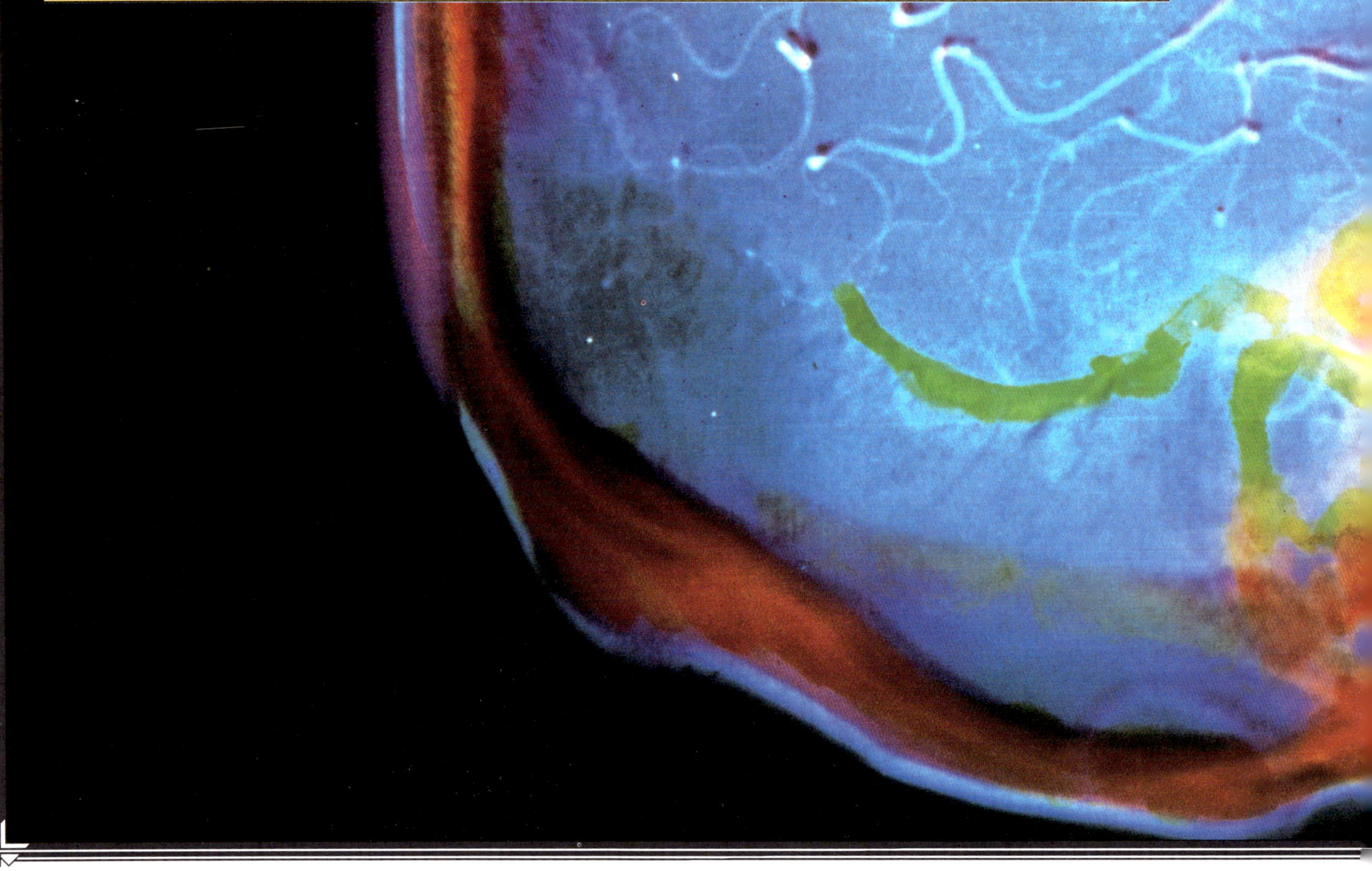

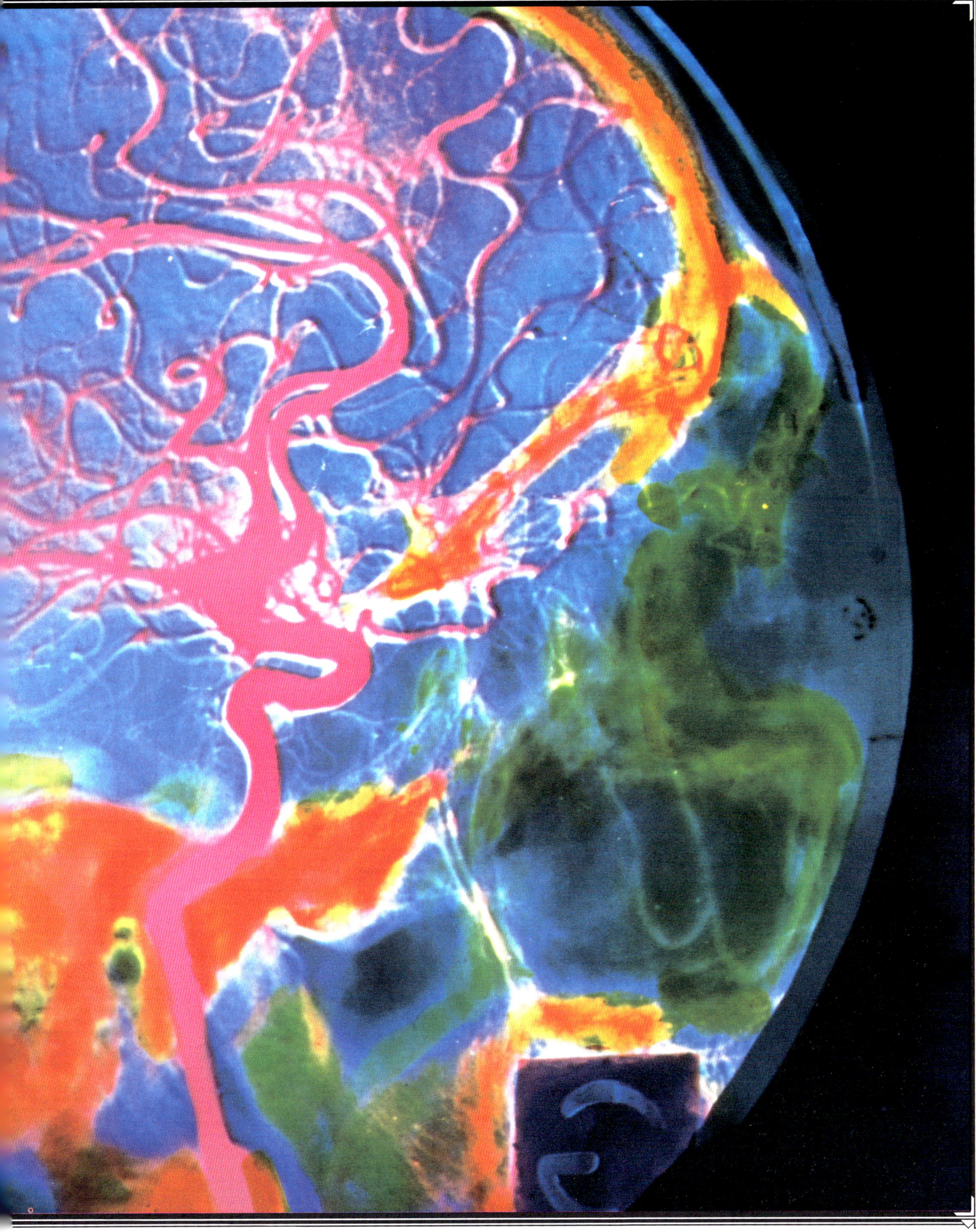

OBEN: *Gehirnarterien, dargestellt mit einem Falschfarben-Röntgenangiogramm.*

Die Struktur des Lebens

Die Entdeckung der DNA-Doppelhelix

Zwei Männer und eine Frau klärten die Grundlage des Lebens auf

MIT DEN ARBEITEN DARWINS und Mendels (s. Seite 66) war die Theorie des entwicklungsgeschichtlichen Wandels geboren. Doch die Ursachen erblicher Veränderungen, die sich in den biologischen Arten vollziehen und ihnen das Überleben ermöglichen, kannte man nicht. Das letzte Stück des Puzzles gelangte 1953 an seinen Platz, doch bevor es soweit war, mußte noch viel Arbeit geleistet werden.

UNTEN: *Die 23 Chromosomenpaare des Menschen – hier ein weiblicher Chromosomensatz, unten rechts die beiden X-Chromosomen.*

Die Biochemie der Vererbung

Der Schweizer Biochemiker Friedrich Miescher entdeckte 1869 eine Substanz, die im Kern aller lebenden Zellen vorkommt. Er nannte sie »Nuklein« – später wurde daraus die »Nucleinsäure«. Anfang des 20. Jahrhunderts wußte man, daß die Nucleinsäuremoleküle fünf verschiedene Basen enthalten: Guanin (G), Adenin (A), Cytosin (C), Thymin (T) und Uracil (U). In den zwanziger Jahren identifizierte man zwei verschiedene Nucleinsäuren: die Desoxyribonucleinsäure (DNA) mit den Basen G, A, C

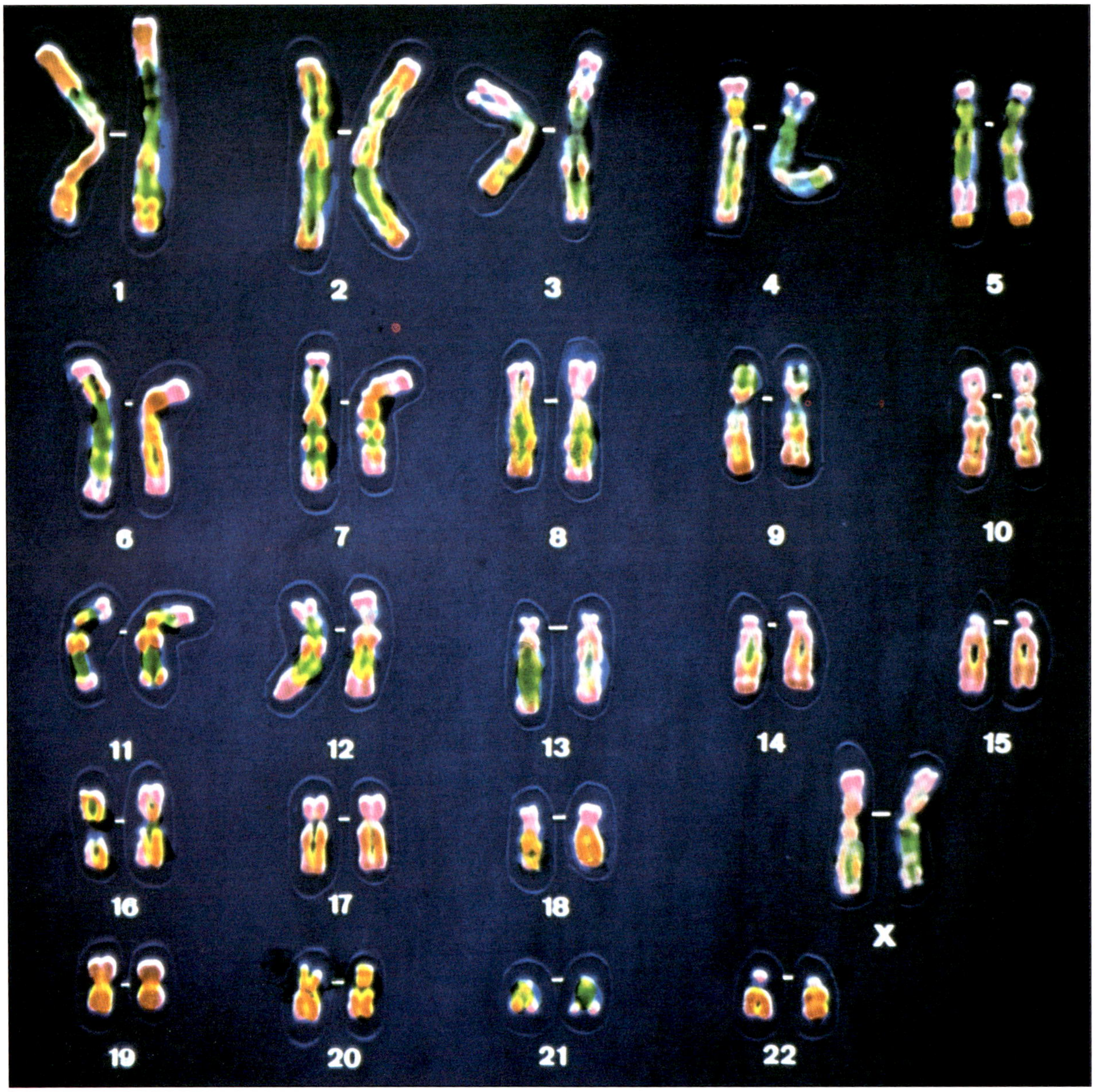

und T und die Ribonucleinsäure (RNA) mit den Bausteinen G, A, C und U.

1928 hatte der britische Mediziner Frederick Griffith einen wichtigen Bericht veröffentlicht. Er hatte sich mit zwei Typen von Bakterien beschäftigt, die Lungenentzündung hervorrufen: Die S-Form wirkte, wenn er sie Mäusen injizierte, tödlich, die R-Form dagegen war harmlos. Wenn er aber S-Bakterien durch Erhitzen abtötete und sie dann zusammen mit R-Zellen injizierte, starben die Mäuse ebenfalls. Irgendwie hatten die R-Zellen also die tödliche Wirkung von den S-Zellen übernommen.

Oswald Avery vom New Yorker Rockefeller Institute wollte nun herausfinden, welche Substanz für diese Umwandlung verantwortlich ist. Zusammen mit seinen Mitarbeitern zerlegte er die Bakterienzellen in ihre chemischen Bestandteile, und 1944 gelangten sie zu dem Schluß, die krankheitserzeugende Wirkung könne nur durch die DNA der S-Zellen weitergegeben werden.

Den letzten biochemischen Beweis lieferte der 1905 in Wien geborene Erwin Chargaff, der an der Columbia University arbeitete. Als Averys Gruppe ihre Erkenntnisse veröffentlicht hatte, machten es sich Chargaff und seine Mitarbeiter zur Aufgabe, die Chemie der Nucleinsäuren zu entschlüsseln. Als sich herausstellte, daß vier Basen in der DNA nicht zu gleichen Anteilen enthalten sind, vermuteten sie, daß die Moleküle nach einem komplizierten Code aufgebaut seien, ähnlich dem Morsealphabet, das mit nur zwei Zeichen jeden Text wiedergeben kann.

Chargaff und sein Team fanden heraus, daß die Menge der Basen G und A in der DNA immer genauso groß ist wie der Anteil von C und T; außerdem entsprach die Menge von A immer der von T und die von G immer der von C. Die »Chargaff-Regel« wurde 1950 veröffentlicht und erwies sich als sehr bedeutend für die endgültige Aufklärung der DNA-Struktur.

Physiker mischen sich ein

Im Jahre 1944 veröffentlichte Erwin Schrödinger, einer der Begründer der Quantenphysik, ein kleines Buch mit dem Titel *What Is Life?* (Was ist Leben?). Darin beschrieb er die Erbeinheiten unter rein molekularen Gesichtspunkten und verglich sie mit einem »nichtperiodischen Kristall«, der im Gegensatz zu einem periodischen Kristall (z. B. Kochsalz) nicht aus endlos aneinandergereihten gleichartigen Bausteinen besteht, sondern dessen Struktur zwar den grundlegenden physikalischen Gesetzen gehorcht, ohne aber Wiederholungseinheiten zu besitzen. Ein solches Molekül könnte in Form eines Codes eine gewaltige Informationsmenge speichern. Diese Beschreibung mit den vertrauten Begrifflichkeiten ihrer eigenen Wissenschaft begeisterte einige Physiker, die sich zuvor noch nicht mit Lebewesen beschäftigt hatten, unter anderem Maurice Wilkins, Francis Crick und James Watson.

Maurice Wilkins (geb. 1916) war im Alter von sechs Jahren von Neuseeland nach Großbritannien gekommen und hatte während des Zweiten Weltkrieges am »Manhattan-Projekt« mitgearbeitet, doch das Ergebnis, die Atombombe, zerstörte all seine Illusionen. Er richtete fortan sein Interesse mehr auf die Biologie. Als er 1950 Assistant Director der biophysikalischen Forschungsabteilung des Medical Research Council (MRC) am Kings College in London war, erhielt er eine Probe reiner DNA. Er bastelte einige aus dem Krieg übriggebliebene Teile von Strahlungsmeßgeräten zu einer Apparatur für Röntgenbeugungsanalysen zusammen und machte damit Bilder von den Fleckenmustern, die an einer dünnen DNA-Faser entstanden. Die Punkte ließen auf eine Spiralstruktur schließen, doch ihm fehlte die Erfahrung zur genauen Auswertung der Befunde.

DIE GENETISCHE INFORMATION

Seit 1953 versuchte man herauszufinden, wie die doppelte Basenkette der DNA in einem Code die Information enthalten kann, die letztlich zur Entstehung eines Menschen führt. Es stellte sich heraus, daß in den Chromosomen Gene liegen, Abschnitte der DNA mit durchschnittlich jeweils 1000 Basenpaaren. Die gesamte DNA einer menschlichen Zelle ist etwa zwei Meter lang, und jeder Millimeter davon enthält etwa fünf Millionen Basenpaare.

DNA läßt RNA (Ribonucleinsäure) entstehen, RNA läßt Protein entstehen, die Proteine erfüllen alle weiteren Aufgaben. Wenn sich die DNA-Doppelhelix der Länge nach trennt, werden freie Basen in der Zelle spezifisch von den ungepaarten Basen der DNA angezogen, wie John Griffith (s. oben) es vorhergesagt hatte, nur daß Uracil (U) anstelle von Thymin (T) eingebaut wird. So entsteht eine negative RNA-Kopie der DNA-Kette, die dann zum Proteinsyntheseapparat der Zelle wandert. Dort werden anhand der Information in der RNA die Proteine aus ihren Bausteinen, den Aminosäuren, zusammengefügt.

Die Reihenfolge der Basen in der DNA bestimmt die genetische Information. Manchmal geschehen bei der Übertragung jedoch Fehler: Statt einer bestimmten Base wird eine andere eingebaut, oder Basen gehen verloren oder kommen hinzu. Solche Fehler, Mutationen genannt, sind die Grundlage entwicklungsgeschichtlicher Veränderungen, aber auch Ursache für Erbkrankheiten.

Diese Erfahrung hatte Rosalind Franklin (1920–1958). Sie hatte sich mit der Molekülstruktur von Kohle beschäftigt und war 1951 zu dem Team am Kings College gekommen; man hatte vereinbart, daß sie dort die Untersuchungen von Wilkins weiterführen sollte. Bei ihrer Ankunft war sie jedoch alles andere als erfreut, denn Wilkins betrachtete sie als seine Untergebene. Es gab viele Streitereien, und die Atmosphäre am Institut war der Teamarbeit nicht besonders dienlich.

Crick und Watson

Francis Crick (geb. 1916) kam 1949 als Forschungsstipendiat an das MRC-Institut der Universität Cambridge. Zwei Jahre später stieß James Watson (geb. 1928) hinzu.

Watson war überzeugt, die Aufklärung der DNA-Struktur werde der nächste große Durchbruch sein, und mit seiner Begeisterung steckte er Crick an. Beide wußten nicht sehr viel über Biochemie, aber sie hatten die Fähigkeit, große Zusammenhänge zu erkennen und verschiedene Gesichtspunkte so miteinander zu verknüpfen, daß sich daraus etwas Neues ergab.

Ohne Röntgenbeugungsanalysen konnte man die DNA nicht erforschen, und Watson wußte von der Arbeitsgruppe am King's College, die sich genau mit diesem Thema beschäftigte. Wilkins, der Leiter des Teams, war ein Freund von Crick, und die beiden Forscher in Cambridge spürten, daß Wilkins sich bei den Gesprächen, die sie mit ihm über DNA führten, von den nervenaufreibenden Auseinandersetzungen mit Rosalind Franklin erholte.

Im November 1951 hörte Watson einen Vortrag von Rosalind Franklin: Sie präsentierte darin ihre Forschungsergebnisse, nach

UNTEN: *James Watson (rechts) und Francis Crick in ihrem Labor in Cambridge nach der Veröffentlichung ihres berühmten Artikels.*

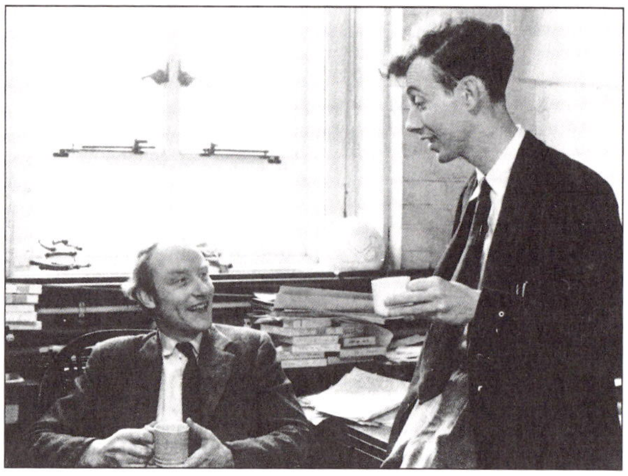

UNTEN: *Das Röntgenbeugungsmuster eines DNA-Moleküls. Mit solchen Aufnahmen entschlüsselten Watson und Crick den Aufbau der DNA (unten).*

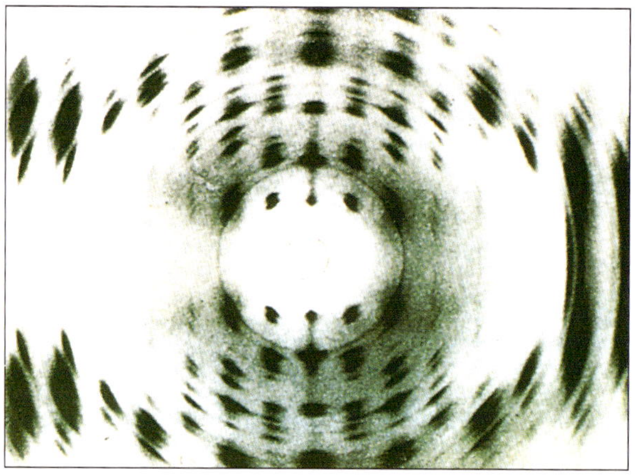

denen das DNA-Molekül aus einer Spirale mit einem Zucker-Phosphat-Rückgrat auf der Außenseite und den vier Basen im Inneren bestand. Er machte sich jedoch während des Vortrages keine Notizen.

Nach Cambridge zurückgekehrt, baute er zusammen mit Crick ein Modell, das auf der Theorie des amerikanischen Chemikers Linus Pauling basierte – danach bestand die DNA aus einer Struktur mit drei Spiralmolekülen. Als Wilkins und Franklin es begutachteten, stellte sich heraus, daß es nicht zu den Befunden der Röntgenstrukturanalyse paßte. Watson und Crick waren darüber so entsetzt, daß sie die DNA-Forschung für fast ein halbes Jahr aufgaben.

Dann sprach Crick zufällig mit John Griffith (dem Neffen von Frederick Griffith), einem Mathematiker, der sich auch für Biologie interessierte, und dabei erfuhr er, daß sich die Basen der DNA offensichtlich paaren: A zieht T an, und G heftet sich an C. Diese Entdeckung war entscheidend für die späteren Erkenntnisse über die Verdoppelung der DNA. Kurz danach lernte Crick Erwin Chargaff kennen, der die nach ihm benannten Regeln formuliert hatte – die Befunde von Griffith waren eine Erklärung für die Chargaff-Regeln.

Im Januar 1953 zeigte Peter Pauling, der Sohn des berühmten Chemikers, Watson einen Artikel über die Struktur der DNA, den sein Vater veröffentlichen wollte – danach war das Molekül eine Dreifachspirale, deren Phosphat-Rückgrat im Inneren lag. Crick und Watson wußten aufgrund ihrer Erfahrungen, daß das nicht stimmen konnte, und sie erkannten beide, daß sie genau sechs Wochen Zeit hatten, die wahre Struktur aufzuklären – dann würde der Artikel von Pauling erschienen sein.

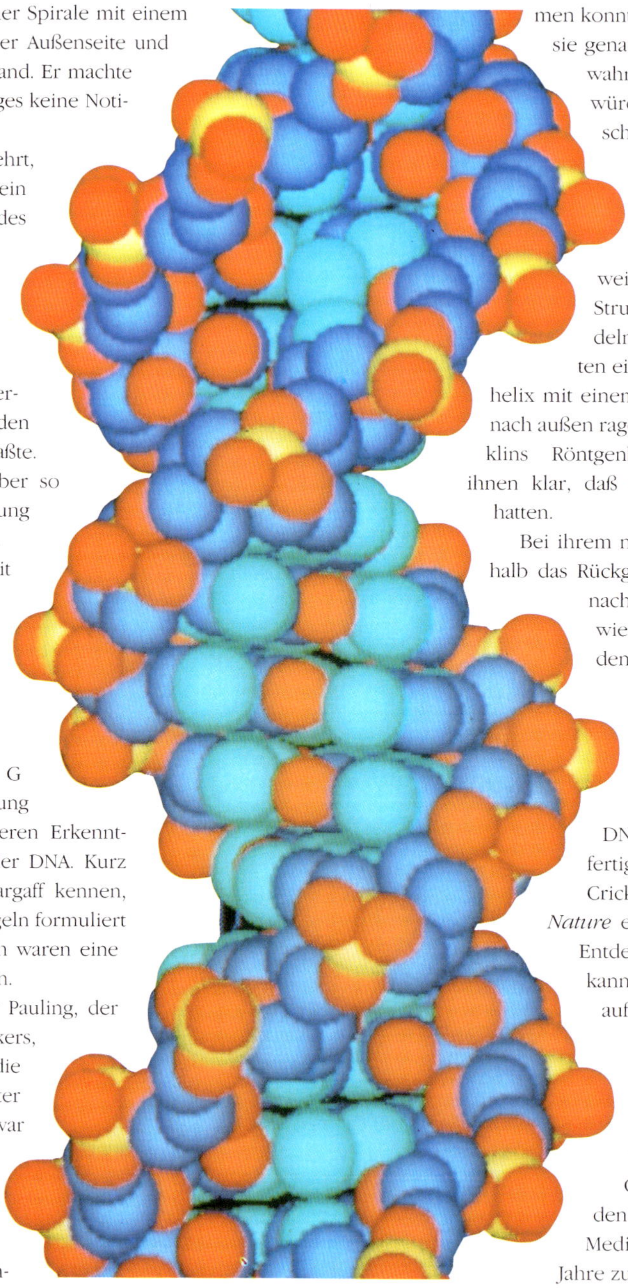

Wilkins gab an Watson ohne Rosalind Franklins Einwilligung einen Abzug ihrer besten DNA-Röntgenaufnahme weiter, derzufolge es sich bei der Struktur um eine Doppelhelix handeln mußte. Watson und Crick bauten ein weiteres Modell, eine Doppelhelix mit einem innenliegenden Rückgrat und nach außen ragenden Basen. Als sie es mit Franklins Röntgenbefunden verglichen, wurde ihnen klar, daß sie sich wieder einmal geirrt hatten.

Bei ihrem nächsten Versuch legten sie deshalb das Rückgrat nach außen und die Basen nach innen. Jetzt sah das Modell aus wie eine verdrehte Strickleiter mit den Basen als Sprossen, doch es dauerte noch einmal ein oder zwei Wochen, bis sie die Basen richtig angeordnet hatten.

Das endgültige Modell der DNA-Struktur war am 7. März 1953 fertig. Am 25. April veröffentlichten Crick und Watson in der Zeitschrift *Nature* einen kurzen Bericht über ihre Entdeckung. Rosalind Franklin erkannte nie, wie sehr sich das Modell auf ihre Arbeiten stützte, denn niemand hatte ihr gesagt, daß die beiden für ihre Forschungen Franklins Röntgenaufnahme benutzt und ausgewertet hatten.

Crick und Watson bekamen 1962 den Nobelpreis für Physiologie und Medizin. Rosalind Franklin war vier Jahre zuvor an Krebs gestorben.

DER CODE WIRD ENTSCHLÜSSELT

Bis zu 4000 Krankheiten gehen beim Menschen auf defekte Gene zurück. Die Sichelzellenanämie zum Beispiel entsteht durch eine einzige falsche Base in der DNA. Diesen Defekt weisen in Westafrika 40 Prozent der Bevölkerung auf. Dagegen wird die Thalassämie, eine Blutkrankheit, die im Mittelmeerraum und auch in Thailand häufig vorkommt, durch etwa 40 verschiedene Mutationen ausgelöst. Und schließlich gibt es Krankheiten, die auf Chromosomenanomalien beruhen, wie zum Beispiel das Down-Syndrom (Mongolismus), bei dem das Kind nicht zwei, sondern drei Exemplare des Chromosoms Nummer 21 besitzt.

Mit Amniocentese und Chorionbiopsie (s. Seite 155) kann man heute schon bei ungeborenen Kindern nach den biochemischen Veränderungen suchen, die solche Erbkrankheiten charakterisieren. Auch Anomalien in der DNA selbst lassen sich nachweisen. Eine dazu verwendete Technik ist die Genkartierung: Mit Enzymen zerschneidet man die DNA so, daß man einzelne Gene mit denen eines gesunden Menschen vergleichen und so Defekte aufspüren kann. Dr. Fred Sanger von der Universität Cambridge sowie die amerikanischen Wissenschaftler Allan Maxam und Walter Gilbert entwikkelten 1977 unabhängig voneinander zwei Methoden, um die DNA zu entschlüsseln. Später erfand ein Team in Heidelberg unter der Leitung von Wilhelm Ansorge ein Gerät, das Gene mit Computerhilfe »liest«.

Seit Mitte der achtziger Jahre versucht man in einem internationalen Großprojekt, alle Gene des menschlichen Genoms zu entschlüsseln – etwa 100 000 solche Einheiten liegen in jedem Zellkern. Leiter der amerikanischen Sektion dieses Projekts ist James Watson. Anfang der neunziger Jahre waren etwa 2000 Gene benannt und entschlüsselt.

Außerdem konnte man eine Reihe von Genen aufspüren, deren Defekte für bestimmte Krankheiten verantwortlich sind. Es handelt sich dabei unter anderem um folgende Krankheiten:

- *die Duchenne-Muskeldystrophie; das Gen wurde 1986 von Tony Monaco und Louis Kunkel (Harvard-Universität) entdeckt.*
- *Mukoviszidose; das Gen lokalisierten Dr. Francis Collins von der University of Michigan und Dr. Lap-chee Tsui aus Toronto.*
- *Krebs; ein Gen namens p53 – es produziert ein Enzym, das die Krebsentstehung unterdrückt – wurde 1979 von einem britischen Team unter Leitung von David Lane und von Dr. Arnold Levine aus Princeton entdeckt; ein weiteres Gen, das mit dem Dickdarmkrebs zu tun hat, fand Bert Vogelstein von der Johns Hopkins Medical School Anfang der neunziger Jahre.*
- *erblich zu hoher Cholesterinspiegel (führt gewöhnlich zu Herzkrankheiten); das Gen entdeckten Michael Brown und Joseph Goldstein von der University of Texas.*
- *eine erbliche Form der Alzheimer-Krankheit; das Gen lokalisierten Wissenschaftler des Londoner St. Mary's Hospital 1991.*
- *Retinitis pigmentosa (eine erbliche Form der Blindheit); das Gen entdeckten David McConnell, Peter Humphries und Jane Farrar vom Trinity College in Dublin.*

Es wird noch einige Zeit dauern, bis man diese Krankheiten mit gentechnischen Methoden behandeln kann.

UNTEN: *Ein Junge mit dem charakteristischen Gesichtsausdruck beim Down-Syndrom, auch Trisomie 21 genannt, weil das Chromosom Nummer 21 dreimal vorhanden ist. Man kann den Defekt schon beim Ungeborenen durch Amniocentese nachweisen und die Entscheidung über einen Schwangerschaftsabbruch treffen.*

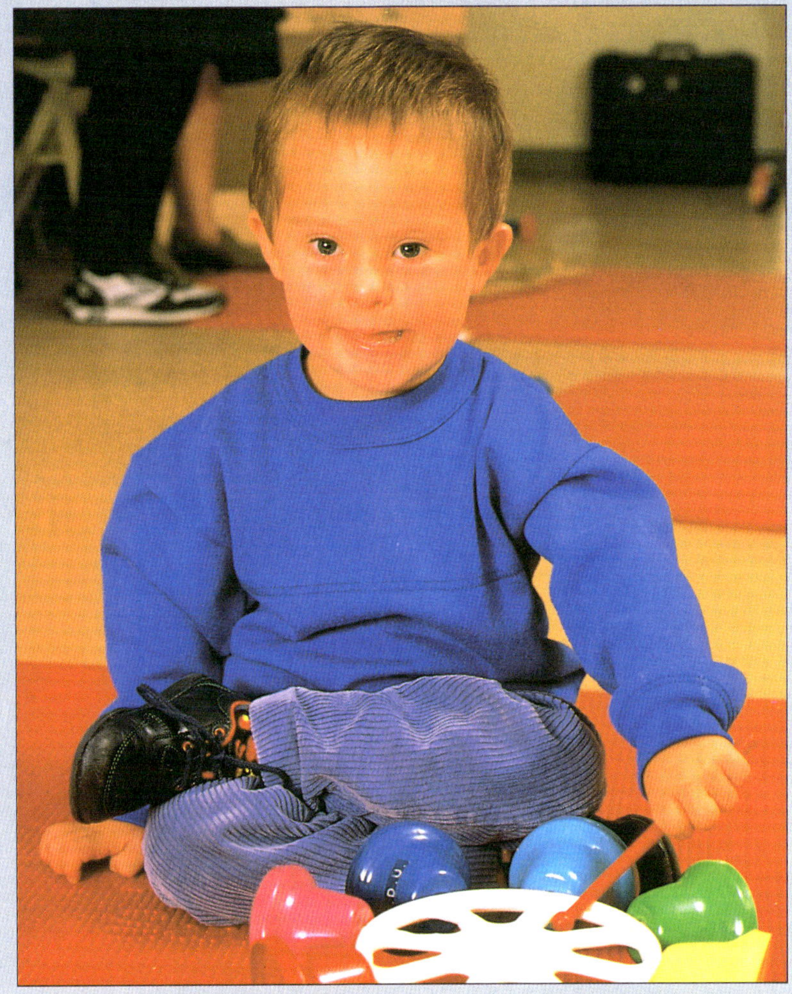

Der Aufstieg der Pharmakologie

Neue Arzneien

Nebenwirkungen geben Anlaß zu neuen Fragen über die Wirkungsweise von Medikamenten

NOCH BEVOR SICH im Zweiten Weltkrieg die Wirkung des Penicillins in vollem Umfang gezeigt hatte (s. Seite 136), waren neben dem Pilz *Penicillium notatum* viele weitere natürliche Quellen für Antibiotika gefunden worden. Doch es waren noch Jahre harter Arbeit erforderlich, bis der Biologe Selman Waksman (1888–1973) und seine Kollegen von der Rutgers University die allgemeinen theoretischen Erkenntnisse in praktischen Nutzen umsetzen konnten.

Der in Rußland geborene Waksman, stellte folgende Überlegung an: Wenn Penicillin über 100 verschiedene krankheitserzeugende Bakterienarten abtöten oder hemmen kann, dann liefern andere Pilze vielleicht Substanzen zur Bekämpfung von Krankheiten, die auf Penicillin nicht ansprechen – dazu gehörten z. B. Tuberkulose, Meningitis und Typhus. Für seine Untersuchungen wählte er die Gruppe der Streptomyceten oder Strahlenpilze, vor allem den hellgrauen *Streptomyces griseus*, den Waksman isoliert und benannt hatte. Es war eine sehr schwierige Aufgabe. Jede Kultur von *S. griseus* hat andere Eigenschaften. Waksmans Team untersuchte über 10 000 solche Stämme, bevor sich der Erfolg einstellte. Und wie bei Flemings Entdeckung war auch diesmal Glück im Spiel.

Ein Hühnerhals

Ein Geflügelzüchter, dessen Hühner an einer rätselhaften Krankheit litten, brachte eine Henne zur Untersuchung in das landwirtschaftliche Forschungszentrum der Rutgers University. Die dortigen Tierärzte bemerkten einen kleinen weißen Fleck im Hals des Tiers und kratzten eine Probe davon zur Analyse ab. Wie sich herausstellte, handelte es sich um *S. griseus*. Der Pilz wurde an Waksmans Arbeitsgruppe weitergegeben, vermehrt

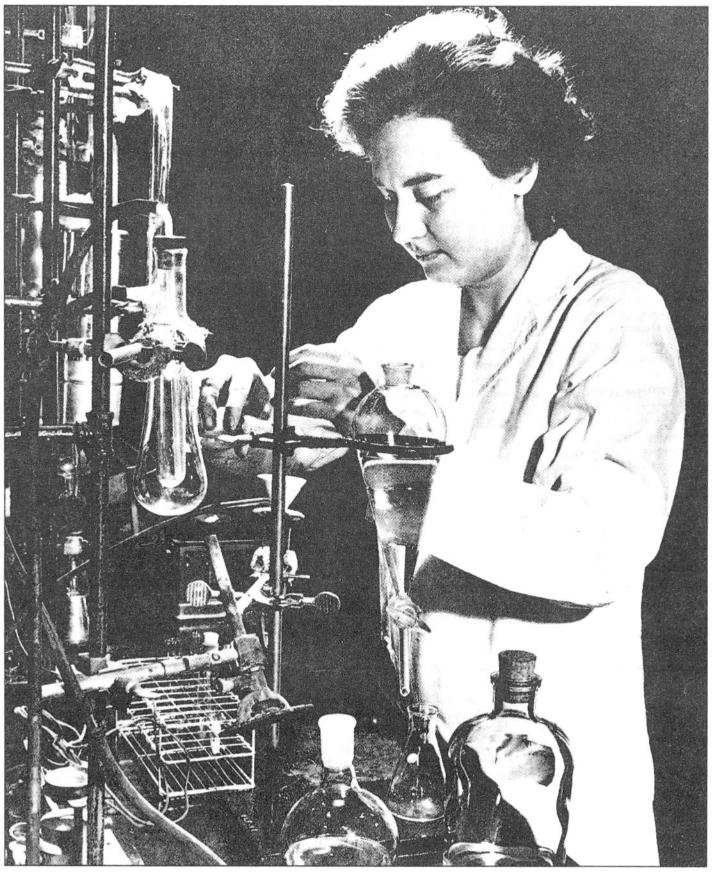

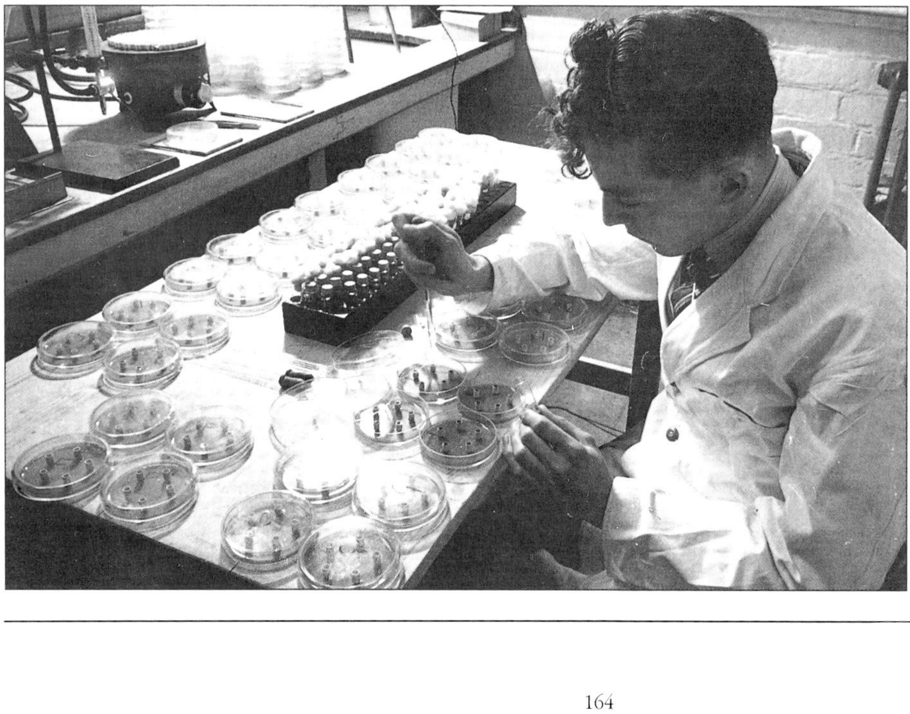

OBEN: *Dr. Mildred B. Rebstock von der Pharmafirma Parke-Davis auf der Titelseite der* Illustrated London News *von 1949. Sie synthetisierte als erste das Chloromytecin, ein sehr wirksames Antibiotikum, das aber, wie sich später herausstellte, in seltenen Fällen tödliche Nebenwirkungen haben kann.*

LINKS: *Streptomycin, das Waksman und seine Kollegen zunächst im Rachenabstrich eines Huhns entdeckten, wurde bald in vielen Ländern in Lizenz hergestellt. Hier arbeitet ein technischer Assistent in den Labors der Firma Boots Ltd. in Nottingham (England) mit dem neuen Wundermittel.*

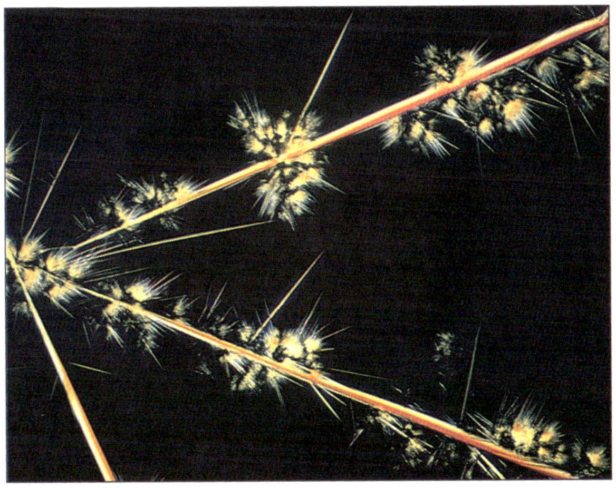

OBEN: *Streptomycinkristalle; das Medikament war zwar äußerst wirksam, hatte aber manchmal auch beunruhigende Nebenwirkungen.*

und den üblichen Experimenten unterworfen. Im Gegensatz zu den vielen tausend zuvor untersuchten Kulturen funktionierte es diesmal – der Pilz zerstörte Kokken, Spirochäten und andere Erreger, sogar die tödlichen Tuberkulosebakterien.

Waksman und sein Team waren begeistert. Sie durchstöberten den Hühnerhof nach Bodenproben und fanden weitere Stämme von *S. griseus* mit ähnlichen Eigenschaften. Als nächstes fanden Tierversuche statt, dann begann die klinische Erprobung, die zu einem aufsehenerregenden Triumph wurde. In einer Versuchsreihe gelang mit dem Streptomycin – so hatte Waksman die neue Substanz genannt – die erste Heilung der bis dahin tödlich verlaufenden tuberkulösen Meningitis. Als in Indien die Pest ausbrach, ergab sich die Gelegenheit, die Wirksamkeit des Streptomycins gegen eine der ältesten Geißeln der Menschheit zu erproben – das Antibiotikum senkte die Sterblichkeit von 70 auf vier Prozent. Schon ein Jahr nach seiner Entdeckung produzierten US-Pharmafirmen das weltweit zweite Antibiotikum in großem Maßstab. Waksman erhielt 1952 den Nobelpreis.

Schädliche Wirkungen einer Wunderarznei

Es stellte sich schnell heraus, daß man mit Streptomycin viele Krankheiten bekämpfen konnte, die auf Penicillin oder Sulfonamide nicht ansprachen, so daß es zu einer wirksamen neuen Waffe im medizinischen Arsenal wurde. Doch obwohl es in Tierversuchen bei Ratten ungefährlich zu sein schien, erzeugte es im empfindlicheren menschlichen Organismus Nebenwirkungen. In vielen Fällen waren sie nur relativ gering und kurzfristig, wie Ausschläge, Fieber oder Entzündungen um die Injektionsstelle. In manchen Fällen waren sie aber auch schwerer und hielten auch länger an – es gab Hör- und Gleichgewichtsstörungen, Augen-, Leber- und Nierenschäden. Betroffen waren nicht nur die Patienten: Auch Ärzte und Schwestern konnten es über Hautverletzungen oder durch Einatmen aufnehmen.

Nachdem sich wegen solcher Nebenwirkungen ernste Bedenken einstellten, beschäftigte man sich sehr genau mit den Wirkungen des Streptomycins auf Physiologie und Biochemie des menschlichen Organismus. Pharmakologie war zwar keine neue Wissenschaft, aber sie beruhte bis dahin im wesentlichen auf experimentellen Untersuchungen. Viele Medikamente verwendete man einfach deshalb, weil sie wirkten, ohne daß man wußte, wie oder warum und ohne daß man ihre Nebeneffekte kannte. Von nun an mußte die Forschung solchen Fragen wesentlich mehr Aufmerksamkeit widmen.

DER WEG DER TB

Mit der Entdeckung des Streptomycins schien eine endgültige Heilung der Tuberkulose (s. Seite 110) möglich zu sein. Das Antibiotikum linderte oder beseitigte die Krankheit in vielen Fällen tatsächlich, andere Fälle erwiesen sich jedoch als besonders hartnäckig, vor allem wenn die Lunge beteiligt war. Dann war eine längere Behandlung mit einer sehr viel höheren Streptomycinmenge erforderlich, denn die Erreger im Organismus der Patienten wurden resistent. Zunächst war eine solche Behandlung wegen schwerer Nebenwirkungen fast unmöglich. Auch als durch die Entdeckung des Pantothesäure-Streptomycins die meisten Nebenwirkungen verschwanden, so daß die Patienten das Medikament ständig in hoher Dosierung über Infusionen erhalten konnten, blieb das Problem der Resistenz. Tb-Kranke, die zunächst zu genesen schienen, hatten plötzlich Rückfälle und starben.

Seit 1949 experimentierte man in den USA mit einer Tb-Therapie mit Streptomycin und Para-Aminosalicylsäure (PAS). Wie der Schwede Jorgen Lehmann 1943 zeigen konnte, hemmt PAS die Tuberkelbakterien. PAS allein war zwar bei weitem nicht so wirksam wie Streptomycin, aber es verlangsamte die Entwicklung resistenter Bakterienstämme, so daß das Antibiotikum länger wirksam blieb. Die Idee der Tb-Kombinationstherapie war geboren.

Im Jahre 1951 entdeckten eine deutsche und zwei amerikanische Pharmafirmen unabhängig voneinander, daß das Hydrazidsalz der Isonicotinsäure (es wurde später Isoniazid genannt) bei Tieren gegen Tb wirkt. Bei Menschen, die es einnahmen, zeigten sich wesentlich weniger Nebenwirkungen und gleichzeitig eine größere Wirksamkeit als beim Streptomycin, doch besser als die Kombination aus Streptomycin und PAS wirkte es nicht. Eine Studie in den USA, bei der man Streptomycin und Isoniazid gleichzeitig verabreichte, brachte aufsehenerregende Ergebnisse: Bei 30 Prozent der Patienten mit Lungentuberkulose zeigte sich eine Besserung, im Gegensatz zu nur 18 Prozent bei der älteren Wirkstoffkombination. Man verfügte also mittlerweile über drei Tb-Medikamente. Bis Anfang der siebziger Jahre hatte man fünf weitere Antibiotika und drei synthetische Verbindungen entwickelt, die gegen Tb wirkten, so daß die Heilungsaussichten sich nochmals stark verbesserten. Isoniazid erwies sich auch in der Tb-Vorbeugung als wirksam. Damit eröffnete sich die Möglichkeit für Behandlungsprogramme, mit denen man der Krankheit in den Industrieländern ihren Schrecken weitgehend nehmen konnte.

Die unerwünschten Nebenwirkungen des Streptomycins ähnelten den Wirkungen des Guanidins, einer Giftsubstanz, die im Organismus auftritt, wenn die aus verletztem Gewebe freigesetzten Enzyme Proteine angreifen und abbauen. Und tatsächlich

DER CONTERGANSKANDAL

In den fünfziger Jahren experimentierte Wilhelm Kunz, ein Chemiker der deutschen Firma Chemie Grünenthal, mit Peptiden (Aminosäureketten) und ihrer Verwendung als Antibiotika. Dabei entdeckte er das Thalidomid. Sein Kollege Herbert Keller bemerkte in der Molekülstruktur der neuen Verbindung eine auffallende Ähnlichkeit mit vielen Beruhigungsmitteln und empfahl, das Thalidomid ebenfalls auf diese spezifische Eigenschaft hin zu testen.

Es war tatsächlich ein Beruhigungsmittel ohne erkennbare Nebenwirkungen, das bei keiner Konzentration toxische Effekte zeigte. Bei der Firma war man überzeugt, man habe das erste ungefährliche Schlafmittel gefunden – wirtschaftlich war die Substanz damit Gold wert.

Thalidomid wurde als »wichtiger Durchbruch« gefeiert und 1956 unter dem Markennamen »Contergan« auf den Markt gebracht. In den folgenden fünf Jahren wurde es in 46 Ländern unter 51 Markenbezeichnungen verkauft. Dann gab es erste Berichte über Nebenwirkungen wie Schwindel- und Taubheitsgefühle, Kribbeln unter der Haut und Schüttelfrost. Tragischer Höhepunkt war der Bericht des Geburtshelfers Dr. William McBride aus Sydney (Australien) im Jahr 1961, der erkannte, daß Frauen, die während der ersten Schwangerschaftswochen Contergan nahmen, schwer mißgebildete Kinder zur Welt brachten.

Ende 1962 wurde das Medikament vom Markt genommen, doch inzwischen waren auf der ganzen Welt bereits etwa 7500 »Conterganinder« geboren worden.

stellte sich bei genauer Strukturanalyse heraus, daß das Streptomycinmolekül zwei Guanidingruppen enthält. Nachdem man diese entfernt hatte, verschwanden die toxischen Nebenwirkungen – doch leider ging dabei auch die antibiotische Wirkung zum größten Teil verloren.

Daraus ergab sich zwangsläufig die Erkenntnis, daß die Guanidingruppen für die Wirkung des Streptomycins verantwortlich waren – man konnte sie also nicht einfach entfernen, sondern mußte sie unschädlich machen. Wie sich in Versuchen zeigte, gelang dies zumindest teilweise, wenn man durch Anfügen von Wasserstoffatomen Dihydrostreptomycin herstellte. Doch erst 1953 zeichnete sich eine Lösung des Problems ab. Zunächst wiesen schwedische Wissenschaftler nach, daß Streptomycin das Innenohr und die Nieren weniger schädigt, wenn man gleichzeitig Vitamin A verabreicht. Dann erprobten deutsche Fachleute den Wirkstoff in Kombination mit Pantothensäure, einer fettartigen Substanz aus dem Vitamin-B-Komplex, die für das Zellwachstum unentbehrlich ist, Schleimhäute vor Infektionen schützt und zur Ernährung der Haut beiträgt.

Die Pantothensäure verstärkte die natürlichen Vorgänge im Körper und beseitigte dadurch sehr wirksam die gefährlichen Eigenschaften der Guanidingruppen, ohne die antibiotische Wirkung des Streptomycins zu beeinträchtigen. So wurde Waksmans Medikament nicht nur in der Handhabung ungefährlicher, sondern gleichzeitig wurde die medizinische Wissenschaft auch auf

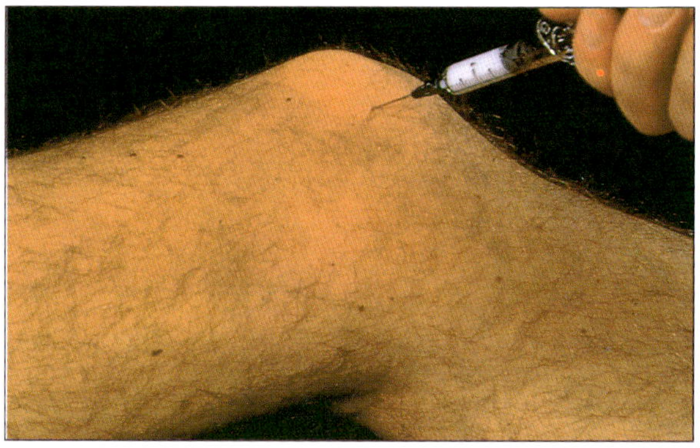

OBEN: *Ein Corticosteroid wird zur Behandlung einer Entzündung der Gelenkschleimhaut injiziert. Seit 1944 haben Steroide in Millionen Fällen Schmerz und Entzündungen gelindert, doch das hatte seinen Preis.*

den engen Zusammenhang zwischen der Wirkung von Antibiotika und der Rolle der Vitamine im Stoffwechsel aufmerksam.

Schmerzstillendes Cortison

Die Reaktionen des Körpers auf Medikamente zu ermitteln und in Rechnung zu stellen, war bereits ein Bestandteil des Tuberkulose-Bekämpfungsprogramms. Parallelen dazu gab es in den vierziger Jahren aber auch in anderen Bereichen der Pharmaforschung, zum Beispiel bei der Erforschung der Steroide. Zu diesen fettlöslichen Substanzen gehören die männlichen und weiblichen Geschlechtshormone sowie Adrenalin, Cholesterin und Vitamin D. In die gleiche Gruppe gehört auch die körpereigene Form des Herzanregungsmittels Digitalis, das auch in den Blättern des Fingerhuts vorkommt und schon seit Generationen als Kräuterarznei verwendet wurde.

Die Wirkungen von Digitalis kannte man also schon seit langem, aber die anderer Steroide wurden erst Anfang des 20. Jahrhunderts aufgeklärt. Zunächst konnte man ihre Wirkung aber weder erklären noch nachahmen. Bis im Jahr 1932 der deutsche Heinrich Wieland die Struktur des Cholesterins entschlüsselte. Bald darauf stellten Chemiker in mehreren Ländern fest, daß auch andere Steroide die gleiche Grundstruktur besitzen. Je nach Anordnung der Bausteine haben sie jedoch andere biologische Wirkungen.

Im Zweiten Weltkrieg konzentrierte sich die Forschung besonders auf das Cortison. An der Mayo Clinic in den USA behandelten nach dem Krieg Philip Hench und Edward Kendall rheumatoide Arthritis mit Cortison – angeblich mit einer geradezu verblüffenden Wirkung. Die beiden erhielten für ihre Arbeiten den Nobelpreis. Heute weiß man jedoch, daß Cortison und ähnliche Verbindungen nur den Schmerz und die Behinderung in der mittleren Phase der Krankheit lindern, ohne aber ihr Fortschreiten aufhalten zu können. Zu den möglichen Nebenwirkungen gehören Blutdruckanstieg, Diabetes und Osteoporose, weshalb man das Hormon nur in sorgfältig abgestimmter Dosierung anwenden kann.

Kaninchen und Hunde

Die Pharmakologen entdeckten, daß Cortison unter anderem die physiologische Wirkung hat, die natürliche, schützende Immunantwort des Organismus zu unterdrücken. Normalerweise versucht man jedoch in der Medizin, diese Reaktion zu verstärken und so zur Krankheitsabwehr beizutragen. Lediglich bei Organtransplantationen (s. Seite 180) gilt das umgekehrte Prinzip: Wird die Immunantwort unterdrückt, sinkt die Wahrscheinlichkeit, daß der Körper des Empfängers das verpflanzte Organ abstößt.

In den fünfziger Jahren setzte man Cortison unterstützend bei Haut- und Nierentransplantationen ein. Wissenschaftler wie William Damesbek von der Tufts University in den USA waren allerdings der Ansicht, man müsse bessere Immunsuppressiva finden, dann könne man auch mehr derartige Operationen ausführen und beispielsweise bei Leukämiepatienten das Knochenmark austauschen. Eine erste solche Substanz war Mercaptopurin, das ursprünglich zur Krebsbehandlung entwickelt worden war. Wie sich jedoch bei Versuchen mit Kaninchen herausgestellt hatte, unterdrückt es auch die Immunreaktion.

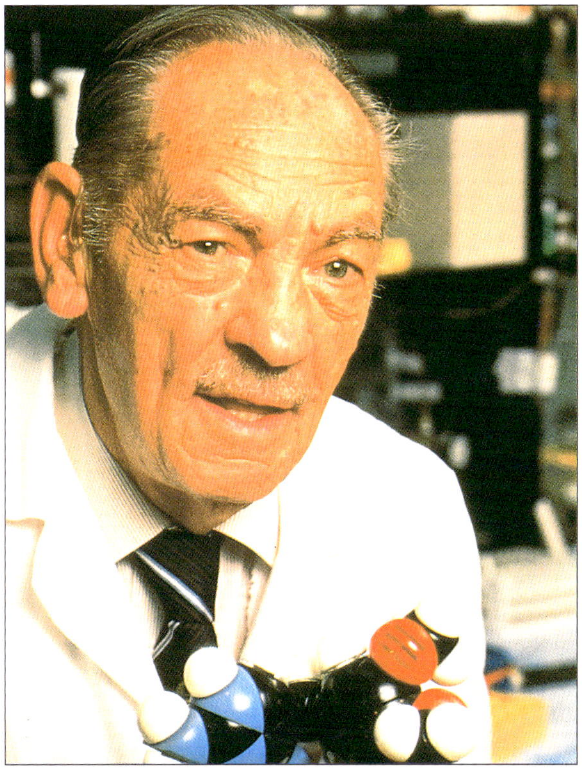

Doch der Wirkstoff hatte Nachteile. Er ist ein Zellgift, das beim Menschen zwar den Krebs hemmt, aber von dem Enzym Xanthinoxidase schnell abgebaut wird, so daß er seine Wirksamkeit verliert. Bei Kaninchen unterdrückte er zwar die zelluläre Immunität, doch bei Hunden, denen man fremde Nieren einpflanzte, wirkte er weniger überzeugend. Nach umfangreichen Versuchen von George Hitchings und anderen erwies sich dann 1961 die Verbindung Azathioprin als geeignet.

Azathioprin war zwar als Immunsuppressivum ebenso wirksam wie Mercaptopurin, nicht aber als Zellgift. Hitchings suchte nun nicht mehr nach einem Ersatz für Mercaptopurin, der im Stoffwechsel weniger schnell abgebaut wird, sondern nach einem Wirkstoff, der das Abbauenzym Xanthinoxidase blockierte. Unter den vielen zuvor untersuchten synthetischen Purinen fand er eine Substanz, die den Abbau des Mercaptopurins verlangsamte und die immunsuppressive Wirkung des Azathioprins verbesserte.

Bei der Erprobung an Leukämiepatienten konnte man mit dem Einsatz von Purin zwar die Dosis des Mercaptopurins herabsetzen – jedoch ohne zusätzlichen therapeutischen Nutzen. In dieser Hinsicht war Hitchings' pharmakologische Detektivarbeit also ein Fehlschlag. Aber die Zeit war keineswegs vertan. Durch die Hemmung der Xanthinoxidase sank der Harnsäuregehalt des Blutes. Damit war das Purin ein wertvoller Wirkstoff zur Behandlung von Gicht und Nierensteinen, die durch übermäßige Ablagerung von Harnsäuresalzen entstehen.

LINKS: *Dr. George Hitchings erhielt 1988 den Nobelpreis als Anerkennung für seine 40jährige Forschungstätigkeit, vor allem in den Labors von Burroughs-Wellcome in den USA.*

UNTEN: *Die pharmazeutische Produktionstechnik hat eine lange Entwicklung hinter sich – hier bedient ein Techniker einen Sprühkopf zum Beschichten von Tabletten.*

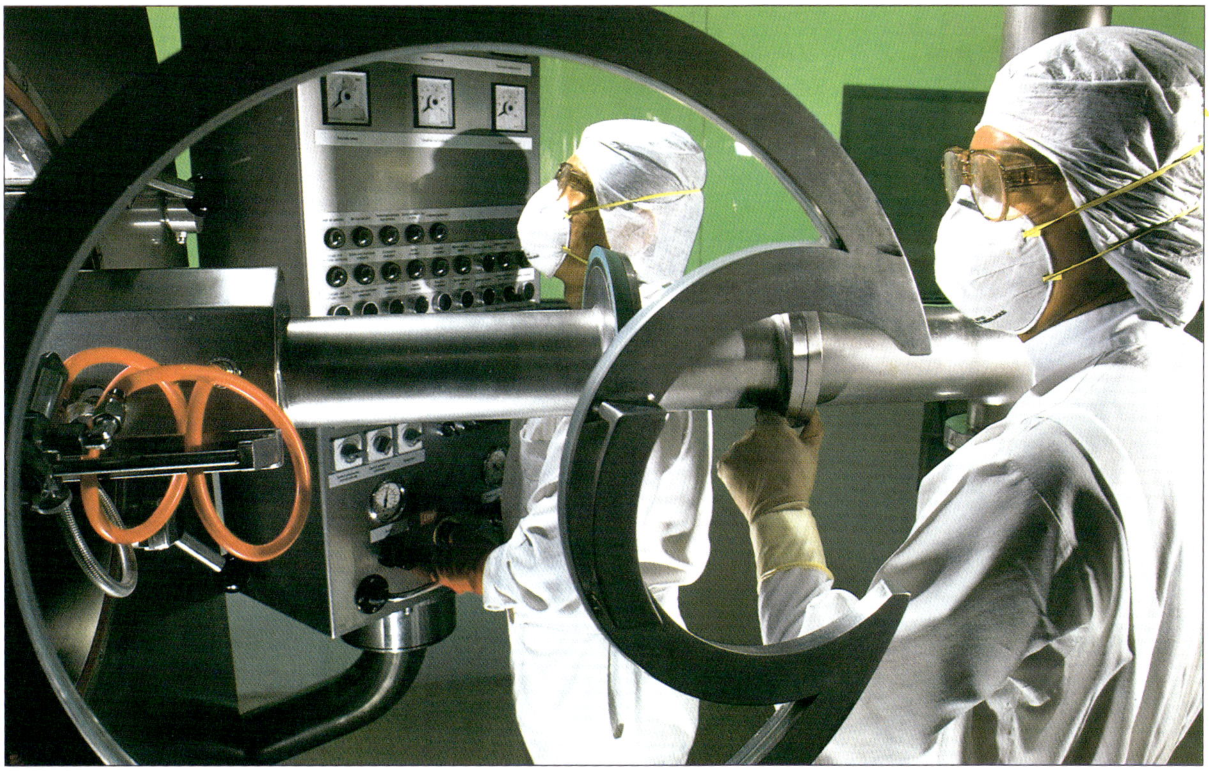

Das Körperinnere

Vom Ultraschall zur Kernresonanz

Die U-Boot-Technik des Zweiten Weltkriegs und das erste nichtinvasive Verfahren

ALS SICH IN DEN fünfziger Jahren immer mehr hochtechnisierte Diagnoseverfahren durchsetzten, veränderte sich nach und nach auch das Verhältnis zwischen Arzt und Patient: Die Diagnose wurde in vielen Fällen einfacher und genauer – aber auch unpersönlicher. Nach Ansicht der Kritiker führte das dazu, daß die Ärzte sich zu sehr auf die für eine Krankheit relevanten meßbaren Daten konzentrierten und andere Aspekte wie z. B. die seelische Verfassung des Patienten vernachlässigten. Gewachsen ist solche Kritik besonders nach dem Wiedererwachen der holistischen Medizin (s. Seite 218 und 240). Die Befürworter argumentieren dagegen, die moderne Diagnosetechnik befreie den Arzt von Routinearbeit, so daß er sich stärker dem Patienten als ganzem Menschen zuwenden könne.

Der Blick in den Mutterleib

Ein Baby im Mutterleib ähnelt in mancherlei Hinsicht einem untergetauchten U-Boot. Dieser Vergleich inspirierte Ian Donald, der in den fünfziger Jahren Professor für Geburtshilfe an der Universität Glasgow in Schottland geworden war, eine Technik zu übernehmen und weiterzuentwickeln, die französische, britische und amerikanische Wissenschaftler während des Krieges erfunden hatten, um feindliche U-Boote und andere Gegenstände unter Wasser aufzuspüren. Mit seinen Kollegen erarbeitete er ein neues Verfahren, um die Entwicklung des Fetus während der Schwangerschaft zu verfolgen. Es war ein sehr günstiger Zeitpunkt, um zu beweisen, daß diese Methode ungefährlicher war als die mit Röntgenstrahlen. Bei der Behandlung mit Röntgenstrahlen hatte sich Mitte der fünfziger Jahre gezeigt, daß sie das Leukämierisiko und die Gefahr von anderen bösartigen Erkrankungen in der späteren Kindheit erhöhen.

Die Technik, die Donald abwandelte, war in der Marine als Sonar oder Echolot bekannt. Sie beruhte darauf, daß bestimmte Kristalle unter dem Einfluß elektrischer Ladungen Schallwellen aussenden, deren Frequenz aber so hoch ist, daß das menschliche Ohr sie nicht wahrnimmt. Diese Ultraschallwellen pflanzen sich in Wasser und ähnlichen Flüssigkeiten leicht fort. Wenn sie auf einen festen Gegenstand treffen, wandern sie als Echo wieder zurück. Die Entfernung des Gegenstandes kann man dann aus der Zeitverzögerung zwischen dem Aussenden der Schallwellen und ihrer Rückkehr berechnen. Entscheidend war, daß man das Echo auch als optisches Signal auf einem Bildschirm sichtbar machen konnte. Unterschiedliche Echos, die durch die verschiedenartigen Reflexionseigenschaften der Oberfläche

UNTEN: *Im Ultraschallraum eines amerikanischen Krankenhauses betrachtet die ganze Familie ihren jüngsten Sproß.*

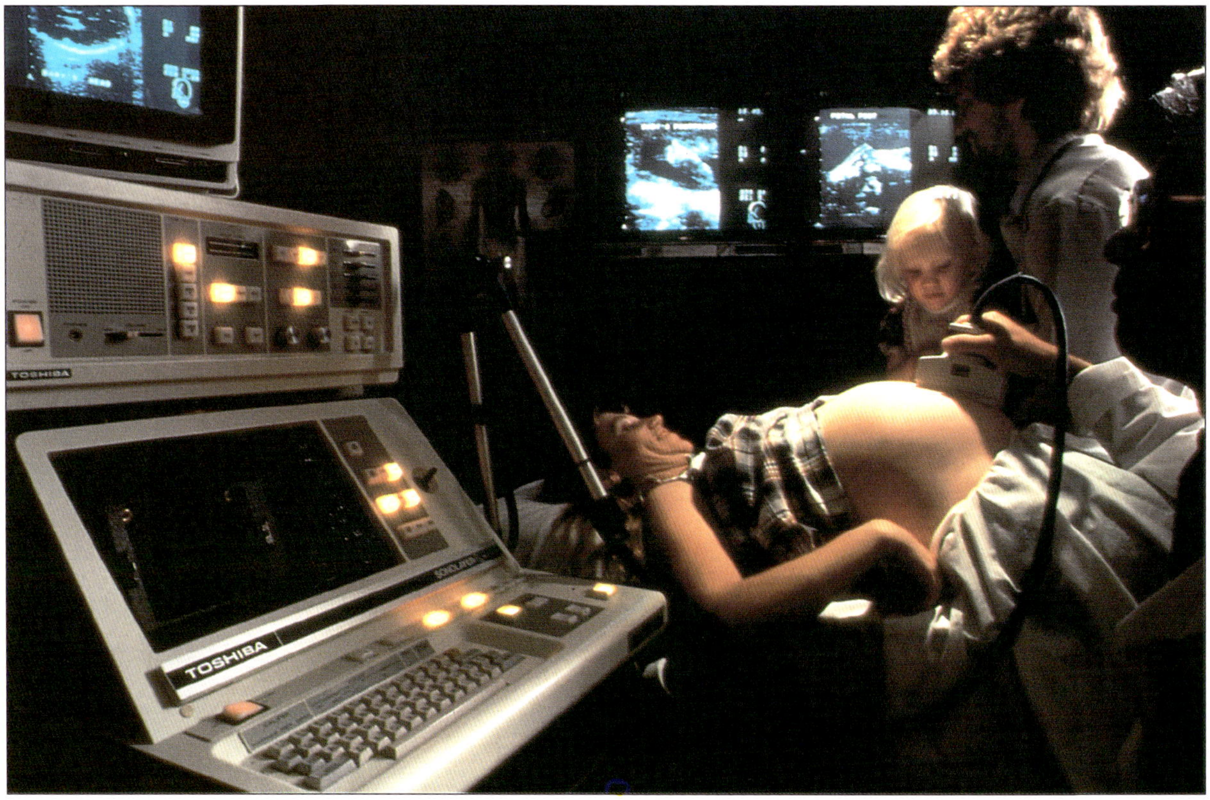

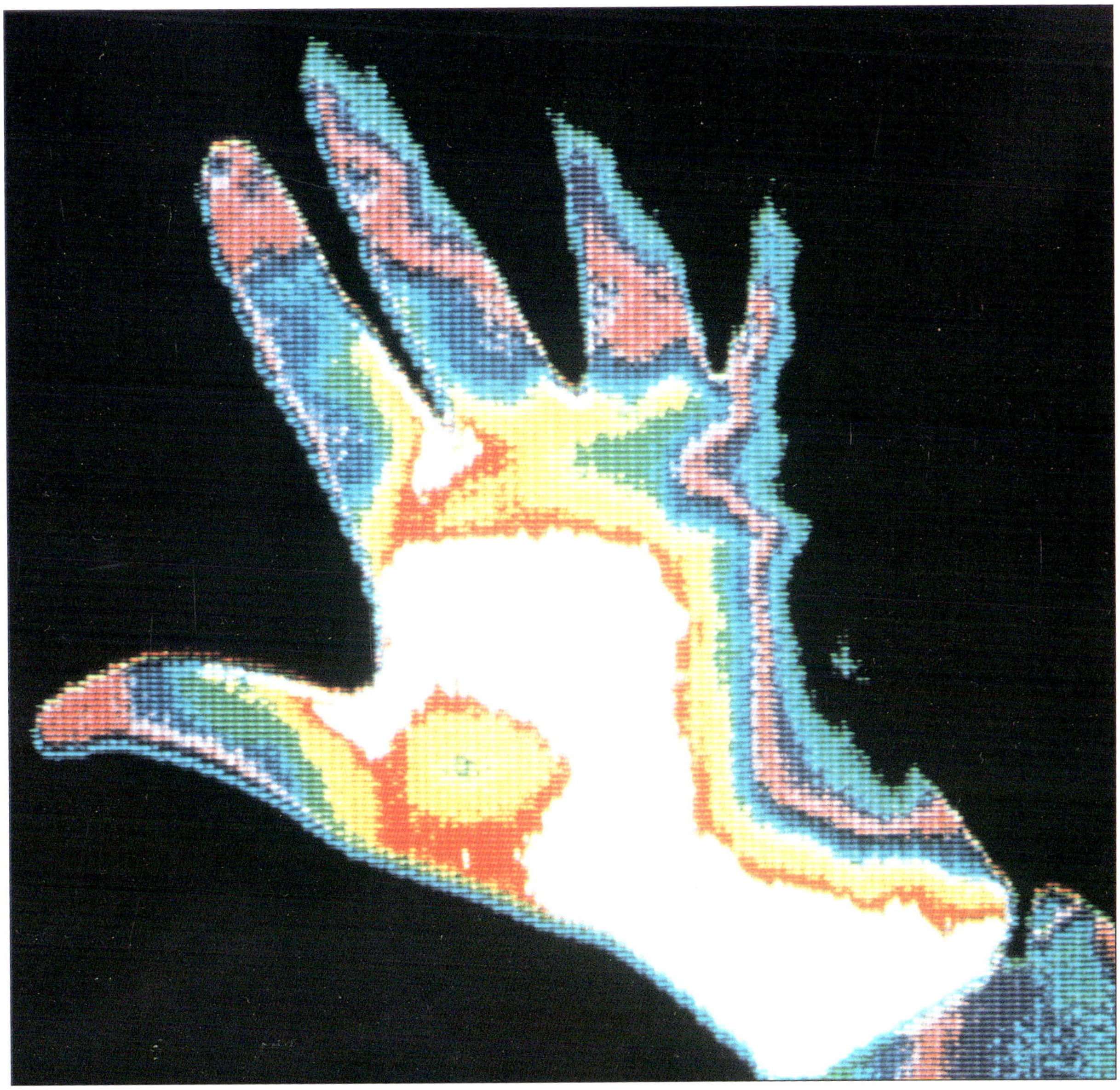

eines Gegenstandes entstehen, ergeben auf dem Monitor eine »Abbildung«. Wie andere Pioniere der Ultraschallmethode in den USA, Schweden und anderen Ländern, so setzte auch Donald das Verfahren zunächst noch nicht bei Schwangerschaften ein. Mit seinen ersten Experimenten mit einem Gerät zum Nachweis von Schwachstellen in Metallen, das er sich von einer Firma in Glasgow geliehen hatte, wollte er verschiedenartige Echos bei unterschiedlichen Tumoren des Bauchraums nachweisen, um so vor einer Operation den Typ des Tumors ermitteln zu können. Doch bereits 1957 diagnostizierte er mit seiner Methode Krankheiten des Fetus. Bis 1963 hatte er sie über hundertmal eingesetzt, um eine Schwangerschaft nachzuweisen – in allen Fällen vor der 20. und in einem sogar vor der neunten Schwangerschaftswoche.

Viele Fachleute und auch Donald selbst äußerten Befürchtungen, der Ultraschall könne sich unter Umständen für den Fetus als ebenso schädlich erweisen wie die Röntgenstrahlen. Doch angesichts der bisherigen Erfahrungen und der technischen Weiterentwicklung sind solche Bedenken inzwischen weitgehend gegenstandslos geworden. Mittlerweile hat sich die Qualität der Bilder, die heute von Computern aus den Schallsignalen zusammengesetzt werden, stark verbessert, so daß man den Fetus in allen Einzelheiten auf Mißbildungen untersuchen kann.

OBEN: *Thermographische Aufnahme einer Hand mit Arthritis. Man erkennt deutlich die warmen Bereiche (rot und gelb) um die Fingergelenke.*

Auf der Suche nach »hot spots«

Die Ultraschallmethode setzte sich in der Schwangerschaftsbetreuung in vielen Ländern durch, und deshalb ist sie heute vielleicht das bekannteste der nach dem Zweiten Weltkrieg entwickelten hochtechnisierten Diagnoseverfahren.

Während Donald und seine Kollegen 1961 noch an der Verbesserung ihres Verfahrens arbeiteten, entwickelten Wissenschaftler am Middlesex Hospital in London die klinische Anwendung der Thermographie, einer ähnlichen Methode, die sich aber nicht der Ultraschallwellen, sondern der Infrarotstrahlung bedient. Die Körperteile strahlen unterschiedliche Wärmemuster aus, die man anhand der Infrarotstrahlen messen kann. Mit Infrarotkameras und -filmen können solche Muster aufgenommen und zur Diagnose von Abweichungen benutzt werden. Die Geräte sind so empfindlich, daß man mit ihnen Tempera-

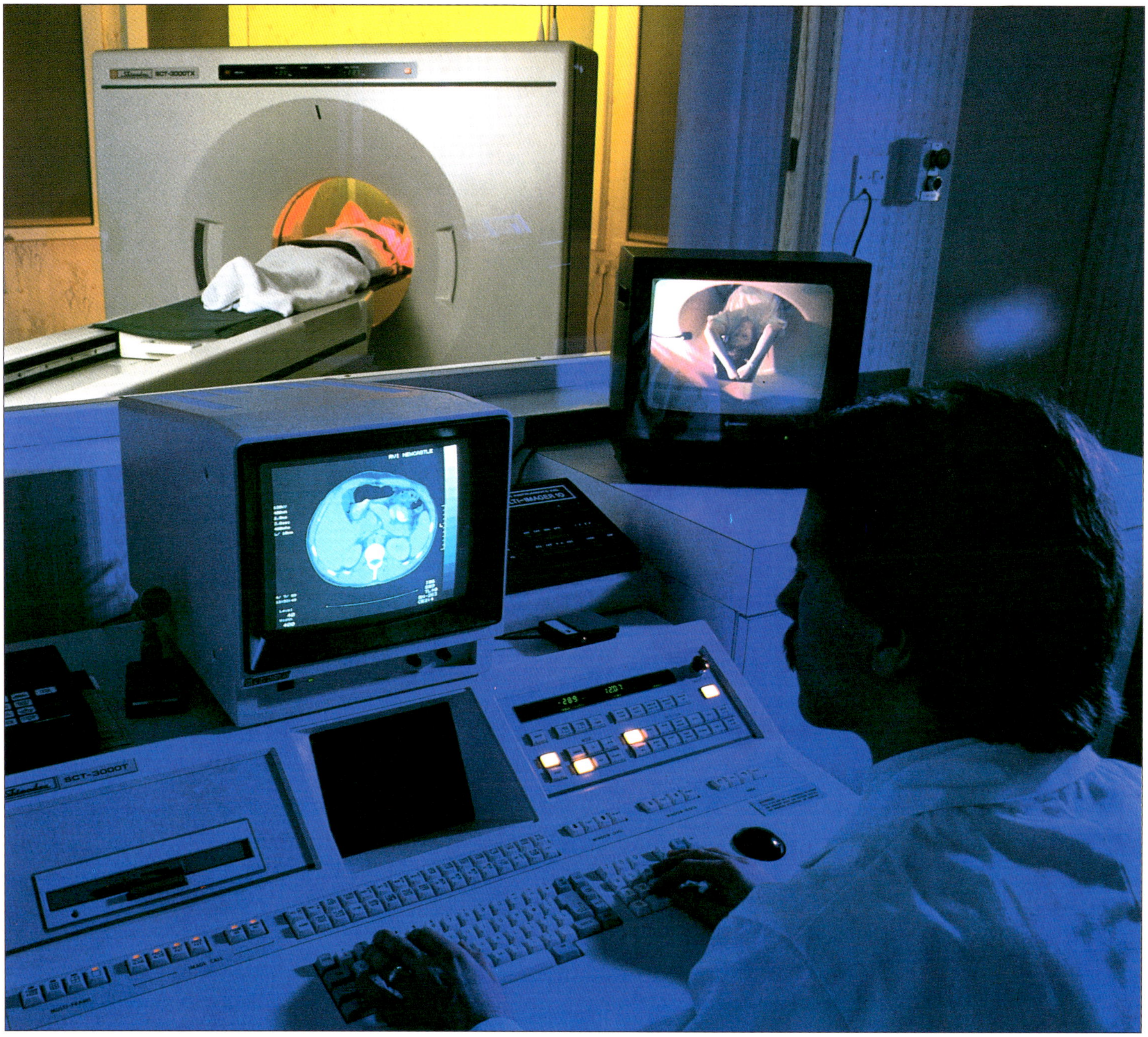

OBEN: *Ein Patient verschwindet im Inneren eines Computertomographen. Der Röntgenarzt bedient das Gerät vom Steuerraum aus. Auf dem Bildschirm erkennt man die Bauchhöhle des Patienten.*

turunterschiede von einem bis zwei Grad Celsius nachweisen, aufzeichnen und analysieren kann. Bösartige Tumore sind zum Beispiel wärmer als gesundes Gewebe und zeigen sich auf dem Film oder Bildschirm als hellrote »hot spots«. Gelenke mit Osteoarthritis dagegen sind kühler und erscheinen blau.

Räumliche Röntgenbilder

Im Jahr 1967 begann G. N. Hounsfield, Ingenieur und Computerfachmann der britischen Firma EMI, mit der Entwicklung eines Systems, mit dem man ein räumliches Bild eines Körpers oder eines Organs aufbauen konnte. Mit solchen Bildern, auf einem Bildschirm dargestellt, kann man ohne operativen Eingriff die Gesamtform eines erkrankten Körperbereichs sowie seine Länge, Breite und Tiefe in allen Einzelheiten erkennen.

Das Gerät, Computertomograph oder kurz CT genannt, läßt eine Reihe dünner Röntgenstrahlen durch den Körper des Patienten fallen; so entstehen genaue Schnittbilder, die dann vom Computer zu einem räumlichen Bild zusammengesetzt werden. Was man auf dem Bildschirm erkennt, hängt von der Dichte des durchstrahlten Gewebes ab.

Auf den Computertomographen folgten weitere Entwicklungen wie der Positronenemissionstomograph (PET). Er dient zur Diagnose und Überwachung von Gehirnerkrankungen, aber mit ihm werden keine Röntgenstrahlen, sondern radioaktive Strahlung eingesetzt; man kann damit die Gehirnaktivität unmittelbar beobachten. Der Patient erhält eine Injektion schwach radioaktiver Glucose. Die einzelnen Gehirnbereiche nehmen den Zucker je nach ihrem Energiebedarf, d. h. nach ihrer Aktivität, in unterschiedlichen Mengen auf. Diese Unterschiede im Energieverbrauch kann man messen und analysieren, und sie ermöglichen es dem Arzt, degenerative Demenz, Epilepsie, Alzheimersche Krankheit und Tumorerkrankungen zu diagnostizieren.

Der Widerhall der Atome

Eine noch weiter entwickelte Methode zur Herstellung von Bildern aus dem Körperinneren ist die Kernresonanz- oder Kernspintomographie (NMR). Sie beruht auf dem Prinzip, die Wasserstoffatome im Körper durch ein Magnetfeld in Schwingung zu versetzen. Dieses Prinzip wurde 1946 in den USA erstmals intensiv erforscht, aber erst Jahrzehnte später fand es in der medizinischen Diagnose verbreitet Anwendung.

Wie beim CT, so erlaubt auch das NMR-Gerät die Darstellung räumlicher Bilder vom Körper auf einem Bildschirm. Der wichtigste Vorteil gegenüber dem CT besteht darin, daß NMR-Untersuchungen ohne Röntgenstrahlen auskommen und angewandt werden können, wenn man Röntgenstrahlen für den Patienten als schädlich ansieht. Mit NMR lassen sich auch die chemischen Vorgänge des Stoffwechsels unmittelbar sichtbar machen – man kann feststellen, wo sich welche Menge einer bestimmten Substanz befindet, ohne daß man dazu Gewebeproben im Labor untersuchen muß. Deswegen hat sich die NMR-Bildgebung auch als sehr nützlich für die Überwachung von Krankheiten wie z. B. Muskeldystrophie erwiesen.

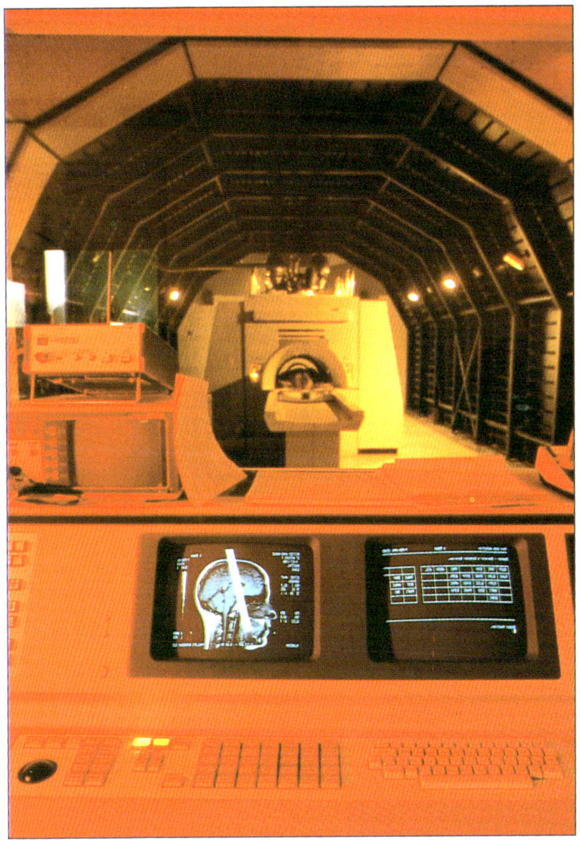

RECHTS: *Ein Patient, von dessen Gehirn eine NMR-Aufnahme angefertigt werden soll, liegt zwischen den Magnetspulen des Geräts. Der Bildschirm im Steuerungsraum zeigt das Gehirn und Rückenmark.*

ENDOSKOPE

Seit den ersten Versuchen von Ian Donald mit Ultraschall wurden viele Fortschritte bei den Verfahren zur Abbildung des Körperinneren gemacht, doch bestimmte Krankheitsbilder lassen sich mit keinem davon genau beobachten. In solchen Fällen blickt der Arzt unmittelbar ins Körperinnere, und zwar mit einem Endoskop, einem Rohr mit Beleuchtungseinrichtung, das durch eine Körperöffnung eingeführt wird. Es wurde 1806 von Phillipe Bozzini erfunden.

Im 19. und 20. Jahrhundert wurde Bozzinis Erfindung in vielerlei Hinsicht weiterentwickelt. Ein hochtechnisiertes Instrument wurde es aber erst in den fünfziger Jahren, als zum erstenmal biegsame Glasfaserkabel verwendet wurden.

Auch heute gibt es noch verschiedene Typen starrer Endoskope, doch das am weitesten entwickelte Modell besteht aus zwei Glasfaserbündeln. Durch eines der Faserbündel läßt man einen Lichtstrahl fallen, der das Untersuchungsgebiet ausleuchtet, an dem zweiten ist ein Okular oder eine Kamera angebracht. Manche flexiblen Endoskope sind mit Mikrochipsensoren ausgestattet, die einem Computer Daten zur Auswertung liefern. Sie spielten auch eine wichtige Rolle in der 1963 erfundenen Laserchirurgie: Ein Laserstrahl brennt Wucherungen (z. B. Tumore) aus oder verschweißt verletzte Blutgefäße.

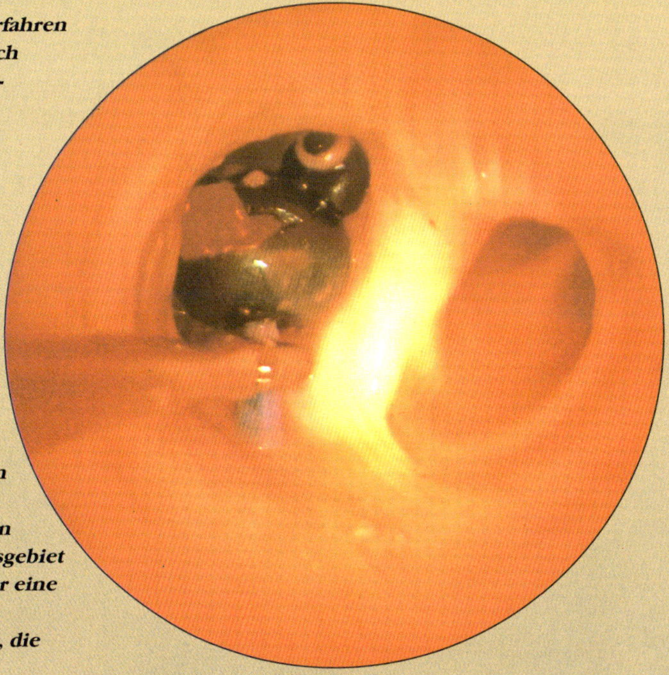

OBEN: *Diese bemerkenswerte Endoskopaufnahme zeigt einen Cocktailspieß in der Luftröhre eines Kindes, das ihn verschluckt hat. Mit der Endoskopie stellt man fest, wo sich der Fremdkörper befindet. Der Chirurg kann sich an dem Bild orientieren, wenn er ihn entfernt.*

Medizintechnik

Vom Wurstdarm zum Computer

Die Arbeit von 23 Jahren rettete das Leben der amerikanischen »Herzdame«

DER TECHNISCHE FORTSCHRITT nach dem Zweiten Weltkrieg war größer, als man es sich je zuvor hätte träumen lassen. Im folgenden kann nur beispielhaft die Entwicklung einiger Geräte und Methoden beschrieben werden, welche die Medizin so grundlegend verändert haben.

Die künstliche Niere

Die Nieren des Menschen filtern Verunreinigungen aus dem Blut, die den Organismus ernsthaft schädigen können, wenn sie sich ansammeln. Der Vorgang verläuft in zwei Stufen: Zunächst erfolgt die Grobfilterung in den Glomeruli, kleinen Knoten sehr dünnwandiger Kapillaren, und dann die Feinreinigung in den Nierenkanälchen.

Schon 1914 erfand ein Team der Johns Hopkins Medical School in Baltimore den ersten »Membran-Lebenddiffusionsapparat«, eine künstliche Niere – allerdings nur für Hunde. Als »Glomeruli« benutzten sie Schläuche aus Collodium (ein Gemisch aus Cellulosenitrat, Alkohol und Ether), durch die das arterielle Blut eines Hundes floß; flüssig gehalten wurde es mit Hirudin, dem Gerinnungshemmer der Blutegel (s. Seite 139). Wenn die Schläuche in sterilem Wasser lagen, diffundierten die Verunreinigungen aus dem Blut durch winzige Poren der Schläuche ins Wasser, bis die Konzentration auf beiden Seiten gleich groß war. Dieser Vorgang folgt dem Prinzip der Dialyse: Stoffe werden aus einer Flüssigkeit gefiltert, und zwar aufgrund ihrer Fähigkeit, durch eine Membran in eine zweite Flüssigkeit überzugehen. Das auf diese Art teilweise gereinigte Blut wurde dann in den Körper des Hundes zurückgeleitet.

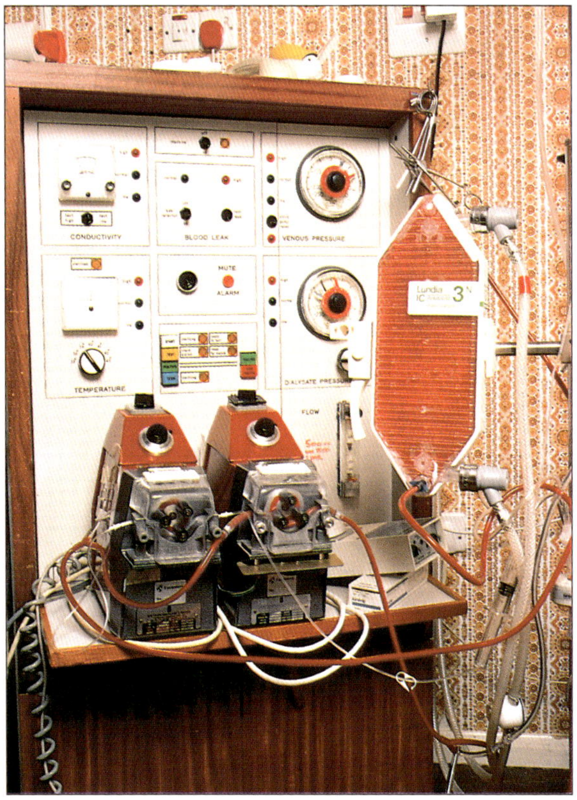

Die Tierversuche von Baltimore gerieten weitgehend in Vergessenheit – allerdings nicht bei Willem Kolff vom Gemeindekrankenhaus im niederländischen Kampen. Er konstruierte 1943, zu einer Zeit also, als das Land von den Deutschen besetzt war, unter schwierigsten Umständen ein Nierendialysegerät für den Einsatz bei Menschen – statt Collodium-Schläuchen benutzte er Wurstdärme.

Kolffs Gerät wurde später so abgewandelt, daß das Blut an großen, flachen Cellophanmembranen entlangfloß. Sie erwiesen sich allerdings als unhandlich und wurden im weiteren Verlauf durch kompaktere Spiralen aus flachen Cellophanschläuchen ersetzt, die so geformt waren, daß das Blut mit der größtmöglichen Membranfläche in Kontakt kam. Anfangs mußten die Dialysemembranen nach jeder Benutzung gereinigt werden, heute werden sie einfach ausgewechselt, wodurch das Infektionsrisiko stark gesenkt wird. Zunächst setzte man künstliche Nieren nur bei Patienten mit akutem Nierenversagen ein, oder aber bei Vergiftungen, wenn sich das Gift durch Dialyse entfernen ließ. Auf diese Weise wurden Patienten so lange am Leben erhalten, bis sich die Nieren erholt hatten bzw. das Gift beseitigt war. Seit Anfang der sechziger Jahre behandelte Belding Scribner von der University of Washington in Seattle dann auch Patienten, die an chronischem Nierenversagen litten, mit wiederholter Langzeit-Dialyse.

Dies war bis dahin unmöglich gewesen, weil die Schläuche, die das Blut aus einer Arterie zum Dialysegerät und von dort in eine Vene leiteten, bei längerem Einsatz von Blutgerinnseln verstopft wurden. Die Lösung des Problems waren Schläuche aus Teflon-Silastic, einem Nebenprodukt der US-Weltraumforschung, die innen so glatt waren, daß das Risiko der Gerinnselbildung sich stark verminderte.

Die Dialyse erwies sich von Anfang an als sehr kostspielig, und die Ärzte standen vor der schrecklichen Aufgabe, diejenigen Patienten auszusuchen, denen die Behandlung am meisten nutzen würde, und andere Patienten dem unausweichlichen Tod entgegengehen zu lassen. Scribner setzte für diese Fälle ein Komitee ein, denn er war der Meinung, daß solche Entscheidungen nicht alleine Ärzte zu fällen hätten. Außerdem suchte er nach Möglichkeiten, die Dialyse billiger zu gestalten und das Verfahren stärker an das Alltagsleben seiner Patienten anzupassen, damit sie sich nicht zweimal wöchentlich für 16 Stunden ins Krankenhaus begeben mußten. Im Jahr 1964 gelang ihm zum erstenmal bei zwei Patienten die Heimdialyse mit einem einfacheren und weitgehend automatisierten Gerät.

LINKS: *Eine künstliche Niere – diese hier ist für den Hausgebrauch geeignet – reinigt das Blut von Verunreinigungen.*

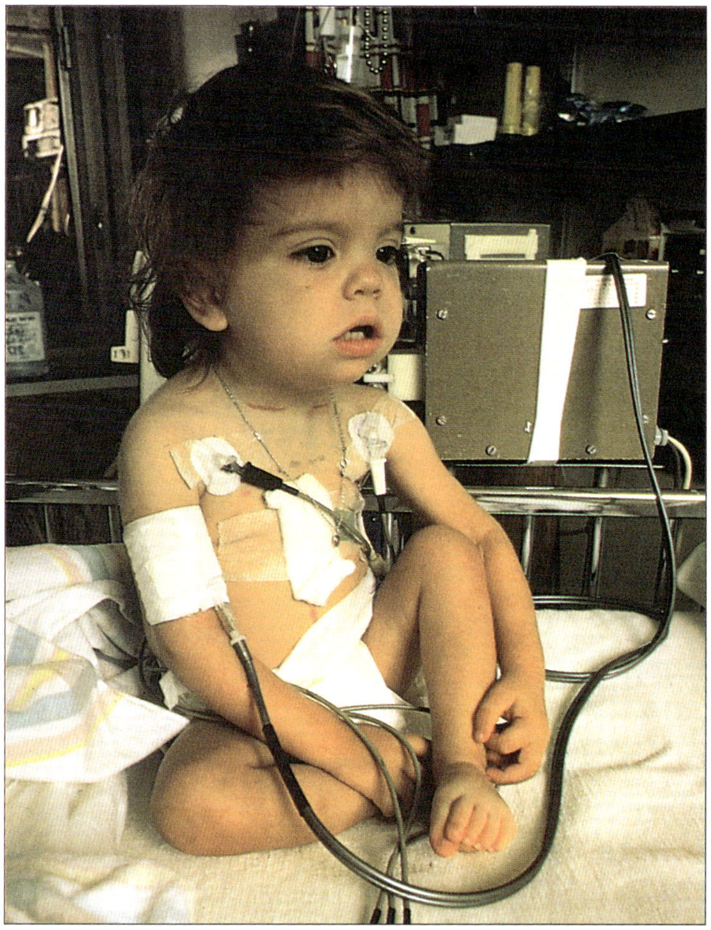

OBEN: *Ein kleines Mädchen, das an Diabetes insipidus leidet, bei der Dialyse. Die Maschine übernimmt die Funktion des geschädigten Organs, bis eine passende Spenderniere gefunden ist.*

Heute wissen viele Kranke die Heimdialyse zu schätzen, mit der sie ein relativ normales Leben führen können. Doch eine Ideallösung ist die Dialyse nicht: Die Patienten sind anfälliger für Infektionskrankheiten (besonders Hepatitis B, s. Seite 201), leiden an Anämie und vielfach unter schweren Depressionen. Die bestmögliche Therapie für fast alle schwer Nierenkranken stellt nach wie vor die Transplantation dar (s. Seite 180).

Die Herz-Lungen-Maschine

Den Herzschlag so lange anzuhalten, bis man eine Operation durchgeführt hatte (s. Seite 178), war bis 1953 unmöglich. Die Schwierigkeiten bei der Entwicklung einer Technik, die dies ermöglichte, ähnelten in vielerlei Hinsicht denen von Willem Kolff, doch diesmal ging es nicht darum, Verunreinigungen aus dem Blut zu beseitigen, sondern ihm Sauerstoff zuzuführen.

Im Oktober 1930 operierte der amerikanische Chirurg John H. Gibbon Jr. mit seinem Team in Boston eine Frau, die heute nur als »Edith S.« bekannt ist, an einer schweren Lungenembolie (ein Blutgerinnsel blockierte die Lungenarterie, die das Blut vom Herzen zur Lunge transportiert). Doch sie starb, was für Gibbon Anlaß zur Entwicklung einer Maschine war, die während einer Operation die Tätigkeit von Herz und Lunge übernimmt.

Die nun folgenden Forschungen dauerten 23 Jahre. Gibbons erstes Gerät besaß einen hohlen Metallzylinder, der sich in aufrechter Stellung drehte. An seiner Innenfläche haftete, bedingt durch die Zentrifugalkraft, ein dünner Blutfilm, der langsam nach unten wanderte und dabei mit Sauerstoff begast wurde. Mit dieser Methode ließ sich das Blut aber nicht in ausreichender Menge und Geschwindigkeit mit Sauerstoff anreichern; damit schien Gibbons Idee gescheitert zu sein – bis einige seiner Mitarbeiter eine Idee hatten. Sie legten auf die Innenseite des Zylinders ein Drahtnetz, so daß der Blutfilm verwirbelt wurde und gleichzeitig eine größere Oberfläche entstand. Auf diese Weise konnten sie die acht- bis zehnfache Blutmenge mit Sauerstoff versorgen, und das war in etwa die Menge, die man für die Operation eines Erwachsenen brauchte.

LASER IN DER MEDIZIN

Im Jahr 1917 leistete Albert Einstein seinen Beitrag zur Medizin: Er entwickelte das Prinzip, aus dem später der Laser hervorgehen sollte. Im Jahr 1960 wurde das erste derartige Gerät gebaut. Seither hat man Hunderte von Verwendungsmöglichkeiten gefunden – in Industrie, Wissenschaft und Kriegstechnologie, aber auch in der Medizin, und hier besonders in der Chirurgie: Die Vorteile des Lasers sind Genauigkeit, Schmerzlosigkeit und ein geringeres Fehler- und Infektionsrisiko.

Das bekannteste medizinische Anwendungsgebiet ist die Augenchirurgie: Mit dem Laser heftet man abgelöste Netzhaut wieder an, zerstört bösartige Tumore, entfernt Star und Glaukom. Aber auch Krebserkrankungen von Darm, Rückenmark, Haut, Lunge und Kehlkopf behandelt man mit dem Laser. Auch das Gewebe verletzter Blutgefäße läßt sich »verschweißen«. Eine der ersten Verwendungen war die Entfernung von Muttermalen. Mit Kohlendioxidlasern hatte man beim Entfernen von Tätowierungen experimentiert.

Ein Beispiel für das Zusammenwirken einer ganz neuen Technik mit alten Heilverfahren ist die Laser-Akupunktur. Dabei ersetzt ein kleiner Laser die Nadeln, so daß das Risiko einer AIDS- oder Hepatitis-B-Infektion ausgeschaltet ist.

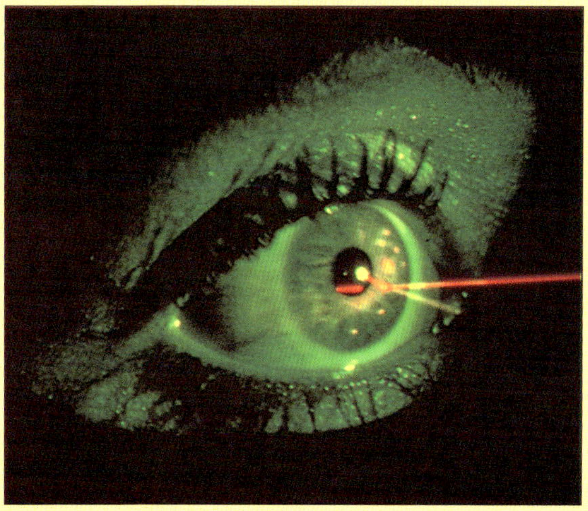

OBEN: *Die Lasertechnik findet in der Chirurgie vielfältige Anwendung. Hier wird ein Laserstrahl bei einer Augenoperation verwendet.*

RETORTENBABYS

Der britische Gynäkologe Patrick Steptoe behandelte Anfang der sechziger Jahre viele Patientinnen, die wegen blockierter Eileiter unfruchtbar waren. (Normalerweise wandert die Eizelle durch diese Gänge und trifft dort mit der Samenzelle zusammen. Nach der Befruchtung gelangt sie in den Uterus, wo sie sich einnistet.) Er vermutete, daß man das Problem umgehen könne, wenn man mit einem Laparoskop – an der Entwicklung dieses Instruments war er maßgeblich beteiligt – eine Eizelle aus dem Eierstock entnahm und sie mit einer Samenzelle befruchtete; anschließend mußte man die Zelle mehrere Tage am Leben erhalten, bis sicher war, daß sich der Embryo bildete, um sie anschließend für die weitere Entwicklung wieder in die Gebärmutter der Mutter zu bringen.

Was Steptoe sich damals vorstellte, ist heute als »Reagenzglasbefruchtung« Realität geworden. In Wirklichkeit verwendete man nie Reagenzgläser, sondern flache Glasschalen, und der Fachbegriff für das Verfahren lautet »In-vitro-Fertilisation« (IVF).

Einige Jahre später arbeitete Steptoe mit Robert Edwards zusammen, einem Physiologen der Universität Cambridge (England). Edwards konnte im Mikroskop genau erkennen, wann eine Eizelle reif war und befruchtet werden konnte. Im Februar 1969 gab er zusammen mit Steptoe in der Zeitschrift Nature *bekannt, ihnen sei erstmals die Befruchtung von 13 menschlichen Eizellen (bei insgesamt 56 Versuchen) außerhalb des Körpers gelungen. Neun Jahre später, im Juli 1978, kam Louise Brown zur Welt, das erste »Retortenbaby«. Sie wurde am Oldham District Hospital in England durch Kaiserschnitt entbunden. Patrick Steptoe nahm die Gebärmutter aus dem Baucheinschnitt der narkotisierten Mutter und zeigte vor laufenden Kameras, daß die Eileiter fehlten.*

Die Medien nahmen die Meldung einer künstlichen Befruchtung begeistert auf und berichteten ausführlich, so daß viele Menschen (auch manche Ärzte) meinten, hier sei die Lösung, auf die alle unfruchtbaren Frauen gewartet hatten. Nach Ansicht von Robert Winston vom Londoner Hammersmith Hospital, eines führenden Experten, ist »IVF immer noch die anspruchsvollste, am stärksten emotionsgeladene, teuerste und am wenigsten erfolgreiche Behandlungsmethode gegen Unfruchtbarkeit«.

1983 wurde eine Methode entwickelt, bei der Eizelle und Samen in den Eileiter einer Frau gebracht werden, wo sie die besten Bedingungen für eine Befruchtung vorfinden. Im August des folgenden Jahres berichtete Ricardo Asch von der University of Texas über die erste nach diesem Verfahren erzeugte Schwangerschaft.

Heute werden alle Verfahren der künstlichen Befruchtung kritisch beurteilt. Die bezahlte Leihmutterschaft (bei denen eine andere Frau das Kind austrägt) wurde in einigen Ländern (auch in Deutschland) unter Strafe gestellt. Die katholische Kirche sprach sich gegen IVF aus. Aufsehen erregte ein Vorgang aus dem Jahr 1992: Ein amerikanischer Arzt wurde zu zehn Jahren Haft verurteilt, weil er bei der Befruchtung seiner Patientinnen in mehreren Dutzen Fällen seinen eigenen Samen verwendet hatte.

UNTEN: *Nach der In-vitro-Befruchtung läßt man den Embryo einige Tage lang heranwachsen. Dann bringt man ihn in den Uterus.*

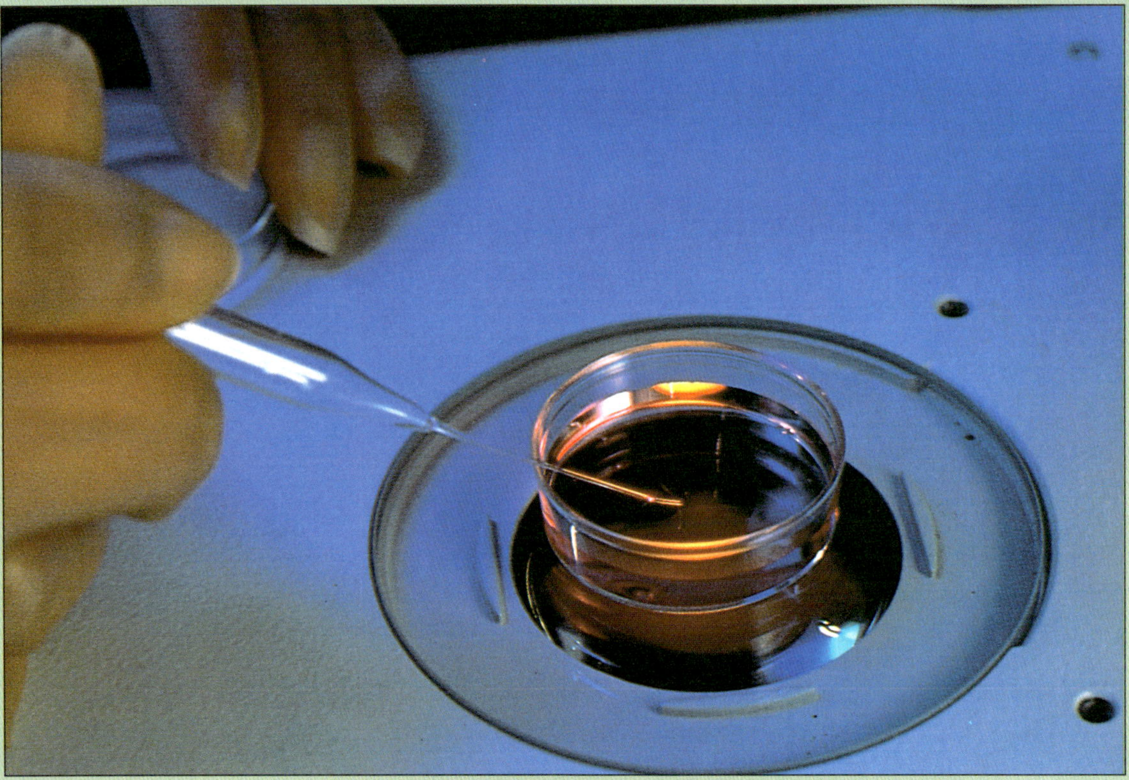

Gibbon wandte sich mit der Erfindung seines Teams an Thomas Watson, den Präsidenten der Firma IBM. Dort konstruierten die Ingenieure ein kompaktes, tragbares Gerät. Anfang der fünfziger Jahre begann Gibbon mit einer Serie von Tierversuchen, um seine chirurgische Technik zu vervollkommnen: Er erzeugte künstlich Herzfehler, um sie anschließend zu korrigieren.

Im Jahr 1952 operierte er den ersten menschlichen Patienten, ein 15 Monate altes Baby. Es starb kurze Zeit später, weil vor der Operation eine falsche Diagnose gestellt worden war, und nicht durch den Eingriff selbst. Die zweite Patientin war die 18jährige Cecilia Bavolek, deren Herzscheidewand ein Loch hatte. Der Eingriff fand am 6. Mai 1953 statt: Die junge Frau war 45 Minuten lang an die Herz-Lungen-Maschine angeschlossen, 27 Minuten lang war das Gerät für die Stabilität von Kreislauf und Atmung verantwortlich.

Cecilia Bavolek wurde wieder völlig gesund. Der Ruhm als erste erfolgreiche Herz-Lungen-Patientin machte ihr jedoch zu schaffen. Man wollte sie zu Interviews und öffentlichen Auftritten bewegen, doch sie zog sich bewußt zurück, ließ ihre Telefonnummer ändern und vermied jedes öffentliche Aufsehen. Erst zehn Jahre später, 1963, erklärte sie sich bereit, die »Herzdame« der American Heart Association zu werden und eine Auszeichnung des Präsidenten Lyndon Johnson entgegenzunehmen.

UNTEN: *Eine der ersten Herz-Lungen-Maschinen von 1956 im Einsatz. Durch solche Maschinen wurden Herzoperationen möglich.*

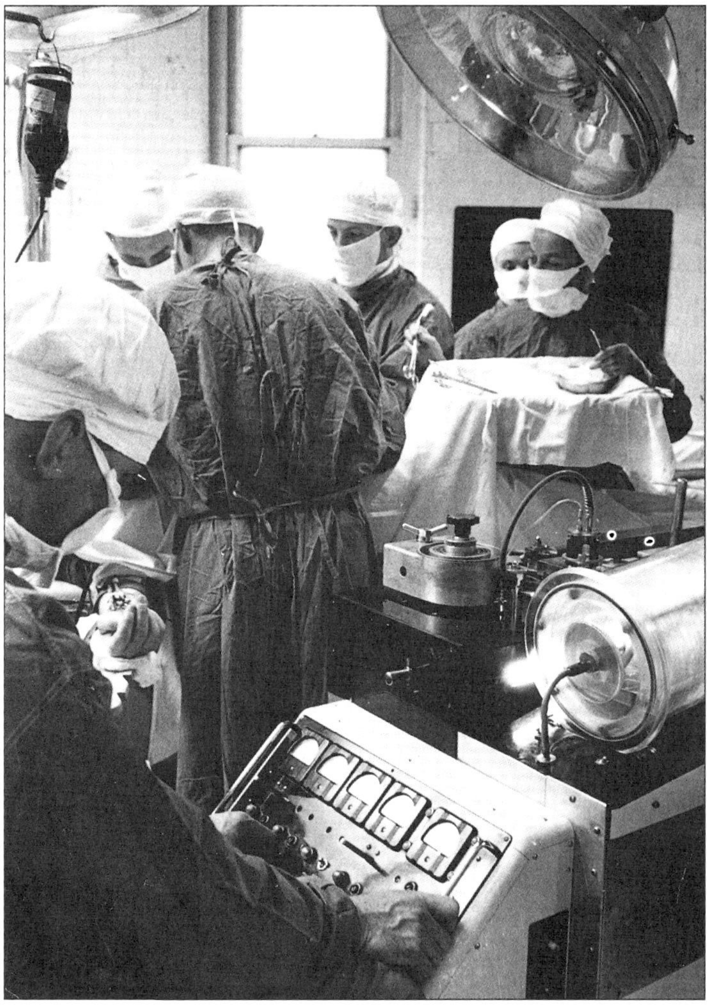

Die Entwicklung von Techniken zur Sauerstoffversorgung des Blutes außerhalb des Körpers ging weiter. Ein findiger Kopf war Clarence Lillehei an der University of Minnesota. Nach seiner Ansicht war Gibbons Gerät noch nicht ausgereift. Im Jahre 1955 setzte er eine Hundelunge zur Sauerstoffversorgung ein. Später entwickelte er sogar ein einfaches Gerät aus Kunststoff, das nur einmal verwendet werden konnte – und alles mit großem Erfolg.

Computer in der Medizin

Mitte der fünfziger Jahre wendeten einige Biochemiker zum erstenmal Computer an, um komplizierte Daten auszuwerten. Doch nur wenige Ärzte dachten über die Möglichkeiten des Einsatzes von Rechnern nach. Erst mit der Zeit benutzten auch immer mehr Mediziner diese Technologie, denn mit dem Computer konnte man große Informationsmengen auf kleinem Raum speichern, und diese Informationen ließen sich leicht abrufen und auf die unterschiedlichste Weise verknüpfen.

Bis 1960 waren allein über 1000 Krankheiten der Hornhaut des Auges und 200 Symptome beschrieben. Kein Arzt konnte noch all das, was man mittlerweile über den menschlichen Körper wußte, im Gedächtnis speichern. Zusätzlich erschienen jährlich über 15 000 medizinische Fachartikel – so viel konnte niemand lesen, geschweige denn behalten. Hier eröffnete sich ein Betätigungsfeld der Firmen für Informationstechnologie: Sie entwickelten Computerprogramme, mit denen sich durch Betätigung weniger Tasten alle wichtigen Artikel auflisten, zusammenfassen und abrufen ließen.

In einer Studie über niedergelassene Ärzte in den USA zeigte sich 1959, daß weniger als ein Fünftel von ihnen vollständige Patientenberichte führte. Jeder Arzt hatte mit bis zu 4000 Patienten im Jahr zu tun; die Krankenakten in den Kliniken umfaßten manchmal über 100 Seiten, mit Eintragungen von Ärzten, Krankenschwestern und anderen Angehörigen des Krankenhauspersonals. In den sechziger Jahren wurden deshalb von Ärzten in Zusammenarbeit mit Experten die Möglichkeiten des Computers für die medizinische Praxis untersucht.

Man entwickelte Programme zum Aufzeichnen von Krankengeschichten, wobei jede Frage an den Patienten durch die vorhergehende Antwort bestimmt wurde. Der Computer brachte mindestens ebenso viele wichtige Symptome ans Licht wie der Arzt, oft sogar noch mehr, und viele Patienten bevorzugten dieses Verfahren: Der Computer ließ Zeit zum Nachdenken, der Umgang mit ihm war weniger peinlich, und die Patienten hatten nicht das Gefühl, dem Arzt die Zeit zu stehlen. Doch manche Ärzte fühlten sich durch die vorgegebenen Fragen eingeschränkt und bedauerten, daß nicht auch die Erkenntnisse aus der körperlichen Erscheinung des Patienten miteinbezogen wurden. Die computergestützte Anamnese setzte sich nie ganz durch.

Erfolgreicher war der Einsatz von Computern bei eher wissenschaftlichen Fragestellungen. Mitte der fünfziger Jahre wurde der Zellanalysator erfunden, ein Gerät, das Zellen durchmustert, die Befunde an einen Computer weitergibt und zwischen gesunden und anormalen Zellen unterscheiden kann. Mit einem anderen Computerprogramm ließen sich die von einem Röntgenbild erzeugten elektrischen Impulse in Zahlen umwandeln, durch deren Vergleich man Krankheiten aufspüren konnte. Im Jahr 1972 traten zehn Radiologen gegen dieses Computerprogramm in einem Wettbewerb an – es ging darum, in mehreren Röntgenaufnahmen Anzeichen für eine rheumatische Herzerkrankung zu finden. Der Computer gewann mit einer Trefferquote von 73 Prozent – die menschlichen Experten brachten es nur auf 62 Prozent.

Die künstliche Hüfte

Das Problem der Reibung

Chirurgische Geschicklichkeit und Materialforschung verändern das Leben von Millionen

DIE MÖGLICHKEIT, Hüftgelenke vollständig zu ersetzen, ist einer der größten medizinischen Fortschritte im letzten Viertel des 20. Jahrhunderts. Es handelt sich um ein hervorragendes Beispiel dafür, wie durch das Zusammenwirken von Chirurgie und Materialforschung eine Methode entstand, um eine schwere Krankheit erfolgreich zu behandeln, in diesem Fall die Coxarthrose.

Viele Menschen halten die Blinddarmoperation für einen medizinisch alltäglichen Eingriff – das ist sie auch, doch das Einsetzen einer künstlichen Hüfte ist heute in den Industrieländern die wesentlich häufiger durchgeführte Operation. In den USA wird sie jedes Jahr etwa 100 000mal vorgenommen. In Europa sind die Zahlen ähnlich. Das bedeutet, daß sie im Laufe der Jahre das Leben von Millionen Menschen verändert hat – ein zermürbender Kampf gegen Schmerzen und Körperbehinderung wurde gewonnen – die Betroffenen können sich wieder frei bewegen und nachts schmerzfrei durchschlafen.

Die Orthopädie

Die historischen Ursprünge der heutigen Orthopädie sind nur schwer zu ermitteln. Nach Ansicht des in Kairo arbeitenden australischen Anatomieprofessors G. Eliott Smith ist sie mindestens 4500 Jahre alt – als einziges chirurgisches Verfahren wäre demnach nur die Beschneidung noch älter. Wie Smith zeigen konnte, bestand die erste orthopädische Therapie bei unseren Vorfahren darin, hölzerne Schienen aus Baumrinde beiderseits eines gebrochenen Knochens anzubringen und mit Stoffstreifen zu befestigen.

Da in den Industrienationen (und zunehmend auch in den Entwicklungsländern) immer mehr Menschen ein hohes Alter erreichen, kommt der Orthopädie heute eine sehr hohe Bedeutung zu. Viele hervorragende Wissenschaftler wandten sich der Frage zu, wie man die Lebensqualität der Menschen verbessern kann, die wegen arthritischer Veränderungen der Hüftgelenke die letzten zehn oder 15 Jahre ihres Lebens bettlägerig und mit schrecklichen Schmerzen verbringen müssen. Heute besteht das Ziel darin, allen Patienten so lange wie möglich ein Höchstmaß an Beweglichkeit zu erhalten und damit die Zeit, in der sie intensive und deshalb kostspielige Pflege benötigen, auf ein Minimum zu reduzieren.

Elfenbein, Stahl und Kunststoff

Zum erstenmal wurde um die Jahrhundertwende versucht, Gelenke zu ersetzen. Der französische Chirurg Louis Ollier setzte bis zum Jahre 1900 270 künstliche Ellenbogen ein, Theodor Gluck, ein deutscher Chirurg, soll 1891 sogar ein Hüftgelenk durch ein Kugelgelenk aus Elfenbein ersetzt haben, das er an seinem Platz einzementierte und festschraubte. Doch solche Versuche, die Hüfte zu ersetzen, waren eher ungewöhnlich, denn das Hüftgelenk ist außerordentlich hohen Belastungen ausgesetzt – es muß in der Regel Belastungen aushalten, die dem Fünffachen des Körpergewichts entsprechen. Solchen Anforderungen wurde die damalige Technik nicht gerecht.

Als vor dem Zweiten Weltkrieg Acrylverbindungen, Kunststoff und biologisch neutrale Materialien verfügbar wurden, rückte auch langsam die Idee, künstliche Hüften einzusetzen, in den Bereich des Möglichen. Mehrere Orthopäden wie der Londoner Chirurg John Wiles versuchten entsprechende Operationen durchzuführen. Sie ersetzten entweder den Gelenkkopf des Oberschenkelknochens durch künstliches Material, beispielsweise rostfreien Stahl, oder sie legten eine künstliche Beschichtung in die Gelenkpfanne, die den Gelenkkopf bei einer Bewegung des Beins festhält. Doch die erfindungsreichen Operateure stießen weiterhin auf Schwierigkeiten mit dem Material sowie bei der Befestigung und Gestaltung der Prothesen.

Den ersten Schritt zu einem dauerhaften Ersatzgelenk machte der Chirurg Marcus Smith-Petersen aus Boston in den USA. Er verkleinerte den Gelenkkopf, vergrößerte die Gelenkpfanne und brachte dazwischen eine locker passende Schale aus blankpoliertem Metall an. Die Konstruktion erwies sich jedoch als instabil und führte letztlich zu einer weiteren Bewegungseinschränkung.

In den fünfziger Jahren ersetzten dann die französischen Brüder J. Judet und R. Judet den Gelenkkopf durch eine polierte Halbkugel aus Kunststoff, die mit einer Art Stachel verbunden war – diesen Fortsatz schoben sie in den Stumpf des Oberschenkelknochens, um die Prothese an ihrem Platz zu halten. Die Judet-

UNTEN: *Eine künstliche Hüfte im Falschfarben-Röntgenbild. Der Stahlschaft erscheint gelb gegenüber dem Grün des Hüftknochens.*

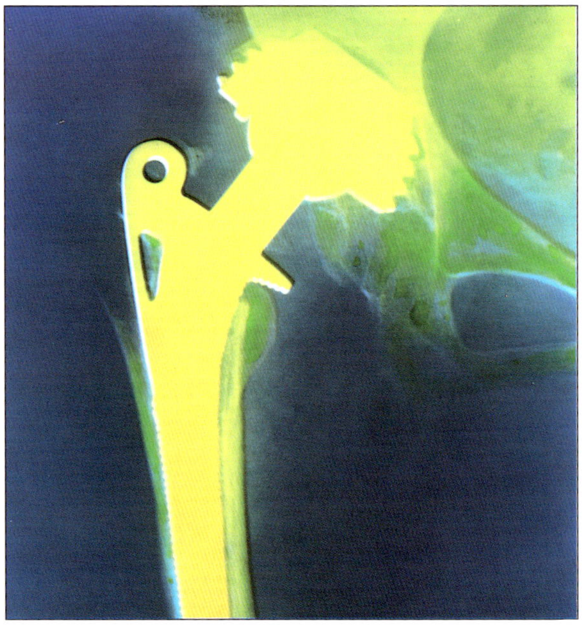

Erfindung führte zwar zu mehr Stabilität, doch es gab noch Probleme mit der Reibung, die sich in den ersten Wochen in »Quietschen« äußerte. Sie entstand in dem Bereich zwischen dem Kunststoff und dem Knochen der Gelenkpfanne. Auch nachdem das »Quietschen« aufgehört hatte, belastete die Reibung weiterhin die Verbindung zwischen dem Fortsatz des Gelenkkopfes und dem Oberschenkelknochen.

Eine weitere Schwierigkeit bestand darin, daß der Zement das künstliche Material nicht genügend mit seiner biologischen Umgebung verband und daß sich das Gelenk lockerte. Auf die Lösung dieses Problems verwendete man viele Anstrengungen. Man experimentierte mit hunderten verschiedener Formen für die Prothese und probierte zahlreiche verschiedene Gelenkstellungen, um die für die notwendige Stabilität mechanisch günstigste Anordnung zu finden.

Glatter als Eis

Der Wendepunkt für die Entwicklung der Ersatzhüfte war das Jahr 1960. In diesem Jahr entwickelte John Charmley (1911–1982), Orthopäde des Manchester Royal Infirmary in Manchester (England), die Methode der reibungsarmen Hüftplastik, die seither zur Grundlage aller derartigen Operationen wurde. Als Charmley sein neues Verfahren 1961 im *Lancet* der Öffentlichkeit vorstellte, erklärte er: »Weder Chirurgen noch Ingenieuren wird es jemals gelingen, ein künstliches Hüftgelenk herzustellen, das 30 Jahre hält und mit dem der Patient Fußball spielen kann.« Charmley war sich zwar des Erfolgs anderer Methoden bewußt gewesen, doch er hatte erkannt, daß die Ersatzhüfte in fast allen diesen Fällen auf lange Sicht versagte. Sein Ziel – das er letztlich auch erreichte – bestand also darin, aus dem vorübergehenden einen dauerhaften Erfolg zu machen.

Charmley, der heute als »Vater der Ersatzhüfte« bekannt ist, war nach Ausbildung und Neigung sowohl Ingenieur als auch orthopädischer Chirurg. Bei seiner reibungsarmen Hüftplastik verwendete er für die beiden Teile des Gelenks (Kopf und Pfanne) unterschiedliche Materialien. Der Reibungswiderstand wurde gesenkt, indem er für das eine Teil ein hartes, für das andere Teil ein weiches Material wählte. Charmley wußte, daß er die »Schmierung« des natürlichen Gelenks nicht nachahmen konnte, die nach seinen Worten »glatter als Eis« ist.

Er ersetzte den Gelenkkopf durch eine spiegelblank polierte Prothese aus rostfreiem Stahl mit einem im Vergleich mit dem natürlichen Gelenkkopf sehr viel kleineren Durchmesser von 22 Millimetern, doch Stahl verträgt die anfallenden Belastungen wesentlich besser als andere Metalle.

Für die Gelenkpfanne wählte er zunächst Polytetrafluorethylen (PTFE oder Teflon, wie es bei beschichteten Küchengeräten genannt wird). PTFE ist reibungsarm, aber nicht sehr haltbar. Im Jahr 1962 entwickelte Charmley deshalb eine Gelenkpfanne aus hochdichtem Polythen, auch als RCH 100 bekannt, das zwar etwas mehr Reibung erzeugt, dafür aber etwa 1000mal länger hält.

Schließlich wurden die Gelenkpfanne, die auf der Außenseite tief eingekerbt war, und der Schaft der Prothese mit dem Acrylzement Methylmethacrylat in ihren Positionen befestigt. Dadurch entstand zwischen dem Knochen des Patienten und dem künstlichen Gelenk eine feste Verbindung, die sich als beste Methode gegen eine vorzeitige Lockerung und eine erneute Operation erwies.

Verbesserte Keimfreiheit

Neben der Lockerung der Endoprothese fürchten die Chirurgen vor allem eine Infektion des Knochens. Wenn man einen Fremdkörper wie eine Prothese in menschliches Gewebe bringt, kann es leicht zu Infektionen kommen, besonders wenn dieser Fremdkörper sich nahe am Knochen befindet und von neutralem Zement umgeben ist. In den ersten Jahren schlugen viele Implantationen wegen einer Infektion fehl. Als wirksam erwies sich der vorbeugende Einsatz von Antibiotika, die die Bakterien abtöten, bevor sie sich im Gewebe vermehren können; auf diese Weise konnte man die Infektionshäufigkeit auf unter zwei Prozent senken.

Auch die keimfreie Operationstechnik entwickelte sich weiter. Operationen zum Austausch der Hüfte werden routinemäßig in Reinlufträumen oder -zelten vorgenommen. Solche Einrichtungen wurden von Orthopäden unter Leitung von John Charmley entwickelt und garantieren eine geregelte Belüftung, bei der die Luft stets in derselben Richtung über den Patienten fließt, womit sich die Zahl der umherfliegenden Bakterien deutlich verringert.

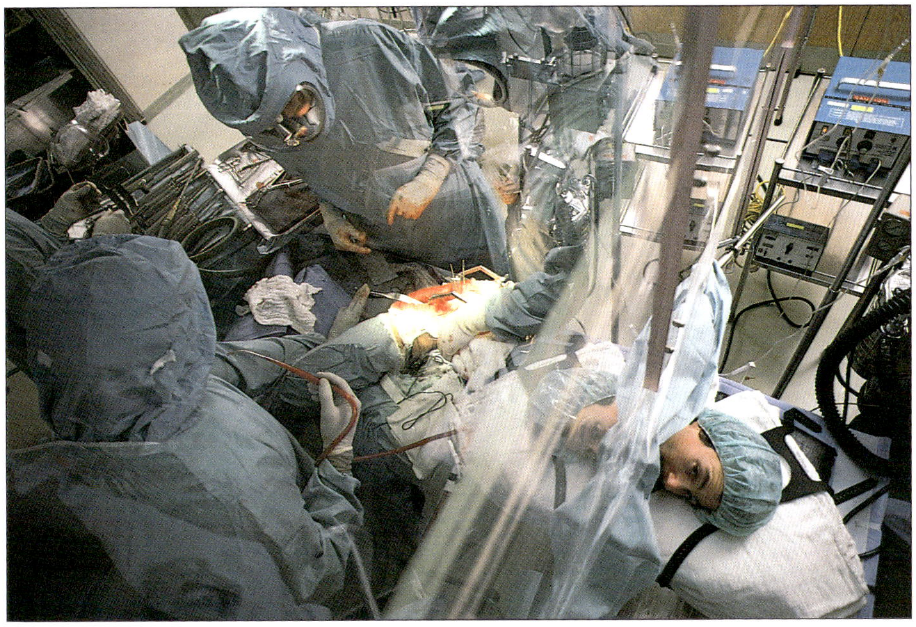

LINKS: *Chirurgen setzen für eine Hüfte, die durch Arthritis schwer geschädigt ist, ein künstliches Hüftgelenk ein. Der Patient, ein junger Mann, wollte während der Operation bei Bewußtsein bleiben und genau zusehen, was mit ihm geschah. Das wurde allerdings durch eine Abschirmung aus Plexiglas weitgehend verhindert.*

Transplantate und Transplantationen

Von der Magie zur Mechanik

Ein 54jähriger Mann lebte 18 Tage mit dem Herzen einer 24jährigen Frau

IM DRITTEN JAHRHUNDERT v. Chr. soll der chinesische Arzt Pien Ch'iao bei zwei Soldaten, die er mit narkotischem Wein betäubt hatte, eine verblüffende Übertragung mehrere Organe vorgenommen haben. Ermutigt von seiner »persönlichen Fee« (mit deren Hilfe Ch'iao Krankheiten diagnostizierte und behandelte) soll er mehrere innere Organe einschließlich des Herzens verpflanzt haben. Weiterhin besagt die Legende, die Soldaten seien drei Tage später erwacht und hätten sich offensichtlich in guter Verfassung befunden.

Ein verläßlicherer Bericht über frühe Gewebetransplantationen stammt von dem römischen Arzt Celsus (s. Seite 21). In *De Medicina* berichtet er, wie Gewebe erfolgreich von einem Menschen auf einen anderen übertragen wurde. Und 150 Jahre später gab Galen (s. Seite 22) eine genaue Anleitung, wie man Gesichtsverletzungen durch Transplantationen behandelt.

Trotz der Erfahrungen chinesischer, römischer und anderer »Wunderheiler« wie Kosmas und Damian (s. Seite 35) wurden die Grundlagen für die heutige Transplantationschirurgie erst zu Beginn des 20. Jahrhunderts in den USA gelegt, und zwar von dem Chirurgen Alexis Carrel (s. Seite 125) und dem Physiologen Charles Guthrie. Ihre erfolgreichen Anastomoseoperationen, bei denen sie verletzte Arterien oder Venen durch chirurgische Eingriffe verbanden, stellten den Ausgangspunkt für die gesamte spätere Transplantationschirurgie. Wie Carrel und Guthrie außerdem zeigen konnten, sind Transplantationen von Geweben, Organen und Gliedmaßen nicht nur möglich, sondern überraschenderweise müssen noch nicht einmal Nervenverbindungen vorhanden sein, damit das Transplantat normal funktioniert. Anfangs erntete Carrel die meiste Anerkennung für diese Arbeiten, während Guthries Beitrag zunächst kaum beachtet wurde.

Was ist ein Transplantat?

Der Begriff »Transplantat« ist weitgefaßt. Man kann Organe wie Nieren und Gewebe wie Haut oder Knochenmark einem Tier entnehmen und – nicht unbedingt in der richtigen anatomischen Position – in dasselbe Tier wieder einpflanzen (autogene Transplantation). Man kann sie aber auch auf ein anderes Tier

UNTEN: *Ein Hauttransplant kurz nach einer Operation, bei der ein malignes Melanom (ein aggressiver Hautkrebs) entfernt wurde.*

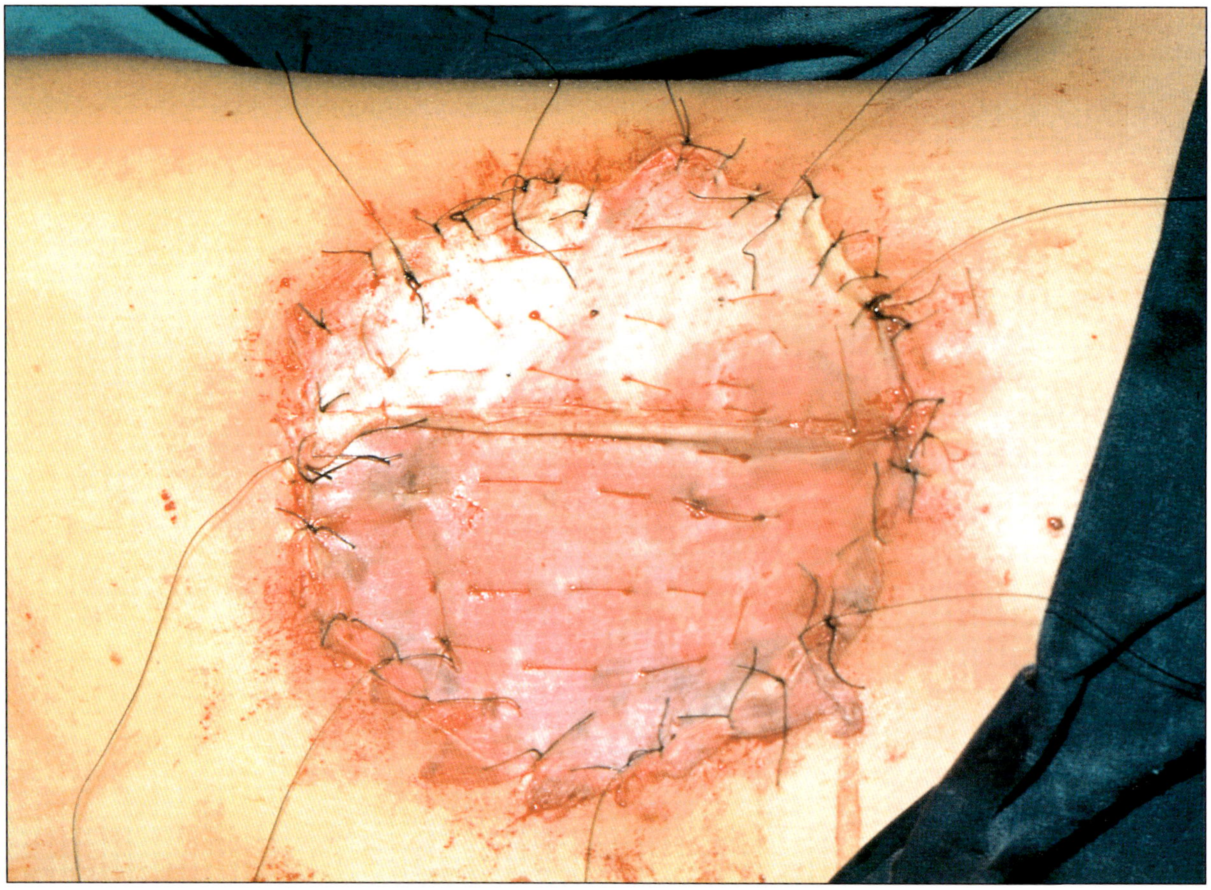

derselben biologischen Art übertragen (allogene Transplantation). Nimmt man dagegen ein Organ oder Gewebe aus einer Art und verpflanzt es in ein Individuum einer zweiten, so spricht man von Heterotransplantation.

Während der ersten Hälfte dieses Jahrhunderts experimentierte man immer wieder mit diesem Transplantationsverfahren – mit wechselndem Erfolg und mit wechselnden Widrigkeiten. Eduard Zirm gelang 1905 in Olmütz (Mähren) die erste Hornhauttransplantation, doch es dauerte noch 50 Jahre, bis diese Methode sich auf der ganzen Welt durchsetzte. Im Jahr 1912 setzte Guthrie den Kopf eines jungen Hundes auf den Hals eines erwachsenen Tiers, und erstaunlicherweise lebte das Tier nach der Operation noch mehrere Stunden lang weiter. Dieses Experiment wiederholte der russische Chirurg Wladimir Demikoff 35 Jahre später. Diesmal überlebte der Hund 29 Tage. Robert White aus Cleveland konnte ein isoliertes Affengehirn durch die Blutversorgung eines zweiten Affen mehrere Stunden lang am Leben erhalten.

Entgegen allen anderslautenden Behauptungen gelang jedoch das Annähen eines abgetrennten Gliedes erst 1962 in Boston. Einem zwölfjährigen Jungen war der rechte Arm bei einem Unfall unmittelbar unter der Schulter abgetrennt worden. Man brachte den Jungen und seinen Arm ins Massachusetts General Hospital. Dort wurde der Arm in eine Lösung aus Eis und Salz gepackt und dann wieder angenäht. Ein paar Monate später verbanden die Chirurgen Ronald Malt und Charles McKhann die Nerven und vollendeten damit ihre Arbeit. Nach zwei Jahren konnte der Junge Arm und Hand wieder benutzen: Er war sogar in der Lage, leichte Gewichte zu heben.

Das Problem der Abstoßung

Ein ernstes Problem für die ersten Transplantationschirurgen war die Unverträglichkeit zwischen Geweben und Organen verschiedener Individuen. Autogene Transplantationen (s. Seite 138) wurden zwar erfolgreich durchgeführt, doch Homo- und Heterotransplantationen funktionierten nach wie vor nicht: Der Empfängerorganismus stieß das fremde Gewebe oder Organ ab. Verantwortlich dafür war das Immunsystem des Empfängers: Es griff das Transplantat an und wollte es zerstören.

Nachdem Karl Landsteiner seine Untersuchungen über die Blutgruppen veröffentlicht hatte (s. Seite 92), war klar, daß es ähnliche Unterschiede auch zwischen Geweben, Organen und sogar Zellen einzelner Menschen gibt. Diese Unterschiede führen zu Unverträglichkeit: Mischt man Blut der Gruppen A und B, so verklumpen die roten Blutzellen, weil die Antigene der Gruppen nicht zueinander passen.

Erste Erkenntnisse darüber, wie und warum der Körper fremde Organe abstößt und wie man diesen Umstand vielleicht verhindern kann, ergaben sich gegen Ende des Zweiten Weltkriegs. Der amerikanische Wissenschaftler Ray Owen gab 1945 bekannt, zweieiige Zwillingskälber würden Zellen, die zwischen ihnen übertragen wurden, nicht abstoßen, als ob die beiden Tiere sich gegenseitig »geimpft« hätten, als sie im Mutterleib von demselben Blutkreislauf versorgt wurden.

Owens Erkenntnisse wurden von Professor Macfarlane Burnet aus Melbourne (Australien) aufgegriffen; er selbst hatte langjährige Experimente durchgeführt, mit denen er die Reaktion des Menschen auf Viren, Impfstoffe und andere Fremdsubstanzen untersuchte. Burnet stellte eine Theorie der selektiven Immunwirkung auf. Danach bildet sich das Immunsystem im Mutterleib: Der Fetus »lernt«, eine ganze Palette von Antikörpern herzustellen. Wenn dann später einer dieser Antikörper gebraucht wird, kann seine Produktion aktiviert werden.

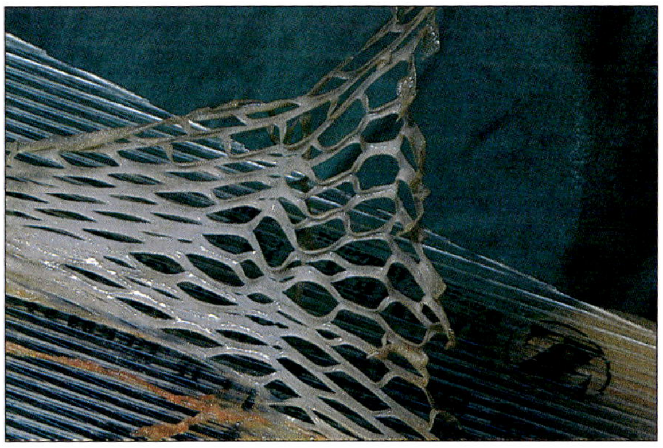

OBEN: *Nahaufnahme eines Transplantats: Man läßt das Hautstück über eine Messerwalze laufen, so daß ein Wabenmuster entsteht.*

TRANSPLANTATE, DIE LÄNGER LEBEN

Die pharmakologische Forschung nach dem Zweiten Weltkrieg (s. Seite 164–167) bescherte der Medizin eine Fülle neuer Medikamente. Auch Wirkstoffe, die bei Empfängern von Transplantationen die Immunantwort unterdrücken, hielten Einzug in die Operationssäle.

Das erste Immunsuppressivum war das Steroid Cortison (s. Seite 166); es wurde 1951 erfolgreich eingesetzt, um die Lebensdauer eines Haut-Homotransplantats zu verlängern. Acht Jahre später erzeugte man mit Mercaptopurin immunologische Toleranz, und in Paris setzte man bei der ersten erfolgreichen Nierentransplantation zwischen zweieiigen Zwillingen Bestrahlungen ein. Im Jahre 1963 wurde bewiesen, daß Antilymphocytenserum (ALS), hergestellt aus tierischem Blut, dem zuvor menschliche Lymphocyten injiziert wurden, die Überlebenschance der Transplantate verbesserte. Das ALS hatte den Vorteil, daß es die Abstoßung unterdrückte und gleichzeitig die körpereigene Infektionsabwehr nur wenig beeinträchtigte. Der Nachteil war allerdings, daß man nicht wußte, welche Charge wirkte und welche nicht; man mußte also experimentieren.

Das Leukämiemedikament Azathioprin (s. Seite 167) wurde in Verbindung mit Steroiden zum Standardmittel zur Unterdrückung der Abstoßung. Eine neuere Entwicklung ist das Cyclosporin, ein Antibiotikum, das 1974 entdeckt wurde und seit 1983 allgemein verwendet wird. Es hat geringere Nebenwirkungen, wirkt aber wie alle seine Vorgänger unspezifisch auf das Immunsystem. Immunsuppressiva können die Lebensdauer von Transplantaten unterschiedlich stark verlängern, aber sie vermindern gleichzeitig die Fähigkeit des Körpers, die alltäglichen Bakterien, Viren und Pilze zu bekämpfen. Der Transplantationschirurg muß deshalb in jedem Einzelfall den Nutzen des neuen Organs und die Nebenwirkungen der Medikamente samt der verringerten Immunabwehr gegeneinander abwägen.

Unterstützt wurde diese Theorie von dem Londoner Zoologieprofessor Peter Medawar und seinen Kollegen. Medawar experimentierte mit Hauttransplantationen und konnte zeigen, daß ein Tier, dem er mehrere Hautstücke desselben Spenders übertrug, das zweite Transplantat wesentlich schneller abstieß als das erste. Darüber hinaus stellte er fest, daß das übertragene Gewebe besonders dann nicht angenommen wurde, wenn er dem Empfängertier vor der Transplantation die Leukocyten (weiße Blutzellen) des vorgesehenen Spenders injiziert hatte. Haut und weiße Blutzellen tragen teilweise die gleichen Antigene, deshalb war durch die Injektion eine »aktive Immunität« gegen das Transplantat entstanden.

Medawar und sein Team experimentierten auch mit Zellen einer braunen Mäuseart, die sie in Feten weißer Mäuse brachten. Sie wollten feststellen, ob Hauttransplantationen von braunen auf weiße Mäuse auf diese Weise erleichtert würden. Wenn der Fetus geboren war, transplantierten sie ihm ein Stück Haut der Maus, von der die zuvor injizierten Zellen stammten, auf den Rücken. Die verpflanzten Gewebestücke wuchsen ohne Probleme an und lebten auch länger als unter normalen Umständen. Medawar leitete daraus die Theorie der »erworbenen Immuntoleranz« ab: Ein Individuum, das schon im Mutterleib mit den Zellen eines späteren Spenders Kontakt hat, entwickelt eine immunologische Toleranz gegen Transplantate von diesem Spender.

Für ihre Beiträge zur Entdeckung der aktiv erworbenen Immunität und der erworbenen Immuntoleranz erhielten Burnet und Medawar 1960 gemeinsam den Nobelpreis für Medizin. Sie hatten mit ihren Arbeiten einen lange fälligen Anstoß für Versuche gegeben, die Überlebenszeit von Transplantaten zu verlängern.

Nieren und Lunge

Den Ehrenplatz im Bereich der Organtransplantationen nehmen die Nieren ein. Ein solches Organ läßt sich einfach entnehmen und durch Verbinden einer einzigen Arterie einpflanzen, man kann sein Gewebe leicht typisieren, und da jeder Mensch zwei Nieren besitzt, stehen lebende Spender zur Verfügung. Dialysegeräte (s. Seite 172) bieten zudem eine Rückversicherung, falls eine Transplantation nicht gelingt. Die erste Heterotransplantation einer Niere nahm vermutlich der österreichische Chirurg E. Ullmann 1902 vor: Er verpflanzte die Niere eines Hundes in den Hals einer Ziege.

Nachdem in den vierziger Jahren die künstliche Niere zur Verfügung stand, konnten sich viele der schwer nierenkranken Patienten so weit erholen, daß eine Operation möglich wurde. Im Jahr 1954 gelang Chirurgen in Boston zum erstenmal die Transplantation einer Niere von einem lebenden Spender: Ein 24jähriger Mann, der wegen beidseitigen Nierenversagens im Sterben lag, erhielt die gesunde Niere seines eineiigen Zwillingsbruders und wurde wieder gesund.

UNTEN: *Spendernieren werden vor der Transplantation in einer lebenserhaltenden Maschine aufbewahrt (University of Minneapolis).*

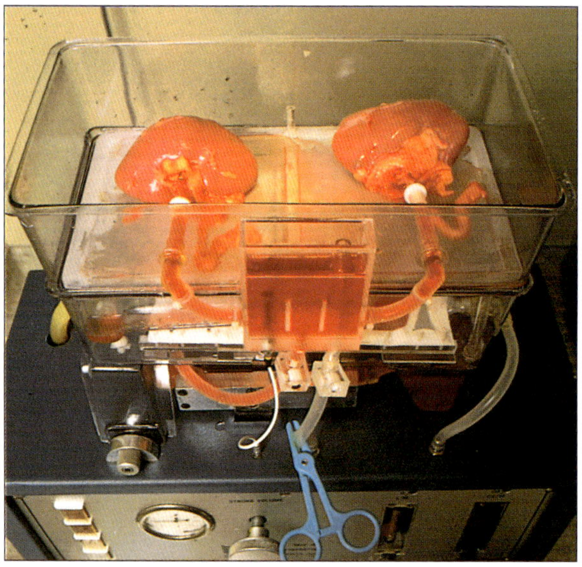

DIE ERSTE HERZTRANSPLANTATION

Als Christiaan Barnard die erste Herztransplantation vorgenommen hatte, staunte die ganze Welt. Barnard, jung, gutaussehend und hochbegabt, war am Groote-Schuur-Krankenhaus in Kapstadt für seine äußerst gründliche Arbeitsweise bekannt. Er brauchte keinen Vergleich mit den besten Chirurgen der Welt zu scheuen. Seine chirurgische Transplantationstechnik hatte er zusammen mit seinem Bruder Marius entwickelt.

Am 3. Dezember 1967 wurde ins Groote-Schuur-Krankenhaus eine junge Frau eingeliefert, die bei einem Verkehrsunfall schwere Kopfverletzungen erlitten hatte und bald sterben würde. Louis Washkansky, der seit 1959 drei Herzinfarkte überlebt hatte und an unheilbarer Herzschwäche litt, hatte sich mit Barnards Vorschlag einer Transplantation einverstanden erklärt und wartete nun auf einen geeigneten Spender. Die Blutzellen der Frau wiesen passende Antigene auf, und auch das Muster ihrer Leukocytenantigene ähnelte dem von Washkansky. Barnard witterte die Chance seines Lebens. Als er Washkanskys Brustkorb öffnete, war klar, daß nichts außer einem Transplantat helfen konnte. Ein Neurochirurg teilte mit, daß die Verletzungen der eingelieferten Frau nicht mehr behandelbar seien. Ihre Angehörigen gaben daraufhin die Erlaubnis, ihr Herz zu verwenden. Nur drei Stunden und 12 Minuten nach dem Eintreffen des Spenderherzens war die erste Herztransplantation bei einem Menschen abgeschlossen.

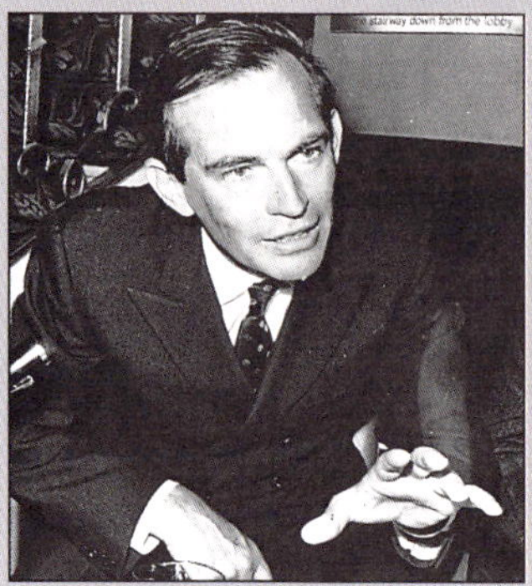

Washkansky sprach auf den Eingriff und die nachfolgende Behandlung bemerkenswert gut an und lebte weitere 18 Tage. Er zog sich dann allerdings eine Lungeninfektion zu, die auf keine Behandlung reagierte. Wie sich nach seinem Tod bei der Obduktion herausstellte, war er an einer ausgedehnten beidseitigen Lungenentzündung gestorben.

LINKS: *Der südafrikanische Chirurg Christiaan Barnard verpflanzte als erster ein menschliches Herz.*

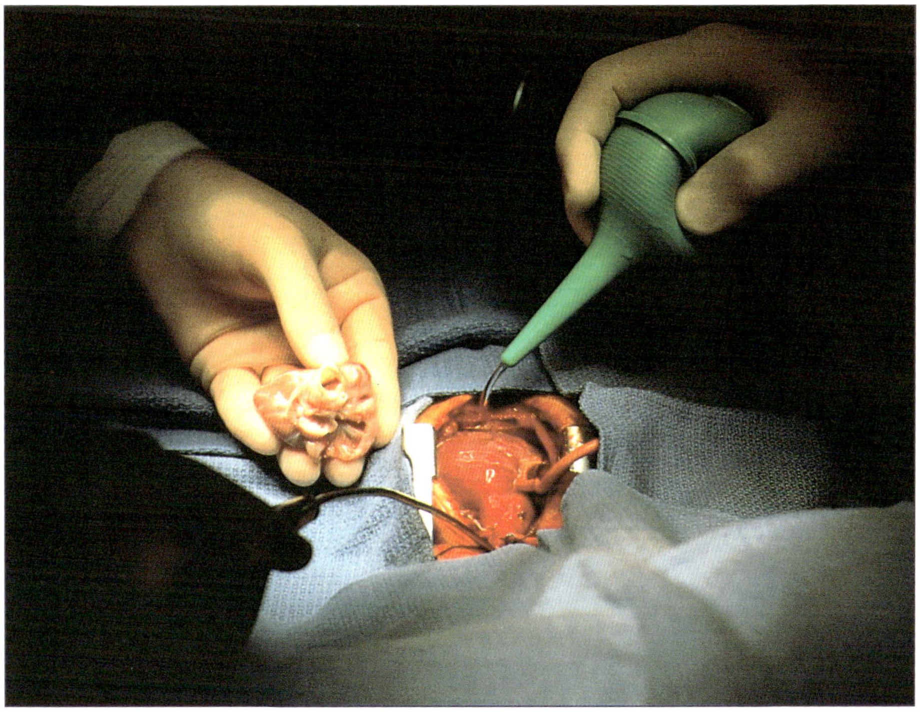

LINKS: *Eine Herztransplantation bei einem Kind. Man erkennt deutlich das etwa walnußgroße kranke Herz, daneben das Spenderorgan. Der Patient, ein sechsjähriger Junge, hatte einen lebensgefährlichen Herzfehler.*

Bei der Übertragung von Leber und Lunge wurden seit den fünfziger Jahren nur wenige Fortschritte gemacht, doch inzwischen nimmt man auch solche Eingriffe immer häufiger vor. Nachdem 1962 bekannt geworden war, daß Wladimir Demochow schon 15 Jahre zuvor Tierversuche mit der Homotransplantation der Lunge gemacht hatte, entschloß sich James Hardy vom University of Mississippi Medical Centre, die Übertragung einer menschlichen Lunge zu wagen. Im Juni 1963 setzte er einem 58jährigen Mann, der mit Lungenkrebs und Emphysem im Sterben lag, die Lunge eines Mannes ein, der an einem Herzinfarkt gestorben war. Die neue Lunge funktionierte von Anfang an gut und arbeitete 18 Tage lang, dann starb der Patient – an einem Nierenleiden, das mit der Transplantation nichts zu tun hatte.

Das Herz

Erste Experimente zur Herztransplantation gehen auf die Jahrhundertwende und die Versuche von Carrel und Guthrie zurück. Frank Mann von der Georgetown University in Washington gelangte 1933 durch Tierversuche zu dem Schluß, daß das Herz sich, was Transplantationen angeht, nicht anders verhält als die übrigen Organe. Bei den ersten Versuchen hatte man das Herz nicht an seinem normalen anatomischen Platz verpflanzt, sondern an anderen Körperstellen, gewöhnlich in eine Hauttasche am Hals. In den fünfziger Jahren versuchte man dann, das Herz an seinen natürlichen Platz zu verpflanzen.

Bei einer Herztransplantation stellen sich viele Probleme: Das Spenderorgan muß völlig gesund sein, und der Tod des Spenders darf es nicht in Mitleidenschaft gezogen haben. Da ein Herz nach dem Tod innerhalb weniger Minuten abstirbt und nicht über längere Zeit aufbewahrt werden kann, muß es sehr schnell entnommen und übertragen werden, manchmal ohne zuvor eine vollständige Gewebetypisierung vorgenommen zu haben. Einen großen Fortschritt erzielte Norman Shumway von der Stanford University in Kalifornien 1961 durch die Entwicklung einer stark verbesserten Operationstechnik, mit der sich das Herz wirksamer versorgen ließ. Nach der Operation stabilisierte Shumway den Kreislauf des Patienten mit einer Maschine, bis das neue Organ seine Funktion völlig übernehmen konnte. Die Hunde, mit denen er experimentierte, lebten bis zu 21 Tage lang. In dieser Zeit funktionierte ihr Organismus normal – der Tod trat schließlich ein, weil das fremde Organ abgestoßen wurde.

Die erste Herztransplantation bei einem Menschen fand am 23. Januar 1964 statt. Ein 68jähriger Mann mit fortgeschrittener Herzschwäche wurde in das Mississippi Medical Centre eingeliefert. James Hardy schloß ihn an eine Herz-Lungen-Maschine an und bereitete die erste Transplantation eines menschlichen Herzens vor – der Spender war ein junger Mann mit einem irreversiblen Gehirnschaden. Doch der Spender lebte noch, als das Herz des vorgesehenen Empfängers plötzlich versagte. Tapfer entschloß sich Hardy, ein Schimpansenherz zu verwenden. Das Organ funktionierte nach der Operation zwar gut, aber es war zu klein für den Organismus eines Erwachsenen. Hardy setzte noch einen Schrittmacher ein, um das Herz anzuregen, doch der Patient starb kurze Zeit später.

Die Presse hatte darauf gewartet, das historische Ereignis bekanntzugeben, als sich jedoch herausstellte, daß der Spender kein Mensch, sondern ein Schimpanse gewesen war, verlor man das Interesse. Die Welt mußte nochmals fast vier Jahre warten, bis das große Ereignis stattfand: In Kapstadt verpflanzte der südafrikanische Chirurg Christiaan Barnard mit seinem Team 1967 das Herz einer 24jährigen Frau in den Körper des 54jährigen Louis Washkansky.

In der darauffolgenden Zeit wurden zahlreiche Herztransplantationen durchgeführt. Das über die Medien erwachte Interesse führte zur Freistellung von mehr Forschungsmitteln, mit denen die Entwicklung methodischer Fortschritte finanziert werden konnte. Dennoch bleiben Fragen: nach den enormen Kosten und dem vergleichsweise geringen Nutzen der Herztransplantation – viele Menschen würden es lieber sehen, wenn das Geld in andere Bereiche des Gesundheitswesens flösse, wo wesentlich mehr Patienten Behandlung und Pflege erhalten könnten.

Herzmedizin

Von Aspirin zum künstlichen Herzen

Kernbrennstoff läßt das Herz bis zu 20 Jahre lang schlagen

NACH ANSICHT VIELER FACHLEUTE sind Herzkrankheiten »Zivilisationskrankheiten«, weil sie durch falsche Ernährung, Bewegungsmangel, Streß und Rauchen entstehen – typische Begleiterscheinungen des täglichen Lebens von Millionen Menschen. Im Bereich der Vorbeugung, aber auch bei der Behandlung von Herzkrankheiten wurde viel erreicht.

Zirkuskunststücke

Im Sommer 1929 kam der 25jährige deutsche Medizinstudent Werner Forssmann an eine kleine Rotkreuzklinik in Eberswalde, wo er eine klinische Ausbildung in Chirurgie erhalten sollte. Obwohl sein Vorgesetzter das Experiment verboten hatte, führte er sich im Juli 1929 einen Katheter in seinen eigenen Arm ein, schob ihn 65 Zentimeter weit in die Vene und ging dann in die Röntgenabteilung. Nachdem er einem Freund, der ihn aufhalten wollte, gegen das Schienbein getreten hatte, hielt er schließlich eine Röntgenaufnahme in der Hand: Die Spitze des Katheters lag in der rechten Vorkammer des Herzens.

Die Veröffentlichung von Forssmanns Befunden erregte in den Medien kurzfristiges Aufsehen. Als er sich in Berlin für eine Dozentenstelle bewarb, fauchte der deutsche Chirurg Ferdinand Sauerbruch: »Ihre kleinen Kunststücke können sie in einem Zirkus vorführen, aber nicht an einer angesehenen deutschen Universität!« Forssmann experimentierte dennoch weiter; 1931 injizierte er sich durch den Katheter eine strahlenundurchlässige Substanz und stellte das erste Angiogramm her. Doch schon bald danach geriet seine Person in Vergessenheit.

Nicht so seine Arbeiten: Sie fielen den amerikanischen Wissenschaftlern André Cournand und Dickinson Richards in die Hände. Die beiden begannen 1936 mit einer Reihe von Tierversuchen, um Veränderungen der Sauerstoff- und Kohlendioxidkonzentration im Herzen aufzuklären. Im Jahr 1940 legten sie zum erstenmal einem Patienten einen Katheter.

UNTEN: *Chirurgen bei der Herzkatheterisierung: Der Katheter wird unter Röntgenkontrolle in die Herzkranzgefäße geschoben.*

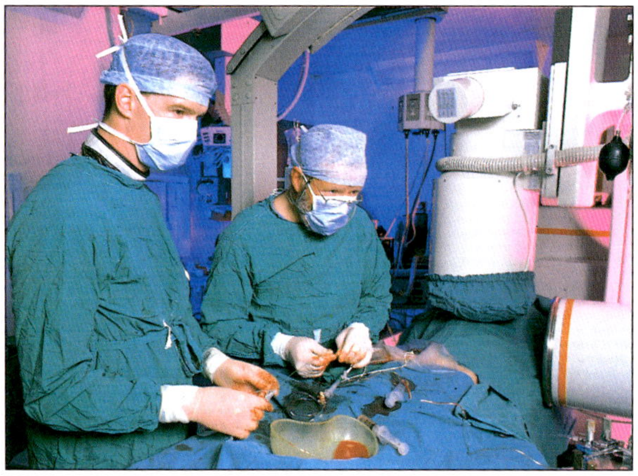

Die neuartige Technik der drei Wissenschaftler, die 1956 gemeinsam den Nobelpreis erhielten, wurde schließlich bei der Diagnose von Herzkrankheiten zur Routine. Schon 1947 untersuchte man mit Hilfe des Katheters angeborene Herzfehler, zwölf Jahre später konnte man Röntgenaufnahmen von einzelnen Herzkranzgefäßen herstellen. Darüber hinaus waren Methoden entwickelt worden, um den Druck in den einzelnen Herzkammern zu messen.

Auch in der Behandlung von Herzkrankheiten setzte sich der Katheter durch. Mit der Endarteriektomie oder Ausschälplastik konnte man auf diese Weise die Innenseite der Herzkranzgefäße reinigen, deren Verstopfung einen Herzinfarkt zur Folge hat. Der New Yorker Herzchirurg Sol Sobel entwickelte dieses Verfahren 1967 noch weiter: Er brachte mit einer Spritze einen kräftigen Schwall Kohlendioxid in eine Arterie. Drei Jahre zuvor hatte der

EIN NEUES HERZ

Die gleichen Überlegungen, die zur Entwicklung von Ersatz-Herzklappen führten, waren auch der Ausgangspunkt für den Versuch, ein künstliches Herz zu entwickeln. Willem Kolff (s. Seite 172) betrieb als erster in den USA derartige Forschungen, 1957 setzte er einem Hund das erste Modell ein. Es funktionierte etwa 90 Minuten lang.

Im Jahr 1970 entwickelte Robert Jarvik von der University of Utah das Modell Jarvik-7: Es bestand aus einem Polyurethan-Glasfaserkunststoff, wurde von Druckluft angetrieben und zunächst an Kälbern erprobt. Es arbeitete im Durchschnitt 66 Tage lang. Die Tiere starben jedoch, weil das Herz nicht mit den Tieren wachsen konnte.

Am 2. Dezember 1982 pflanzte Dr. William de Vries das Gerät zum erstenmal einem Menschen ein: Der Patient überlebte 112 Tage. Die längste Zeit, nämlich 20 Monate, überlebte William Schroeder, dem es 1986 implantiert worden war. Nach seinem Tod wurde eine heftige Kontroverse um den Sinn oder Unsinn von künstlichen Herzen geführt. Seit Ende 1989 werden in den USA keine Operationen mit künstlichen Herzen mehr durchgeführt. Seither wurden statt dessen andere Geräte entwickelt. Im Jahr 1989 wurde Dr. Wamplers »Hemopump« vorgestellt, eine kleine Turbine, welche die Funktion des Herzmuskels vorübergehend übernehmen kann; 1990 gab die US-Firma Novacor bekannt, sie habe ein implantierbares Herz-Unterstützungsgerät entwickelt.

DAS HERZ MUSS SCHLAGEN

Das Herz verfügt über ein eigenes elektrisches System, das die Geschwindigkeit des Herzschlages reguliert. Ist es defekt, können Herzstillstand oder Rhythmusstörungen eintreten. Künstliche Herzschrittmacher waren anfangs externe Geräte, deren Batterien durch in den Venen verlaufende Drähte mit dem Herzen verbunden waren. Sie eigneten sich für den kurzfristigen Einsatz im Krankenhaus, aber nicht als Dauerlösung. Den ersten im Körper tragbaren Schrittmacher entwickelte Rune Elmquist 1958.

Im Jahr 1973 entwickelte man in Kanada eine Lithium-Iodid-Zelle, die mindestens sechs Jahre Energie lieferte. Anfang der achtziger Jahre wurden die Schrittmacher computerisiert – ein winziger Mikroprozessor setzte den Schrittmacher in Gang, wenn der Eigenrhythmus des Herzens nicht mehr stimmte. Die deutsche Firma Biotronik entwickelte 1986 einen programmierbaren Schrittmacher, der auf die Bluttemperatur des Trägers reagiert, die seine körperliche Aktivität widerspiegelt. Und schließlich wurde 1988 einem 47jährigen Mann der erste atombetriebene Doppelpuls-Schrittmacher eingepflanzt, der mindestens 20 Jahre lang funktionieren soll; die Energiequelle besteht aus einer winzigen Plutoniumzelle.

Schweizer Arzt Andreas Grünzig die Angioplastie erfunden: Dabei schiebt man mit dem Katheter einen winzigen Gummiballon in ein verengtes Blutgefäß und bläst ihn dann auf, so daß der Weg für das Blut wieder frei wird.

Skalpelle und Pillen

Nach den Pionierarbeiten zur Behandlung der »Blue babies« (s. Seite 156) ermöglichten neue Diagnosemethoden und die Herz-Lungen-Maschine (s. Seite 172–175) auch Operationen am offenen Herzen. Die ersten derartigen Eingriffe dienten der Korrektur angeborener Herzfehler wie Aortenverengung oder Fehler in den Vorhof- oder Herzkammerscheidewänden (»Loch im Herzen«).

Die Fließrichtung des Blutes im Herzen wird von den Herzklappen bestimmt. Ist eine von ihnen (oder auch mehrere) blokkiert, arbeitet das Herz nicht mehr ordnungsgemäß. Früher war die rheumatische Herzkrankheit verbreitet und auch eine ihrer Folgen, die Mitralstenose (Verdickung der Mitralklappe). Im Jahr 1948 öffneten Chirurgen eine solche Klappe, indem sie einfach einen Finger hineinsteckten. Die beste Lösung besteht in solchen Fällen allerdings darin, die defekte Klappe durch eine künstliche zu ersetzen.

Das erste rein künstliche Herzklappenmodell, das sich durchsetzte, war das Starr-Edwards-Kugelventil, das der amerikanische Herzspezialist Albert Starr und der Flugzeugingenieur L. Edwards entwickelten und seit 1961 einsetzten. Man hat seither verschiedene Varianten ausprobiert, nicht immer mit Erfolg. Bei manchen Modellen bildeten sich leicht Blutgerinnsel, bei anderen blockierte die Herzinnenhaut die Klappenöffnung, und wieder andere verwirbelten das Blut, so daß die roten Blutzellen zerstört wurden.

Blockierte Arterien in Gliedmaßen ersetzt man schon seit den fünfziger Jahren, aber an die Herzkranzgefäße wagte man

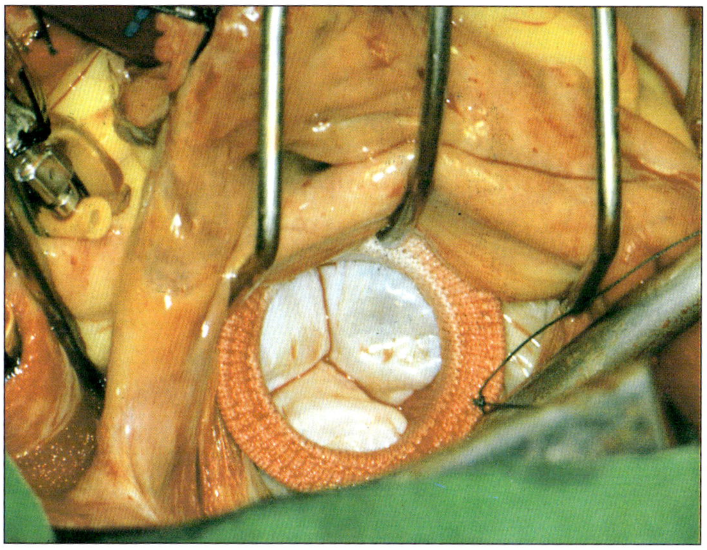

OBEN: *Eine Operation am offenen Herzen. Man erkennt eine künstliche Herzklappe, angefertigt aus der Haut eines Schweinegehirns, die einem Menschen eingepflanzt wird. Amerikanische Chirurgen bevorzugen jedoch meist Klappen aus Kunststoff und Metall.*

sich erst im Jahr 1967. In diesem Jahr entwickelte Rene Falvaro, ein Herzchirurg der Cleveland Clinic in Ohio, die »Bypass«-Operation: Er umging eine verschlossene Arterie mit einem Stück eines gesunden Blutgefäßes, das er aus dem Bein des Patienten entnommen hatte.

Fortschritte wurden aber nicht nur in der Chirurgie erzielt, sondern auch bei der Entwicklung von Medikamenten. In den sechziger Jahren entwickelte Sir James Black die Betablocker, die das sympathische Nervensystem am Herzen stillegen und so die Herzbelastung reduzieren. Anfangs verschrieb man sie bei Angina pectoris, doch später benutzte man sie auch zur Blutdrucksenkung und zur Stabilisierung des Herzrhythmus. Doch man beobachtete seit 1974 auch Nebenwirkungen. Das in Großbritannien vermarktete Eraldin hatte in einigen Fällen Taubheit, Bauchfell- und Rippenfellentzündungen sowie Sehstörungen zur Folge: Etwa 20 Betroffene wurden blind, sogar 18 Todesfälle gingen ursächlich auf die Einnahme des Medikaments zurück. Die Betablocker haben zwar auch heute noch ihren festen Platz in der Behandlung von Herzkrankheiten, doch inzwischen kennt man die Gefahren besser – ein plötzliches Absetzen kann zum Beispiel zum Herzinfarkt führen.

Als noch erfolgreicher erwiesen sich zwei Wirkstoffe, die für ihre gerinnungshemmenden Eigenschaften bekannt sind: die in den sechziger Jahren entwickelte Streptokinase und das Aspirin (s. Seite 49). Nach Studien mit 17 000 Patienten an 400 Krankenhäusern in 16 Ländern wurde im März 1988 bekanntgegeben, daß die Todeshäufigkeit bei Herzinfarkten um 40 Prozent zurückgeht, wenn kurze Zeit nach dem Anfall Streptokinase gegeben und anschließend über längere Zeit niedrig dosiertes Aspirin eingenommen wird.

Im gleichen Jahr zeigte eine Untersuchung, an der seit 1983 etwa 22 000 amerikanische Ärzte teilgenommen hatten, daß die Einnahme von 325 mg Aspirin alle zwei Tage das Herzinfarktrisiko um 47 Prozent senkt. Gestützt wurde dieser Befund später von Richard Peto und seinem Team an der Universität Oxford: Sie analysierten die Ergebnisse von 215 Studien mit insgesamt über 100 000 Beteiligten. Sie empfehlen jedoch eine Dosis von 75 mg täglich.

8

Medizin nach dem Zweiten Weltkrieg:

Einbrüche und Durchbrüche

Die moderne Medizin mag noch so hoch entwickelt sein – sie hat nicht nur Erfolge, sondern auch Fehlschläge aufzuweisen. Manchmal hält man das eine für das andere – bis sich die negativen Nebenwirkungen einer Behandlungsform zeigen.

In diesem Kapitel wird von einigen solchen Beispielen aus den letzten 50 Jahren die Rede sein. Die Entwicklung des ersten echten Beruhigungsmittels ermöglichte zum Beispiel manchen Schizophreniekranken ein relativ normales gesellschaftliches Leben, doch manche dieser Medikamente, die großzügig verschrieben wurden, erwiesen sich als Suchtmittel. Familienbeziehungen wurden auf diese Weise gefährdet oder sogar zerstört. Daneben gab es aber auch unbestreitbare Erfolge wie die Behandlung der Parkinson-Krankheit mit L-Dopa und die Polioschutzimpfung.

Weniger erfolgreich verlief die Geschichte der Sexualtherapie. Sexualität bedeutet für viele Lust, für andere eine Last. Seit erst ca. 45 Jahren bemüht sich die medizinische Wissenschaft ernsthaft darum, das menschliche Sexualverhalten zu verstehen und Therapien für Funktionsstörungen zu entwickeln.

Ein durchweg positives Ergebnis des Kampfes gegen den Krebs ist noch nicht eindeutig feststellbar. Es gab zwar Erfolge – von den Kindern mit der verbreitetsten Form der Leukämie überleben heute 70 Prozent –, doch auf einen echten Durchbruch in der Krebstherapie wartet die Wissenschaft noch immer, auch wenn es für die Zukunft hohe Erwartungen gibt.

Hoffnung gibt es auch auf die Entwicklung einer Heilungsmethode für AIDS, der neuen Geißel der Menschheit. Doch daran wird derzeit noch gearbeitet.

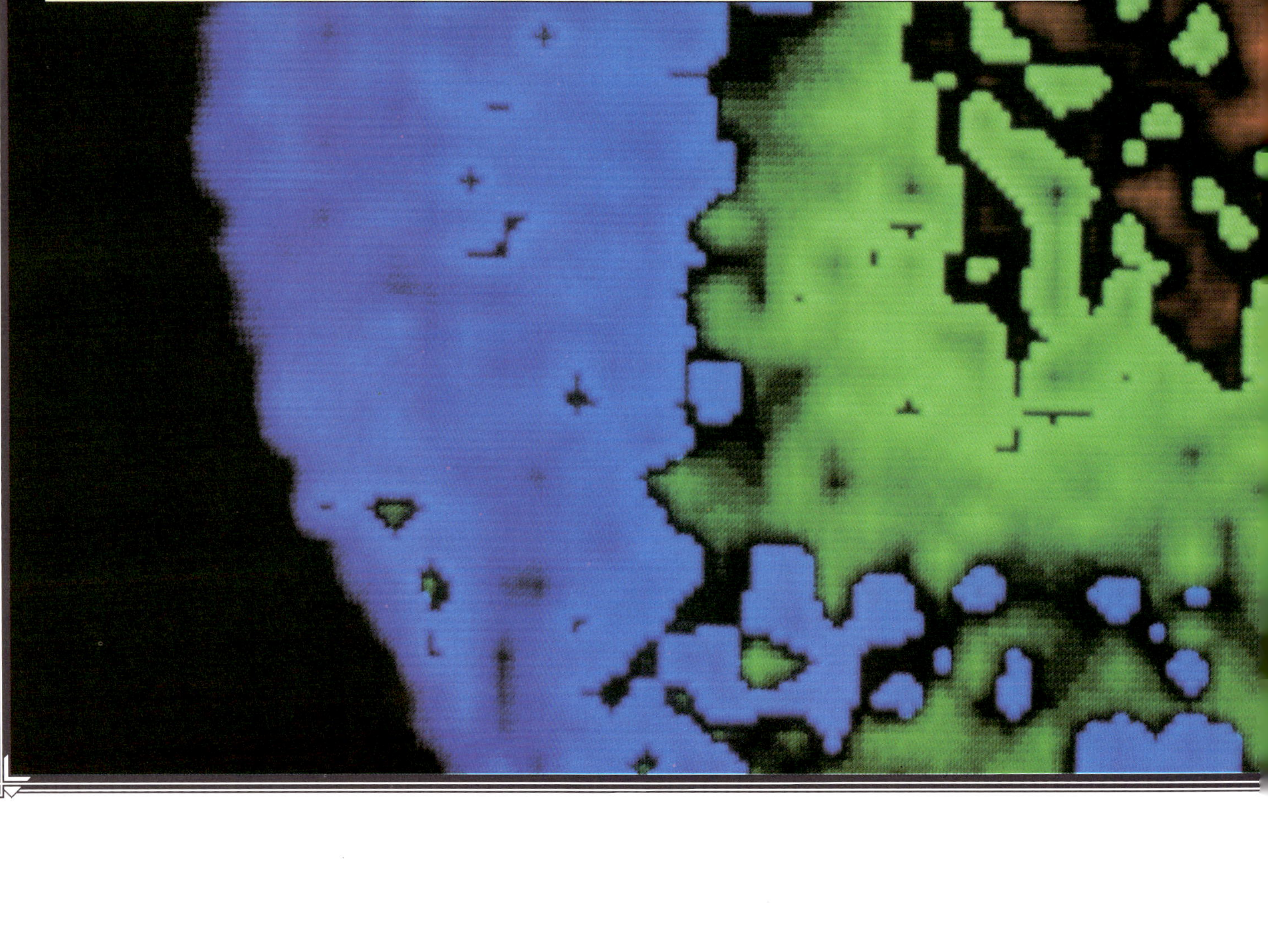

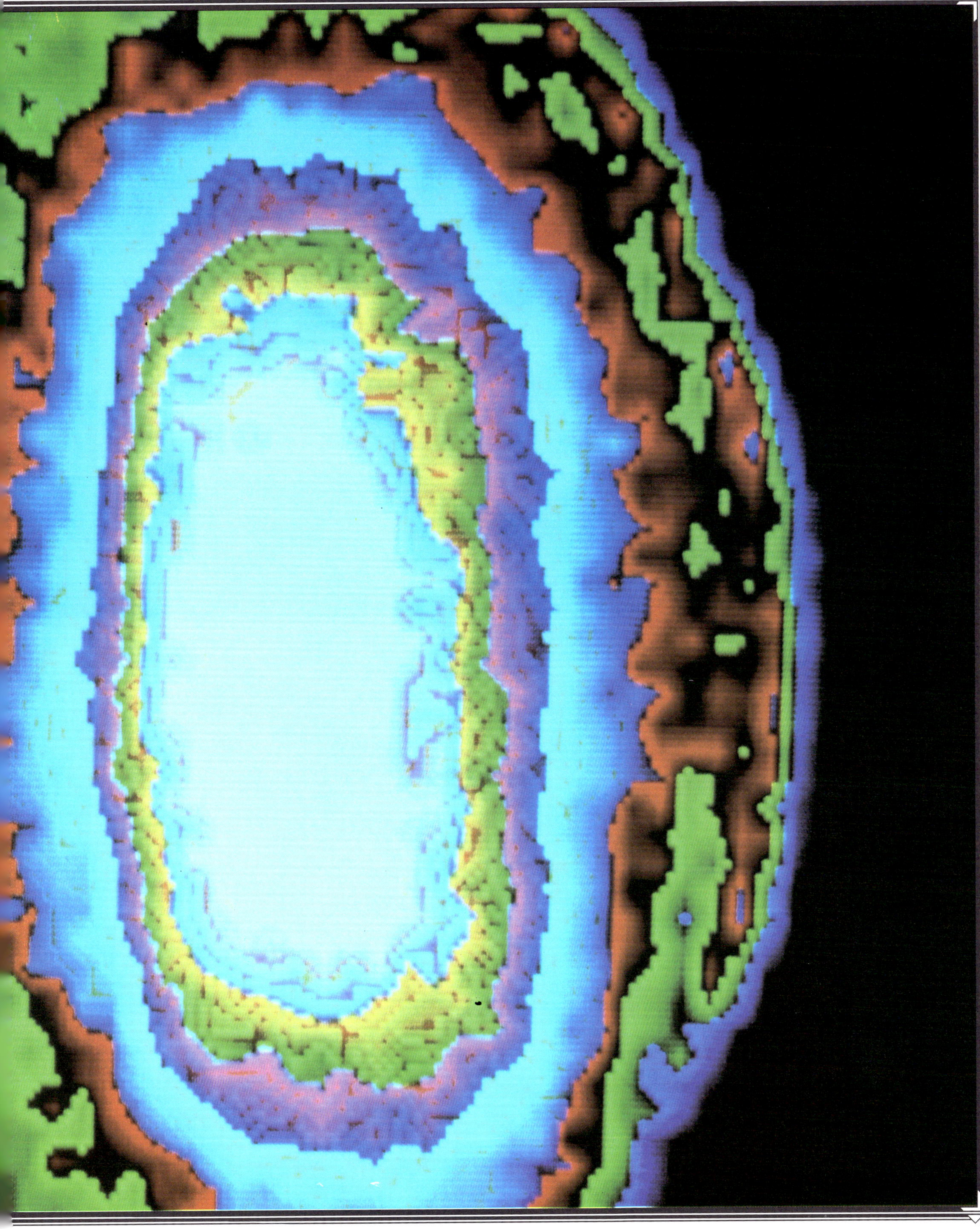

OBEN: *Aufnahme einer Lunge mit radioaktiv markiertem Gas. Man erkennt eine Krebserkrankung im linken Lungenflügel, die rechte Lungenhälfte ist gesund.*

Geisteskrankheit

Neue Medikamente, neue Theorien

Untersuchungen zum Winterschlaf der Tiere und das erste echte Beruhigungsmittel

DREIEINHALB JAHRE in japanischer Kriegsgefangenschaft – Gelegenheit genug für den australischen Arzt und Psychiater John F. J. Cade (1912–1980) während des Zweiten Weltkriegs, bei seinen Mitgefangenen schwere seelische Störungen zu studieren. Seine Beobachtungen überzeugten ihn, daß Geisteskrankheiten wie Depression und Schizophrenie körperliche Ursachen haben – eine Ansicht, die mehr der herkömmlichen medizinischen Wissenschaft entsprach als den neueren Theorien der Psychiatrie und Psychoanalyse (s. Seite 118–121). Insbesondere vermutete Cade, die manische Phase der manisch-depressiven Erkrankung müsse durch eine Substanz entstehen, die im Körper in zu großer Menge vorhanden ist; zu schweren Depressionen käme es demnach, wenn diese Substanz in zu geringer

UNTEN: *Szene aus dem Film* Einer flog über das Kuckucksnest, *der die erschreckenden Zustände in einer psychiatrischen Abteilung zeigt.*

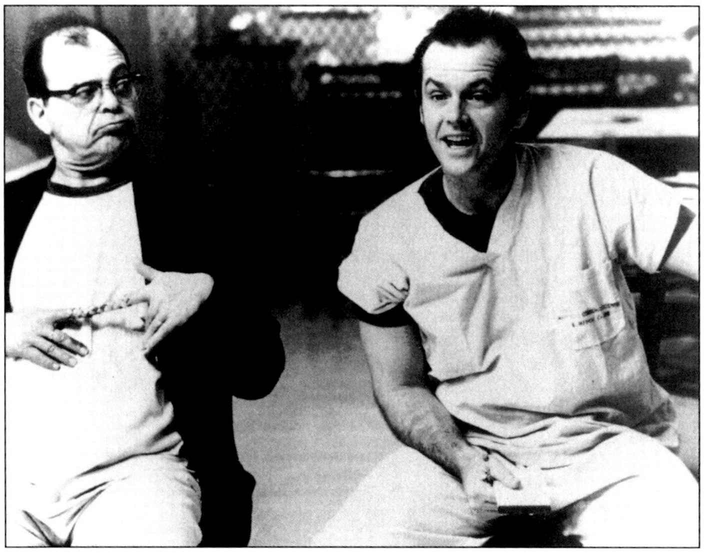

Konzentration vorliegt. Allerdings hatte er keine Vorstellung, um was für eine Substanz es sich handeln könnte.

Nach dem Krieg, 1946, wurde Cade Psychiater an einem Krankenhaus für Kriegsheimkehrer in einem Außenbezirk der australischen Stadt Melbourne. Dort begann er mit einer Reihe recht extremer Experimente an Meerschweinchen. Zunächst injizierte er einigen Tieren den Urin psychotischer Patienten, anderen den Urin von geistig gesunden Personen. Aus den Ergebnissen ging hervor, daß menschlicher Urin ein Meerschweinchen tötet, daß der Tod jedoch mit dem Urin manisch-depressiver Patienten sehr viel schneller eintritt.

Es stellte sich heraus, daß Harnstoff die giftige Substanz des Urins war. Cade vermutete, wechselnde Konzentrationen dieser Substanz könnten geistige Störungen verursachen. Das erwies sich jedoch als Trugschluß, deshalb beschäftigte er sich anschließend damit, wie Harnsäure, eine andere im Urin enthaltene Substanz, in seinen Experimenten wirkte. Harnsäure löst sich nur schlecht in Wasser, weshalb er für seine Vergleichsuntersuchungen Lithiumurat, die löslichste Harnsäureverbindung, die er finden konnte, benutzte. Damit war er auf eine medizinische Goldader gestoßen: Das Lithium senkte die toxische Wirkung von Harnsäure, und als er es als alleiniges Mittel gegeben hatte, wurden die ansonsten sehr lebhaften Meerschweinchen für ein bis zwei Stunden ruhig und fügsam. Offensichtlich durch Zufall (obwohl er selbst stets behauptete, es sei das Ergebnis logischer Überlegungen gewesen) hatte Cade einen neuen Weg gefunden, um Patienten mit schweren geistigen Störungen ruhigzustellen.

Seit fast 100 Jahren benutzte man Lithium zur Behandlung der Gicht, und es gibt unterschiedliche Ansichten darüber, ob Cade tatsächlich als erster die Anwendungsmöglichkeit bei geistigen Störungen erkannte. Aber mit Sicherheit war der Australier der erste, der Lithium zur Behandlung solcher Krankheiten ordnungsgemäß klinisch erprobte, nachdem er es zunächst in verschiedenen Formen selbst eingenommen hatte, um seine Ungefährlichkeit zu überprüfen. Die 1949 veröffentlichten Ergebnisse waren eindrucksvoll: Zehn Patienten, die an verschiedenen Formen der Manie litten, wurden bei regelmäßiger Einnahme von Lithiumcarbonat ruhig und zugänglich. Bei sechs Schizophreniekranken verringerten sich Unruhe und lautstarkes Auftreten; andere Symptome (z. B. Halluzinationen) wurden jedoch nicht beeinflußt. Lediglich bei drei Patienten, alle mit chronischen Depressionen, war keine Verbesserung zu erkennen. Wie Cades persönliche Fallbeschreibungen zeigen, war er sich sehr wohl bewußt, daß das Lithium im Verdauungs- und Nervensystem schädliche, möglicherweise sogar tödliche Nebenwirkungen haben kann, wenn seine Konzentration im Blut nicht sorgfältig überwacht wird. (Einer seiner ersten Patienten war 1950 an einer Lithiumvergiftung gestorben.) In seinen Veröffentlichungen spielte er dieses Thema jedoch herunter – aus ehrenwerten Motiven. Er war überzeugt, daß das Lithium in den meisten Fällen und unter ordnungsgemäßer Kontrolle mehr nützte als schadete.

Nur eine Frage konnte Cade nicht beantworten: Wie wirkt das Lithium? Nach seinen Vermutungen war es ein Spurenelement, das in kleinen Mengen im Organismus vorhanden sein muß und dessen Fehlen zu Psychosen führt. Weder er noch andere Wissenschaftler konnten diese Vermutung beweisen, doch die Lithiumcarbonat-Therapie wurde trotzdem zur Standardbehandlung für Kranke mit manischer Depression.

Das Zeitalter der Tranquilizer

John Cades Versuche mit Lithium waren der vorläufige Höhepunkt von Forschungsarbeiten, die man schon seit über einem Jahrhundert betrieb, in der Überzeugung, geistige Krankheiten mit chemischen Mitteln behandeln zu können. In den dreißiger Jahren des 19. Jahrhunderts hatte man zu diesem Zweck mit Kaliumbromid experimentiert; es folgten Chloral und Paralde-

UNTEN: *Aufnahme vom Gehirn eines Schizophreniekranken. Die radioaktive Makierung zeigt einen Rückgang der Proteinsynthese (rot).*

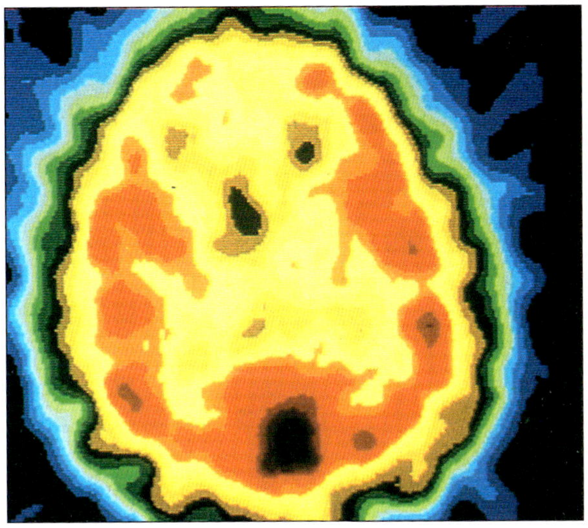

hyd, und seit 1903 wurden Barbiturate entwickelt. Doch alle diese Verbindungen wiesen Nachteile auf. Bromide zum Beispiel sammeln sich im Körper an und rufen eine Vergiftung hervor, die viel schlimmer sein kann als die behandelte Krankheit. Barbiturate machen süchtig und können in zu hoher Dosierung tödlich wirken.

Während sich die Aufmerksamkeit der Psychiatrie auf Cades Entdeckungen richtete, erfolgte der Durchbruch in einem anderen Zweig der Medizin. Und er war nicht das Ergebnis der Erforschung geistiger Krankheiten, sondern ein Nebenprodukt neuer Methoden in der Chirurgie.

Ein gravierendes Problem für die Chirurgie war der körperliche Schock, den manche Patienten nach einer ansonsten gelungenen Operation erlitten. Er verzögerte in vielen Fällen die Genesung und führte manchmal sogar zum Tod des Patienten. Die Wissenschaftler vermuteten, man könne die Wirkungen des Schocks reduzieren, indem man den Stoffwechsel während der Operation verlangsame, ganz ähnlich wie er bei kaltblütigen Tieren während des Winterschlafs gedrosselt wird. Auf diesem Gebiet forschte man unter anderem bei der französischen Pharmafirma Rhône-Poulenc. Dort stellten die Wissenschaftler 1950 eine Substanz her, die genau diese Wirkung hatte; es handelte sich um Chlorpromazin, ein Derivat des Wirkstoffs Phenothiazin.

Daß es für Chlorpromazin auch außerhalb des Operationssaals Anwendungsmöglichkeiten gab, erkannten seine Erfinder sofort. Wie die Wissenschaftler Delay und Deniker zeigen konnten, linderte es nicht nur wie die früheren Medikamente die manische Erregung und die Aggression der Schizophrenen, es verminderte auch Wahnvorstellungen und Halluzinationen, so daß der Kontakt zwischen Psychiater und Patient stabilisiert werden konnte.

Delay und Deniker bezeichneten das Chlorpromazin als »Neuroleptikum« (Wirkstoff für Nervenzellen). Es war der erste echte Tranquilizer, und sein Erfolg war für die Pharmafirmen überall auf der Welt der Anlaß zu hektisch betriebener Forschung, um eigene Produkte zu entwickeln. Es gibt heute eine große Vielfalt spezifisch wirkender Medikamente zur Behandlung geistiger Störungen aller Arten und Schweregrade – von so verbreiteten Wirkstoffen wie Diazepam (Valium) und Chlordiazepoxid (Librium) bis zum Flupenthixol, das Schizophrenen ein relativ normales gesellschaftliches Leben ermöglicht.

PHYSISCHE ODER PSYCHISCHE URSACHE?

Während man bei der Medikamentenbehandlung Fortschritte machte, wurde der Streit über die Ursachen von Geisteskrankheiten immer erbitterter. Cade und der britische Neurologe Sir Henry Miller bestanden neben anderen darauf, daß physiologische Faktoren eine Rolle spielen müßten. Andere Ärzte vermuteten die Wurzeln der Krankheiten dagegen in psychologischen oder gesellschaftlich bedingten Störungen. Zu der zweiten Gruppe gehörte der britische Psychiater R. D. Laing (1927–1989). Er vertrat die Ansicht, Schizophrenie entstehe durch familiären Druck während der Kindheit, der den Betroffenen zwinge, sich einem Verhalten zu unterwerfen, das nicht zu ihm passe.

Beide Seiten konnten ihre Überzeugungen mit Indizien belegen. Die Arbeit der Psychoanalytiker legte die Vermutung nahe, daß die Belastungen des Alltagslebens die geistige Gesundheit beeinflussen, eine Ansicht, die später durch die Streßforschung unterstützt wurde (s. Seite 221). Auf der anderen Seite zeigten aber die Arbeiten des amerikanischen Psychiaters Franz Kallman, daß es bei der Schizophrenie auch eine erbliche Komponente gibt.

Später entwickelten viele praktizierende Psychiater einen Kompromiß, wonach Neurosen, z. B. Angstzustände und Phobien, das Ergebnis psychosozialer Belastungen sind, Psychosen dagegen organische Erkrankungen des Gehirns. Professor Thomas Szasz aus den USA wies allerdings darauf hin, daß diese einfache Einteilung sich weder logisch noch durch Erfahrung rechtfertigen ließ.

Einen überzeugenderen Versuch, die beiden Ansichten über geistige Störungen und insbesondere über die Schizophrenie in Übereinstimmung zu bringen, machte 1957 der amerikanische Professor Ian Stevenson. Er ging davon aus, daß es eine vererbte Veranlagung zur Schizophrenie gibt, die von tiefgreifenden körperlichen Veränderungen begleitet ist und sich durch Medikamente zwar vielleicht nicht heilen, aber zumindest abschwächen läßt. Psychische Belastung jedoch, so seine Argumentation weiter, kann die Krankheit ausbrechen lassen, und deshalb läßt sie sich möglicherweise mit Hilfe der Psychotherapie erfolgreich behandeln. Stevenson vermutete, Streß könne die Freisetzung einer Substanz ins Blut auslösen und so bei Personen, deren Gehirn gegen diese Verbindung empfindlich ist, Schizophrenie entstehen lassen. Um eine vollständige Heilung zu erzielen, so meinte er, reiche es nicht aus, diesen Vorgang zu unterdrücken: Man müsse den Patienten auch lehren, Streß besser zu beherrschen.

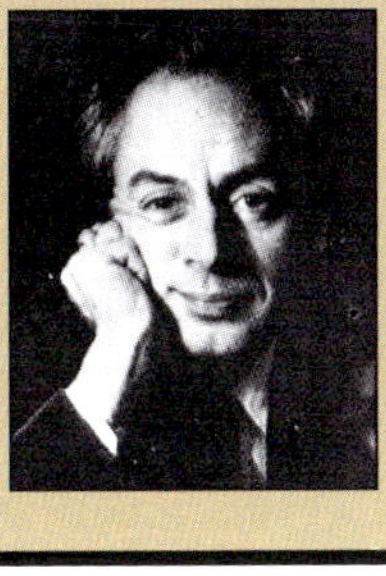

RECHTS: *Der Theorie des britischen Psychiaters R. D. Laing zufolge entsteht Schizophrenie durch Anpassungsdruck während der Kindheit.*

Die Parkinson-Krankheit

Die Schüttellähmung wird bekämpft

IM JAHR 1817 SCHRIEB JAMES PARKINSON, ein 62 Jahre alter Hausarzt im Londoner East End, ein Buch mit dem Titel *On the Shaking Palsy* (Über die Schüttellähmung). Es wurde zu einem Klassiker der medizinischen Literatur: Seiner Beschreibung der Symptome und des Verlaufs einer Krankheit, die es seit biblischer Zeit gibt, ist bis heute kaum etwas hinzuzufügen. Die Krankheit wurde nach ihm benannt. Vor Parkinsons Beschreibung betrachtete man jede Form von Muskelkrankheit oder Bewegungsstörung als »Lähmung«, dazu gehörten auch alle Arten des Zitterns, die durch Alter, Nervenleiden oder Alkoholmißbrauch entstanden.

Drei wichtige Symptome kennzeichnen die Parkinsonsche Krankheit: Zittern eines oder mehrer Gliedmaßen, ein erhöhter Muskeltonus und eine zunehmende Bewegungsstarre. Die Symptome sind bei jedem einzelnen Patienten ein wenig anders, doch meistens ist eines der drei stärker ausgeprägt als die beiden anderen. Das Zittern kann man häufig an mehreren Gliedmaßen auf einer Körperseite betrachten, und es verstärkt sich, wenn der Betreffende ruht oder besonders nervös oder müde ist. Während des Schlafes hört das Schütteln auf und es wird schwächer (oder verschwindet ganz), wenn das betroffene Glied benutzt wird.

UNTEN: *Eine ältere Frau in der typischen Parkinson-Haltung: steif, stolpernd und schlurfend, mit ausdruckslosem Gesicht.*

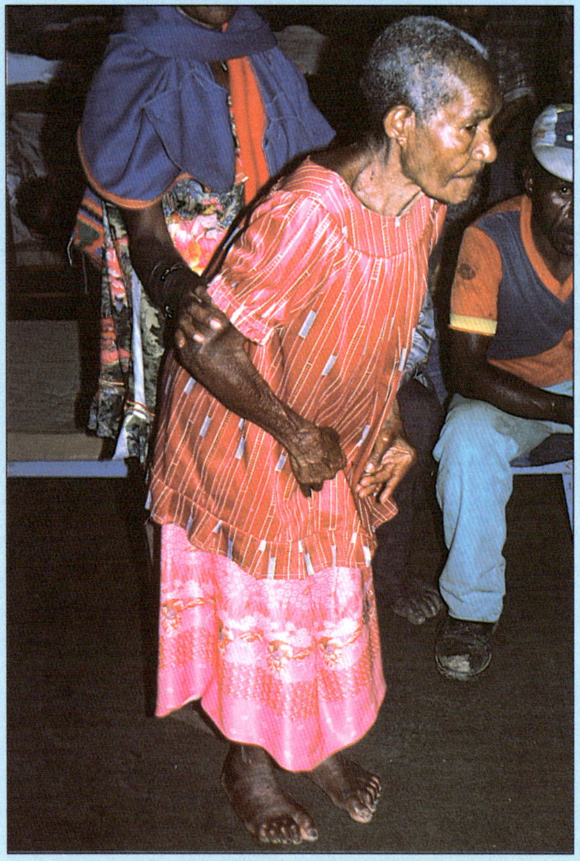

Die Schüttellähmung wurde wegen der Symptome auch als *Paralysis agitans* bezeichnet, bis man sie auf den Namen Parkinsons taufte. In seiner Beschreibung wies Parkinson darauf hin, das Zittern sei ein Symptom der Krankheit und keine eigenständige Erkrankung, seine Ursache sei weder eine Lähmung noch eine Muskelschwäche. In bestimmten Fällen konnte das Zittern so stark werden, »daß nicht nur die Bettpfosten wackelten, sondern auch der Fußboden und die Fenster des Zimmers«.

Die Suche nach einem Heilmittel

Die Parkinsonsche Krankheit entsteht, wenn eine kleine Gruppe von Gehirnzellen nicht mehr ordnungsgemäß arbeitet. Wo diese Zellen liegen, stellte sich erst in den fünfziger Jahren heraus, als man die *Substantia nigra,* die stark pigmentierte graue Gehirnsubstanz im Mittelhirn, eindeutig mit der Krankheit in Verbindung bringen konnte. Nachdem man den Neurotransmitter Dopamin entdeckt hatte, zeigte sich, daß er in der *Substantia nigra* und in den Zellen der Basalganglien in großer Menge vorhanden ist.

Zur gleichen Zeit entdeckte man auch eine Nebenwirkung der neuen neuroleptischen Medikamente Reserpin und Phenothiazin: Sie konnten anscheinend die gleichen Symptome erzeugen wie die Parkinsonsche Krankheit. Und da man wußte, daß die Medikamente die Wirkung oder Speicherung von Dopamin an den Nervenenden stören, vermutete man nun einen unmittelbaren Zusammenhang zwischen Dopamin und der Krankheit. Aus irgendwelchen Gründen produzierten die Zellen der *Substantia nigra* bei Parkinson-Kranken anscheinend nicht genügend Dopamin, um Signale an andere Gehirnzellen weiterzuleiten und so die Muskelbewegung in Gang zu setzen.

Im Jahr 1961 machte man in Wien und Montreal die ersten Versuche mit Levodopa (L-Dopa), einer Substanz, die dem Körper die Dopaminsynthese ermöglicht. Die Ergebnisse zeigten eindeutig, daß die betroffenen Gehirnzellen nach Substitution von L-Dopa wieder Dopamin produzierten, und das führte zu einer Linderung vieler Symptome, vor allem der Langsamkeit und der Bewegungsstörungen. George Cotzias und andere eröffneten 1967 den Weg zur Einführung der L-Dopa-Therapie.

Erwachen

Das als Wundermittel gepriesene L-Dopa machte vielen tausend Parkinson-Kranken neue Hoffnung; viele von ihnen hatten sich in den fünfziger und sechziger Jahren Operationen der Nervenbahnen unterzogen. Patienten, die seit Jahren ans Bett gefesselt waren, konnten wieder gehen, andere wurden von der Starre

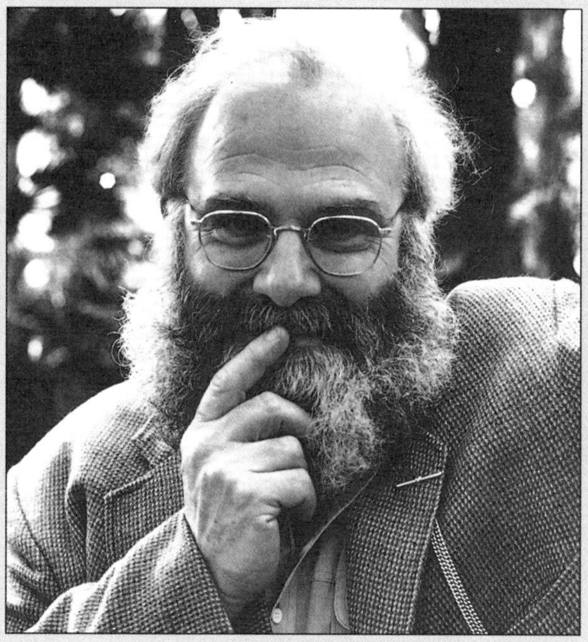

OBEN: *Der britische Neurologe Dr. Oliver Sacks behandelte Patienten, die an* Encephalitis lethargica *litten, mit L-Dopa.*

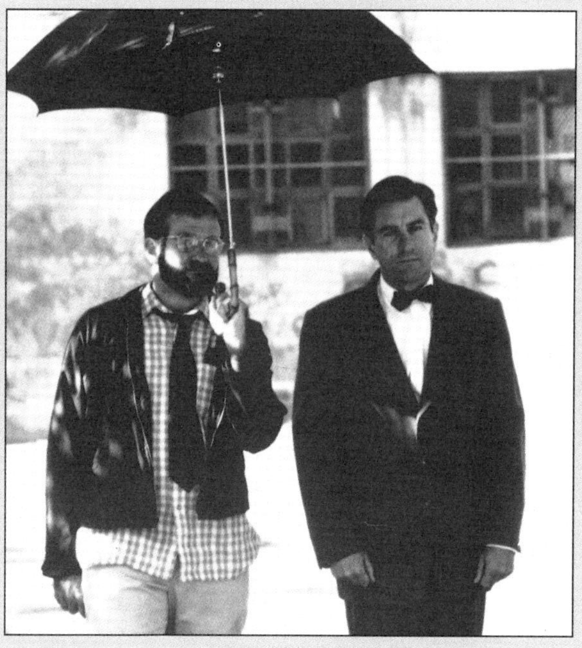

OBEN: *Eine Szene aus* Awakenings *mit Robin Williams und Robert De Niro, der Verfilmung von Oliver Sacks' berühmtem Buch.*

und dem Schmerz ihrer charakteristischen Körperhaltung erlöst. Trotz Nebenwirkungen empfanden alle Parkinson-Patienten, die L-Dopa nahmen, eine große Steigerung ihrer Lebensqualität.

Aber die Parkinson-Kranken waren nicht die einzigen, die von dem neuen Medikament profitieren. Gegen Ende des Ersten Weltkriegs tauchte in der westlichen Welt eine Krankheit namens *Encephalitis lethargica* auf, die offenbar mit der Influenza-Pandemie jener Zeit im Zusammenhang stand (s. Seite 109). Sie führte durch eine Art Gehirnfieber häufig zum Tode. Wer sie überlebte, litt anschließend an einem Zustand, den man als postencephalitischen Parkinsonismus bezeichnete. Der britische Neurologe Oliver Sacks behandelte solche Patienten, von denen viele seit etwa 40 Jahren an einer Art Schlafkrankheit litten. In seinem Buch *Awakenings* (Erwachen) schrieb er 1973: »Sie sind so inhaltslos wie Geister und so passiv wie Schwachsinnige.«

Einigen dieser Schlafkranken gab Dr. Sacks am New Yorker Mount Carmel Hospital L-Dopa und konnte zu seiner Freude beobachten, wie das Medikament sie aufwachen ließ. Viele reagierten sehr gut: Sie sprachen, gingen umher und wurden nach und nach immer vitaler. Doch im Laufe der Zeit ließ sich die Krankheit nur mit immer höheren Dosen von L-Dopa in Schach halten. Bei den Patienten nahmen Nebenwirkungen überhand, zum Beispiel plötzliche, unwillkürliche Muskelbewegungen und Zuckungen der Gesichtsmuskeln. Schließlich überwogen die Nebenwirkungen sogar, und die Patienten versanken wieder im Dämmerzustand der Postencephalitis.

In den siebziger und achtziger Jahren lernte man eine Menge darüber, wie man L-Dopa in der Behandlung der Parkinsonschen Krankheit am besten einsetzt. Anfangs wird das Medikament in geringer Dosierung verabreicht, die man nach und nach steigert. Wenn die ersten Nebenwirkungen auftauchen, wird die Menge je nach den Reaktionen des Patienten reduziert oder vorübergehend konstant gehalten. In vielen Fällen gibt man L-Dopa zusammen mit einem Dopa-Decarboxylasehemmer (der den Abbau des Dopamins verhindert).

Transplantationsexperimente

Am Stockholmer Karolinska-Institut wurde 1981 eine neue Behandlungsmethode mit Nebennieren-Autotransplantaten entwickelt. Man entnahm bei mehreren Patienten operativ einen Teil des Nebennierenmarks, das Dopamin-produzierende Zellen enthält, und verpflanzte es in den betroffenen Gehirnbereich. Die Muskelstarre ließ durch die Behandlung nach, doch es war nur eine vorübergehende Verbesserung; schon bald waren die Patienten wieder auf Medikamente angewiesen.

In einem umstritteneren Verfahren werden winzige Mengen des Nervengewebes aus dem Gehirn eines Fetus in den geschädigten Gehirnbereich eines Parkinson-Kranken implantiert: Der Methode liegt die Annahme zugrunde, daß die gesunden Zellen aus dem Gehirn des Fetus die Symptome lindern, indem sie für eine Steigerung der Dopaminproduktion sorgen. Im März 1988 erhielt Betty Knight das erste derartige Transplantat; die Operation führte Professor Hitchcock in Birmingham aus. Im Jahr 1990 berichtete Dr. O. Lindvall aus Schweden über die erfolgreiche Behandlung einer schweren Parkinson-Erkrankung mit einem Implantat aus fetalen Zellen.

Trotz der Meinungsverschiedenheiten über die Verwendung von Fetalgewebe wurde auf diesem Gebiet in Schweden und Mexiko unter streng kontrollierten Bedingungen bahnbrechende Arbeit geleistet. Eine Erfolgsgarantie für derartige Operationen kann aber bisher niemand geben.

Derzeit konzentriert sich die Erforschung der Krankheit auf die Früherkennung und die Frage nach einer Beteiligung genetischer Faktoren. Es hat sich gezeigt, daß auch Verbindungen wie das Nervengift Methylphenyltetrahydropyridin (MPTP) für die Entstehung Parkinson-artiger Symptome eine Rolle spielen. Mitte der achtziger Jahre stellte sich bei Experimenten heraus, daß MPTP selektiv Nervenzellen in der *Substantia nigra* zerstört. Anfang der neunziger Jahre bekamen in den USA einige recht junge Menschen die Parkinson-Krankheit, nachdem sie Drogen wie Heroin konsumiert hatten, die mit MPTP verunreinigt waren.

Schmerz, das große Rätsel

Vom Schmerzweg zur Schmerzklinik

»... flimmernd, zitternd, pulsierend, pochend, schlagend, hämmernd ...«

UM 1640 ÄUSSERTE DESCARTES die Vorstellung vom »Schmerzweg«, einem ununterbrochenen Kanal von der Haut (wo der schmerzhafte Reiz entsteht) zum Gehirn (wo man den Schmerz fühlt). Er verglich das System mit dem Läuten einer Glocke: »Wenn man am einen Ende des Seils zieht, schlägt im gleichen Augenblick am anderen Ende eine Glocke.«

Im Laufe der Jahrhunderte schien sich Descartes' Theorie durch die Ergebnisse der Forschung zu bewahrheiten. Der deutsche Arzt Max von Frey machte 1845 eine Reihe von Experimenten. Zunächst ermittelte er am Körper die wärme- und kälteempfindlichen Stellen. Dann schätzte er mit Hilfe einer Nadel, die an einer Feder befestigt war, die Kraft ab, die für einen Nadelstich erforderlich ist, und stellte die Positionen dieser »Schmerzpunkte« überall am Körper fest. Dann wiederholte er die ganze Prozedur mit Holzstücken, an die er fünf Zentimeter lange Pferdehaare geklebt hatte; so vermaß er »Tastpunkte«. Ausgehend von diesen Untersuchungen, schlußfolgerte er, es müsse in der Haut vier spezialisierte Strukturen geben, die er als »Rezeptoren« bezeichnete.

Als andere Forscher später Nerven entdeckten, die von den Rezeptoren zum Gehirn laufen, war die »Spezifitätstheorie« geboren: Ein spezifischer Rezeptor nimmt eine spezifische Empfindung auf und schickt Impulse über einen spezifischen Nerv zu einem spezifischen Gehirnbereich. Auf der Grundlage dieser Vorstellung versuchten Chirurgen chronische Schmerzen zu beseitigen, indem sie die Nerven durchtrennten, über die solche Impulse angeblich liefen.

Doch diese Operationen waren nie besonders erfolgreich: Die Patienten empfanden häufig immer noch Schmerzen, sie konnten nur nicht mehr sagen wo genau. Wissenschaftler untersuchten nun die Struktur der Haut, doch es war kein Zusammenhang zwischen den Temperaturpunkten und den Rezeptoren von Freys nachzuweisen, und niemand konnte eine bestimmte Nervenfaser mit spezifischen Empfindungen in Verbindung bringen.

RECHTS: *Abbildung aus der Abhandlung »Über den Menschen« von René Descartes, zwölf Jahre nach seinem Tod veröffentlicht. Die Darstellung erläutert Descartes' Vorstellung vom »Schmerzweg«: Der Fuß fühlt das Feuer, das Signal wird im Gehirn wahrgenommen.*

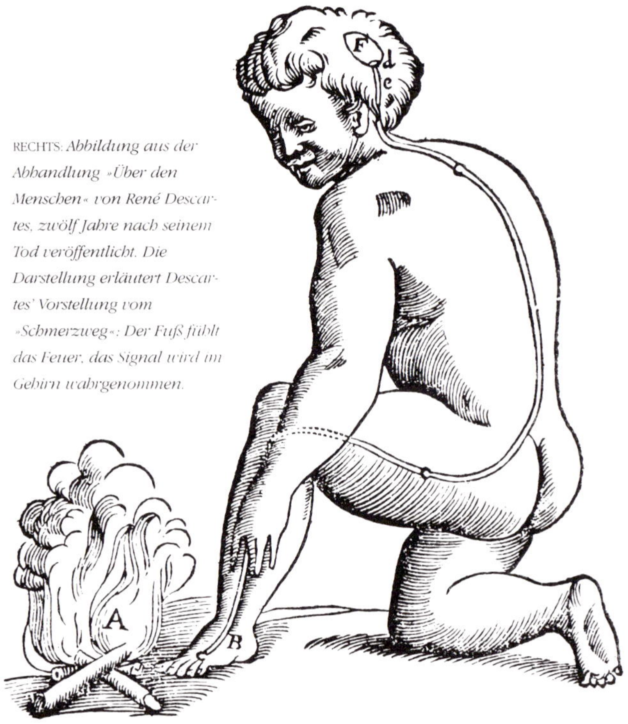

Ob man Schmerz empfindet und wenn ja, wie intensiv, das hängt, wie sich bald herausstellte, von vielfältigen Faktoren ab.

DER SCHMERZ WIRD GEMESSEN

Durch die Studie von Leutnant Beecher zum Schmerzerleben verwundeter Soldaten (s. Seite 191) wurde deutlich, wie wichtig es ist, die subjektive Schmerzempfindung objektiv zu messen. Zu diesem Zweck entwickelte man verschiedene Methoden.

Die amerikanischen Wissenschaftler James Hardy und Harold Woolf erfanden ein Gerät, das sie als »Schmerzthermometer« bezeichneten; es war auch als »Dolorimeter« bekannt und diente dazu, die Schmerzschwelle (den Punkt, an dem man den Schmerz zum erstenmal spürt) und die Schmerztoleranz (die Schmerzstärke, die jemand ertragen kann) zu ermitteln. Es stellte sich heraus, daß die meisten Hautverletzungen und Zahnschmerzen den geringsten Schmerz verursachen, während bestimmte Wehen, der Abgang von Nierensteinen und die Glut einer brennenden Zigarette auf der Haut den stärksten Schmerz auslösen.

Ronald Melzack und sein Kollege, Professor Tolgerson von der McGill University, erfanden den McGill-Melzack-Schmerzfragebogen: Er enthält 20 Wortgruppen, die auf verschiedene Weise beschreiben, wie sich ein Schmerz anfühlt und wie er auf den Patienten wirkt.

In der Gruppe I stehen zum Beispiel folgende Begriffe zur Auswahl: flimmernd, zitternd, pulsierend, pochend, schlagend, hämmernd. Die Ergebnisse der Auswertung veröffentlichten Melzack und andere Wissenschaftler 1981: Es hatte sich herausgestellt, daß Wehen den stärksten Schmerz verursachten.

So empfinden Amputierte beispielsweise häufig »Phantomschmerzen« an dem nicht mehr vorhandenen Glied, also auch ohne entsprechende Schmerzrezeptoren. Schwer verwundete Soldaten haben zunächst häufig keine besonders starken Schmerzen. Für die Schmerzwahrnehmung müssen also auch der psychische Zustand und das Zentralnervensystem des Betreffenden eine wichtige Rolle spielen.

Gesteuerte Tore

Bis Mitte der sechziger Jahre gab es in der Schmerzforschung zwei unterschiedliche Wissenschaftslager: Die Vertreter des einen hielten an der Spezifitätstheorie fest. Die Vertreter einer neuen Theorie hingegen glaubten, daß alle sensorischen Rezeptoren vielfältige Signale abgeben, die unmittelbar ins Gehirn übertragen werden. Erst dort entscheidet sich nach dieser Theorie, ob sie Schmerz signalisieren oder nicht.

In den fünfziger Jahren diskutierten zwei Wissenschaftler des Massachusetts Institute of Technology, der kanadische Psychophysiologe Ronald Melzack und der britische Neuroanatom Patrick Wall, über die körperlichen und psychischen Gesichtspunkte des Schmerzes. Aus diesen Gesprächen ging 1965 die »Tortheorie« hervor.

Nach dieser Theorie sind zwei Typen von Nervenfasern und ein Teil des Rückenmarks entscheidend an der Schmerzwahrnehmung beteiligt. Bei einer Hautverletzung tragen anscheinend nur die dünnen C-Fasern die Schmerzsignale über das Rückenmark ins Gehirn, die dickeren A-Delta-Fasern transportieren schmerzlose Signale. Ihre Übertragungsgeschwindigkeit ist aber größer, deshalb können die A-Delta-Fasern im Rückenmark einen Teil der über die C-Fasern ankommenden Signale blockieren. Diese Blockade stellt das von Melzack und Wall so genannte »Tor« dar.

Schon kleine Kinder kennen den Nutzen des »Wegstreichelns«: Wenn man einen verletzten Körperteil massiert, werden die A-Delta-Fasern aktiviert, so daß sie die Übertragung der Schmerzimpulse zumindest teilweise blockieren. Die Schmerzempfindung kann jedoch darüber hinaus auch durch Signale aus dem Gehirn verstärkt oder abgeschwächt werden.

Unempfindlich gegen Schmerz

Während der Schlacht von Anzio (Januar bis Mai 1944) fiel Leutnant Henry Beecher vom medizinischen Dienst der US-Armee auf, daß viele schwer verwundete Soldaten offenbar wegen ihrer Verletzungen kaum Schmerz empfanden, während sie aufschrien, wenn ein ungeschickter Sanitäter ihnen eine Injektion gab. Die Ergebnisse von Beechers Beobachtungen an 215 Soldaten, die er 1946 veröffentlichte, waren verblüffend: 32,1 Prozent hatten behauptet, sie empfänden keinen Schmerz; bei 25,6 Prozent war es eine leichte, bei 18,6 Prozent eine mäßige und bei 23,7 Prozent eine starke Schmerzempfindung. Als er diese Zahlen mit denen von zivilen Unfallopfern verglich, stellte sich heraus, daß Zivilisten Schmerzen viel stärker empfanden.

Beecher schloß daraus, daß der Unterschied darauf beruhe, daß die Verletzung für den einzelnen eine unterschiedliche Bedeutung habe. Für Soldaten war sie das Ende von Schinderei und Todesgefahr, für einen Zivilisten dagegen war sie der Beginn der Katastrophe. Wichtig schien auch, was vor der Verletzung geschehen war: Die Soldaten standen unter der Wirkung einer erhöhten Adrenalinausschüttung und waren vorbereitet auf die grundlegende biologische Reaktion von »Flüchten oder Standhalten«. Die Zivilisten dagegen wurden aus heiterem Himmel von ihrer Verletzung überrascht.

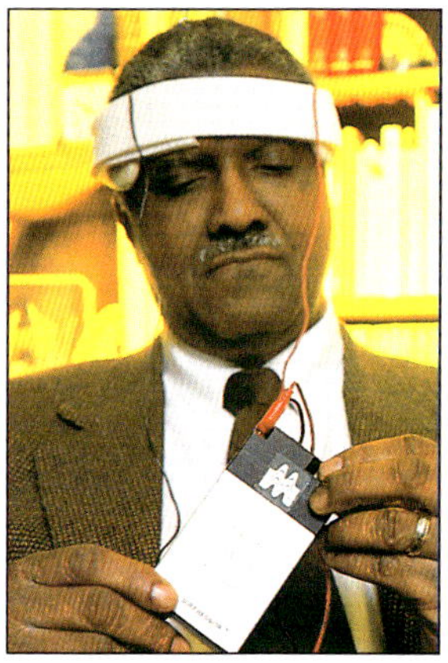

LINKS: *Ein Patient bedient sich der »transkutanen elektrischen Nervenstimulation« (TENS), um anhaltende Kopfschmerzen zu lindern. Ein schwacher elektrischer Strom aus einer tragbaren Energiequelle läuft zwischen zwei Elektroden, die sich in der Bandage am Kopf befinden, durch die Haut. Bei manchen Patienten – jedoch nicht bei allen – blockiert der Strom die Schmerzübertragung.*

In den fünfziger Jahren entdeckten Beecher und andere noch etwas anderes: Gab man Patienten bei starken Schmerzen ein Placebo, also eine Substanz ohne tatsächlich schmerzstilllende Wirkung, berichteten 35 Prozent über eine Linderung der Schmerzen. Dieser Placeboeffekt beruht anscheinend auf der optimistischen Ermunterung der Patienten.

Schmerzbehandlung

Viele verbreitete Schmerzmittel – vom Aspirin bis zu den Narkosemitteln – wurden gegen Ende des 19. Jahrhunderts entdeckt (s. Seite 46–49). Die »Tortheorie« der Schmerzleitung erklärte, warum auch weniger orthodoxe Methoden der Schmerzlinderung wirken.

Die Akupunktur zum Beispiel (s. Seite 222) könnte Schmerz lindern, weil sie das »Tor« im Rückenmark ganz oder teilweise schließt: Die Reizung eines Bereichs, der mit dem schmerzenden Körperteil in irgendeiner Verbindung steht, könnte die Übertragung der Schmerzimpulse blockieren. Das gleiche gilt für die transkutane elektrische Nervenstimulation (TENS), bei der man zwischen zwei Elektroden einen schwachen elektrischen Strom durch die Haut fließen läßt. Die Methode wurde von Wissenschaftlern erfunden, die auf diesem Weg das »Wegstreicheln« nachahmen wollten – sie soll bei zehn Prozent der Personen, mit denen man experimentiert hatte, Schmerzen gelindert haben. Das »Tor« über das Gehirn zu schließen, ist das Ziel von Methoden wie Hypnose und Meditation.

Im Laufe mehrerer Jahrzehnte erkannten die Wissenschaftler, daß man akute und chronische Schmerzen unterschiedlich behandeln muß. Denn der akute Schmerz kann zwar stärker sein als der chronische, doch die Aussicht auf länger anhaltende Schmerzen führt zu Angst, Depression und Verzweiflung, was wiederum zu einer Schmerzsteigerung führt.

UNTEN: *Ein Physiotherapeut stellt an einem TENS-Gerät Frequenz und Amplitude der Impulse ein, um einen Nervenschaden zu behandeln.*

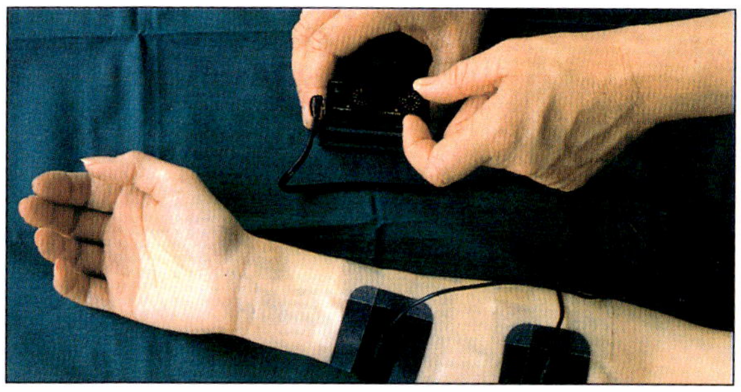

Die Sex-Forscher

Von Havelock Ellis zu Masters und Johnson

17 500 Befragungen wurden als anstößig empfunden

DAS INTERESSE an der Sexualität ist so alt wie die Menschheit selbst, doch objektive Forschung auf diesem Gebiet war jahrhundertelang durch religiöse und moralische Verbote äußerst eingeschränkt. Sexualforschung gibt es eigentlich erst seit dem Ende des 19. Jahrhunderts.

Havelock Ellis

Dr. Havelock Ellis (1859–1939) litt bis zu seinem 59. Lebensjahr daran, daß er zu den Frauen, die er liebte, keine befriedigenden sexuellen Beziehungen genießen konnte. Diese Trennung zwischen Liebe und Sexualität, die typisch für das viktorianische England war, wurde in ihrer Wirkung durch zahlreiche Abhandlungen verschlimmert, in denen Masturbation und andere »sündige« Praktiken verteufelt wurden.

Seine sexuellen Hemmungen konnte Ellis ablegen – wenn es um die intellektuelle Theorie ging. Er einigte sich mit seiner Frau, eine »offene« Ehe zu führen, und beide hatten zahlreiche außereheliche Affären. Die Romanzen von Ellis, darunter auch die Beziehung zu Margaret Sanger, der amerikanischen Vorkämpferin für die Geburtenkontrolle, waren allerdings alles andere als erfüllt. Dennoch ist sein Meisterwerk, die siebenbändigen *Studies in the Psychology of Sex*, die zwischen 1896 und 1928 erschienen, von dieser »Offenheit« beseelt.

Ellis sammelte Hunderte von Fallgeschichten, zunächst von Freunden und Patienten, später auch von seinen Lesern, und untermauerte damit seine grundlegenden Thesen: daß in der Sexualität für das, was man als »normal« ansehen kann, eine große Spannbreite besteht. Er zog daraus mehrere Schlüsse: Sexualverhalten und sexuelle Reaktionen stellen sich schon vor der Pubertät ein; Masturbation ist sowohl bei Männern als auch bei Frauen weit verbreitet; Jungen erreichen die größte sexuelle Aktivität früher als Mädchen; bei den meisten Menschen sind Homo- und Heterosexualität ausgeprägt, allerdings zu unterschiedlichen Anteilen. Seine Erkenntnisse über Frauen waren geradezu revolutionär: Ihr angeblicher Mangel an sexuellem Verlangen war ein viktorianischer Mythos; der Orgasmus ist bei Männern und Frauen sehr ähnlich; und Frigidität läßt sich bei Frauen auf Unterdrückung der Sexualität in früheren Lebensjahren und auf fehlende Fähigkeiten der Männer zurückführen.

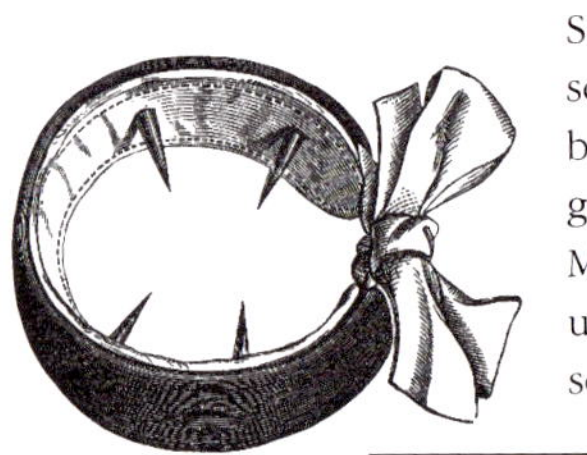

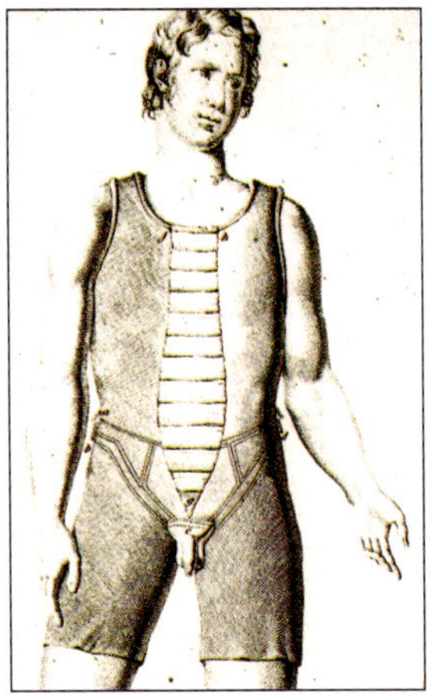

LINKS: *Die Einstellung zur Sexualität im 19. Jahrhundert führte zur Erfindung solch bizarrer Vorrichtungen, die den Betroffenen daran hindern sollten, zu masturbieren.*

Durch solche Erkenntnisse und eigene Erfahrungen wurde Ellis zum Vorkämpfer für Sexualerziehung bei Jugendlichen, für die Gleichberechtigung der Frau, die Liberalisierung der Scheidungsgesetze und die Legalisierung homosexueller Beziehungen zwischen Erwachsenen.

Sexualität als Krankheit

Ein weiteres Buch, das 1886 in Deutschland erschien, wurde sehr populär und immer wieder nachgedruckt; sein Autor vertrat Ansichten, die denen von Havelock Ellis diametral entgegengesetzt waren.

In *Psychopathologia Sexualis* behauptete Professor Richard von Krafft-Ebing (1840–1902), jedes sexuelle Verhalten, das von der viktorianischen Norm abweiche, sei Teil einer abscheulichen Krankheit. Er sammelte ebenfalls Fallgeschichten, einige auch von den Angeklagten in Strafprozessen, wo er als Professor für Psychiatrie häufig als Sachverständiger auftrat. Die meisten dieser Beschreibungen haben mit Fetischismus, Homosexualität, Sadismus oder Masochismus zu tun und enthalten pseudowissenschaftliche Anmerkungen über sogenannte »Erblasten« und »moralischen Verfall«. Professor von Krafft-Ebing machte für alle »Abweichungen« die Masturbation verantwortlich.

Von der Sexualforschung zur Sexualtherapie

Seit der Jahrhundertwende und insbesondere nach dem Ersten Weltkrieg wandelten sich langsam, aber grundlegend die gesellschaftlichen Normen und damit auch die Einstellung zur Sexualität. Wie tiefgreifend diese Veränderungen waren, untersuchten Alfred Kinsey und seine Mitarbeiter. In einer sich entspannenden, liberaleren Atmosphäre betrieben William H. Masters (geb. 1915) und Virginia E. Johnson (geb. 1925) ihre wissenschaftlichen Forschungen über sexuelle Reaktionen. Masters war Gynäkologe an der Washington University in St. Louis (Missouri), Virginia Johnson war Psychologin.

Die beiden Wissenschaftler überredeten 694 Personen (darunter 276 Ehepaare), an der Untersuchung teilzunehmen. Ihr Alter lag zwischen 18 und 89. Die meisten waren gebildet, und in der großen Mehrzahl handelte es sich um Weiße. Es gab nur ein Auswahlkriterium: Der Betreffende mußte sowohl durch Masturbation als auch durch Geschlechtsverkehr zum Orgasmus gelangen. Die Versuchspersonen wurden an Geräte angeschlossen, die Herz- und Atemfrequenz aufzeichneten. Die Wissenschaftler beobachteten und filmten sie. Die Frauen wurden aufgefordert, mit einem durchsichtigen Stab einen »künstlichen Koitus« auszuführen. Das wichtigste Ergebnis dieser Laboruntersuchungen war die Erkenntnis, daß erotische Anregung sowohl bei Männern als auch bei Frauen einen Zyklus körperlicher Reaktionen auslöst, der sich in vier Stadien einteilen läßt: Erregung, Plateauphase, Orgasmus und Entspannung. Im Jahr 1966 veröffentlichten Masters und Johnson ihre Befunde in dem Buch *Human Sexual Response*, das allein in den USA eine Auflage von über

KINSEYS FRAGEN

Alfred Kinsey (1894–1956) hatte zwar ein Examen in Psychologie abgelegt, doch später wandte er sich der Zoologie zu. Er verbrachte 17 Jahre mit dem Studium der Gallwespen, einer der wenigen Tierarten, die sich ungeschlechtlich fortpflanzen. Als man ihn 1937 bat, an der Indiana University ein neu eingerichtetes Eheseminar zu leiten, stellte er fest, daß es kaum statistisch abgesicherte Forschungsergebnisse über das Sexualverhalten gab. Diesen Zustand wollte Kinsey sofort ändern, und deshalb bat er seine Studenten um die Beantwortung einer Liste mit über 400 Fragen.

Doch das war nur der Anfang. Forschungsgelder erhielt Kinsey unter anderem von der Rockefeller Foundation, womit er sich die Mitarbeit weiterer Wissenschaftler sicherte. Schließlich gründete er 1942 das Institute for Sex Research, das die Aufgabe hatte, das Mammutprojekt zu betreuen. Als Kinsey 1956 starb, hatten er und seine Mitarbeiter über 17 500 zweistündige Befragungen in fast allen Schichten der US-amerikanischen Gesellschaft durchgeführt: in Kleinstädten, Elendsvierteln der großen Metropolen, Homosexuellenlokalen, Schulen, Gefängnissen und Krankenhäusern.

Ihre Fragetechnik wurde zur Grundlage der Marktforschung. Die Fragen – insgesamt waren es 521 – drehten sich um neun Hauptthemen: gesellschaftliche und wirtschaftliche Stellung, Ehevergangenheit, Sexualerziehung, köperlicher Zustand, sexuelle Träume, Masturbation, heterosexuelle Vergangenheit, homosexuelle Vergangenheit und Kontakte mit Tieren.

Die Ergebnisse – sie wurden in den Büchern »Das sexuelle Verhalten des Mannes« (1948) und »Das sexuelle Verhalten der Frau« (1953) veröffentlicht – überraschten ganz Amerika: Nur zwei bis zehn Prozent der Frauen konnte man wirklich als »frigide« ansehen, und ob eine Frau die Fähigkeit zum Orgasmus hatte, hing unmittelbar von ihren sexuellen Jugenderlebnissen ab. Was die Männer betraf, so hatten 86 Prozent von ihnen vor der Ehe schon Geschlechtsverkehr, und 37 Prozent hatten schon einmal homosexuelle Erfahrungen bis zum Orgasmus gehabt.

Die Veröffentlichung des ersten Buches verursachte einen Aufruhr. Der Präsident der Princeton University verglich es mit »den Werken kleiner Jungen, die schmutzige Worte an die Wände schreiben«. Kurz nach der Veröffentlichung sperrte die Rockefeller Foundation seine Forschungsgelder. Kinsey gab zwar nicht auf, doch nachdem das zweite Buch erschienen war, verschlechterte sich seine Gesundheit zunehmend durch die ständige Überarbeitung, den Druck der Kritiker und die Sorgen um die Forschungsfinanzierung. Er starb 1956 an einem Herzinfarkt.

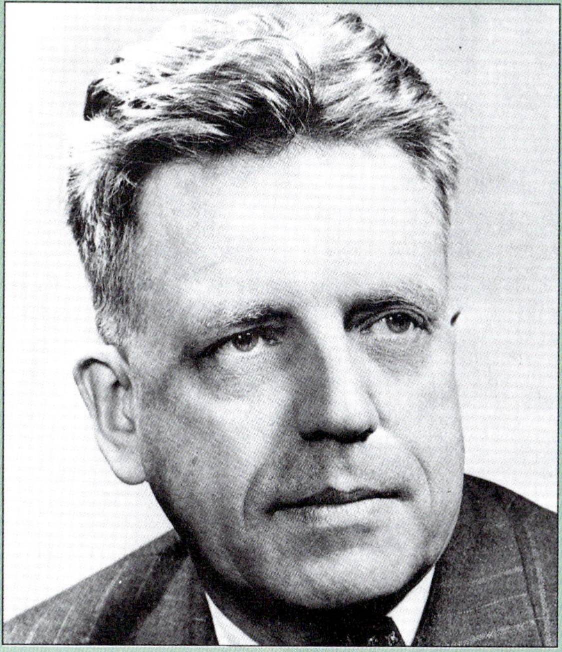

OBEN: *Dr. Alfred Kinsey im Juni 1952. Seine peinlich genau recherchierten Bücher über das Sexualverhalten schockierten Amerika.*

300 000 Exemplaren erreichte. Darüber hinaus initiierten sie 1959 ein Therapieprogramm, das Paaren mit sexuellen Schwierigkeiten helfen sollte. Daran nahmen insgesamt 790 Personen teil. Bei allen Personen begann die Therapie mit einer dreitägigen Anamnese. Wie Ellis und Kinsey, so stellten auch Masters und Johnson fest, daß der wichtigste Grund für sexuelle Defekte bei Frauen und Männern eine anerzogene Einstellung war, die Sexualität als etwas Schmutziges und Anstößiges verurteilte.

Statt diese psychologische Störung aufzuarbeiten, versuchten Masters und Johnson, sie zu umgehen: Sie lehrten die Paare, sich auf die sorgfältige Steuerung ihrer sexuellen Empfindungen zu konzentrieren. Ihre Methode hatte großen Erfolg, die Erfolgsquote lag sehr hoch: In einer Nachuntersuchung nach fünf Jahren stellte sich heraus, daß nur 5,1 Prozent der Patienten einen Rückfall in alte Verhaltensmuster erlitten hatten; nur drei Ehepaare hatten sich scheiden lassen. Das Buch *Human Sexual Inadequacy*, in dem Masters und Johnson ihre Befunde 1970 veröffentlichten, kennzeichnet deutlich den Übergang von der reinen Forschung zur Sexualtherapie.

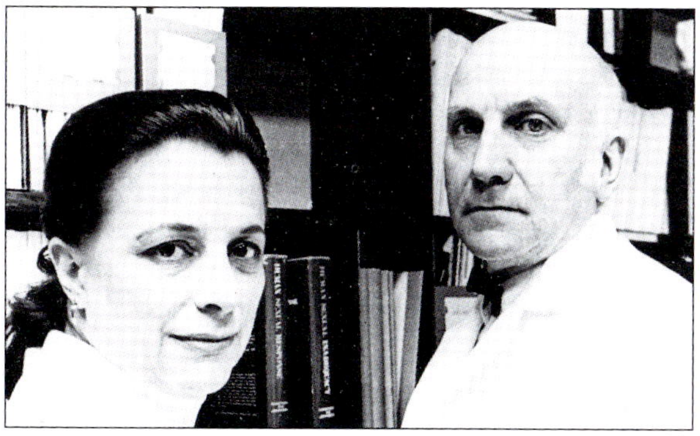

LINKS: *William Masters und Virginia Johnson waren zwar stolz, daß es bei ihren Patienten nur zu drei Scheidungen kam. Ganz anders verhielt es sich bei ihnen selbst: 1971 heiratete Masters die bereits geschiedene Virginia Johnson. Anfang der neunziger Jahre wurde die Ehe der weltberühmten Sexualforscher geschieden.*

Der Kampf gegen den Krebs

Von Arzneicocktails zu Heilungsmethoden

Bakterien, Viren, Reizungen, chemische Gifte – alles wurde als Ursache genannt

ALLE LEBEWESEN, Pflanzen, Tiere, Menschen, können Krebs bekommen, eine Krankheit, die durch unkontrollierte Zellteilung entsteht. Den Begriff »Krebs« (griech. *Karcinos*) verwendeten schon Hippokrates und andere griechische Ärzte zur Beschreibung von Tumoren oder Schwellungen mit Kanälen oder »Fingern«, die sich nach außen erstrecken. Diese Beschreibung trifft genau auf die damals am häufigsten diagnostizierte Krebserkrankung zu, den unbehandelten Brustkrebs: Die Haut verhärtet sich, und die Kanäle aus Krebszellen mit vergrößerten Venen breiten sich über die Brust aus, wo sie quälende Schmerzen verursachen.

Ungleichgewicht der Galle oder Entzündung

Die alten Griechen (s. Seite 18) kannten viele Formen von Krebs, ob die Beschreibungen auch nicht krebsartige Geschwüre und Karbunkel einschließen, weiß man nicht. Sie führten Krebs auf ein Ungleichgewicht der vier Körpersäfte zurück. Galen (s. Seite 22) glaubte, Krebs könne auch entstehen, wenn wegen einer Entzündung zuviel Blut im Körper kreiste.

Auch in der Renaissance wurden verschiedene Krebsformen beschrieben – so berichtete John von Arderne im 14. Jahrhundert über ein Rektumkarzinom, das seiner Ansicht nach »ein verborgener Krebs« war. Antonio Benivieni (1443–1502), einer der ersten Pathologen, beschrieb den Magenkrebs, und der Schweizer Pathologe Felix Plater (1536–1614) entdeckte einen großen Tumor im Gehirn eines Ritters, der sich vor seinem Tod äußerst seltsam benommen haben soll.

UNTEN: *Diese Röntgenaufnahme zeigt eine Krebserkrankung des Dickdarms: Der ovale Schatten links im Bild ist ein Tumor.*

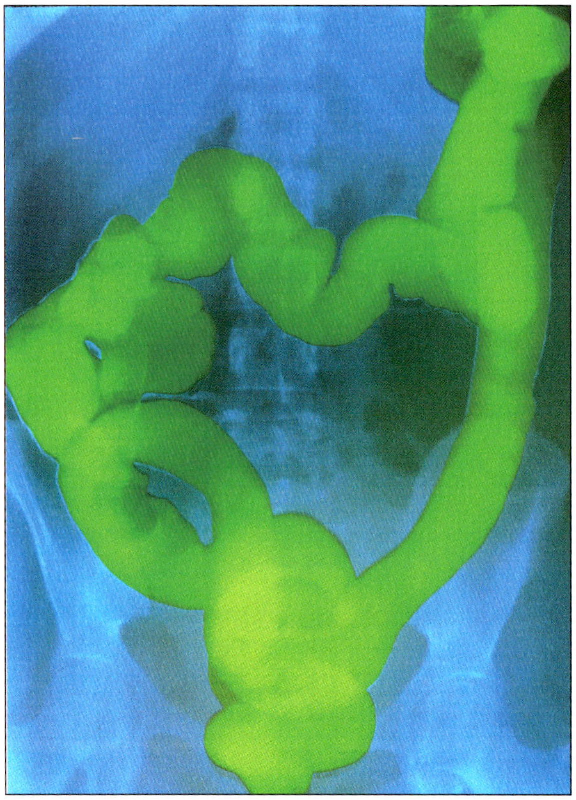

Nachdem der Schwede Olaf Rudbeck 1652 die Lymphdrüsen entdeckt hatte, hielt man die Lymphe für eine Ursache der Krebsentstehung. Schon Hieronymus Fabricius (1537–1619), Anatomieprofessor in Padua, hatte die Lymphe mit Brustkrebs in Verbindung gebracht (s. Seite 198) und gefordert, bei Brustoperationen auch die Lymphknoten zu entfernen; zu diesem Zweck konstruierte er ein besonderes Instrument.

Bis zum Ende des 18. Jahrhunderts glaubte man allgemein, Krebs entstehe durch eine Entzündung, die auf ein Ungleichgewicht zurückgeht. Dann entwickelte John Hunter (s. Seite 41) die Vorstellung, daß das Blastem (embryonales Gewebe) der Grundbaustein für die Regeneration von Körperstrukturen sei, daß es sich aber unter bestimmten Voraussetzungen auch zerstörerisch vermehren kann. Marie François Xavier Bichat (1771–1802), ein französischer Anatom aus dem Jura, vertrat die Ansicht, komplexe Organe seien Gebilde aus Geweben mit eigener Funktion. In seinen Vorlesungen erklärte er, jedes Gewebe könne selbständig wachsen, und Krebs sei nichts anderes als eine übermäßige Gewebevermehrung. Bichats Ideen führten zu der Vorstellung, daß ein wildgewordener Teil des Blastems für ein bösartiges Tumorwachstum verantwortlich sei.

Die Ebene der Zellen

Im 19. Jahrhundert entdeckte der deutsche Botaniker Matthias Jakob Schleiden (1804–1881), daß Pflanzen aus Zellen bestehen. Im Jahr 1832 untersuchte er den Kern einer solchen Pflanzenzelle. Bei einem Abendessen lernte er zufällig Theodor Schwann (1810–1882) kennen, einen deutschen Anatomen und Physiologen, dem er von seinen Beobachtungen berichtete. Schwann bestätigte später, daß er ganz ähnliche Erfahrungen bei der Untersuchung von Tieren gemacht habe und tierische Zellen mit Zellkern entdeckt habe.

Mit dem von J. J. Lister (s. Seite 52) erfundenen, verbesserten Mikroskop konnte man auch Tumorzellen und ihre Kerne untersuchen. Zusammen mit dem deutschen Physiologen Johannes Müller (1801–1858) entwickelte Schwann die Zelltheorie, aber ihre Vorstellung, daß der Zellkern für die Zellteilung verantwortlich ist, stieß auf keine Resonanz. Rudolf Virchow (s. Seite 65), ein Schüler Müllers, erklärte, Zellen seien die Grundeinheiten von Tumoren, und ihre fortgesetzte Teilung sei die Ursache des Krebswachstums.

Wilhelm Waldeyer-Hartz (1836–1921), der auch den Begriff »Chromosom« prägte, veröffentlichte über die Entstehung und Pathologie von Krebs zwei Artikel und gab darin die erste moderne Beschreibung der Krankheit. Er schrieb, Krebs ent-

RECHTS: *Diese Aufnahme von Wirbelsäule und Rippen zeigt Metastasen (Sekundärtumore) eines Prostatakrebses.*

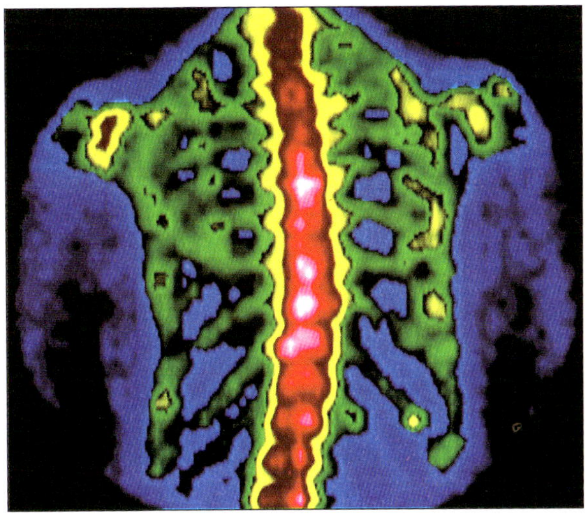

stehe aus einer ursprünglich gesunden Zelle und wachse durch unkontrollierte Zellteilung. Eine Metastase, also ein Sekundärtumor, bilde sich, so Waldeyer-Hartz, wenn eine Krebszelle von ihrem ursprünglichen Standort über Blut, Lymphe oder Gewebsflüssigkeit an eine andere Stelle wandere. Er vermutete, man könne Befunde über Krebs nicht verallgemeinern, und eine Heilung sei möglich, wenn man die Krankheit nur früh genug erkenne. Diese Erkenntnis war von großem Nutzen, als die chirurgischen Behandlungsmethoden später durch Strahlen- und Chemotherapie ergänzt wurden.

Man hat Bakterien, Viren, mechanische Reize und chemische Gifte als primäre Ursachen von Krebs genannt. Heute weiß man jedoch, daß es keine einzelne äußere Ursache für alle Krebserkrankungen gibt. Verschiedene Krebsformen kommen auf unterschiedliche Weise zustande: Sonnenlicht kann beispielsweise zu Hautkrebs führen, Rauchen zu Lungenkrebs, das Hepatitis-B-Virus hat mit Leberkrebs und das Epstein-Barr-Virus mit Lymphomen (Krebs des Lymphsystems) zu tun, Arsen ruft Hautkrebs hervor, Asbest das Mesotheliom (Krebs des Brustfells), Uran und Strahlung erzeugen Leukämie (Krebs des Knochenmarks und der weißen Blutzellen). Für etwa 15 Prozent aller Krebserkrankungen macht man heute Viren verantwortlich.

Krebs in den Griff bekommen

Sowohl die alten Griechen als auch Galen glaubten, jede Krebsbehandlung könne nur lindernd, aber nicht heilend wirken (wenn man nicht den ganzen Tumor chirurgisch entfernen konnte). Die Ansicht, daß eine Heilung unmöglich sei, war bis ins 20. Jahrhundert verbreitet. Es gab nur wenige Ausnahmen: Paracelsus (s. Seite 36) empfahl Antimon, die Eugeniker (s. Seite 67) schlugen Geburtenkontrolle und Quarantäne vor, um die »Träger« der Krankheit zu isolieren.

Die erste spezialisierte Krebsklinik wurde 1740 im französischen Reims gebaut; das Geld dafür stammte vom Domherrn der dortigen Kathedrale, der mit dem Bau der Klinik die Krankheit isolieren wollte, weil er sie für ansteckend hielt. Der Brauer Samuel Whitbread (1720–1796) gründete 1791 am Londoner

NEUE HOFFNUNG FÜR KINDER

Rudolf Virchow (s. Seite 65) führte den Begriff »Leukämie« für eine Krebserkrankung der im Knochenmark entstehenden weißen Blutzellen ein. Sie ist zwar bei Kindern die häufigste Krebserkrankung, wird insgesamt bei Erwachsenen jedoch öfter als bei Kindern diagnostiziert. Noch in den vierziger Jahren führte die Leukämie sehr schnell zum Tode, doch seither haben sich die Behandlungsmöglichkeiten stark verbessert. Sidney Farber vom Kinderkrankenhaus in Boston (Massachusetts) beobachtete, daß Folsäure, die man den Kindern gegen Leukämie gab, nicht half, sondern den Zustand eher noch verschlimmerte. Im Jahre 1947 wurde mit dem Aminopterin der erste Folsäureantagonist entwickelt. Es stellt sich heraus, daß es tatsächlich eine Rückbildung der Krankheit bewirkte, allerdings nur vorübergehend. Nach Farbers Ansicht war es wichtig, die Kinder so lange zu behandeln, bis sich Resistenzen entwickelten. So konnte er das Leben in vielen Fällen bis zu einem Jahr verlängern – einige Patienten wurden sogar geheilt. Im Jahre 1952 wurden weitere Leukämiemedikamente wie Purinethol und Methotrexat entwickelt. Nun begann man im Kampf gegen Leukämie Kombinationstherapien einzusetzen. Ab 1956 setzte man das Steroid Cortison (s. Seite 166) zusammen mit einem der beiden anderen Wirkstoffe ein, wodurch Häufigkeit und Dauer der Rückbildung stieg. Donald Pinkel, ein früherer Mitarbeiter Farbers und später medizinischer Direktor in Memphis (Tennessee), führte 1963 für Kinder mit Leukämie die »Drei-Stufen-Totaltherapie« ein. Sie umfaßte eine regelmäßige Verabreichung von Leukämiemedikamenten in den ersten drei Jahren, gefolgt von einer Strahlentherapie zum Abtöten der Leukämiezellen im Gehirn und der Verabreichung von Steroiden und Vincristin, um die Schädigung des Körpergewebes in Grenzen zu halten. Ende der sechziger Jahre stellten die Ärzte fest, daß die Wahrscheinlichkeit, daß die Krebszellen resistent werden, sinkt, wenn man die Medikamente in wechselnden Kombinationen einsetzte. Dieses vielschichtige Behandlungsverfahren hat zu einem bemerkenswerten Anstieg der Überlebenschancen geführt: Von Kindern mit der verbreitetsten Leukämieform überleben heute 70 Prozent.

UNTEN: *Das Medikament Vincristin, das man zur Leukämiebehandlung einsetzt, wird aus dem Madagaskar-Immergrün gewonnen.*

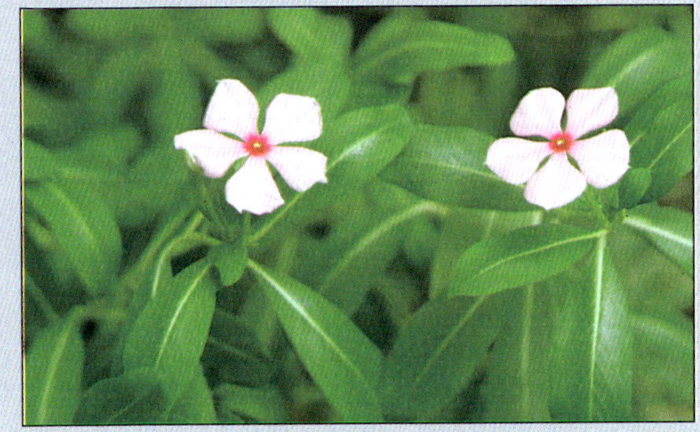

Middlesex Hospital eine Krebsstation zu Forschungszwecken, und William Marsden eröffnete 1827 in London eine Armenklinik, aus der später das Royal Free and Cancer Hospital wurde. Das Wort »Free« bedeutete, daß man kein Empfehlungsschreiben brauchte, um aufgenommen zu werden, was in den meisten anderen Krankenhäusern jener Zeit eine unerläßliche Voraussetzung war.

Die Idee von der Gründung eines Forschungsinstituts, das Ursachen, Wesen und Behandlung von Krebs studierte, stammt von Sir Henry Morris (1844–1926), Oberchirurg und Leiter der Krebsabteilung des Londoner Middlesex Hospital. Mit dem Geld privater Spender und unter Aufsicht der staatlichen Colleges wurde am 4. Juli 1902 der Cancer Research Fund mit Morris als Sekretär gegründet. Der Titel »Imperial« kam hinzu, als der damalige Prince of Wales (später König George V.) Präsident der Stiftung wurde.

Dr. E. F. Bashford (1873–1923), der im Alter von 29 Jahren Direktor und Sprecher der Stiftung wurde, organisierte den Ablauf der Forschung. Im Jahr 1904 weigerte sich die Post, Tumorproben zu transportieren; zur Begründung hieß es: »Krebs ist eine Infektionskrankheit, und die Übermittlung von Proben ist gefährlich sowohl für die Allgemeinheit als auch für die Postbeamten.« Bashford antwortete: »Es gibt keinerlei Gemeinsamkeiten zwischen Krebs und irgendeiner bekannten Form einer infektiösen oder ansteckenden Krankheit.«

Krebs gilt als zeittypische Erkrankung des 20. Jahrhunderts und ist in den Industrieländern nach den Kreislauferkrankungen die zweithäufigste Todesursache. Nachdem man 1900 die erste internationale Klassifizierung der Krebserkrankungen vorgenommen hatte, wurde Krebs als Todesursache immer häufiger in den Totenschein eingetragen. Da Krebs vorwiegend eine Krankheit des mittleren und höheren Lebensalters ist (allerdings mit Ausnahmen wie dem Wilms-Nierentumor und der Leukämie, die bei Kindern vorkommen), sterben daran bei wachsender Lebenserwartung auch mehr Menschen. Um 1850 lag die durchschnittliche Lebenserwartung bei 45 Jahren – früher war sie noch geringer –, während sie 1992 immerhin 72 Jahre für Männer und 77 Jahre für Frauen beträgt. Die Zahl der Krebskranken steigt vor allem in den Industrieländern durch stärkeren Kontakt mit chemischen Karzinogenen wie Asbest, Verbrennungsabgasen, Kohlenstoffpolymeren (Kunststoffe, Klebstoffe, Lacke), manchen Lebensmittelfarbstoffen und Pflanzenschutzmitteln.

Mischtherapie und Heilung

Die Methoden der Krebsbehandlung haben sich im 20. Jahrhundert gewaltig weiterentwickelt. Vielfach ist die Therapie heute eine Mischung aus Chirurgie, Strahlen- und Chemotherapie, die je nach Patient und Krankheitsstadium individuell zusammengestellt wird. Die ersten derartigen »Cocktails« verordnete man in den sechziger Jahren, um die Behandlung wirksamer zu machen und die Nebenwirkungen zu vermindern. In den achtziger Jahren gab es dann die ersten Versuche, Krebserkrankungen auch nach ihrem Schweregrad einzuteilen.

Mit den steigenden Erfolgen der Früherkennung haben sich auch die chirurgischen Verfahren verändert. Computertomographie (s. Seite 172–175), Ultraschall und NMR-Aufnahmen haben eine frühe Diagnose wesentlich erleichtert, so daß man bei Operationen viel häufiger gezielt eingreifen kann, statt erst »aufzuschneiden und nachzusehen«. Auch die Isotopentechnik, mit der man die Aktivität von kurzlebigen Isotopen, die in den Körper eingebracht werden, messen und abbilden kann, hat zum genauen Nachweis der Tumore beigetragen. Ein anderes Verfahren bedient sich der monoklonalen Antikörper, die von geklonten, spezifischen Lym-

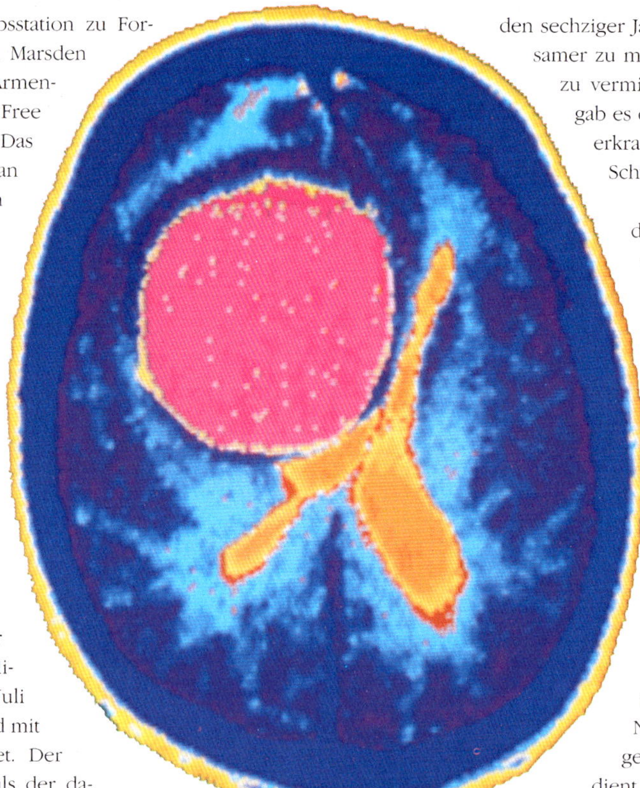

OBEN: *Diese Aufnahme eines Gehirns zeigt einen langsam wachsenden, großen Tumor (violett) mit einer verhärteten Umhüllung (gelb).*

PROSTATAKREBS

Nachdem man entdeckt hatte, daß die Entfernung der Eierstöcke auch einen Rückgang von Tumoren in der Brust bewirken konnte (s. Seite 198), vermutete man seit 1896 einen Zusammenhang zwischen der Entstehung von Krebs und Hormonen.

Charles Brenton Huggins, Chirurgieprofessor aus Chicago, bemerkte 1939, daß sowohl Krebszellen als auch die Prostata von männlichen Hormonen (Androgenen) stimuliert werden. Zwei Jahre später äußerte er die Vermutung, daß eine Entfernung der Hoden zu einer Rückentwicklung von Prostatakrebs führen könne. (Die Tatsache, daß Eunuchen keinen Prostatakrebs bekommen, scheint dies zu bestätigen.)

Huggins bekam 1966 für seine Arbeiten zur Krebsforschung den Nobelpreis, insbesondere für seine Methode, Prostatakrebs mit Hormonen zu behandeln.

Aufgrund der Forschungsergebnisse von Huggins gibt man Patienten mit Prostatakrebs heute Östrogene und Anti-Androgene, oft mit Erfolg. Prostatakrebs kommt heute fast ebenso häufig vor wie Brustkrebs, doch anders als in Deutschland hat man in den USA erst vor kurzem mit einer umfassenden Vorsorgepolitik begonnen.

phocyten erzeugt werden und krebsspezifische Strukturen auf der Zelloberfläche erkennen, markieren und zerstören. Diese Antikörper, die in den siebziger Jahren entwickelt wurden, kann man mit radioaktiven Isotopen kennzeichnen, so daß man sie nach der Anheftung an die Krebszellen leicht nachweisen kann.

Nach wie vor ist eine Operation bei vielen Krebstypen die geeignetste Behandlungsmethode, so bei Rektum- und Darmkrebs sowie bei vielen Arten von Lungen-, Eierstock-, Magen-, Hoden- und Gebärmutterkrebs. Auch bei einzelnen Metastasen in Leber oder Nieren, Melanom (Hautkrebs) im Frühstadium und dem Wilms-Tumor kann man mit chirurgischen Eingriffen Erfolg haben. Eine wichtige Entwicklung war die Konisation (Entnahme kleiner Gewebestücke zur pathologischen Untersuchung) zur Früherkennung des Cervixkrebses, der zu Beginn des 20. Jahrhunderts bei Frauen eine häufige Todesursache war; heute ist er heilbar, wenn er rechtzeitig erkannt wird.

Die Chirurgie bedient sich heute nicht mehr nur des Skalpells, sondern man setzt zunehmend auch nichtinvasive Verfahren ein, zum Beispiel die Kryochirurgie, die mit extrem tiefen Temperaturen Gewebedurchtrennungen oder -zerstörungen vornimmt, die Laserchirurgie und die Chemotherapie zur Behandlung von Hautkrebs, der mit dem gewachsenen Bedürfnis nach attraktiver Sonnenbräune immer häufiger geworden ist. In Australien und Neuseeland ist das maligne Melanom, der bösartigste der drei Hautkrebstypen, bei jungen Erwachsenen die häufigste Krebsform überhaupt.

Auch die Strahlentherapie hat sich seit den Errungenschaften von Pierre und Marie Curie (s. Seite 128) erheblich weiterentwickelt. Als sich herausstellte, daß das von den Curies entdeckte Radium äußerst gefährlich ist, verwendete man statt dessen Kobalt-60, das noch heute am häufigsten als Strahlenquelle dient. Die Probleme der früheren Röntgengeräte, bei denen nur 15 Prozent der Strahlendosis tiefer als sechs Zentimeter in die Haut eindrangen, so daß man tiefsitzende Tumore nur mit riesigen Strahlungsdosen behandeln konnte, sind durch den heute gebräuchlichen Linearbeschleuniger beseitigt.

Die Chemotherapie, also die Zerstörung von Krebszellen mit Medikamenten, geht auf das Jahr 1865 zurück: Damals behandelte man Leukämie mit Kaliumarsenit. Nachdem Paul Ehrlich das Salvarsan entdeckt hatte (s. Seite 100), herrschte vielfach die Hoffnung, man könne auch ein Medikament finden, das Krebszellen spezifisch ansteuert und zerstört, ohne die gesunden Zellen anzugreifen. Leider hat sich diese Hoffnung nicht erfüllt.

Anti-Krebs-Gifte

Bis 1956 gab es bei der Suche nach wirksamen Mitteln gegen Krebs kaum Fortschritte; dann aber entdeckte eine Arbeitsgruppe des National Institute for Medical Research in London die Interferone, eine Gruppe von Proteinen, die der Körper bei bestimmten Krankheiten produziert. Interferone regen die körpereigene Abwehr an, hemmen die Zellteilung und wirken auf manche Zellen toxisch. Heute stellt man sie mit gentechnisch veränderten Bakterien her und behandelt damit erfolgreich manche Krebstypen (z. B. die Haarzell-Leukämie); bei anderen, wie dem malignen Melanom und dem AIDS-gekoppelten Kaposi-Sarkom, werden sie unterstützend eingesetzt.

Eine andere Gruppe natürlich vorkommender Proteine sind die Interleukine; sie wurden in den achtziger Jahren entdeckt und sind an der Immunantwort beteiligt. Die klinische Erprobung begann 1986. Dr. Steven Rosenberg entdeckte 1980, daß ein Interleukin die LAK-Zellen aktiviert, eine Gruppe von Killerzellen des Immunsystems, die bei Tieren das Wachstum von Lungen- und Lebermetastasen verlangsamen.

Heute geben neue Entwicklungen in Wissenschaft und Medizintechnik (s. Seite 230) Anlaß zu der Hoffnung, daß Krebs in Zukunft vermeidbar und behandelbar sein wird. Verfahren wie die Gentherapie und die immer raffinierteren Entwicklungen der Pharmakologie dürften eines Tages im Kampf gegen den Krebs zu einem durchschlagenden Erfolg führen.

UNTEN: *Knochenkrebs unmittelbar über dem Kniegelenk eines 17jährigen Mädchens. Solche Tumore kommen häufig bei Kindern vor.*

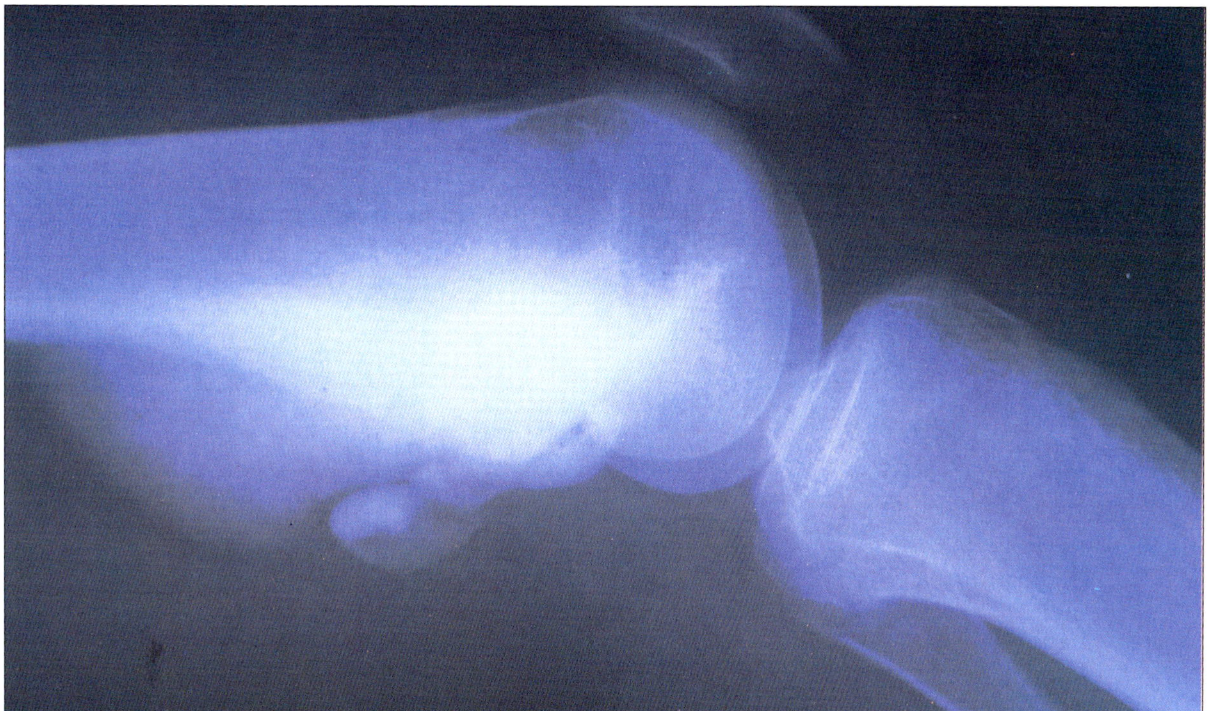

Frauen und Krebs

Von der Brustamputation zur Früherkennung, Tumorentfernung und Therapie

DIE HÄUFIGSTE KREBSERKRANKUNG bei Frauen ist nach wie vor der Brustkrebs – jedes Jahr sterben Hunderttausende Frauen daran. Trotz jahrzehntelangen Experimentierens und Forschens sind die Methoden zu seiner Diagnose und Behandlung auch heute noch umstritten.

Von der Radikaloperation zur Tumorexstirpation

Die von William Halstead (s. Seite 90) um 1890 eingeführte radikale Mastektomie (Entfernung der Brust, der Lymphknoten und der Brustmuskulatur) gründete auf zwei unbewiesene Vermutungen: Erstens, daß der Tumor einige Zeit in der Brust bleibt, bevor er sich ausbreitet, und zweitens, daß das lymphatische System relativ gut von den Blutgefäßen getrennt ist, so daß die Entfernung der Lymphknoten den Ausbreitungsweg der Krebszellen abschneidet. Die »modifizierte Radikalmastektomie«, die der britische Chirurg P. H. Patey entwickelte, wurde zur gängigen Operationsmethode. Bei dieser Operation blieben die Brustmuskeln erhalten, es folgte eine Strahlentherapie. Doch über diese Behandlungsmethode war man sich lediglich die ersten 30 Jahre des 20. Jahrhunderts einig.

Geoffrey Keynes vom Londoner St. Bartholomew's Hospital behauptete 1937 zwar als erster, er habe mit einer einfachen Entfernung des Brusttumors und anschließender Bestrahlung befriedigende Ergebnisse erzielt. Doch bevor sich seine Erfahrungen auf die gängige Praxis auswirken konnten, wuchs allenthalben die Unzufriedenheit mit den bis dahin praktizierten Methoden, und dies um so mehr, als sich nach dem Zweiten Weltkrieg herausstellte, daß man die Erfolgsaussichten der Halstead-Operation überschätzt hatte.

DIE DES-TÖCHTER

Charles Dodds synthetisierte 1938 ein Hormon, das er Diethylstilboestrol (DES) nannte. Es wurde zwischen 1943 und 1959 fast sechs Millionen Frauen verschrieben, die schon einmal eine Fehlgeburt gehabt hatten.

Im Jahr 1969 bemerkten zwei Amerikaner, der Gynäkologe Arthur Herbst und der Pathologe Robert Scully, bei den heranwachsenden Töchtern von Frauen, die in den ersten 17 Schwangerschaftswochen DES eingenommen hatten, ungewöhnlich häufig ein Klarzell-Adenokarzinom, eine seltene Form von Vaginalkrebs. Eine Studie von David Poskanzer aus dem Jahr 1971 bestätigte den Zusammenhang.

Es stellte sich heraus, daß dieses Hormon auch Anomalien in den Fortpflanzungsorganen der Töchter hervorrief, so daß sie nur unter Schwierigkeiten empfangen und Kinder austragen konnten. Auch Söhne trugen ein größeres Risiko für Anomalien der Geschlechtsorgane. Bei den Müttern wurde häufiger Brustkrebs verzeichnet.

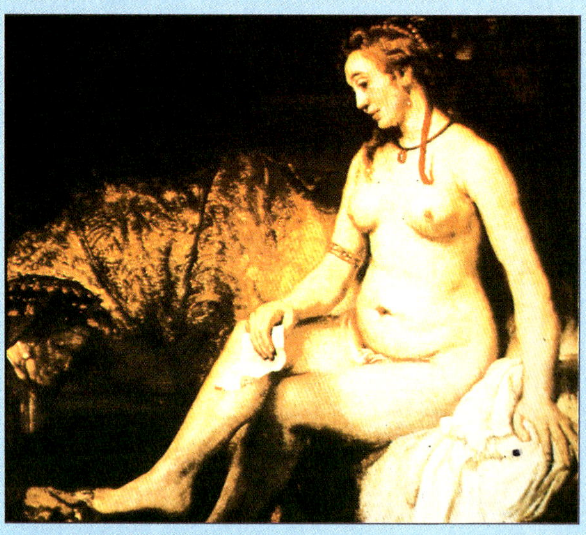

OBEN: *Rembrandts Darstellung der Bathsheba läßt den Verdacht auf Brustkrebs zu: Die linke Brust ist unter der Achselhöhle verformt.*

Die Krebschirurgen spalteten sich in zwei Lager: Einige Ärzte befürworteten in den vierziger und fünfziger Jahren eine äußerst radikale Mastektomie, die die Patientinnen noch mehr verstümmelte als Halsteads Eingriff. Andere wie der französische Radiologe François Baclesse und seine Mitarbeiter an der Pariser Curie-Stiftung entwickelten die einfache Tumorexstirpation. Zwischen 1937 und 1953 behandelten sie 100 Frauen in frühen Krankheitsstadien: Die Ergebnisse ihrer Methode waren mit denen der herkömmlichen Verfahren vergleichbar, doch sie waren mit weitaus angenehmeren Begleiterscheinungen für die Patientinnen verknüpft. Hugh Auchincloss von der Columbia University behauptete 1963, man halte an den umfangreichen chirurgischen Eingriffen nur aus Tradition fest, weil man es so gelernt habe und weil »persönliche Vorurteile, gepaart mit Gefühl« ausschlaggebend seien. In den siebziger Jahren setzte sich die Einsicht durch, daß man einen Brusttumor nicht wie Unkraut mit allen Wurzeln ausreißen kann.

Es hatte sich herausgestellt, daß die meisten Patientinnen zu dem Zeitpunkt, als der Brustkrebs diagnostiziert wurde, bereits Metastasen auch an anderen Körperstellen hatten. Die Operation »heilte« den Krebs nicht – das schaffte möglicherweise in einigen Fällen das Immunsystem der Betroffenen. Zudem entdeckte man, daß das Immun- und das Lymphsystem so eng miteinander verflochten sind, daß es keinen Sinn machte, Lymphknoten gegen Metastasenausbreitung zu entfernen.

Statistiken belegten dies. Im Jahr 1975 ergab eine Übersichtsuntersuchung der Weltgesundheitsorganisation, daß die Zahl der Todesfälle durch Brustkrebs in den vorangegangenen 75 Jahren nicht nur nicht gefallen, sondern sogar gestiegen sei. Eine Studie des National Surgical Adjuvant Breast Project in den USA und Kanada von 1985 kam zu dem Schluß, daß bei unterschiedlich stark gestreutem Krebs, unabhängig von der Behandlungsmethode, die gleiche Zahl an Frauen die ersten zehn Jahre überlebt. Heute wird bei immer mehr Frauen mit Brustkrebs eine Tumorexstirpation vorgenommen, gewöhnlich mit anschließender Strahlentherapie. Nach erfolgreich verlaufenen Experimenten, die in den sechziger Jahren in Frankreich gemacht wurden, kann die Bestrahlung heute auch mit Implantaten erfolgen: zwölf bis 16 Plastikröhrchen mit radioaktivem Iridiumdraht werden für drei bis vier Tage eingepflanzt.

Einen Fortschritt im Kampf gegen den Brustkrebs stellten im Januar 1992 die Ergebnisse einer Studie des britischen Wissenschaftlers Richard Peto dar, die in der Zeitschrift *Lancet* veröffentlicht wurden. Wie sich darin nach einer Untersuchung von 75 000 Frauen auf der ganzen Welt zeigte, leben zehn Prozent der unter 50jährigen mit früh erkanntem Brustkrebs zehn Jahre länger, wenn sie neben Operation und Strahlentherapie das Medikament Tamoxifen einnehmen, einen Östrogen-Antagonisten, der schon seit 1971 verfügbar ist, aber erst seit 1989 allgemein eingesetzt wird. Weitere fünf Prozent erreichten die Zehnjahresgrenze, wenn sie außerdem eine Krebs-Chemotherapie über sich ergehen ließen.

Anfang der neunziger Jahre gab man Tamoxifen auch vor der Operation, denn es läßt die Tumore um bis zu 90 Prozent schrumpfen, und möglicherweise kann es ihre Ausbreitung verhindern. Einige Wissenschaftler plädieren sogar dafür, das Medikament zur Vorbeugung auch gesunden Frauen zu geben.

UNTEN: *Die Mammographie ist die wirksamste Methode zur Früherkennung von Brustkrebs: hier ein kleiner Tumor (weißer Bereich).*

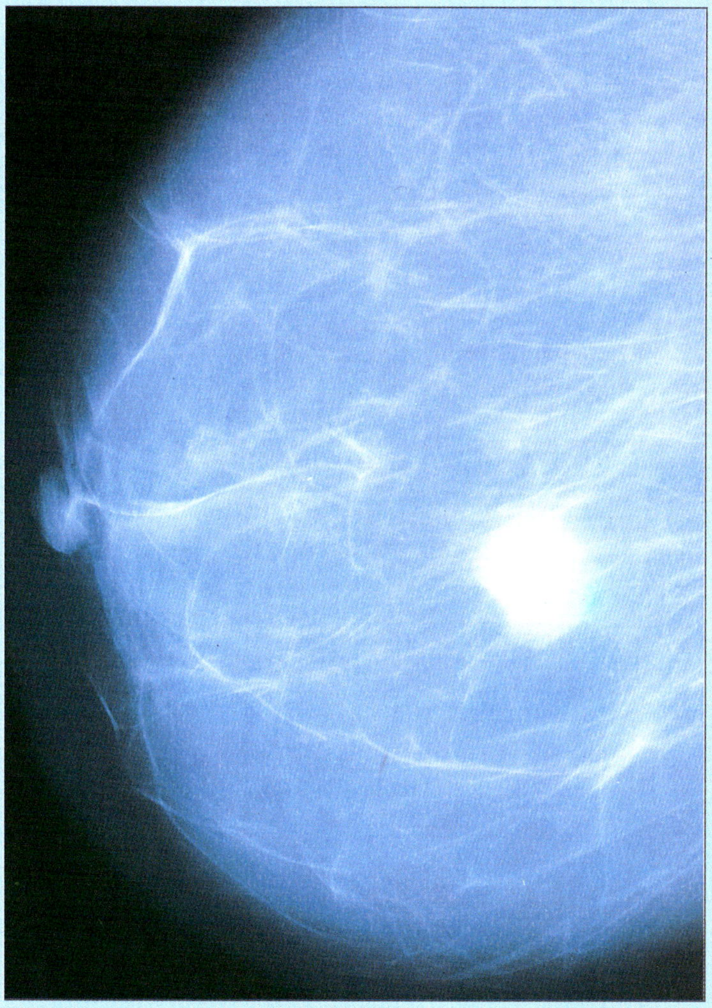

Die Suche nach den Knoten

Der Erfolg der neuen Behandlungsmethoden gegen Brustkrebs hängt von einer rechtzeitigen Erkennung der Tumore ab. Auf diesem Gebiet werden seit den sechziger Jahren viel Mühe und Geld investiert. Eine Möglichkeit (neben der Selbstuntersuchung durch Abtasten) ist die Thermographie (s. Seite 169), bei der winzige Temperaturunterschiede gemessen werden. Doch in den siebziger Jahren ergaben Untersuchungen, daß bei einer solchen Brust-Thermographie bis zu 30 Prozent der kleineren bösartigen Tumore übersehen werden. Die wirksamste Früherkennungsmethode ist bisher die Mammographie, eine Röntgenuntersuchung der Brust. Sie setzte sich immer mehr durch, nachdem Robert Egan, ein Radiologe aus Houston (Texas), 1962 seine positiven Erfahrungen veröffentlicht hatte.

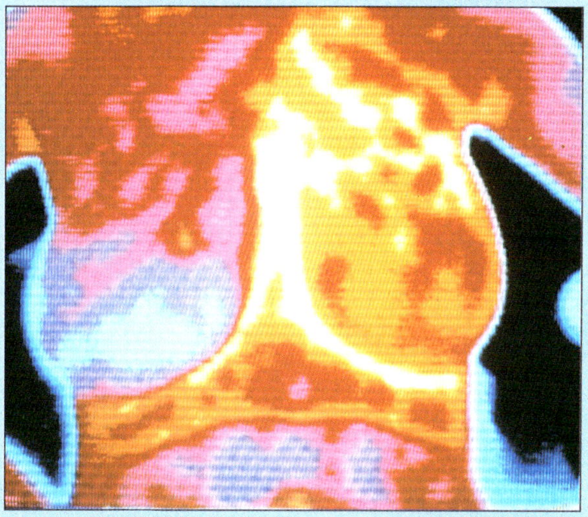

OBEN: *Dieses Thermogramm zeigt rechts wärmere Gewebebereiche. Es handelt sich dabei also wahrscheinlich um einen bösartigen Tumor.*

Neue Hoffnung auch für andere Krebsformen

Auch für Frauen mit anderen Krebsleiden gibt es neue Hoffnung. Die Zahl der Todesfälle durch Gebärmutterkrebs ist in den USA seit den dreißiger Jahren um 70 Prozent zurückgegangen (obwohl die Erkrankungshäufigkeit seit den vierziger Jahren deutlich gestiegen ist). Mit Untersuchungen wie dem Cervixabstrich (s. Seite 114) verbesserte sich die Früherkennung des Cervixkrebses, und damit stieg die Aussicht auf Heilung (allerdings hatte die Vorsorge bisher wenig Einfluß auf die Sterblichkeit). Die Früherkennung des Eierstockkrebses, den man den »stillen Mörder« nennt, weil es anfangs keine erkennbaren Symptome gibt, befindet sich in einem fortgeschrittenen Entwicklungsstadium.

Viren

Alte Krankheiten neu betrachtet

Ritueller Kannibalismus als Ursache einer geheimnisvollen Krankheit

NACH DEM ZWEITEN WELTKRIEG wurde die Medizin von mehreren bis dahin unbekannten, tödlichen Krankheiten überrascht. Die Erreger, so fürchtete man, waren entweder ganz neue Mikroben oder aber solche, die sich gewandelt hatten, so daß die Medizin dagegen keine oder nur wenige Gegenmittel hatte. Forschungsergebnisse legten den Verdacht nahe, daß es für die Entstehung dieser »neuen« Infektionen unterschiedliche Ursachen gibt.

»Fortschritt« und Krankheit

Im Jahr 1967 erkrankten 31 Wissenschaftler in Marburg schwer: Sie hatten sehr hohes Fieber und Blutungen, einige von ihnen starben. Schließlich konnte man die Erkrankung auf den unmittelbaren Kontakt mit Blut oder Gewebe einiger afrikanischer grüner Meerkatzen zurückführen – Affen, die zu Forschungszwecken aus Uganda eingeführt worden waren. In Afrika selbst brach die Erkrankung, die man als »Marburg-Fieber« bezeichnete, 1975 zum erstenmal aus. Eine weitere »neue« Krankheit entdeckte man 1969. Eine amerikanische Angestellte eines kleinen Missionskrankenhauses in der Nähe der nigerianischen Kleinstadt Lassa bekam sehr hohes Fieber, und man brachte sie zur weiteren Untersuchung per Flugzeug in die USA. Dort erfaßte die Krankheit auch andere Personen, die sich mit dem rätselhaften Virus beschäftigten, von denen einige starben. In Westafrika gab es in der Folgezeit Epidemien des sogenannten »Lassafiebers«.

Zwei schwere Epidemien hämorrhagischen Fiebers brachen 1976 praktisch gleichzeitig in Teilen des Sudans und Zaires aus; es gab mindestens 300 Tote – in einem Krankenhaus im Sudan erkrankten 71 Angestellte, 41 von ihnen starben. Die Krankheit ähnelte verdächtig dem Marburg-Fieber, und als man aus der Blutprobe eines Patienten (er wohnte in der Nähe des Ebola-Flusses in Zaire) das Virus isolierte und elektronenmikroskopisch untersuchte, glich es nahezu genau dem Marburg-Erreger. Wie sich jedoch in Tierversuchen zeigte, schützte die Immunität gegen das Marburg-Virus nicht vor diesem neuen Erreger – die Viren waren also zwar Verwandte, doch sie waren nicht identisch.

Noch viele andere zuvor unbekannte Krankheiten sind seither aufgetaucht; sie wurden jeweils nach dem Ort benannt, wo sie zum erstenmal nachgewiesen wurden: Junin (Argentinien), Orapuche (Brasilien), Hantaan (Korea), Rift Valley (Ostafrika). Warum sie ausbrachen und wie der Übertragungsweg war, wußte lange Zeit niemand, aber inzwischen zeichnet sich ein klareres Bild ab: Die Ausbreitung des Lassafiebers im Süden von

DIE EINDÄMMUNG DER HEPATITIS B

Hepatitis B (Serumhepatitis) wird durch infiziertes Blut oder durch Sexualkontakte übertragen. Das erste Symptom ist eine Leberentzündung, die oft zu einem Leberschaden, manchmal zum Versagen des Organs führt. Chronisch infizierte Träger des Hepatitis-B-Virus haben ein vergleichsweise etwa 270mal höheres Risiko für Leberkrebs.

Hepatitis B ist weltweit eines der größten Gesundheitsprobleme: In Asien und Afrika erkranken Millionen Menschen daran. Mit der Entstehung der Homosexuellenbewegung 1967 in den USA und der Veränderung der Sexualgewohnheiten verbreitete sich die Krankheit auch unter Homosexuellen: Allein in New York gab es bei über 50 Prozent der homosexuellen Männer Anzeichen für Hepatitis B.

In den USA wurde 1974 ein Impfstoff entwickelt, der aus »sterilisierten« Viruspartikeln aus dem Blut infizierter Personen bestand. In den folgenden vier Jahren führte der in Polen geborene Epidemiologe Wolf Szmuness, der sowohl vor den Nazis als auch vor den Sowjets geflohen war, eine Reihe von Studien durch, um die geeignete Bevölkerungsgruppe für einen Doppelblindversuch des Impfstoffs zu finden. Die New Yorker Homosexuellenszene erwies sich als geeignet. 1978/79 untersuchten Szmuness und sein Team in Zusammenarbeit mit dem Gay Men's Health Project über 10 000 Männer. Es fanden sich 1083 Freiwillige, denen sie den aus dem Blut von 300 Virusträgern hergestellten Impfstoff injizierten.

Im Juni 1980 lagen die Ergebnisse vor: In der Erprobung erkrankten 160 Freiwillige an Hepatitis B: Sie alle hatten ein Placebopräparat erhalten und nicht den Impfstoff, der sich nach den verfügbaren Statistiken zu 92,3 Prozent als wirksam erwies.

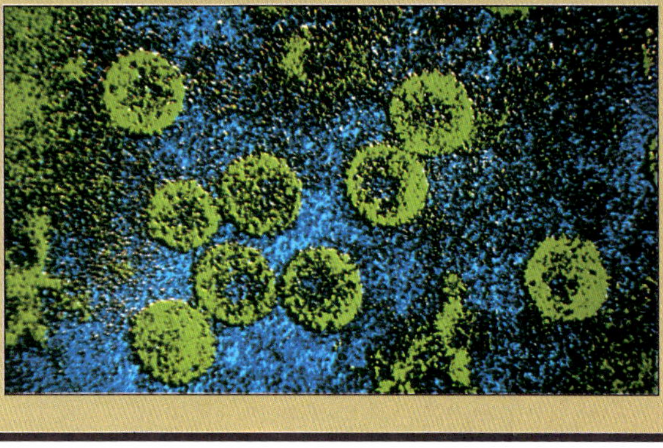

LINKS: *Das Hepatitis-B-Virus. In Asien und Afrika sind Millionen Menschen von der Krankheit betroffen.*

UNTEN: *Das Ebola-Virus tauchte 1976 plötzlich in Afrika auf. Es ähnelt dem Marburg-Virus, an dem 1967 mehrere deutsche Wissenschaftler starben.*

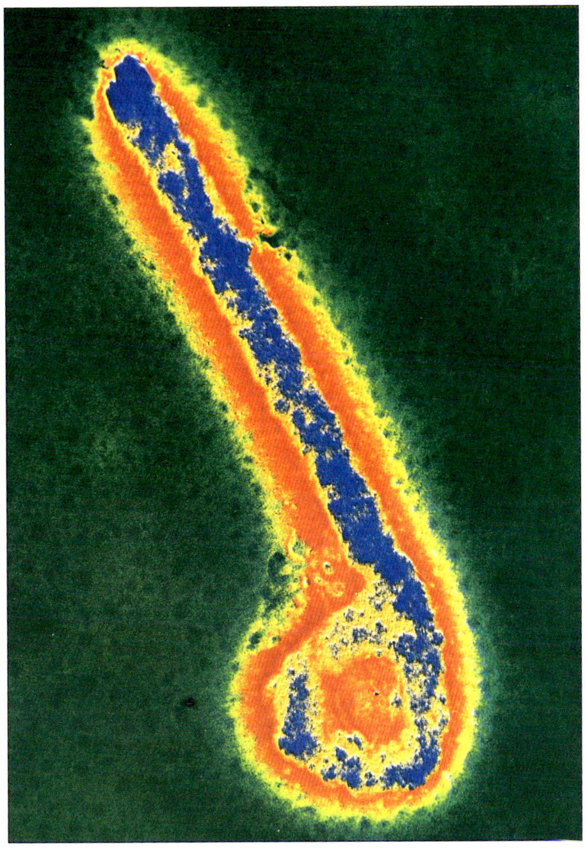

Sierra Leone hängt eng mit dem Aufbau einer neuen Diamanten-Bergbauindustrie in den fünfziger Jahren zusammen, was zur Folge hatte, daß die Menschen mit den in den benachbarten Waldgebieten lebenden Nagetieren in Kontakt kamen, die bekanntermaßen als Überträger des Lassa-Virus gelten; als 1977 in Ägypten das Rift-Valley-Fieber ausbrach, bot der neue Assuan-Stausee den krankheitsübertragenden Mücken ein gewaltiges Brutgebiet; die Ebola-Krankheit konnte sich in einem abgelegenen Teil Zaires vermutlich durch den Bau eines neuen Krankenhauses ausbreiten, in dem infizierte Injektionsnadeln mehrmals benutzt wurden.

Das Geheimnis Kuru

Eine andere Krankheit, die, wie sich später herausstellte, nur durch eine veränderte Lebensweise entstehen konnte, dezimierte den Stamm der Fore in Neuguinea, das damals noch unter australischer Verwaltung stand. Ein Streifenoffizier berichtete 1953, daß viele der kranken Frauen und Kinder zitterten und bebten, nach etwa 18 Monaten Lähmungserscheinungen aufwiesen und starben. Die Fore nannten die Krankheit »Kuru«, »Bibbern und Beben vor Kälte oder Angst«, und machten einen bösen Zauber dafür verantwortlich.

Von der Kuru-Epidemie hörte der amerikanische Wissenschaftler D. Carleton Gajdusek (geb. 1923), der im März 1957 Neuguinea bereiste. Nach kurzen Untersuchungen entschloß er sich, zu bleiben. Er konnte sowohl die National Institutes of Health (NIH) in den USA als auch die australischen Behörden dazu bewegen, seine Arbeit zu finanzieren. Zunächst lernte er die Eingeborenensprache und erforschte die Familiengeschichten der Krankheitsopfer. Im August hatte er in einer Gesamtpopulation von 15 000 Individuen über 500 Todesfälle und 150 Erkrankte entdeckt. Die Ursache blieb rätselhaft: In den Proben, die er nach Australien und in die USA schickte, war nichts zu finden, es gab auch keine Hinweise auf eine Übertragung von einem Kranken zum anderen; eine Vergiftung oder Mangelernährung konnten als mögliche Ursachen ausgeschlossen werden.

Gajdusek stellte bei seinen Forschungen, in deren Verlauf er über 1500 Kilometer wanderte, fest, daß kein Europäer an Kuru erkrankt war. Nur Angehörige der Fore waren von der Krankheit betroffen, auch wenn sie ihr ursprüngliches Wohngebiet verlassen hatten. Kuru schien also eine komplizierte genetische Ursache zu haben. Deshalb verabschiedete die australische Regierung 1960 ein Gesetz, das den Fore eine Quarantäne auferlegte. Sie war allerdings durch die Polizei nicht zu kontrollieren und wurde bald wieder aufgegeben.

Inzwischen stellte der britische Tierarzt W. J. Hadley 1959 in einem Brief an die Zeitschrift *Lancet* fest, daß die Symptome von Kuru bemerkenswert denen von Scrapie ähnelten, einer Krankheit bei Schafen, die man schon seit über 250 Jahren kannte. Er schlug vor, die Kuru-Forscher sollten die Krankheit auf Tiere übertragen, indem sie gelöstes Hirngewebe eines an Kuru gestorbenen Menschen einem Tier injizierten und dann warteten – möglicherweise zwei Jahre oder noch länger.

Gajdusek kehrte 1962 nach Neuguinea zurück und beschaffte sich unter schwierigsten Umständen 16 Gehirne von Kuru-Opfern. Er schickte das Gewebe ans NIH. Dort injizierte man Schimpansen eine Suspension des Materials. Ende 1965 wurden die Tiere krank. Damit war bewiesen, daß Kuru eine übertragbare Infektionskrankheit ist, hervorgerufen von einem bis dahin unbekannten »langsamen Virus« mit unglaublich langer Inkubationszeit. Gajdusek bekam 1976 für seine Arbeiten über Kuru den Nobelpreis.

Das letzte Geheimnis der Krankheit lüfteten die Anthropologen Robert Glasse und Shirley Lindenbaum, die 1961/62 den Stamm der Fore untersuchten. Sie stellten fest, daß die Fore-Frauen seit etwa 1915 im Rahmen eines Bestattungsritus die Leichen ihrer Verstorbenen verzehrten – sie hatten diesen rituellen Kannibalismus von einem Nachbarstamm gelernt. Nur sehr wenige Männer taten es ihnen gleich; der Brauch beschränkte sich fast ausschließlich auf die Frauen, die auch ihren Kindern Gehirngewebe der Verstorbenen zum Verzehr gaben. So wurde die Krankheit übertragen, zwei bis 20 Jahre später brach sie aus. Nachdem der Kannibalismus verboten wurde, ging die Krankheitshäufigkeit stark zurück; heute gibt es nur noch wenige neue Fälle von Kuru.

UNTEN: *Der Stamm der Fore in Neuguinea wurde in den fünfziger Jahren von der Kurukrankheit dezimiert.*

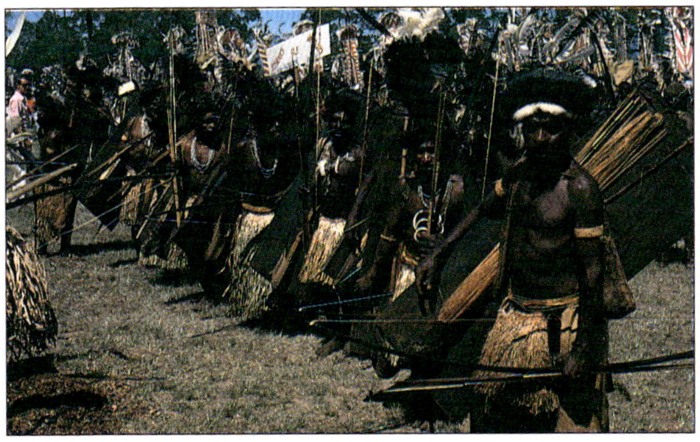

Kinderlähmung

Die Impfstoffe von Salk und Sabin

Am Anfang des Weges standen 1 370 000 Dollar und 30 000 Affen

ENDE DER VIERZIGER JAHRE wußte man, daß das Poliovirus über den Stuhl übertragen wird und daß es in den überbevölkerten Zentren der Dritten Welt die unter Dreijährigen infizierte, die jedoch nur selten oder nie die lähmende Form der Krankheit bekamen. In den Industrieländern dagegen, bei besserer Hygiene und ausgeprägterer Erziehung zur Sauberkeit befiel das Virus nicht die ganz kleinen Kinder, dafür aber Schulkinder und junge Erwachsene, manchmal mit verheerenden Folgen. John Enders, Thomas Weller und Frederick Robbins war es 1949 gelungen, das Virus in menschlichem und tierischem Gewebe zu züchten (s. Seite 155), eine Leistung, für die sie 1954 den Nobelpreis erhielten. Von 1949 an finanzierte die amerikanische National Foundation for Infantile Paralysis (NFIP) an vier Universitäten ein großes Forschungsprojekt mit dem Ziel, die verschiedenen Stämme des Poliovirus zu klassifizieren. Bis 1951 hatte man bereits mit 30 000 Affen experimentiert und 1,37 Millionen Dollar verbraucht. Es stellte sich auf diesem Weg heraus, daß es drei unterscheidbare Familien des Virus gibt; jetzt konnte man mit der Entwicklung eines Impfstoffs beginnen.

Der Salk-Impfstoff

Jonas Salk (geb. 1914) von der University of Pittsburgh hatte an dem NFIP-Klassifizierungsprojekt mitgearbeitet und bereits im Zweiten Weltkrieg Impfstoffe gegen Influenza entwickelt, die mit Formaldehyd inaktiviert worden waren. Nun wollte er eine auf die gleiche Weise unschädlich gemachte Polio-Vakzine (gegen alle drei Stämme) herstellen, wobei ihm immer die frühere Katastrophe mit einer Substanz dieses Typs gegenwärtig war (s. Seite 108). Als Salk der Ansicht war, seine Vakzine sei zur Erprobung an ausgewählten Kindergruppen bereit, gehörten dazu auch seine drei Söhne. »Wenn man Kindern einen Polio-Impfstoff gibt«, bemerkte er, »schläft man zwei bis drei Monate lang nicht mehr gut.« Die Ergebnisse, so sein Bericht ans NFIP, seien ermutigend, aber »sie sollten nicht so verstanden werden, als sei schon ein handhabbarer Impfstoff verfügbar«.

Das Impfkomitee des NFIP war anderer Meinung und sprach sich im Januar 1953 für eine umfangreiche Erprobung aus, obwohl John Enders und Jonas Salk dagegen waren. Mit 217 Testgebieten in 44 US-Bundesstaaten und 1,8 Millionen Schulkindern war die Studie, die 7,5 Millionen Dollar kostete, die größte einzelne klinische Erprobung der Geschichte. Die Ergebnisse waren eindrucksvoll: Der Impfstoff ließ bei den Kindern Antikörper gegen alle drei Virusstämme entstehen; es gab in den Impfgebieten 50 Prozent weniger Fälle von Kinderlähmung, und von den geimpften Kindern bekam kein einziges die Krankheit.

Der Abschlußbericht über die Erprobung wies allerdings darauf hin, der Salk-Impfstoff sei zwar gegen die Virusstämme II und III zu 90 Prozent wirksam, gegen den Typ I schütze er jedoch nur zu 60 bis 70 Prozent. Außerdem mußte die Vakzine gespritzt werden und später waren regelmäßige Auffrischinjektionen erforderlich. Innerhalb weniger Wochen war der Vorrat des Salk-Impfstoffs von 10 Millionen Dosen aufgebraucht. Nachdem im April 1955 bereits 400 000 Kinder geimpft worden waren, trafen aus Kalifornien und Idaho Berichte ein, daß die Vakzine bei 204 Erwachsenen und Kindern die Kinderlähmung ausgelöst habe, und elf von ihnen gestorben seien. Auf eine Anordnung der kalifornischen Gesundheitsbehörde hin wurde die fehlerhafte Charge des Impfstoffs vom Markt genommen. Am 7. Mai 1955 hatte man dem Nachwuchs der USA bereits vier Millionen Impfeinheiten verabreicht. Im November konnte das Center for Disease Control in Atlanta bekanntgeben: »Der Rückgang der Infektionshäufigkeit mit natürlich erworbener Kinderlähmung war bei geimpften Kindern zwei- bis fünfmal stärker als bei ungeimpften.«

Der Sabin-Impfstoff

Salks Impfstoff verlieh keine dauerhafte Immunität und war gegen den Virustyp I nicht uneingeschränkt wirksam. Der in Rußland geborene Virologe Albert Sabin (geb. 1906) von der University of Cincinnati war überzeugt, ein Impfstoff aus lebenden Viren, dem man die Aggressivität genommen hatte, müsse weitaus besser wirken, dauerhaften Schutz verleihen und oral einzunehmen sein. Bald stellten er und andere Wissenschaftler tatsächlich solche Impfstoffe her, doch anders als der freundliche Salk konnte der rauhbeinige Sabin sich zunächst nicht die Unterstützung des NFIP sichern, denn dort war man ganz und gar auf die bevorstehende Erprobung des Salk-Impfstoffs festgelegt. Doch nach einigen Auseinandersetzungen im Impfkomitee sagte das NFIP im Dezember 1954 auch Salk Mittel zur Fort-

UNTEN: *Elektronenmikroskopische Aufnahme von Poliovirus-Partikeln.* *In den USA erkrankten 1950 über 30 000 Menschen an Poliomyelitis.*

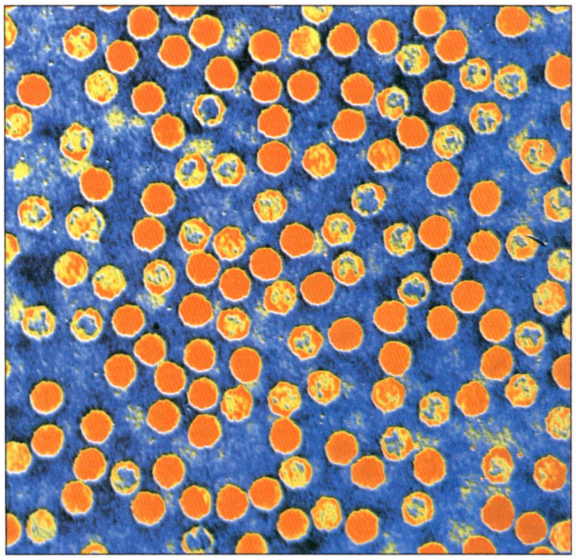

DIE GESCHICHTE VON SCHWESTER KENNY

Eine der bemerkenswertesten und umstrittensten Gestalten in der Geschichte der Kinderlähmung war Elizabeth Kenny (1886–1952), die seit 1910 Poliokranke behandelte. Sie arbeitete allein auf sich gestellt in der Einsamkeit des australischen Hinterlandes und kannte zunächst die anerkannten Behandlungsverfahren nicht.

Deshalb entwickelte sie ihre eigene Methode, die vor allem darin bestand, die betroffenen Gliedmaßen ständig zu trainieren. In der akuten Krankheitsphase legte sie warme Umschläge auf die schmerzenden Muskeln und sorgte für passive Bewegung. In späteren Stadien folgten intensive Übungen, um die Muskeln wieder zur Beweglichkeit zu »erziehen«. Die anerkannten Polio-Experten empfahlen hingegen die völlige Ruhigstellung der betroffenen Gliedmaßen mit Hilfe von Schienen, doch Schwester Kenny war überzeugt, daß dieses Verfahren die Lähmungserscheinungen verstärke und die Muskeln weiter schwäche.

Ihr Streit mit dem medizinischen Establishment provozierte Aufmerksamkeit, aber auch Kritik. Doch Schwester Kenny gab ihre Überzeugungen nicht auf, und schließlich gelang es ihr, die Kritiker zu überzeugen: Das Schwergewicht in der Nachsorge verschob sich von der Ruhigstellung der Gliedmaßen zum Muskeltraining.

UNTEN: *Jonas Salk (geb. 1914), der Erfinder des ersten Polio-Impfstoffs. Bei diesem Impfstoff waren Auffrischimpfungen erforderlich.*

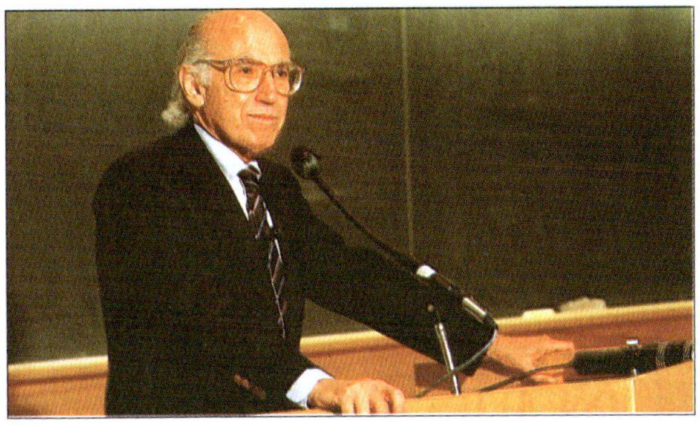

setzung seiner Arbeiten zu; eine großangelegte Erprobung wollte man aber nicht finanzieren.

Von 1957 bis 1959 wurde Sabins Lebendimpfstoff dafür in anderen Ländern erprobt: in Mexiko, Holland, Großbritannien, Schweden, Singapur, der Tschechoslowakei und der Sowjetunion. Das Komitee des NFIP lobte die Vorzüge des Impfstoffs, weigerte sich aber immer noch, die Massenerprobung in den USA zu empfehlen. Noch einmal vergingen drei Jahre, bis Sabins Vakzine gegen Polio Typ I zur Herstellung und Vermarktung in den USA zugelassen wurde. Drei Monate später folgte der Impfstoff gegen Typ II, und schließlich, im März 1962, stand ein trivalenter (d. h. gegen alle drei Typen wirksamer) Impfstoff zur Verfügung. Heute hat der Sabin-Impfstoff, der auf einem Zuckerwürfel oder mit einem Löffel Sirup eingenommen wird – was viel angenehmer ist als eine Injektion – die Salk-Vakzine weitgehend verdrängt.

UNTEN: *Der Sabin-Impfstoff wird gewöhnlich mit einem Zuckerwürfel eingenommen.*

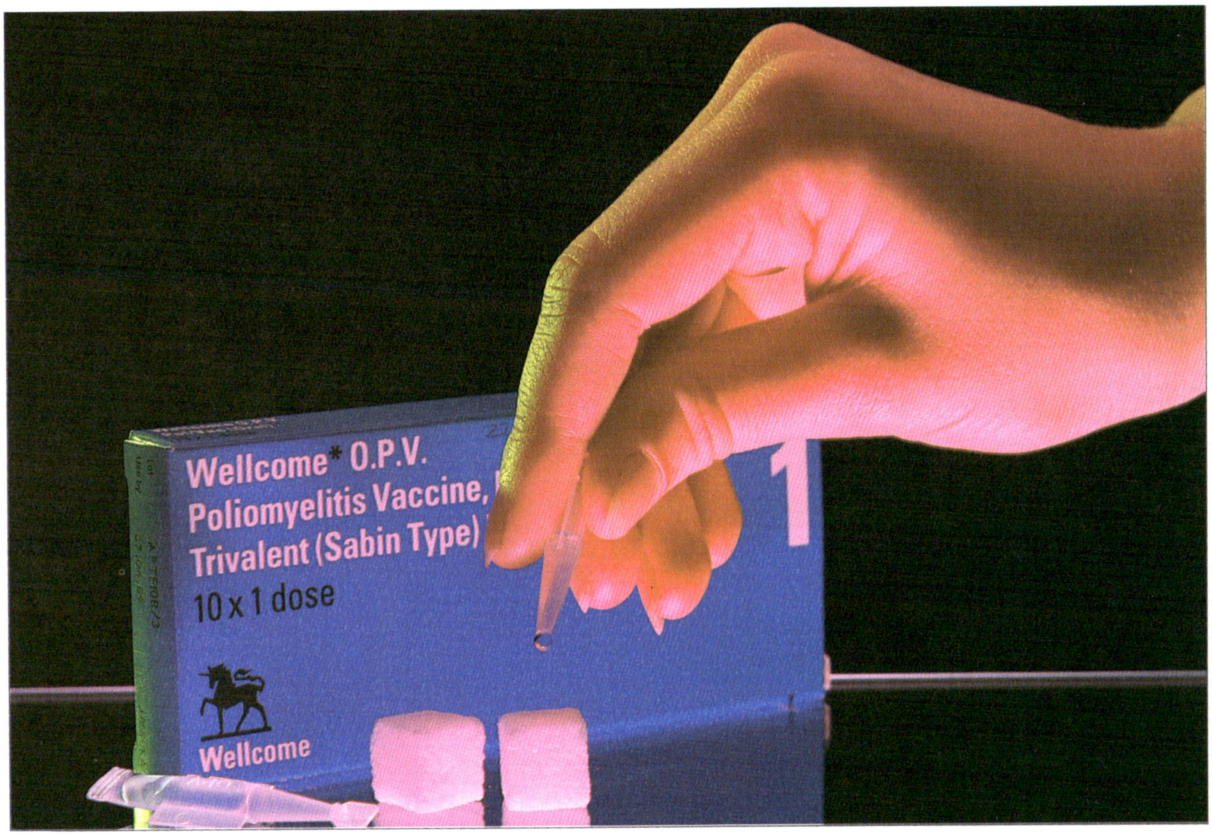

Die Geißel AIDS

Naturgeschichte eines Massenmörders

Nach WHO-Schätzungen wird es im Jahre 2000 vermutlich 30 Millionen Infizierte geben

IM SOMMER 1981 berichteten die Centers of Disease Control, eine Überwachungsbehörde der US-Bundesregierung, über eine rätselhafte Krankheitsepidemie in San Francisco: Hier hatte man bei fünf Männern eine Lungenentzündung mit *Pneumocystis carinii* diagnostiziert, eine tödliche und äußerst seltene Krankheit, deren Auftreten bei einem einzelnen Betroffenen schon Aufsehen erregt hätte. Das CDC hatte die Pflicht, nach Zusammenhängen zu suchen. Man fand auch einen, und er wurde in dem Bericht entsprechend betont: Alle fünf Kranken waren homosexuell. In dem Papier wurde spekuliert, die Krankheit könne mit ihrer Lebensweise und den Sexualkontakten zu tun haben.

Auf die Veröffentlichung der CDC-Befunde folgte eine Flut ähnlicher Berichte von Ärzten in San Francisco, Los Angeles und

UNTEN: *Ein Modell des HIV-Virus. Man erkennt den von Protein umhüllten Viruskern und eine kugelförmige Membran, besetzt mit Proteinen.*

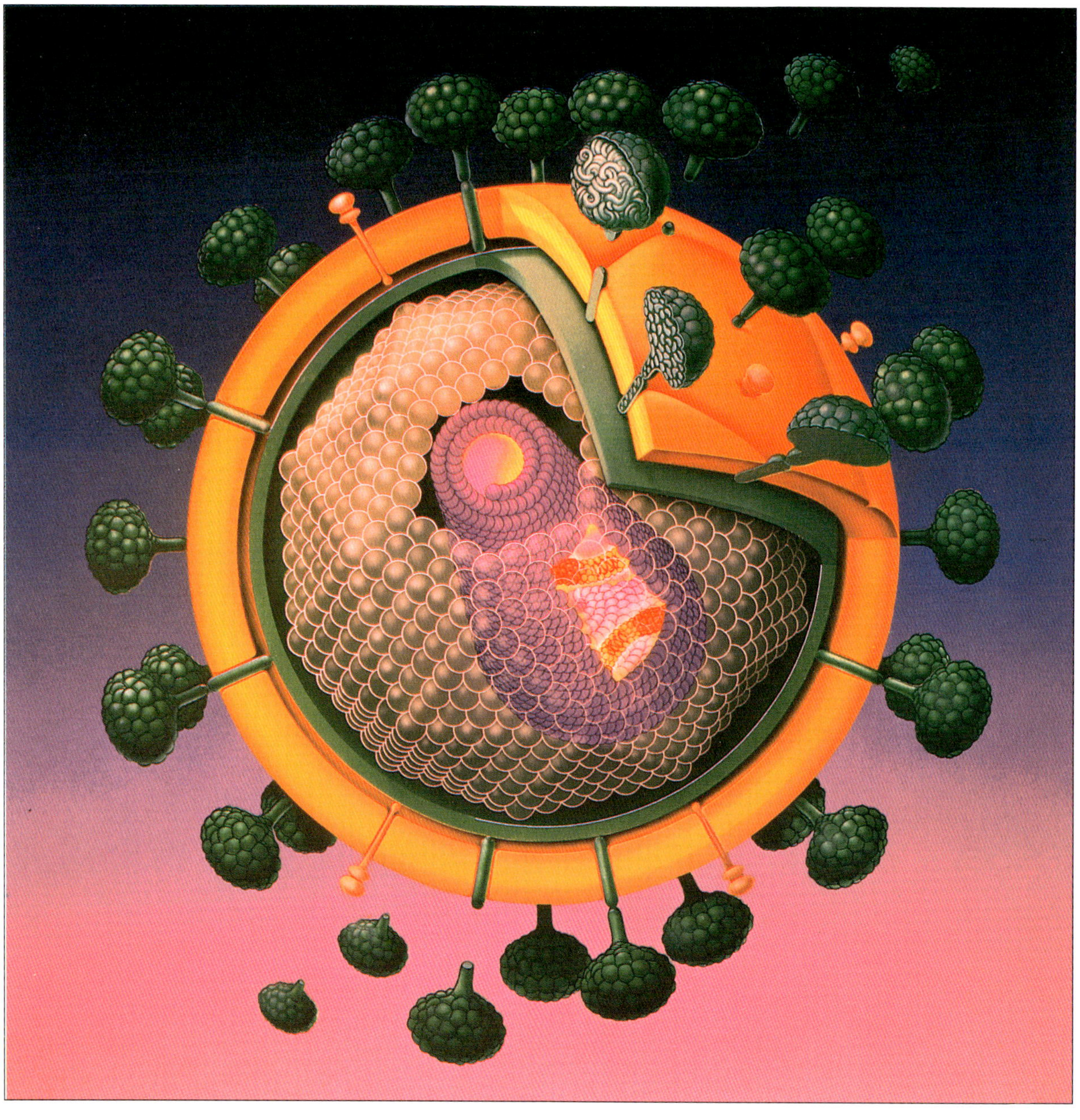

New York; alles wies darauf hin, daß sich unter homosexuellen Männern ungewöhnliche Krankheiten ausbreiteten. Sie äußerten sich in vielen Formen, aber immer ließen sie auf einen möglicherweise tödlichen Zusammenbruch des Immunsystems schließen, jenes komplexen Mechanismus, mit dem der menschliche Körper gefährliche Fremdorganismen bekämpft. Manche Erkrankungen, zum Beispiel die *Pneumocystis*-Lungenentzündung, kannte man bis dahin nur von Patienten, deren Immunsystem bekanntermaßen geschädigt oder unterdrückt war, zum Beispiel durch Medikamente, welche die Abstoßung von Transplantaten verhindern sollten. Andere in diesem Zusammenhang auftretende Krankheiten waren zwar relativ verbreitet, doch sie sprachen auf Behandlungen, durch die sie normalerweise problemlos beseitigt worden wären, nicht an, sondern schritten weiterhin lebensbedrohlich fort.

Die US-Experten, die sich mit der neuen Krankheit beschäftigten, nannten sie zunächst »Gay-Related Immune Disease« (Immunkrankheit der Homosexuellen, GRID), doch schon bald zeigte sich, daß sie nicht auf Homosexuelle beschränkt war. Schon wenige Monate nach dem CDC-Bericht hatte man sie auch bei Drogensüchtigen, Empfängern von Bluttransfusionen, Bluterkranken und in anderen Bevölkerungsgruppen diagnostiziert, und zwar bei beiden Geschlechtern und in allen Altersgruppen, unabhängig von der sexuellen Ausrichtung. Um dieser Beobachtung und den verschiedenen Ausprägungsformen der Krankheit Rechnung zu tragen, bezeichnete man sie nun als »Acquired Immune Deficiency Syndrome« (erworbene Immunschwäche, AIDS).

Von Anfang an vermuteten die Wissenschaftler, Ursache von AIDS könne ein Virus sein, das von einem Menschen zum anderen übertragen wird. Man unternahm große Anstrengungen, um das Virus nachzuweisen. Anfang 1984 hatte ein französisches Forschungsteam unter Leitung von Luc Montagnier Erfolg: Es stellte sich heraus, daß das Virus das Immunsystem angreift, indem es weiße Blutzellen zerstört. Den Erreger nannte man schließlich »Human Immunodeficiency Virus« (menschliches Immunschwächevirus, HIV). Kurz nach seiner Entdeckung entwickelten französische und amerikanische Wissenschaftler einen Test, mit dem man die Antikörper gegen HIV im Körper nachweisen kann, bevor die ersten Symptome auftreten. Bis hierher ist es ein Triumph der Medizin. In weniger als drei Jahren hatte man eine zuvor unbekannte Krankheit identifiziert, die unmittelbare Ursache gefunden und eine Methode entwickelt, um die Antikörper bei den Infizierten nachzuweisen.

Das tödliche Virus

Die Untersuchung des AIDS-Virus zeigte, daß es weitergegeben wird, wenn infiziertes Blut, Samen- oder Vaginalflüssigkeit in den Körper gelangt; auf anderen Wegen findet vermutlich keine Übertragung statt. Außerdem ist das Virus sehr empfindlich, und deshalb bei weitem nicht so ansteckend wie beispielsweise Influenza oder auch Hepatitis B. Doch es gibt Erkenntnisse, die dafür um so alarmierender sind. Wie die Wissenschaftler feststellten, kann das HIV, wenn es einmal in den Körper gelangt ist, wahrscheinlich bis zu 20 Jahre lang ruhen. In dieser Zeit ist der Betroffene äußerlich völlig gesund, oder leidet an Symptomen wie Fieber, Nachtschweiß und Ausschlag, die in keinem erkennbaren Zusammenhang mit AIDS stehen. Wegen dieser langen Latenzzeit und wegen der Schwierigkeiten, den genauen Ansteckungszeitpunkt zu ermitteln, kann man bis heute nicht genau vorhersagen, wann bei einem Infizierten die Krankheit ausbricht. Erschwert wird eine Voraussage über den Verlauf im Einzelfall außerdem dadurch, daß AIDS viele verschiedene Formen annehmen kann. Wie sich Mitte der achtziger Jahre herausstellte, kann die Krankheit nicht nur über opportunistische Infektionen wie der *Pneumocystis*-Lungenentzündung ausbrechen, sie befällt manchmal auch das Zentralnervensystem. In solchen Fällen kommt es zu Meningitis, Enzephalopathie und geistigem Verfall – der Betroffene stirbt gewöhnlich innerhalb von drei Jahren.

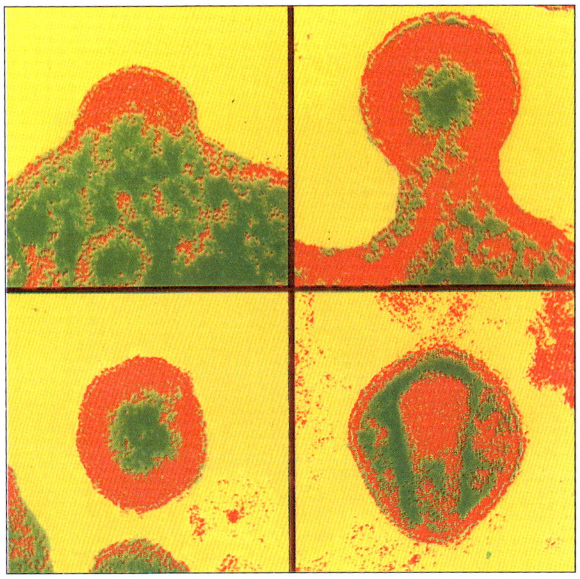

OBEN: *Ein HIV-Partikel schnürt sich als »Knospe« von der Oberfläche einer weißen Blutzelle ab (oben links und rechts). Die Knospe löst sich (unten links) und wird zu einem reifen Viruspartikel (unten rechts).*

Die Ausbreitung von AIDS

Die Ausbreitung der Krankheit schreitet mit Rasanz voran, doch niemand kann bis heute mit Sicherheit sagen, woher sie stammt. Mitte 1986 waren weltweit 21 000 Fälle bekannt, über die Hälfte davon in den USA, die übrigen verteilt über Europa und Zentralafrika. Ein Drittel der Fälle war bis dahin tödlich verlaufen. Die Experten fürchteten aber bereits, die Zahlen könnten nur die Spitze eines Eisbergs sein: Nach ihren Schätzungen litten bis zu 500 000 Menschen an den schwächeren Symptomen im Vorfeld von AIDS, dem sogenannten AIDS-related complex, ARC, und bis zu zwei Millionen waren nach diesen Schätzungen bereits mit dem Virus infiziert, ohne jedoch Symptome zu zeigen. Deshalb prognostizierte man, daß sich AIDS zu einer Pandemie entwickeln werde, zu einer weltweit verbreiteten Seuche. Die Suche nach Schutz- und Heilungsmöglichkeiten wurde beschleunigt. Doch es gab große Schwierigkeiten. Das HIV verändert seine Form mehr als tausendmal schneller als die meisten Influenzaviren – die Wissenschaftler beschrieben die Entwicklung eines Impfstoffs deshalb als »den Versuch, ein bewegliches Ziel zu treffen«. Noch ungewisser sind die Aussichten auf wirksame Heilmethoden, denn die meisten Behandlungsformen für Infektionskrankheiten sind zumindest teilweise auf die Unterstützung des körpereigenen Immunsystems angewiesen, doch genau das wird vom HIV angegriffen. Als deutlich wurde, welche Bedrohung AIDS darstellt und daß die Wissenschaft keine schnelle Abhilfe schaffen kann, mußte man deshalb Maßnahmen ergreifen, um seine Ausbreitung einzudämmen. Naheliegend waren zunächst Maßnahmen medizinischer Natur: So wurden die Überprüfung von Blutspendern und -spenden und die Hitzebehandlung von Blutprodukten, die Bluterkranken verabreicht

UNTEN: *Die von AIDS hervorgerufene menschliche Tragödie findet ihren Ausdruck im »AIDS-Quilt«: Jeder der Stoffabschnitte erinnert an ein Opfer der Krankheit; so wird das Bewußtsein für die Krankheit wachgehalten.*

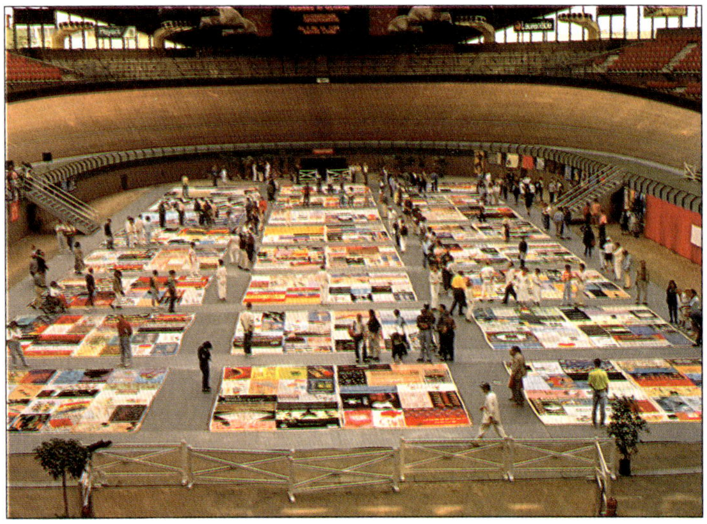

werden, in vielen Ländern zur Routine – allerdings erst, nachdem sich viele tausend Menschen auf diesem Weg infiziert hatten. Darüber hinaus versucht man mit großangelegten Aufklärungskampagnen, das Bewußtsein der Menschen für die Gefahren zu schärfen und die Möglichkeiten, sich zu schützen, populär zu machen.

Risikobegrenzung

Nach den Statistiken, die Mitte der achtziger Jahre vorlagen, gab es in den USA und Europa besonders zwei Risikogruppen: Erstens homosexuelle Männer – besonders bei Analverkehr besteht die Möglichkeit, daß sich Blut und Samenflüssigkeit mischen –, und zweitens Drogenabhängige, deren Injektionsnadeln nicht steril waren und häufig von mehreren Personen benutzt wurden. Den Zahlen zufolge waren die männlichen Homosexuellen bei weitem am stärksten betroffen: Sie stellten 1985/86 in den USA 75 und in Großbritannien 90 Prozent der AIDS-Fälle. In New York waren die Betroffenen zu einem Drittel Drogensüchtige, doch in den gesamten USA war der Anteil der Fixer wesentlich geringer, in Großbritannien lag er unter einem Prozent.

Homosexuelle und Drogensüchtige waren deshalb auch zunächst die beiden wichtigsten Zielgruppen für Aufklärungskampagnen und ähnliche Maßnahmen, mit denen man die Verbreitung von AIDS aufzuhalten versuchte. Sie wurden häufig von den Betroffenen selbst initiiert. Mit der wachsenden Besorgnis in der Öffentlichkeit folgten dann auch staatliche Maßnahmen. Das Ziel der heutigen Aufklärung ist einfach: Man soll Risikoverhalten vermeiden. Für Homo- und Bisexuelle rät man eine ganze Palette von Verhaltensregeln an, die man unter dem Begriff »Safer Sex« zusammenfaßt: Sexualpartner sollten sorgfältiger ausgewählt werden, zur Vorbeugung werden Kondome empfohlen. Bei den Drogenfixern weist man vor allem auf die Gefahr bei gemeinsam benutzten Nadeln hin.

Die Kampagnen können nur wirken, wenn sie die Bedrohung durch AIDS und seine Ausbreitungswege unverblümt beim Namen nennen. Diese Offenheit läßt jedoch die Angst vor der Krankheit in der Bevölkerung wachsen und bestärkt leider auch die Vorurteile gegen die Risikogruppen. Es gab in jüngster Vergangenheit Meinungsverschiedenheiten über allgemeine HIV-Tests, die Verteilung steriler Nadeln an Fixer, Pflegeeinrichtungen für AIDS-Kranke und die arbeitsrechtliche Stellung der HIV-Positiven – diese Kontroversen werden bis heute geführt.

Das anfängliche Bild von AIDS als der »Schwulenpest«, das anfänglich auf Statistiken aus den USA und Europa gründete, wurde durch die Zahlen aus Zentralafrika widerlegt, wo Männer und Frauen ungefähr zu gleichen Teilen betroffen sind. Dieser Befund bestätigt, daß das HIV über heterosexuelle Beziehungen ebenso weitergegeben werden kann wie durch Homosexualität, und daß zwischen Mann und Frau die gleichen Regeln für »Safer Sex« gelten sollten. Da sich jedoch die Aufklärungskampagnen

UNTEN: *Anti-AIDS-Kampagne in Kinshasa (Zaire): Hier sind wahrscheinlich schon sieben Prozent der Bevölkerung infiziert.*

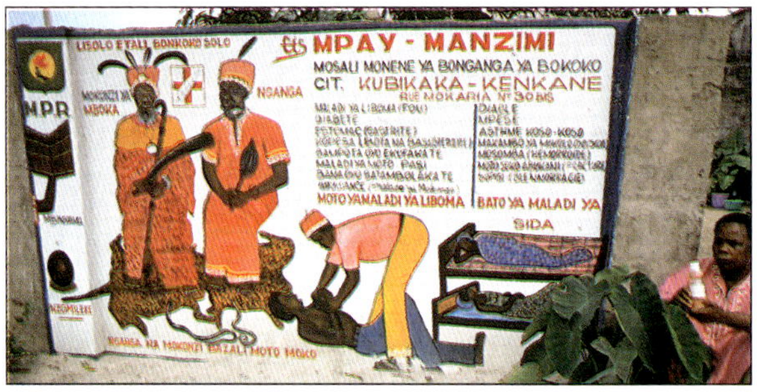

HIV = AIDS?

Anfang der neunziger Jahre erhoben sich grundsätzliche Fragen über die wirkliche Ursache von AIDS und die Bedeutung des HIV für die Ausbreitung der Krankheit. Die orthodoxe Meinung, daß das HIV in jedem Fall AIDS auslöst, wurde von nahezu 50 Wissenschaftlern in Frage gestellt, unter anderem von Peter Duesberg, Professor für Molekular- und Zellbiologie der University of California in Berkeley, der als erster die genetische Struktur vieler Retroviren entschlüsselte.

Diese Kritiker verlangen, man solle alle Indizien noch einmal überprüfen, neue, weitreichende epidemiologische Studien durchführen und sich erneut mit den immunologischen Wirkungen von HIV beschäftigen. Sie behaupten, HIV sei kein neues Virus, und es verursache nicht notwendigerweise AIDS. Weiterhin sind sie der Ansicht, die Konzentration der Forschung auf HIV blockiere Gelder für andere vielversprechende Projekte.

Eine neue Vorstellung von AIDS sollte sich nach ihrer Ansicht darauf gründen, daß HIV nicht die Zellen des Immunsystems tötet, sondern daß diese Zellen sich vielmehr gegen sich selbst richten. In diesem Zusammenhang könnte HIV zusammen mit anderen Faktoren in »Hochrisikosituationen« wie Drogenmißbrauch oder Bluttransfusionen das Immunsystem beeinflussen und so zur Entstehung von AIDS beitragen.

Viele anerkannte Wissenschaftler, darunter auch die Vertreter der Gesundheitsbehörden, halten solche Ansichten jedoch für sehr fragwürdig.

in den Industrieländern zunächst auf bestimmte Gruppen richteten, setzte sich diese Erkenntnis in der Öffentlichkeit nur langsam durch, was dazu führte, daß die Zahl der über heterosexuelle Beziehungen infizierten Frauen in den USA im gleichen Maß wie die Gesamtzahl der AIDS-Fälle anstieg. Zwischen Januar 1989 und Mitte 1991 handelte es sich in den USA bei 55 Prozent der registrierten AIDS-Fälle um Frauen, ein Drittel von ihnen hatte sich beim Sex infiziert.

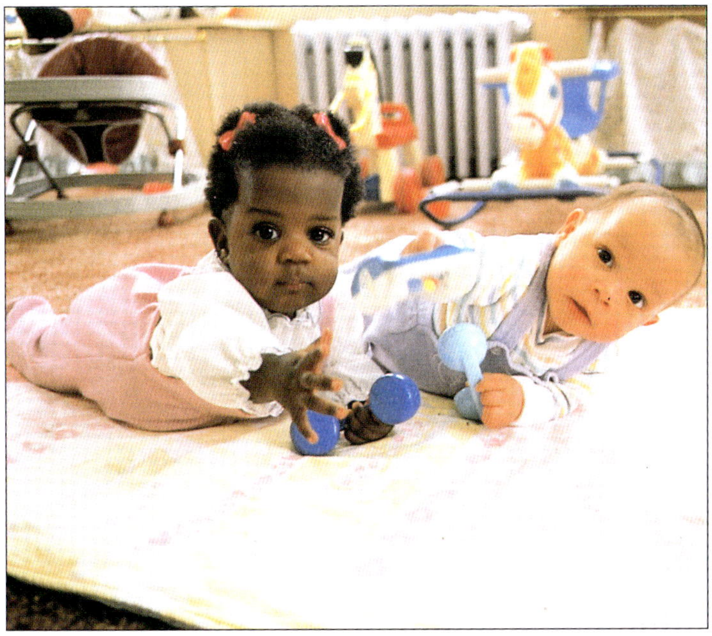

OBEN: *In einem Heim im Staat New York kümmert man sich um AIDS-Babys. Es kann vorkommen, daß HIV-positive Kinder erst während ihrer späteren Entwicklung die Antikörper (die sie von der Mutter erhalten haben) verlieren, doch andere bekommen sehr viel früher AIDS und sterben bereits mit vier Jahren.*

UNTEN: *Information ist eine wichtige Waffe im Kampf gegen die Ausbreitung von AIDS. Zahlreiche Bücher über dieses Thema sind bereits erschienen. Darüber hinaus geben mehrere Institutionen Informationsbroschüren heraus, die sich ganz gezielt an unterschiedliche Gruppen der Bevölkerung wenden und in der Regel kostenlos abgegeben werden.*

Wege zur Eindämmung

Bis 1991 war es trotz weltweiter intensiver Forschung nicht gelungen, einen Impfstoff herzustellen, der umfassenden Schutz gegen AIDS verleiht, und noch geringer sind die Aussichten auf ein Heilmittel, obwohl bereits viele Substanzen an Menschen und noch wesentlich mehr an Tieren erprobt werden. Nach einer Vorhersage der Weltgesundheitsorganisation (WHO) wird es bis zum Jahre 2000 etwa 110 Millionen HIV-Infizierte geben, und zur Jahrtausendwende werden voraussichtlich jedes Jahr eine Million Menschen an AIDS sterben. In vielen Fällen wird es sich dabei um Kinder handeln, die sich schon im Mutterleib infiziert haben. Die meisten Todesfälle werden in den Entwicklungsländern Asiens, Afrikas und anderswo zu verzeichnen sein.

In den Industrieländern gibt es dagegen Anzeichen, daß AIDS seinen Höhepunkt erreicht hat. Nach den Zahlen der WHO gab es dort in der ersten Hälfte der achtziger Jahre die meisten Neuinfektionen; dann zeigten die umfangreichen Aufklärungskampagnen ihre Wirkung, die Ansteckungshäufigkeit ging zurück. Nach diesen Berechnungen würde die Zahl der Todesfälle in den Industrieländern Mitte der neunziger Jahre ihren Höhepunkt erreichen.

Manche Fachleute zweifeln allerdings an dieser Schlußfolgerung. Ihr Argument: Die Zahlen in den westlichen Ländern seien verzerrt, da durch die Gesundheitsfürsorge das Leben der HIV-Infizierten und AIDS-Patienten verlängert werde. Zur Lebensverlängerung tragen Medikamente wie AZT, ddI und ddC bei, welche den Übergang von der latenten Infektion zum Ausbruch von AIDS hinauszögern. Ihre Wirksamkeit wird nach wie vor untersucht.

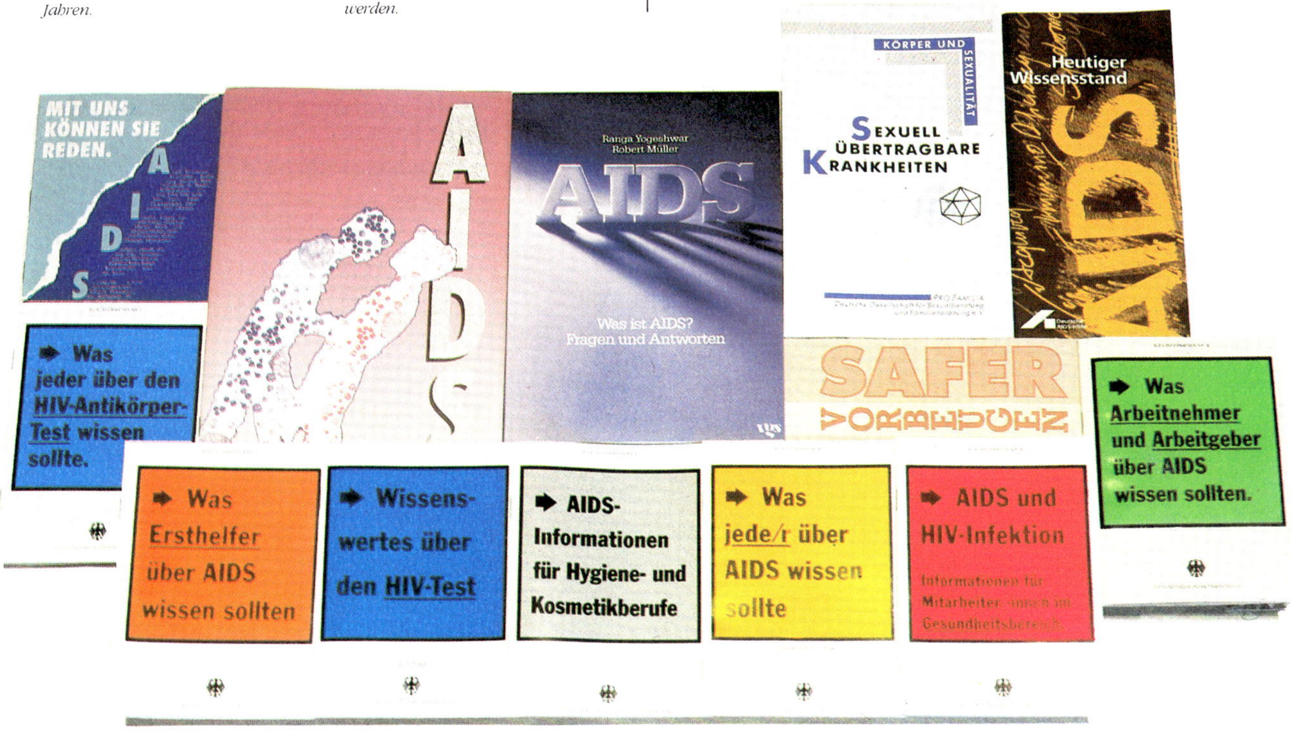

9

Alte und neue Methoden

Eine der Widersprüchlichkeiten in der modernen Medizin ist die Tatsache, daß eine wirkliche Heilung – im Gegensatz zur Linderung von Symptomen – meist nur bei akuten Erkrankungen möglich ist, nicht aber bei chronischen Leiden. Deshalb haben sich viele Menschen alternativen Therapieverfahren zugewandt – manche davon sind alt, andere wurden in neuerer Zeit entwickelt –, von denen sie sich eine Heilung versprechen, die die herkömmliche Medizin heute nicht überzeugend anbieten kann.

In der westlichen Welt sind verschiedenartige Methoden populär geworden (manche waren in Asien schon immer gebräuchlich): Akupunktur, Shiatsu, Meditation, Chiropraktik, Kräuterkunde und Biofeedback. Einige Methoden fanden als »ergänzende« Verfahren Eingang in die Schulmedizin, andere dagegen gelten auch heute noch als äußerst fragwürdig.

Parallel zu dieser Entwicklung vollzog sich ein allgemeiner Bewußtseinswandel, der auf der Einsicht beruht, daß Vorbeugung die beste Medizin ist. Viele Krankheiten lassen sich durch eine engagierte Gesundheitspolitik und die Finanzierung staatlicher Vorbeugungsmaßnahmen vermeiden.

Die Ergebnisse solcher Bemühungen sind vielversprechend und enttäuschend zugleich: Viele Krankheiten wie zum Beispiel die Pocken sind mittlerweile ausgerottet, und Millionen Menschenleben können gerettet werden, wenn man die Menschen dazu erzieht, verantwortlicher mit ihrer Gesundheit umzugehen. Doch solche Bemühungen sind an Geld gebunden und der Erfolg ist abhängig vom Willen zur Veränderung.

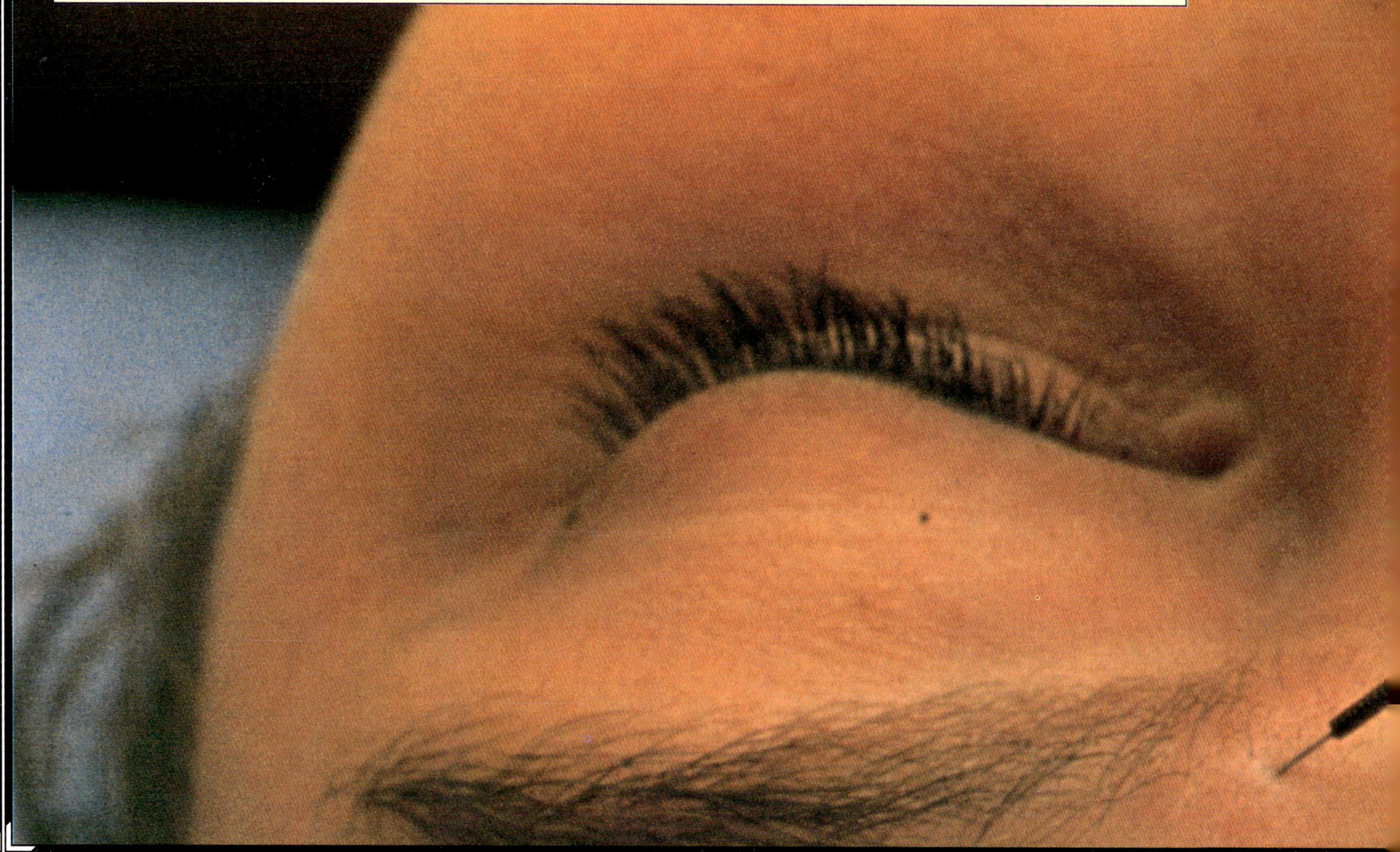

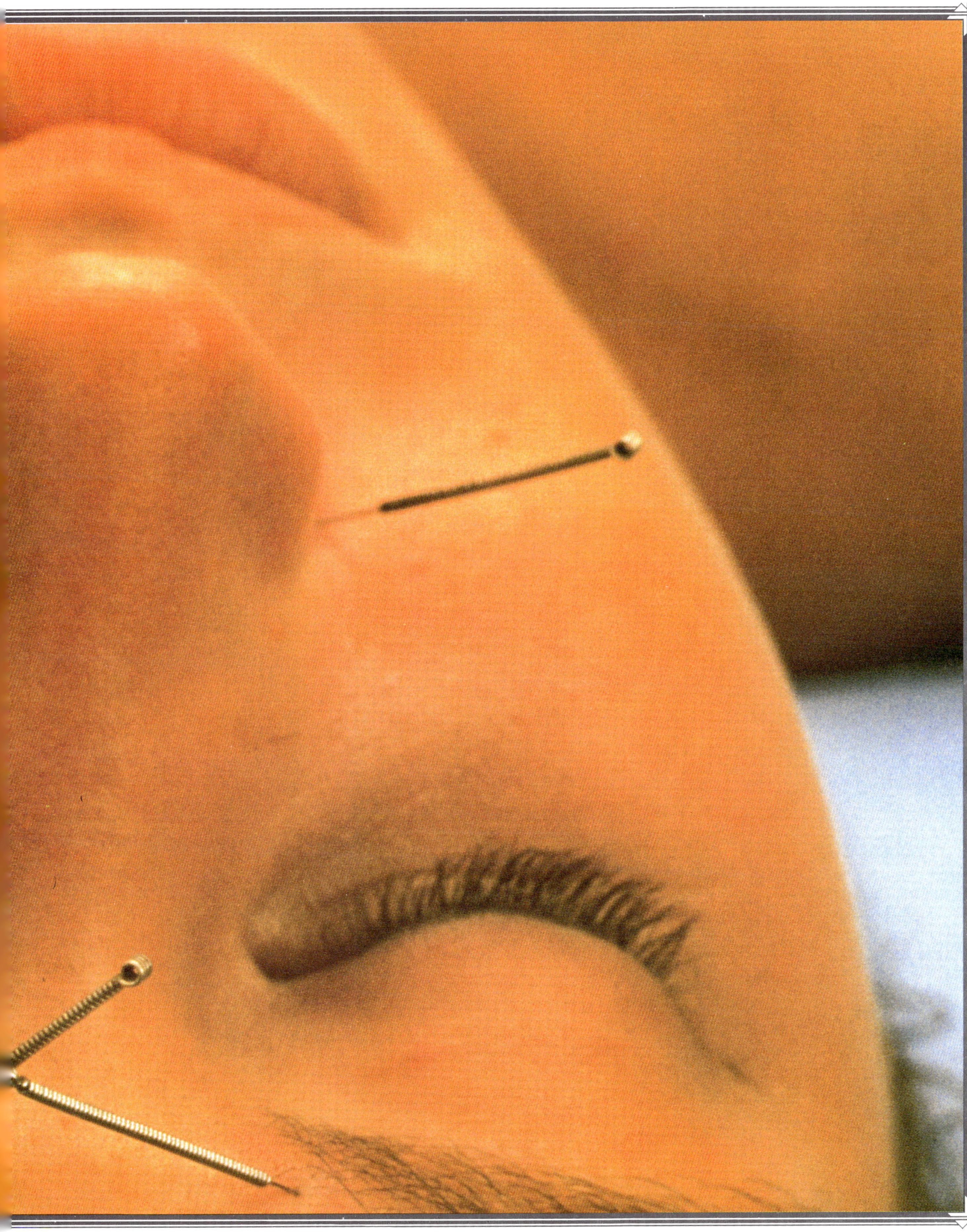

OBEN: *Die Akupunkturnadeln reizen bestimmte Punkte an den Meridianen.*

Internationales Handeln

Impfung, Dorfkrankenhäuser und medizinische Versorgung in Kriegsgebieten

Ziel der Gesundheitsvorsorge: »Gesundheit für alle bis zum Jahr 2000«

SEIT DEM ZWEITEN WELTKRIEG haben sich zwei Verfahren entwickelt, um im globalen Maßstab eine Verbesserung der gesundheitlichen Verhältnisse zu erzielen: Bei dem einen kommen die Helfer in ein Land, nehmen kurzfristig Impfungen und andere Behandlungen vor, und reisen danach wieder ab. Bei dem anderen bemühen sich die Helfer, vor Ort Infrastrukturen aufzubauen und vorbeugend zu arbeiten. Beide Verfahren hatten ihre Erfolge und ihre Fehlschläge. Nach und nach wurde jedoch deutlich, daß beide notwendig sind.

Den schlechten Gesundheitszustand der Bevölkerung der Dritten Welt zu bekämpfen, ist ein mühseliges Unterfangen. Impfungen sind zwar hilfreich, aber ihr Nutzen wurde in der Vergangenheit häufig durch Veränderungen der Umwelt und der Lebensweise sowie durch Naturkatastrophen und Kriege zunichte gemacht. In vielen Fällen waren auch Regierungen und die entsprechenden Finanzinstitutionen für ein Scheitern verantwortlich, die bis heute ihre Schuld vielfach nicht eingestehen und noch viel weniger für einen Ausgleich sorgen wollen. Dennoch ging die Belastung der Menschen durch Krankheiten in einem gewissen Umfang zurück.

»Gesundheit für alle«

Die wichtigste Institution für die Weltgesundheit vor dem Krieg war die Rockefeller Foundation. Sie wurde 1913 von dem amerikanischen Industriellen John D. Rockefeller gegründet und finanzierte unter anderem Programme zur Bekämpfung von Gelbfieber und Malaria.

Dann gründeten die Vereinten Nationen 1948 die Weltgesundheitsorganisation (WHO) mit Sitz in Genf. Sie hat nur ein Ziel: »für alle Menschen den bestmöglichen Gesundheitszustand zu erreichen«. Zu diesem Zweck ist sie auf vielen Gebieten tätig: Sie finanziert Forschung, sammelt Berichte über ausgefallene Krankheiten, standardisiert die internationale medizinische Nomenklatur, leistet Hilfe in Notfällen, verhütet Unfälle (1963 erhielt Saudiarabien Fabriken zur Herstellung von Eis, um so dem häufigen Auftreten von Hitzschlägen bei Mekka-Pilgern vorbeugen zu können), verbessert Wohn- und Lebensverhältnisse und bemüht sich um die Gesundheit von Müttern und Kindern.

Im Laufe der Jahre hat die WHO viele Krankheiten mit Großeinsätzen bekämpft. Der größte Erfolg war zweifellos die Ausrottung der Pocken (s. Seite 212). In den fünfziger Jahren konnte sie in Zusammenarbeit mit der Rockefeller Foundation und UNICEF (dem Kinderhilfswerk der Vereinten Nationen) die Frambösie in Südostasien stark zurückdrängen. Es gab aber auch Fehlschläge: Im Jahr 1965 versuchte man erstmals im Weltmaßstab, die Malaria (s. Seite 95) mit DDT auszurotten. Es erwies sich jedoch als unmöglich, jede Wasserpfütze und jeden Mangrovensumpf zu besprühen. Dann wurden die Mücken gegen das Gift resistent, doch inzwischen waren die Forschungsprogramme beendet, die Labors geschlossen und Medikamente nicht mehr in nötigem Umfang vorhanden. Mit der Rückkehr der resistenten Mücken starben Tausende Menschen.

Diese Katastrophe beeinflußte das weitere Handeln der WHO stark. Man legte das Schwergewicht wieder auf die Forschung und auf den Aufbau lokaler Gesundheitseinrichtungen, wo die von der WHO begonnenen Arbeiten fortgesetzt werden konnten. Im April 1977 propagierte man, »Gesundheit für alle bis zum Jahr 2000« anzustreben, als Methode wählte man die »primäre Gesundheitsversorgung«.

Was darunter zu verstehen ist, definierte eine internationale Konferenz der WHO und der UNICEF in Alma Ata (Kasachstan) im September 1978. Danach umfaßt primäre Gesundheitsversorgung:

- Gesundheitserziehung,
- ausreichende Lebensmittelversorgung und Ernährung,
- sauberes Wasser und einen Mindeststandard an Hygiene,
- Gesundheitsfürsorge für Mutter und Kind einschließlich Familienplanung,
- Verhütung und Bekämpfung lokal verbreiteter Krankheiten,
- Impfung gegen die wichtigsten Infektionskrankheiten,
- Behandlung häufiger Krankheiten und Verletzungen,
- Bereitstellung unentbehrlicher Medikamente.

Die »Erklärung von Alma Ata«, die von 134 Mitgliedsstaaten unterzeichnet wurde, betont auch die Notwendigkeit von Selbstverantwortung und Selbstbestimmung.

UNTEN: *Eine Ärztin leistet vor Ort grundlegende medizinische Versorgung. Hier wird eine pakistanische Nomadenfrau untersucht: Tuberkulose ist in solchen Gebieten noch immer ein Problem, und die Lebensweise der Nomaden kann zur Ausbreitung der Krankheit beitragen.*

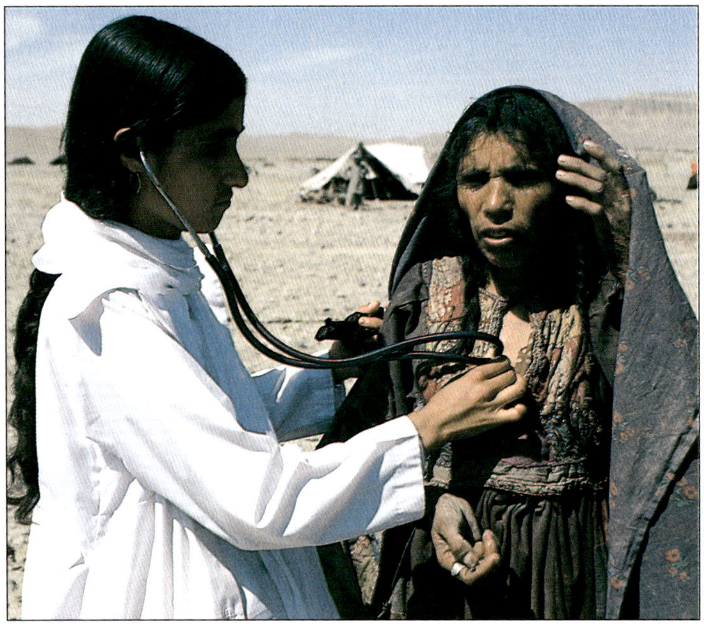

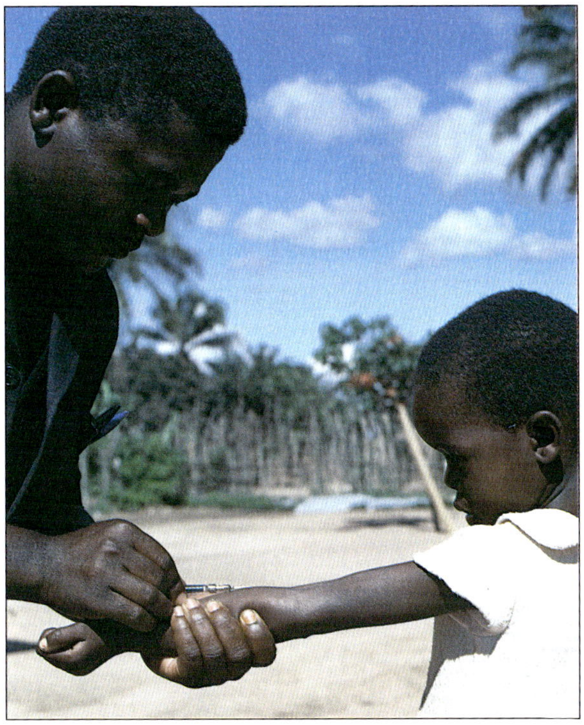

LINKS: *Ein »Barfußarzt« stellt bei einem Kind in Zaire mit dem Tuberkulintest (s. Seite 111) fest, ob eine Tb-Impfung erforderlich ist. Die »Barfußärzte« sind dafür ausgebildet, einfache Behandlungen bei bestimmten Krankheiten vorzunehmen; sie tragen erheblich zur Verbesserung der medizinischen Versorgung in den Entwicklungsländern bei.*

Im gleichen Jahr rief die WHO ein Programm zur Bekämpfung von Durchfallerkrankungen ins Leben – an solchen Krankheiten sterben jedes Jahr mindestens vier Millionen Kinder, vor allem auf Grund des Flüssigkeitsverlustes. Man verfolgte das Ziel, Kindern eine einfache, von den Eltern herzustellende Natrium-, Kalium- und Zuckerlösung zur Verfügung zu stellen und so den Flüssigkeitsverlust auszugleichen.

Im März 1984 gründeten WHO und UNICEF die »Task Force for Child Survival« mit dem Ziel, den Kindern der Dritten Welt eine möglichst frühe medizinische Versorgung zu gewährleisten. Unter anderem wollte man zu diesem Zweck bis 1990 etwa 80 Prozent aller Kinder geimpft haben. Das Programm, das auch als »geplantes Wunder« bezeichnet wurde, umfaßte über 100 Entwicklungsländer, doch trotz umfangreicher Bemühungen und Finanzmittel wurde das Ziel nicht erreicht, auch wenn Millionen Kinder eine Impfung bekamen und ihre Probleme auf der politischen Tagesordnung blieben. Die Zahl der Länder, in denen über 20 Prozent der Kinder unter fünf Jahren sterben, hat sich durch die Bemühungen der WHO seit 1960 halbiert.

ÄRZTE AN VORDERSTER FRONT

Während Institutionen wie die WHO sich bemühen, den Gesundheitszustand der Weltbevölkerung zu verbessern, gibt es andere, die sich in Zeiten von Krieg oder Naturkatastrophen für die Rettung von Menschenleben einsetzen. Zwei der wichtigsten sind das Internationale Rote Kreuz und die Organisation Medicins sans Frontières.

Das Rote Kreuz, 1864 gegründet und der aktive Arm der Genfer Vereinbarungen, umfaßt heute über 100 nationale Organisationen (in den islamischen Ländern »Roter Halbmond«) mit Zentrale in Genf.

Die Organisation Medicins sans Frontières (MSF, Ärzte ohne Grenzen) hat ihre Wurzeln in den Pariser Unruhen von 1968. Eine kleine Gruppe politisch aktiver Ärzte ging während des Biafrakrieges (1967–1970) nach Nigeria. Von der Brutalität und dem Leiden, auf die sie dort trafen, waren sie entsetzt – mindestens eine Million Einwohner Biafras verhungerten. Die Ärzte ergriffen Partei, und damit brachen sie ihren Neutralitätseid beim Roten Kreuz. 1970 gingen sie nach Ostpakistan (heute Bangladesh), als dort 500 000 Menschen bei Überschwemmungen ums Leben kamen, im folgenden Jahr wurde die MSF gegründet.

Heute ist MSF die weltweit größte freiwillige Medizinerorganisation. Sie hat ihren Hauptsitz in Frankreich, ist aber inzwischen europaweit tätig, 1991 wurde auch in New York eine Zweigstelle gegründet. Freiwillige Ärzte, Krankenschwestern und anderes medizinisches Personal arbeiten für ein Taschengeld unter schrecklichsten und gefährlichsten Bedingungen. Das Personal stammt vorwiegend aus Frankreich, aber auch aus den USA, Großbritannien, Belgien, Argentinien und Iran.

Die MSF betrachtet sich, wie Amnesty International, als Anwalt der Opfer. Als einzige Hilfsorganisation protestierte sie 1985 gegen das »Umsiedlungsprogramm« der äthiopischen Regierung, bei dem die Menschen in Arbeitslager gebracht wurden, wo 250 000 von ihnen ums Leben kamen. Während die Medien sich auf den Golfkrieg konzentrierten, verbreitete die Organisation 1991 Nachrichten über das schreckliche Elend in Somalia. Und im gleichen Jahr berichtete sie auch über das Massaker der irakischen Regierung an den Kurden. Innerhalb von 24 Stunden wurde die MSF zum wichtigsten Partner der Europäischen Gemeinschaft bei der Verteilung von Hilfsgütern.

UNTEN: *Helfer des Internationalen Roten Kreuzes, zu ihrem eigenen Schutz deutlich gekennzeichnet, versorgen einen Verletzten.*

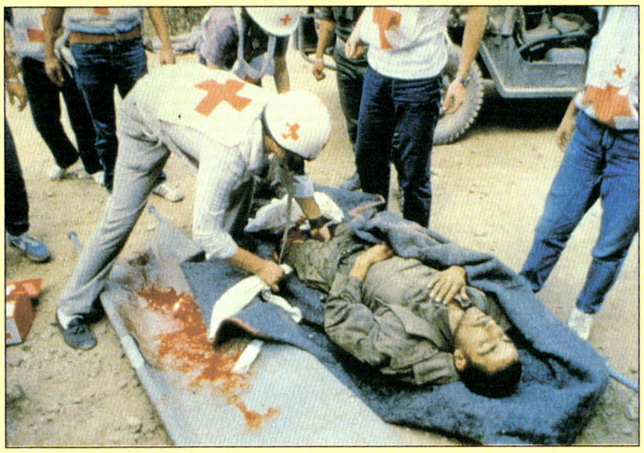

Pocken

Die Ausrottung einer Geißel der Menschheit – ein Wettlauf gegen die Zeit

MAG SEIN, daß die Wissenschaftler in ein paar Jahrzehnten wissen, wie man den Alterungsprozeß aufhalten kann. Aber für Menschen im mittleren und fortgeschrittenen Alter wird es dennoch ein sicheres Erkennungszeichen dafür geben, daß sein Träger vor 1976 geboren wurde: ein merkwürdiger, eingeschnittener Fleck am Oberarm. Diese kleine, kaum sichtbare Impfnarbe wird die lebende Erinnerung an eine Krankheit sein, deren Epidemien und Pandemien den Lauf der Geschichte immer wieder beeinflußt haben und die bei reich und arm gleichermaßen unsägliches Leid verbreitete. Heute sind die Kinder nicht mehr auf diese Weise gebrandmarkt, denn die Pocken sind vom Antlitz der Erde getilgt – zum erstenmal wurde eine Krankheit durch menschliches Eingreifen völlig ausgerottet.

Massenimpfung

Nach mehreren erfolglosen Anläufen beschloß die Weltgesundheitsorganisation (s. Seite 210) im Jahr 1966 eine zehnjährige Massenimpfkampagne, um die Pocken ein für allemal auszurotten. Zu jener Zeit bekamen noch jedes Jahr zehn bis 15 Millionen Menschen in 33 Ländern Pocken, zwei Millionen von ihnen starben.

Das multinationale Team der WHO wurde von dem Amerikaner Dr. Donald Henderson geleitet und umfaßte schließlich 50 festangestellte Mediziner und 600 weitere mit Zeitverträgen; sie wurden den verschiedenen Gegenden zugeteilt, wo die Pocken noch unkontrolliert wüteten. Das Schicksal war auf ihrer Seite: Regionen, die sich vor der Kampagne noch politisch von der übrigen Welt abgekapselt hatten, öffneten sich gerade zur richtigen Zeit – bevor sie die Tür wieder zuschlugen. Auf diese Weise konnten der Iran, Uganda und Afghanistan von der Krankheit befreit werden. In anderen Ländern, zum Beispiel dem vom Biafrakrieg zerrissenen Nigeria und dem Äthiopien Haile Selassies, mußten sowohl offiziell als auch hinter den Kulissen heikle diplomatische Verbindungen geknüpft werden, bevor die Teams der WHO einreisen durften.

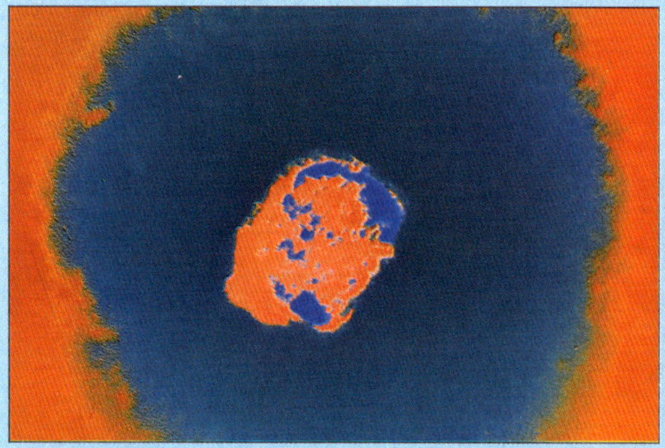

OBEN: Variola major, *einst eine Geißel der Menschheit, gibt es heute nur noch in zwei von der WHO überwachten Hochsicherheitslabors in den USA und der früheren Sowjetunion. Sie sollen 1993 vernichtet werden, so daß das Virus auf der Erde endgültig ausgerottet ist.*

Die medizinischen Helfer mußten alle Arten von Beschwerlichkeiten und Enttäuschungen ertragen, manchmal auch noch Schlimmeres: Einer der Helfer wurde von einem Pfeil getötet, einem anderen wurde der Schädel mit einer Axt gespalten, und ein dritter wurde von äthiopischen Rebellen entführt. Dieser, ein brasilianischer Arzt, weigerte sich nach seiner Freilassung, zu gehen – er wollte erst noch seine Entführer impfen.

Nach und nach zogen sich die Grenzen des Verbreitungsgebiets in Amerika, Afrika und dem Mittleren Osten immer mehr zusammen, bis schließlich nur noch ein Zentrum in Indien und dem damals geteilten Ost- und Westpakistan übrigblieb. Aus diesen beiden Landesteilen waren die Pocken bis 1971 verschwunden. Doch wenige Monate später brach in Pakistan ein Bürgerkrieg aus, und im Ostteil des Landes entstand der neue Staat Bangladesh.

Während des Krieges waren zehn Millionen Menschen nach Indien geflohen. Dort, in den Flüchtlingslagern, brachen die Pocken plötzlich wieder aus, was von einem Bediensteten der Centers for Disease Control in Atlanta (Georgia) entdeckt wurde, der die Pockenmale zufällig in den Fernsehnachrichten auf den Gesichtern der Flüchtlinge sah. Man schickte sofort Medizinerteams in das betreffende Lager. Als sie ankamen, hatte man die Flüchtlinge jedoch schon wieder nach Bangladesh gebracht, wo sie sich bereits in alle Himmelsrichtungen zerstreut hatten.

Epidemie in Bangladesh

Die Krankheit griff rasend um sich: In der Hauptstadt Dhaka erkrankten täglich 800 Menschen an Pocken. Die WHO reagierte mit der Bildung von Überwachungsteams, die an den Brennpunkten der Epidemie eingesetzt wurden und diese Bereiche isolierten, so daß die Infektionsketten unterbrochen wurden. Aus Erfahrungen in Nigeria und Westpakistan wußte man, daß man nur einen Teil der Bevölkerung impfen mußte, damit die Kampagne ein Erfolg wurde – diesen Anteil mußte man sorgfältig ermitteln. Doch in Bangladesh war schon die Impfung eines kleinen Teils einer Bevölkerung von 75 Millionen Menschen eine gewaltige Aufgabe.

Deshalb verteilten sich die Helfer über das Land; sie konzentrierten sich auf Märkte, Fähranlegestellen, Bus- und Eisenbahnstationen – alles Orte, an denen viele Menschen zusammenkamen. Die Methode war einfach: Die Mediziner hielten ein Bild von einem pockenkranken Baby hoch und fragten: »Kennt ihr jemanden, der so aussieht?« In Dhaka befestigte man Fotos mit dem »Kennst du ...«-Slogan, die rot, weiß und blau bemalt waren, an den Seiten eines Elefanten, um möglichst viel Aufmerksamkeit zu erregen.

Als die Kampagne richtig angelaufen und Erfolge in Sicht waren, gingen die Impfungen schneller vonstatten. Die Methoden und die Wege, Kranke zu finden und zu isolieren, waren allerdings nicht immer besonders diplomatisch. Manche Betroffenen verweigerten die Impfung aus religiösen Gründen, aus Angst, Gleichgültigkeit oder Unkenntnis, und oft mußten die Teams Kranke in Kellern oder auf den Feldern suchen, oder wo auch immer sie sich gerade versteckt hatten. Später setzte man eine sanftere Taktik ein; die Teams blieben über Nacht in den Dörfern und bemühten sich um die Unterstützung der Einwohner.

Es war keine Seltenheit, daß die Leute von der WHO und ihre Kollegen täglich 20 Stunden arbeiteten; sie lebten auf dem Feld, konnten sich kaum einmal richtig waschen und mußten essen und trinken, was sie gerade bekommen konnten. Aber all diese Entbehrungen schienen sich zu lohnen, denn das Netz um die Krankheit wurde immer enger. Insgesamt hatten sich 12 000 Einheimische an den Arbeiten beteiligt, und bei einer Übersichtsuntersuchung wurden in nur neun Tagen 89 Prozent aller betreffenden Haushalte (etwa 12 Millionen) aufgesucht, weil man nach neuen Krankheitsherden suchte.

Im Oktober 1974 wurde prognostiziert, daß man die Krankheit in den nächsten beiden Monaten werde ausrotten können. Doch dann trat der Fluß Brahmaputra über die Ufer, Zehntausende flüchteten sich in höhergelegenes Gelände, es kam zu Hungersnot und Krankheit. Im Januar 1975 waren die Pocken in Bangladesh wieder so verbreitet wie zuvor.

Wieder setzte man die Teams ein, die mit Booten, Autos, Motorrädern, Zügen und sogar Pferdewagen in jedes Dorf kamen, wo es einen Pockenfall gab. Dann schlug die Krankheit in Dhaka zu. Da jeden Tag über 200 000 Menschen die Stadt betraten und verließen, bestand die Gefahr, daß sich die Krankheit schnell ausbreiten würde. Das Team isolierte eine Hüttensiedlung, in der die Krankheit offenbar ausgebrochen war. Eines Morgens mußte man feststellen, daß die Hütten mit Bulldozern plattgewalzt worden waren – auf Anordnung des Präsidenten, der sie für einen Schandfleck auf dem Weg zum Flughafen hielt. Die Einwohner, viele von ihnen mit Pocken infiziert, hatten sich in alle Himmelsrichtungen zerstreut.

Die Mediziner arbeiteten weiter gegen scheinbar unüberwindliche Widerstände, doch immerhin half ihnen eine Anordnung der Regierung, in der die Verweigerung der Impfung mit Gefängnisstrafe bedroht wurde. Mitte September 1975 sah es nach Sieg aus, und zwei Monate später konnte man einen großen Triumph feiern. Die WHO gab eine Presseerklärung heraus, und die Nachricht, Bangladesh sei pockenfrei, machte Schlagzeilen rund um die Welt. Die Mediziner gaben in Dhaka eine Party – doch dann kam von der Insel Bhola im Ganges ein Telegramm mit der Nachricht, es gebe dort einen Pockenfall. Mit Dampfer, Motorboot und Landrover eilten die Pockenmediziner in das kleine Dorf Kuralia. Dort fanden sie Rahima Banu, ein dreijähriges Mädchen, das tatsächlich an Pocken erkrankt war, aber gerettet werden konnte. Der letzte registrierte Pockenkranke (im Oktober 1979) war der somalische Koch Ali Maolin. Doch zuvor war es an einem ganz anderen Ort noch zu einem tragischen Zwischenfall gekommen. Die britische Fotografin Janet Parker arbeitete 1978 in Birmingham eine Etage über einem Forschungslabor. Dort entkam ein Virus durch das Lüftungssystem. Janet Parker erkrankte und starb.

Die Ziele der WHO sind seit der Ausrottung der Pocken nicht bescheidener geworden. Heute versucht man, wichtige Kinderkrankheiten auszumerzen, zum Beispiel Masern, Keuchhusten, Diphtherie, Kinderlähmung, Tuberkulose und Tetanus, an denen jedes Jahr noch Millionen Kinder sterben.

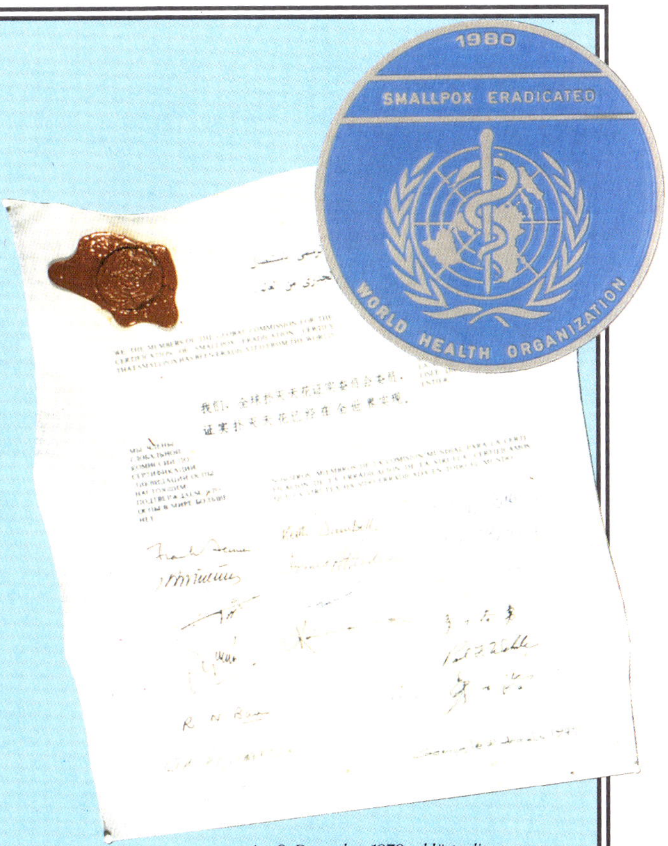

Am 9. Dezember 1979 erklärte die WHO gegenüber der Weltpresse stolz, man habe die Pocken nach dreizehnjähriger Arbeit besiegt.

DAD MÄDCHEN RAHIMA BANU

Einer der letzten Menschen, der an Pocken erkrankte, war das dreijährige Mädchen Rahima Banu in Bangladesh, die sich am 16. Oktober 1975 mit dem tödlichen Virus infizierte. Durch massive Anstrengungen gelang es den Mitarbeitern der WHO, ihr Leben zu retten und eine wiederholte Ausbreitung der Krankheit zu verhindern.

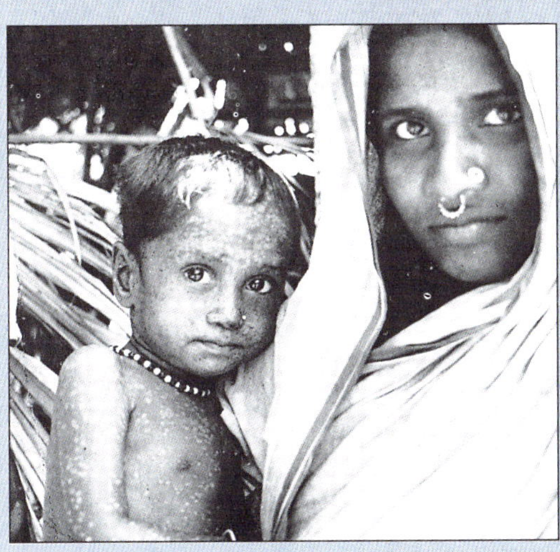

Präventivmedizin

Lebensweise und Vorbeugung

Bewegung, gesunde Ernährung und Gesundheitsüberwachung retten in Amerika jedes Jahr 300 000 Menschenleben

IN DER MITTE DES zwanzigsten Jahrhunderts hatte die medizinische Wissenschaft nicht nur bei der Heilung, sondern auch bei der Verhütung von Krankheiten zahlreiche Erfolge aufzuweisen. Allerdings handelte es sich nahezu immer um spezielle Vorbeugungsmaßnahmen gegen einzelne Krankheiten, von der Malaria bis zur Kinderlähmung. Seit dem letzten größeren Erfolg, der Verbesserung der Volksgesundheit durch verbesserte hygienische Verhältnisse und durch gesündere Ernährungsweise, waren fast 100 Jahre vergangen.

Doch es standen Veränderungen bevor, die die Bedeutung des Begriffs »Präventivmedizin« erweiterten: Er bezeichnete jetzt nicht nur die gezielte Prophylaxe, sondern auch die vielfältigen Maßnahmen zur Verlängerung des Lebens und zur Gesundheitserhaltung. Da es dabei vielfach um die Frage der individuellen Lebensgestaltung geht, spricht man in diesem Zusammenhang auch ganz einfach von »gesunder Lebensweise«.

Der Gedanke hat viele Wurzeln. Besonders bedeutsam war dabei der Kampf der Medizin gegen Herzkrankheiten und Lungenkrebs. Bösartige Lungentumore waren in der westlichen Welt in den fünfziger Jahren gefürchtet – sie verliefen fast immer tödlich und waren weder chirurgisch noch mit Medikamenten zu bekämpfen. Allein in Großbritannien stieg die Zahl der Lungenkrebstoten zwischen 1918 und 1968 von 15 auf 900 je eine Million Einwohner.

Verdächtiger Tabakrauch

Schon kurz nach dem Ersten Weltkrieg fiel den Ärzten in den USA, Großbritannien und anderen Ländern die Zunahme von Lungenkrebs auf, doch bis in die dreißiger Jahre schenkte man den Ursachen wenig Beachtung. Dann äußerten Fachleute die Vermutung, es müsse einen äußeren Faktor geben, zum Beispiel Autoabgase – oder Tabakrauch. Die erste wichtige medizinische Veröffentlichung, in der ein Zusammenhang zwischen Rauchen und Lungenkrebs hergestellt wird, stammt von Dr. F. H. Müller 1939 in Deutschland.

Bis 1951 waren die Ergebnisse von zwei Untersuchungsreihen erschienen, die Müllers Hypothese bestätigten. Die eine war von Ärzten der Universität Washington (USA) vorgenommen worden und zeigte, daß von 650 Männern mit Lungenkrebs 95 Prozent seit 25 Jahren oder länger rauchten. Die zweite Untersuchung von Richard Doll und Austin Bradford Hill in Großbritannien ergab bei einer Vielzahl von Stichproben, daß nahezu alle Patienten, die an Lungenkrebs litten, Zigarettenraucher waren; unter den Patienten mit anderen Krankheiten, auch wenn es sich um Krebs handelte, befanden sich weit weniger Raucher.

Im Jahr 1956 veröffentlichten Doll und Hill die Ergebnisse einer fünfjährigen Folgestudie über die Rauchgewohnheiten von 40 000 Ärzten. Das Schwergewicht lag dabei auf Personen über 35 Jahre, und es zeigte sich, daß Todesfälle durch Lungenkrebs bei starken Rauchern (über 25 Zigaretten am Tag) über zwanzigmal häufiger vorkamen als bei Personen, die nicht ständig rauchten. Bei mittelstarken Rauchern (15 bis 24 Zigaretten am Tag) waren doppelt so viele an Lungenkrebs gestorben als bei schwachen Rauchern (eine bis 14 Zigaretten täglich).

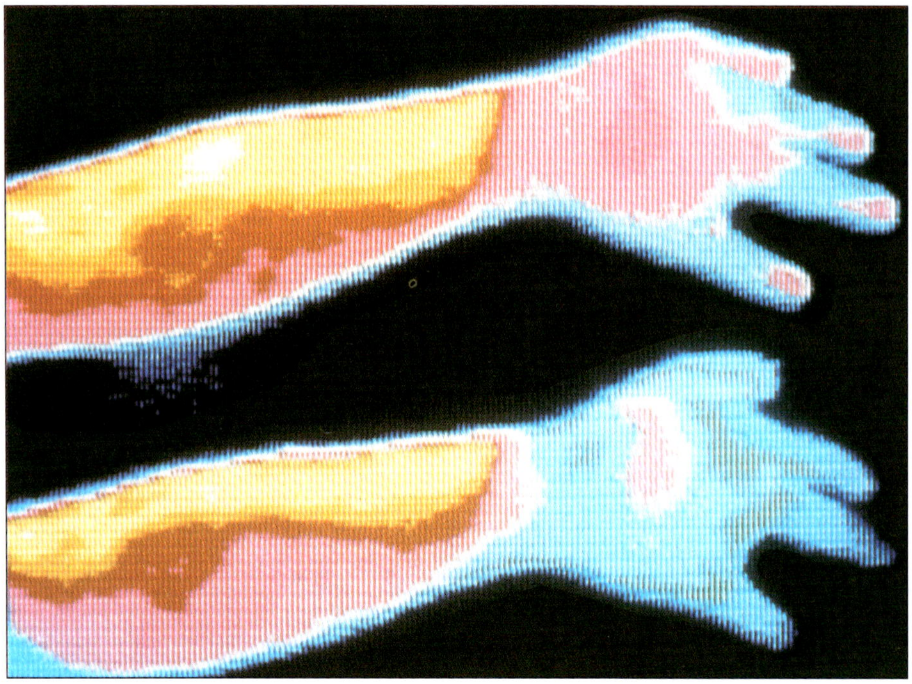

LINKS: *Thermogramm von Hand und Arm eines Menschen vor dem Rauchen einer Zigarette (oben): Die wärmste Stelle erscheint weiß, dann folgen mit sinkender Temperatur gelb, rosa, hellblau und dunkelblau. Das Thermogramm derselben Person nach dem Rauchen einer Zigarette (unten) zeigt einen Temperaturabfall in der Hand – ein Hinweis darauf, daß die periphere Blutversorgung betroffen ist.*

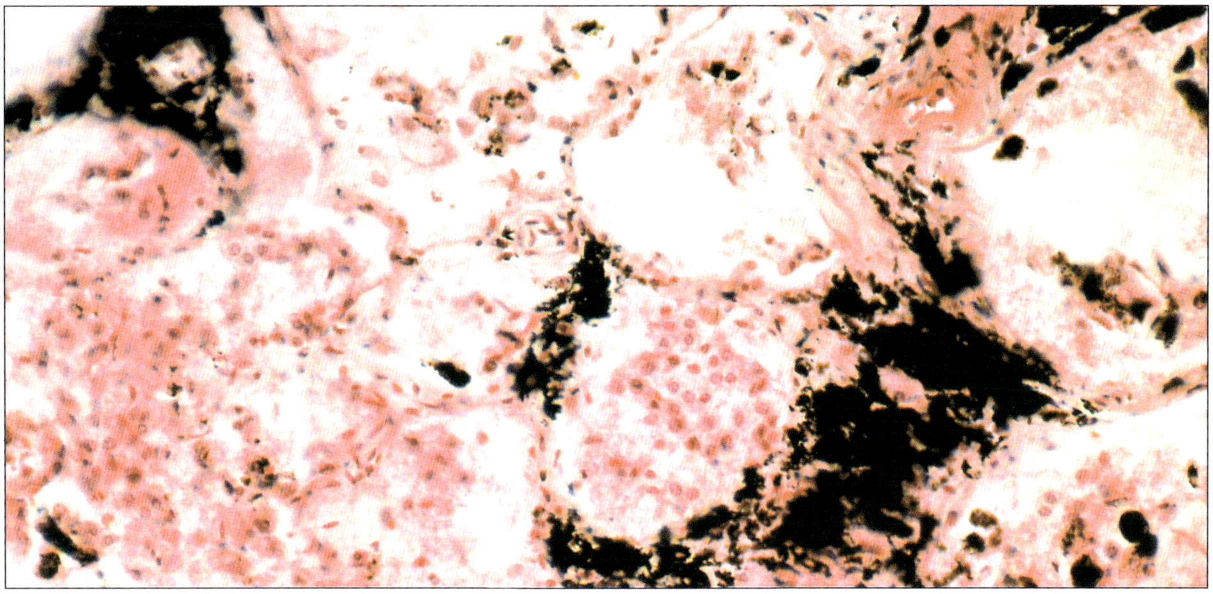

OBEN: Eine Raucherlunge mit Kohlenstoffpartikeln (schwarz) aus dem Rauch. Die Partikel werden von den weißen Blutzellen angegriffen.

Die Studie löste heftige Debatten aus. Die wichtigste Kritik lautete, daß man nicht die genaue Ursache des Lungenkrebses ermittelt habe und noch nicht einmal wisse, ob sie im Tabak selbst oder im Rauch zu suchen sei. Statistiker wie der Brite Sir Ronald Fisher wiesen darauf hin, daß die meisten Zigarettenraucher nicht an Lungenkrebs sterben und man deshalb keine unmittelbare Kausalitätsbeziehung nachweisen könne. An der Universität London belegte der Psychologe Hans Eysenck mit einer Studie einen statistisch signifikanten Zusammenhang zwischen einer extrovertierten Persönlichkeitsstruktur und der Anfälligkeit für Lungenkrebs. Dennoch erklärte das britische Royal College of Physicians 1962 eindeutig, Rauchen »verursache« Lungenkrebs. Im Jahr 1964 vertrat ein Beraterkomitee des US-Gesundheitsministeriums nach großangelegten Untersuchungen, die seit 1953 liefen, den gleichen Standpunkt.

Gleichzeitig sank in Großbritannien die Zahl der Ärzte, die rauchten, von 1951 bis 1964 um 50 Prozent, und viele forderten ihre Patienten auf, dem Beispiel zu folgen. Ihre Überlegung »Vorsicht ist besser als Nachsicht und Vorbeugung ist besser als Heilung« war die Grundlage einer Präventivmedizin, die eine gesündere Lebensweise forderte. Diese Einstellung schien immer gerechtfertigter, als auch die Zusammenhänge zwischen Rauchen und anderen gefährlichen Krankheiten wie Bronchitis und Kreislaufleiden deutlich wurden (s. Seite 216).

Die Regierungen handeln – aber langsam

Die Regierungen konnten Autoritäten wie das Royal College of Physicians, das Komitee des US-Gesundheitsministeriums und ab 1970 auch die WHO nicht übergehen. Doch mit ihren Versuchen, das Rauchen zum Vorteil der Volksgesundheit zurückzudrängen, stießen die Politiker auf nachhaltigen Widerstand: Die Tabakindustrie protestierte, und man fürchtete um die Einnahmen aus der Tabaksteuer.

Der Kampf gegen den Tabakgenuß ging nur langsam voran. Soweit es möglich war, versicherte man sich dabei der Mitarbeit der Industrie. In Großbritannien wurde beispielsweise 1965 die Fernsehwerbung für Zigaretten verboten, und seit 1971 bestimmt eine Übereinkunft mit der Industrie, daß alle Zigarettenpackungen und die gedruckte Werbung einen Warnhinweis der Regierung enthalten müssen. Auch in den USA und Deutschland wurden solche aufgedruckten Warnungen eingeführt.

In der zum großen Teil in aller Stille von den Zigarettenherstellern finanzierten Forschung versuchte man die krebserzeugenden Wirkstoffe aus dem Tabak zu isolieren. Ein britisches Gremium zum Beispiel, dem anfangs auch Vertreter der Tabakindustrie angehörten, bemühte sich um Methoden zur Messung des Teer- und Nikotingehalts von Zigaretten. Die erste Tabelle mit dem Teer- und Nikotingehalt aller Marken wurde 1973 veröffentlicht. Hauptsächlich der Teer wurde verdächtigt, eine krebserzeugende Wirkung zu haben, doch wie sich später bei eingehender Analyse herausstellte, reichen die einzelnen krebserzeugenden Wirkstoffe im Tabak nicht aus, um den Zusammenhang mit der Krankheit zu beweisen.

Daß der Kampf gegen das Rauchen als Gesundheitsrisiko nach der ersten Studie von Doll und Hill nur relativ langsam voranging, hat viele Institutionen und auch einen großen Teil der immer zahlreicher werdenden Privatorganisationen enttäuscht. In manchen Ländern gibt es in großem Umfang staatlich und privat finanzierte Vorbeugungskampagnen, die sich einerseits an die gefährdete mittlere Altersgruppe richten, andererseits aber auch an die Jugendlichen, die man auf diesem Weg überzeugen will, gar nicht erst mit dem Rauchen anzufangen. Die gesetzlichen Einschränkungen für Raucher sind in öffentlichen Gebäuden und am Arbeitsplatz verschärft worden, besonders seit Anfang der achtziger Jahre, als neue (allerdings noch umstrittene) Befunde darauf hinwiesen, daß auch das Passivrauchen das Krankheitsrisiko erhöht.

Solche Vorbeugungsmaßnahmen waren jedoch bisher nur von begrenztem Erfolg. Anfang der neunziger Jahre gab es in den USA noch etwa 50 Millionen regelmäßige Raucher, ungefähr ein Viertel der Gesamtbevölkerung. Nach Expertenschätzungen sterben dort jeden Tag 1000 Menschen an Krankheiten, die mit Tabakkonsum in irgendeiner Form zu tun haben. In den USA gelingt es nach Schätzungen nur vier Prozent der Raucher, ihre Gewohnheit ohne fremde Hilfe aufzugeben. Trotz der ganzen Palette der Therapiemethoden, von der Verhaltenstherapie bis zur Hypnose, und trotz der Hilfsmittel wie Nikotinkaugummi und Nikotin-Hautpflastern werden drei von vier Rauchern spätestens sechs Monate nach dem Versuch, das Rauchen aufzugeben, wieder rückfällig.

Herz und Kreislauf

Die verblüffende Zunahme von Lungenkrebs in unserem Jahrhundert nimmt sich jedoch wenig aus im Vergleich zur Ausbreitung der koronaren Herzkrankheit in den westlichen Industriegesellschaften. Noch 1882 bezeichnete der damals bekannte Arzt Sir William Osler diese Erkrankung für Großbritannien und die USA als »relativ selten« – in seiner langen Laufbahn waren ihm nur wenige Dutzend Fälle begegnet. Kaum 20 Jahre später dagegen war die koronare Herzkrankheit in den Industrieländern schon für etwa zwölf Prozent der Todesfälle verantwortlich. Bis 1970 hatte sich diese Zahl nochmals verdoppelt.

In den achtziger Jahren lag dieser Wert in vielen westlichen Ländern bei 30 Prozent – damit ist die koronare Herzkrankheit die häufigste Todesursache unserer Zeit, noch vor allen Arten von Krebs. Zudem kommen auf jeweils zwei Menschen, die an einem Herzinfarkt gestorben sind, drei weitere, die einen solchen Anfall erleiden und ihn nur dank langwieriger und immer kostspieligerer medizinischer Versorgung überleben. Dieser gewaltige Anstieg gab Anlaß zu vielen medizinischen Studien, darunter die umfassende, langfristig angelegte Framingham Heart Study in den USA, die bereits 1948 begann.

Koronare Herzkrankheit und Schlaganfälle sind die Folge von Arteriosklerose, bei der sich Blutfette in Klumpen an den Arterienwänden absetzen, so daß die Blutgefäße immer enger werden und der Blutdruck ansteigt. Von diesen sogenannten Plaques können sich Stücke lösen und an einer anderen Stelle einen Gefäßverschluß (Embolie) hervorrufen. Wird dagegen aus

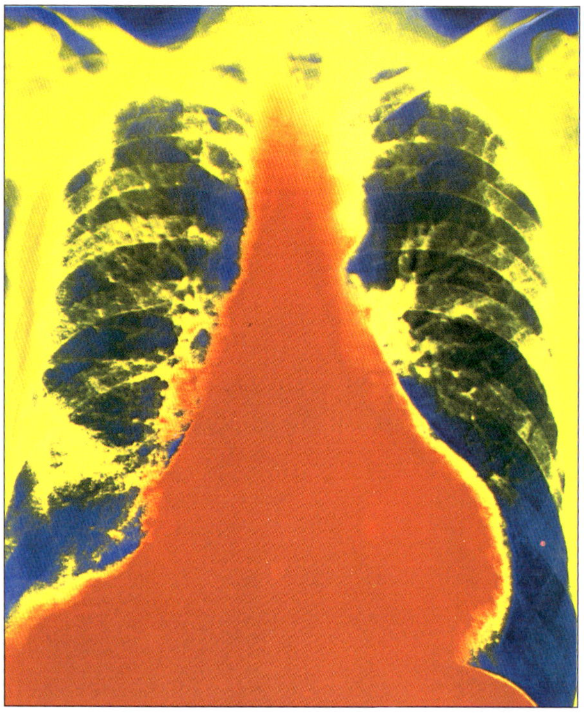

OBEN: *Diese Röntgenaufnahme zeigt einen Brustkorb mit einem Herzen, das durch Bluthochdruck anormal vergrößert ist.*

DIE FRAMINGHAM-HERZSTUDIE

Die umfangreiche und langfristige Überwachung von über 5000 Männern und Frauen in Framingham (Massachusetts) zeigte deutlich, wie drastisch sich die Gesundheitsverhältnisse in den USA zwischen den fünfziger und den achtziger Jahren verändert hatten. Vor allem die Häufigkeit von Herz-Kreislauf-Erkrankungen bei Männern mittleren Alters ging zurück. In der Studie, die Fachleute des New England Research Institute in Massachusetts seit 1948 durchführten, wurde die Krankheitsgeschichte der Teilnehmer über 40 Jahre lang registriert.

Unter anderem wurden 1700 Männer in drei Gruppen eingeteilt, je nachdem, ob sie 1950, 1960 oder 1970 ein Alter zwischen 50 und 59 Jahren erreicht haben würden. Diese Gruppen wurden dann von dem genannten Jahr an jeweils zehn Jahre lang beobachtet. Wie sich bei der Endauswertung aller Befunde herausstellte, war die Sterblichkeit durch Herz-Kreislauf-Erkrankungen bei der 1970er Gruppe um 43 Prozent niedriger als in der 1950er und um 37 Prozent niedriger als bei der 1960er Gruppe.

Auch der Anteil derer, bei denen eine solche Erkrankung erst nach Beginn der Untersuchung ausbrach, ging drastisch zurück, nämlich von 190 je 1000 in der 1950er Gruppe auf 154 je 1000 in der 1970er Gruppe.

Die Wissenschaftler waren sehr vorsichtig, wenn es darum ging, Ursachen für dieses Absinken der Zahlen anzugeben. Als Faktoren nannte man geringere Krankheitshäufigkeit, größere medizinische Erfolge bei der Behandlung von Herzkrankheiten und das Zusammenwirken von primärer und sekundärer Vorbeugung.

Dennoch zeigte sich in der Studie eindeutig, daß eine veränderte Lebensweise von Bedeutung war. In der ab 1970 beobachteten Gruppe waren der Cholesterinspiegel und der systolische Blutdruck im Durchschnitt geringer als bei der Gruppe von 1950. Auch der Anteil der Raucher war von 56 auf 34 Prozent gesunken, und wenn in der Gruppe von 1970 Bluthochdruck auftrat, wurde er medikamentös behandelt, was in der nach 1950 beobachteten Gruppe noch nicht möglich war. Nach den Vermutungen der Wissenschaftler wirkte sich das Senken der Risikofaktoren allerdings eher auf die Sterblichkeit durch die Herzkrankheit aus, weniger auf ihren Ausbruch.

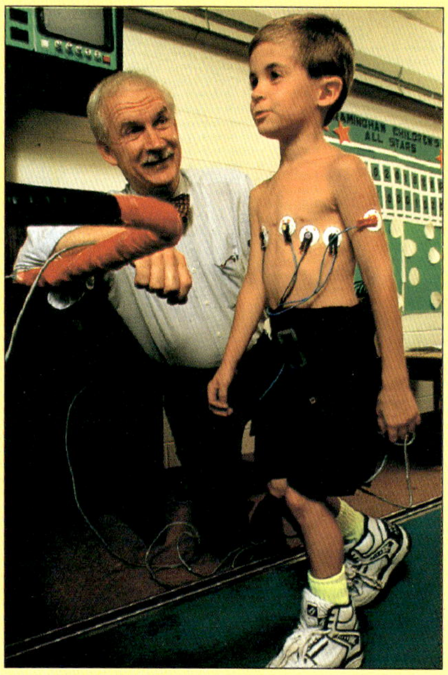

LINKS: *Ein Kind auf dem Laufband – Ein Test im Rahmen der Framingham-Studie*

einem Plaque ein Blutgerinnsel, entsteht eine Thrombose. Sowohl Embolien als auch Thrombosen können zum Tod führen.

Die Ansammlung solcher Fettablagerungen beginnt im Kindesalter und setzt sich das ganze Leben lang fort. Die Zunahme der koronaren Herzkrankheit im 20. Jahrhundert läßt sich zu einem Teil auch auf die verlängerte Lebenserwartung zurückführen. Während um 1900 in den westlichen Ländern im Durchschnitt nur ein Drittel der Menschen das 70. Lebensjahr erreichte, waren es 1970 schon mehr als die Hälfte der Bevölkerung. Doch die längere Lebensdauer ist bei weitem nicht die einzige Erklärung.

Eine Frage der Ernährung

Der wichtigste Bestandteil der Arterienablagerungen, zumindest in den frühen Stadien, ist Cholesterin, ein Sterin, das zum erstenmal im 19. Jahrhundert in Gallensteinen gefunden wurde und das Heinrich Wieland dann in den 30er Jahren dieses Jahrhunderts eingehend analysierte (s. Seite 166). Es entsteht natürlicherweise in der Leber, wird dem Organismus aber auch über Nahrungsmittel wie Eigelb und fettem Fleisch zugeführt. Seit den fünfziger Jahren vermuteten Wissenschaftler in verschiedenen Ländern einen Zusammenhang zwischen Eßgewohnheiten und Herzinfarktrisiko.

Diese Vermutung wurde durch umfangreiche weitere Untersuchungen gestützt: Die koronare Herzkrankheit war wesentlich verbreiteter in Ländern, wo tierisches Fett in der Ernährung eine große Rolle spielt, in Regionen hingegen, wo dies nicht der Fall war, wie z. B. im Mittelmeerraum, kam sie sehr viel seltener vor. In den »Risikoländern« waren die wohlhabenden Schichten anfälliger als die armen Bevölkerungsschichten, für die fettreiche Nahrung ein seltener Luxus war. Dieser Zusammenhang überzeugte nicht alle Fachleute. Mancher Wissenschaftler sah die entscheidende Ursache im Streß. Es wurde darauf hingewiesen, daß es sich bei den anfälligen Menschen meist um ehrgeizige, kämpferische Persönlichkeiten handelte. Im Gegensatz dazu verwies man auf Bevölkerungsgruppen wie die süditalienische Landbevölkerung, bei der Herzinfarkte sehr selten vorkamen. In einer Frage stimmten die meisten Mediziner überein: Da die Herzkrankheit oftmals wiederholt in den gleichen Familien auftrat, mußte es auch eine erbliche Komponente geben.

In den folgenden Jahrzehnten hielt die Debatte in der Öffentlichkeit an. Die Theorie, nach der Streß die vorwiegende Ursache ist, verlor nach und nach an Einfluß, weil man mehr über das Wesen von Streß in Erfahrung gebracht hatte (s. Seite 221). Dagegen mehrten sich die Hinweise auf den wichtigen Einfluß der Ernährung. So ist in Japan die Bevölkerung im Durchschnitt ebenso streßbelastet wie im Westen, dennoch gibt es in Japan viel weniger Herzinfarkte. Diese Tatsache führte man auf die vorwiegende Verwendung von Fisch und Gemüse in der japanischen Küche zurück – ein Zusammenhang, der von der Beobachtung bestätigt wurde, daß in die USA ausgewanderte Japaner nach Übernahme amerikanischer Eßgewohnheiten ebenso häufig an Herzkrankheiten litten wie ihre amerikanischen Mitbürger. Finnische Holzfäller dagegen, die ganz offensichtlich ein streßarmes Leben mit viel Bewegung an frischer Luft führten, gehörten weltweit zu den Bevölkerungsgruppen mit der größten Anzahl koronarer Herzerkrankungen – ihre Ernährung strotzte vor tierischem Fett.

Erst in den achtziger Jahren konnten Wissenschaftler der University of Southern California beweisen, daß eine starke Senkung des Cholesterinspiegels im Blut die Fettablagerung in den Arterien, die zu Bluthochdruck und koronarer Herzkrankheit führt, zum Stillstand bringen oder sogar abbauen kann. Michael Brown und Joseph Goldstein von der University of Texas erhielten 1985 den Nobelpreis, weil sie den Weg des Cholesterins in die Leber entdeckt hatten – mit der Folge, daß man nun Medikamente zur Senkung des Cholesterinspiegels entwickeln konnte.

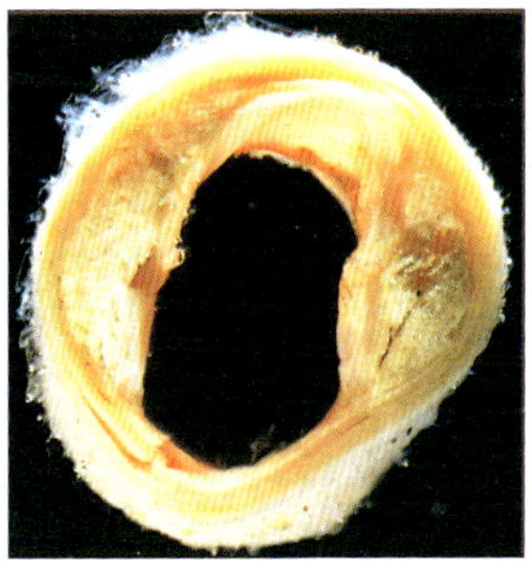

LINKS: *Querschnitt durch die Aorta, die Hauptschlagader des Körpers, mit abgelagerten Fettsubstanzen. Die Folge sind Verhärtung und Verdikkung der Gefäßwand.*

Der amerikanische Weg

Während die Fachleute in den siebziger Jahren noch über die Einzelheiten diskutierten, hatten viele Hausärzte und gut unterrichtete Patienten in den USA bereits ihre eigenen Konsequenzen gezogen. Wie beim Rauchen, so hielt man auch hier Vorbeugung für besser als Heilung.

Für das wachsende Bewußtsein in diesen Fragen spielten die Aufklärungskampagnen sicher eine wichtige Rolle. Von Bedeutung war aber auch der allgemeine Wandel der Lebensweise, der bereits in den sechziger Jahren begonnen hatte und ein neues Interesse an ganzheitlichen Ansätzen in der Medizin förderte.

Eine solche veränderte Lebensweise wurde bei einer 1970 im Rahmen der Framingham-Studie untersuchten Gruppe deutlich: Bei ihr waren Cholesterinspiegel und Vorliebe für Zigaretten weit geringer als bei einer vergleichbaren Gruppe 20 Jahre zuvor. Insgesamt stieg der Absatz von Nahrungsmitteln wie den pflanzlichen Ölen mit ihren mehrfach ungesättigten Fettsäuren, die den Cholesterinspiegel senken, und dafür ging der Verkauf von fettem Fleisch und Milchprodukten zurück. Die Neigung zur körperlichen Ertüchtigung als Mittel, um Streß abzubauen, den Kreislauf zu stärken und fit zu bleiben, erlebte einen Aufschwung ohnegleichen. Die Ärzte überwachten den Blutdruck sorgfältiger als früher, und mit neuen Medikamenten konnten sie ihn besser regulieren. Durch all diese Vorbeugungsmaßnahmen ging die Häufigkeit der koronaren Herzkrankheit in den USA von 1970 bis 1990 ungefähr um die Hälfte zurück – eine Senkung von 300 000 Todesfällen im Jahr.

UNTEN: *Nahrungsmittel mit wenig Cholesterin und vielen Ballaststoffen können in Verbindung mit Streßbewältigung und ausreichender Bewegung dazu beitragen, den Cholesterinspiegel zu senken.*

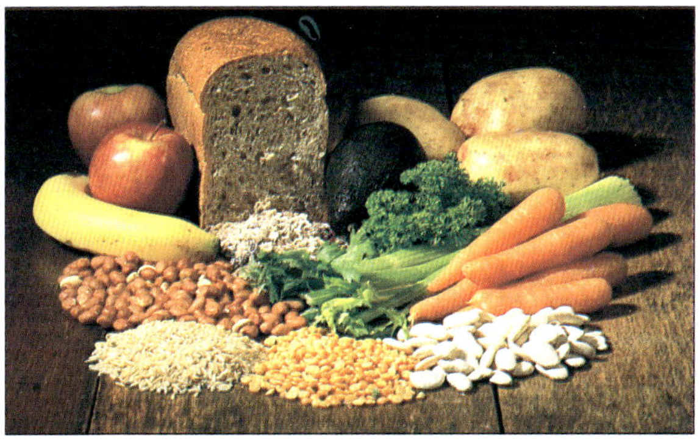

Die Renaissance des Holismus

Vom Zynismus zur Akzeptanz

»Geheimnisvoller Mystizismus ... mit Feuersteinen wird die Gaslaterne angezündet«

DEN BEGRIFF »HOLISMUS« führten die Philosophen erst im 20. Jahrhundert ein. Die Idee, daß alle Daseinsformen der Welt danach streben, ein Ganzes zu sein, ist dagegen schon sehr alt. Auf das menschliche Wohlergehen angewandt, taucht sie in der Lehre von Pythagoras und Hippokrates ebenso auf wie im indischen Ayurveda und vielen anderen antiken Systemen der Heilkunde. Ihnen zufolge ist wahre Gesundheit nur zu erreichen, wenn Körper, Seele, Gefühle und Geist sich im richtigen Gleichgewicht befinden. Die abendländische Wissenschaft konzentrierte sich dagegen seit der Renaissance immer stärker auf einzelne Behandlungsmethoden zur Beseitigung bestimmter Symptome körperlicher Krankheiten, während das ganzheitliche Verständnis mehr und mehr in Vergessenheit geriet. Seine Wiederentdeckung begann in den westlichen Ländern erst nach dem Ersten Weltkrieg.

Zum Wiedererwachen des Holismus trugen viele Faktoren bei. Dazu zählt beispielsweise die Reaktion der Jugend in den USA und den anderen westlichen Ländern auf eine Kultur, die sie als materialistisch, steril und seit der Entwicklung der Atombombe auch als zunehmend beängstigend empfanden. Aus der Ablehnung solcher gesellschaftlichen Entwicklungen entstanden in den fünfziger Jahren Bewegungen wie die der »Beatniks« und in den Sechzigern der »Hippies« und »Blumenkinder«, die nach Alternativen suchten. Östliche Religionen wie der Buddhismus übten mit ihren meditativen Ritualen einen unwiderstehlichen Reiz auf viele junge Menschen aus.

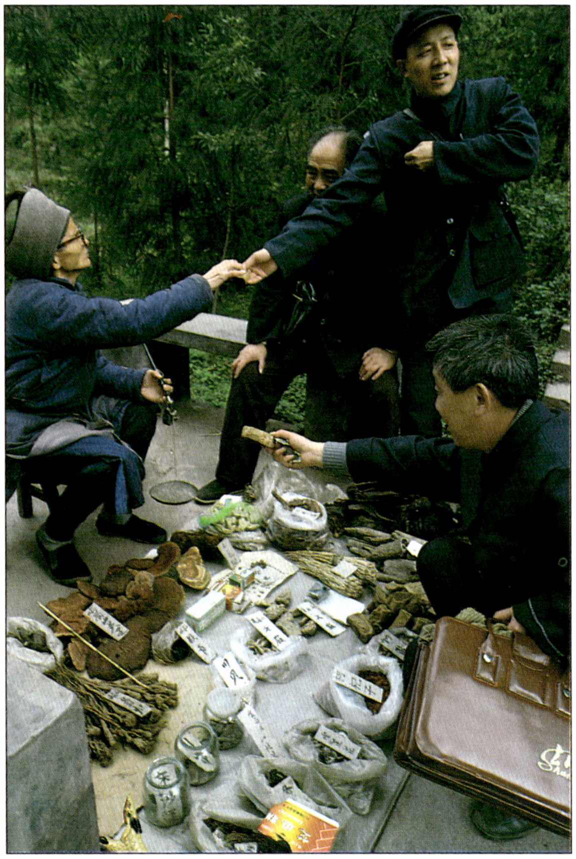

Neubewertung des Herkömmlichen

Die Begeisterung der jungen Menschen für fernöstliche Religionen und Mystik allein hätte die Grundlagen der abendländischen Medizin nicht beeinflussen können. Ihre Konventionen wurden vielmehr ohnehin schon neu überdacht. Die Schulmedizin hatte zwar gegen eine Reihe von Krankheiten großartige Erfolge erzielt, doch es gab nach wie vor im Kampf gegen andere Krankheiten kaum Fortschritte zu verzeichnen. Gleichzeitig wuchs in der Öffentlichkeit die Besorgnis um die Nebenwirkungen verschriebener Medikamente. Die Rechtfertigung bestimmter chirurgischer Eingriffe und die steigenden Kosten medizinischer Betreuung wurden in Frage gestellt. Man befürchtete auch gesundheitliche Auswirkungen der Chemikalien, die bei Anbau und Verarbeitung von Lebensmitteln eingesetzt wurden. Und die neuen Forschungsergebnisse über den Zusammenhang zwischen Rauchen und Lungenkrebs oder zwischen Ernährung und koronarer Herzkrankheit führten dazu, daß man der Vorbeugung in der Medizin mehr Beachtung schenkte als je zuvor.

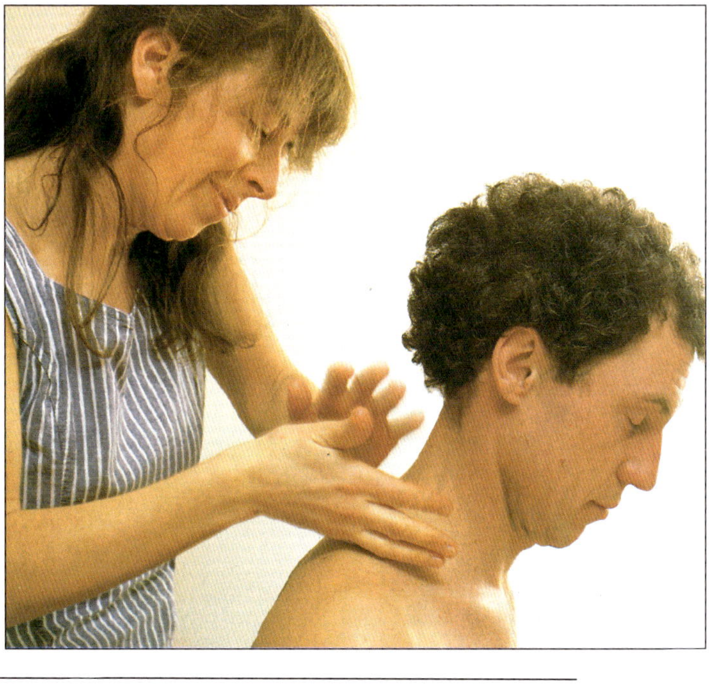

OBEN: *Auf einem heiligen Berg in Sezchuan werden traditionelle Heilmittel verkauft. In China haben derartige Arzneien nichts an Popularität eingebüßt.*

RECHTS: *Massage wird immer häufiger als ergänzende Behandlungsmethode angewandt. Hier wird die Rückseite des Halses »geklopft«, um die Muskulatur zu entspannen.*

Aus diesem Klima des Wandels entstand eine neue Bereitschaft, auch ungewöhnliche Therapiemethoden anzuwenden, und das nicht nur bei denen, die ohnehin für eine gänzlich alternative Lebensweise eintraten, sondern auch bei der viel größeren Gruppe derjenigen, die von der Schulmedizin auf bestimmte Fragen keine befriedigenden Antworten mehr erwarteten. Nach und nach wuchs auch die Neugier im Berufsstand der Mediziner.

Unterschiedliche Therapien

Im 19. und frühen 20. Jahrhundert versuchten die westlichen Schulmediziner, alle medizinischen Behandlungsmethoden auszuschalten, die nicht ihren eigenen Vorstellungen entsprachen. In den meisten Ländern Europas hatten sie dabei das Gesetz auf ihrer Seite. Deshalb war es für das medizinische Establishment in Ländern wie Frankreich, Deutschland, Italien oder Spanien relativ einfach, fast allen Heilkundigen, deren Methoden man ablehnte, das Praktizieren zu verbieten.

In Großbritannien, den USA und anderen Ländern mit angelsächsischer Rechtstradition waren die Verhältnisse komplizierter. Den britischen Ärzten gelang es 1858 nicht, ihre unorthodoxen Konkurrenten durch ein Gesetz auszuschalten. Deshalb gaben sie sich eigene Regeln: Danach sollte jeder, der Patienten an nicht anerkannte Therapeuten überwies, aus dem Berufsstand ausgeschlossen werden. In den USA erließen die meisten Bundesstaaten Gesetze, wonach mit Ausnahmen und Einschränkungen auch unorthodoxe Methoden zur medizinischen Praxis gehörten und demnach ausgebildeten Ärzten vorbehalten waren.

Trotz solcher Bestimmungen und trotz zahlreicher Gerichtsverfahren gegen Heilkundige mit unkonventionellen Behandlungsmethoden errang die Schulmedizin nicht überall unangefochtene Siege. So überlebte die Kräutermedizin, die teilweise auch in die Schulmedizin mit einging. Ähnlich erging es anderen volkstümlichen Verfahren wie dem Knocheneinrichten, aus dem später die Chiropraktik hervorging. Gesundbeten und Heilungsmethoden mit ähnlicher Herkunft waren für die Vertreter irdischer Regeln jedoch weniger leicht zu akzeptieren. Einige ausgebildete Ärzte praktizierten so unkonventionelle Methoden wie Hypnose, Homöopathie, Natur- und Kräuterheilkunde und Akupunktur (s. Seite 222).

Als das öffentliche Interesse an unkonventionellen medizinischen Methoden in den sechziger Jahren wuchs, gab es also bereits einen gewissen Fundus. Ob ein Verfahren legal war, hing davon ab, um was für eine Therapie es sich handelte, wer sie ausführte und wo sich Therapeut und Patient befanden. In Großbritannien sorgten einige Zufälle dafür, daß die Homöopathie zu einer anerkannten, im Rahmen des National Health Service verfügbaren Behandlungsmethode wurde, in Deutschland genossen Naturheilverfahren und Hydrotherapie viele Jahre lang eine Sonderstellung.

Ein wenig Mitleid

Als immer mehr Menschen zu den Vertretern alter und neuer unkonventioneller Heilkunde strömten, reagierten die Schulmediziner, wie nicht anders zu erwarten, ablehnend. »Geheimnisvoller Mystizismus« – so verurteilte der britische Universalgelehrte Dr. Jonathan Miller viele althergebrachte Weisheiten der Volksmedizin, und das wiedererwachende Interesse daran verglich er mit »dem Aneinanderschlagen von Feuersteinen zum Anzünden einer Gaslaterne«. Aber angesichts der begeisterten öffentlichen Meinung mußten selbst die unbeugsamsten Schulmediziner einige Zugeständnisse machen.

Inzwischen zeigen viele Ärzte und Medizinstudenten trotz der ablehnenden Haltung ihrer Kollegen wachsendes Interesse, mehr über das Thema zu erfahren. So zeigte sich beispielsweise Anfang der achtziger Jahre bei Umfragen in Großbritannien, daß von 145 Allgemeinärzten etwa 75 Prozent ihre Patienten manchmal zu Vertretern alternativer Therapiemethoden überwiesen, und die Hälfte von ihnen war der Ansicht, Behandlungsmethoden wie Hypnose und Akupunktur sollten allgemein verfügbar sein. In einer Gruppe von 86 Studenten glaubten 90 Prozent, alternative Methoden sollten in der Ausbildung auch gelehrt werden. Auch in Deutschland ist dieser Trend zu beobachten, und die Anzahl der Studenten und Ärzte, die sich in alternativen Heilmethoden aus- oder weiterbilden, wächst. Wenn praktische Ärzte ihre Patienten an alternative Heilkundige überwiesen oder selbst solche Methoden erlernen, dann verfolgen sie das Ziel, neben den Methoden der Schulmedizin neue Möglichkeiten zu erschließen. Damit urteilen sie letztlich darüber, welche Methoden sie für glaubwürdig halten und bei welchen Krankheiten sie ihrer Meinung nach am besten wirken. Die Gesamtheit solcher Behandlungsmethoden bezeichnet man manchmal als »ergänzende« oder »Alternativmedizin«, um sie von dem breiteren Spektrum der unkonventionellen Heilmethoden zu unterscheiden, doch wo die Grenze liegt, ist eine Frage der eigenen Überzeugung (s. Seite 240).

Die Kombination aus Schulmedizin, Alternativverfahren und Erziehung zur Vorbeugung bezeichnen viele Mediziner heute in einer leichten Abwandlung gegenüber der ursprünglichen

UNTEN: *Die Verfechter der Reflexzonenmassage glauben, daß man viele Krankheiten durch Massage der Füße behandeln kann. Ihrer Ansicht nach sind alle Körperteile über Meridiane mit den Füßen verbunden. Die Anatomen sind allerdings anderer Ansicht.*

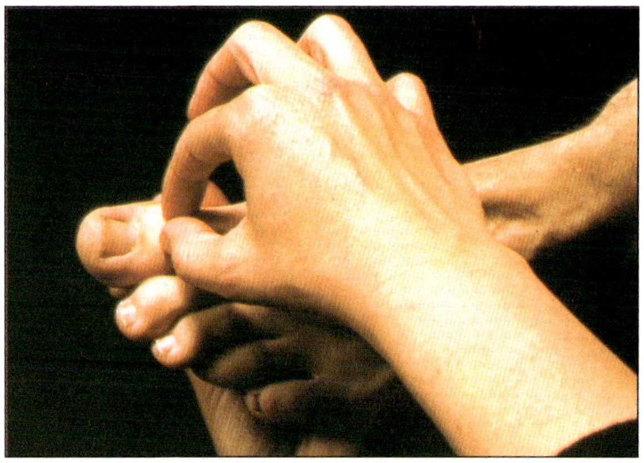

ORGON-THERAPIE

Unter den Schülern von Sigmund Freud war auch der österreichische Medizinstudent Wilhelm Reich, der ungewöhnliche Theorien entwickelte. Im Jahr 1934 äußerte er die Vorstellung von einer grundlegenden Lebenseinheit, die er »Bion« nannte. Die fundamentale Lebenskraft bezeichnete er als »Orgon«. Um sie zu speichern, baute er einen Kasten, den »Orgonakkumulator«, und nach seiner Ansicht ließen sich fast alle Krankheiten durch »Bioenergetik« heilen, was bedeutete, daß der Patient für einige Zeit in dem Kasten bleiben mußte. Reich starb 1957 als 60jähriger im Gefängnis.

BIOFEEDBACK

Wie sich in Experimenten gezeigt hat, lassen sich menschliche Reaktionen in einem gewissen Umfang durch Training beeinflussen. Die ersten Arbeiten mit menschlichen Versuchspersonen wurden in den USA von Joe Kamiya durchgeführt: Durch die Biofeedback-Methode kann der Mensch lernen, die Alpha-Wellen des Gehirns zu steuern, die mit Entspannungsgefühlen und Wohlbefinden zu tun haben. Die Methoden, um dies zu erlernen, sind interessanterweise vielfach die gleichen wie bei vielen alternativen Therapiemethoden, wie zum Beispiel Atemübungen und Meditation.

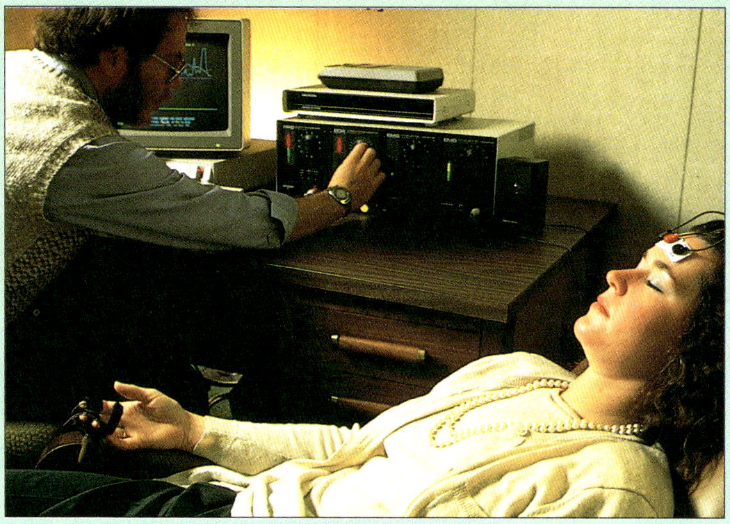

OBEN: *Ein Patient lernt, sich mit Biofeedback-Übungen zu entspannen.*

Bedeutung als »ganzheitlich«. Da viele Alternativmethoden ihre Wurzeln in einem holistischen Menschenbild haben, ist diese Bezeichnung sicherlich nicht falsch. Viele Krankheiten, die man mit dem ganzheitlichen Verfahren behandelt, stehen im direkten Zusammenhang mit der gesamten Lebensweise des Patienten – eine Vorstellung, die schon den ersten Vertretern des Holismus vertraut war.

Die Bedeutung der Alternativmedizin

Die Krankheiten, die seit den sechziger Jahren eine wachsende Zahl von Patienten und Ärzten veranlaßten, sich mit alternativen Heilungsmethoden zu beschäftigen, waren in Art und Schwere sehr unterschiedlich. Vielfach handelte es sich um degenerative Erkrankungen von Körperzellen, Kreislauf, Nervensystem und Bewegungsapparat sowie um chronische Infektionen, Allergien, Migräne, Schlaflosigkeit, langfristige Schwächezustände, Ängste und Depressionen. Einige von ihnen, wie Krebs und Herzkrankheiten, können sehr gefährlich sein. Andere, wie Arthritis und Rheuma, sind zwar nicht unmittelbar lebensbedrohend, verursachen aber ein fast ununterbrochenes Leiden, während viele Allergien, wie zum Beispiel Heuschnupfen, eine, wenn auch vorübergehende, so doch sehr lästige Unpäßlichkeit bedeuten. Trotz aller Verschiedenheit haben die meisten derartigen Leiden auch Gemeinsamkeiten. Es handelt sich um chronische Erkrankungen, bei denen die Schulmedizin des 20. Jahrhunderts zwar die Symptome lindern, aber nur selten eine echte Heilung zuwege bringen kann. Hinzu kommt, daß die Bekämpfung der Symptome in vielen Fällen mit unangenehmen Nebenwirkungen verbunden ist oder die Lebensqualität des Patienten gravierend beeinträchtigt.

Die alternativen Therapiemethoden gehen meist davon aus, daß Krankheiten nicht eine einzige Ursache haben, sondern auf mehrere Faktoren zurückzuführen sind: erbliche Veranlagung, die Lebensweise des einzelnen, seine Ernährung sowie geistige, seelische und gefühlsmäßige Befindlichkeiten. Ähnliche Überzeugungen liegen auch vielen althergebrachten unkonventionellen Verfahren abendländischen Ursprungs zugrunde, so der Homöopathie und der Chiropraktik. Auffällig ist bei allen diesen Verfahren, daß sie viel Zeit und Mühe auf die Diagnose verwenden, um alle Faktoren zu erkennen, die zur Krankheit beitragen können. Dagegen ist die schulmedizinische Diagnose oft eine kurze, technische Angelegenheit.

Viele Menschen suchen alternative Heilkundige auf, nachdem die schulmedizinische Behandlung ihnen nicht geholfen hat. Dieser Trend trug dazu bei, daß die Alternativmedizin vorrangig ein ganz bestimmtes Spektrum von Krankheiten behandelt. Es gab nur eine wichtige Ausnahme, vielleicht aufgrund der alten Tradition des Knocheneinrichtens auf dem Land: Patienten mit Erkrankungen des Bewegungsapparats sind anscheinend schneller als andere bereit, sich zunächst vom Chiropraktiker oder ähnlichen Therapeuten behandeln zu lassen.

Langsam wuchs die Einsicht, daß manche Behandlungsmethoden der alternativen Medizin einer genaueren, wissenschaftlichen Untersuchung wert waren, und je mehr man sie analysierte, desto häufiger begannen auch Schulmediziner, sich derartiger Methoden zu bedienen.

Die Wissenschaft holt auf

Wenn man die Geschichte der Schulmedizin zurückverfolgt, stößt man auf viele Spuren unkonventioneller Verfahren. Die Bedeutung von erblich bedingten Krankheitsfaktoren, der geistig-seelischen Komponente und von Umwelteinflüssen ist allgemein bekannt. Selbst das umfangreiche und aufwendige Diagnoseverfahren ist in gewissem Sinne eine Erweiterung der auch in der Schulmedizin vorherrschenden Meinung, daß schon das Gespräch

UNTEN: *Eine Kräuterspezialistin verkauft getrocknete Ringelblumen. Die Kräuterkunde hat sich im Westen aber nur begrenzt durchgesetzt.*

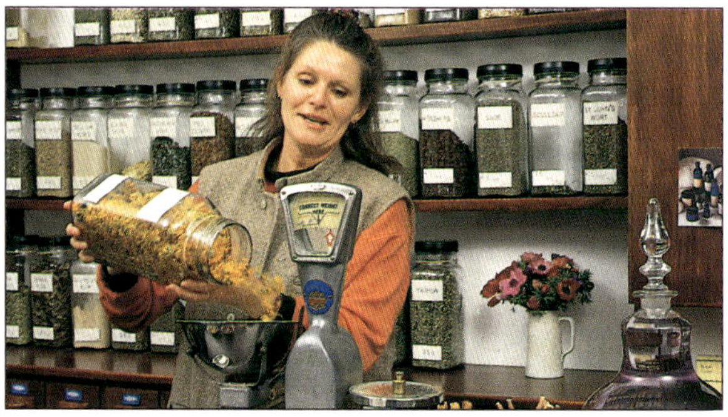

über die Krankheit mit einem aufmerksamen Zuhörer dazu führen kann, daß es dem Patienten besser geht. Die Diskussion um die Alternativmedizin, die seit den sechziger Jahren geführt wird, hat dazu beigetragen, das Interesse wieder mehr auf solche Themen zu lenken.

Die vielleicht stärkste Anerkennung erfuhr die ganzheitliche Therapie durch die Erforschung der degenerativen Herzerkrankung und ihres Zusammenhangs mit Bluthochdruck, Fehlernährung und Bewegungsmangel. Doch auch viele andere Studien trugen zu der Erkenntnis bei, daß die alternativen Behandlungs- und Diagnoseverfahren durchaus auf wissenschaftlichen Tatsachen beruhen. Die verblüffendsten Ergebnisse betreffen in diesem Zusammenhang die Wechselbeziehung zwischen Körper und Seele.

Schon seit langem wußte man, daß seelische Belastungen, wie z. B. Angst, körperliche Reaktionen hervorrufen: Unter anderem steigen Puls- und Atemfrequenz. Auch andere Verbindungen zwischen seelischen Belastungen und Krankheit kannte man, zum Beispiel vom stereotypen Bild des gestreßten Geschäftsmanns mit Magengeschwüren. Durch die technischen Entwicklungen der Nachkriegszeit konnte man die vegetativen Reaktionen – beispielsweise Veränderungen der Gehirnströme und des Hautwiderstandes – in größerem Umfang nachweisen und messen. Die Ergebnisse waren eindeutig.

Andere Untersuchungen legten den Verdacht nahe, daß das Spektrum der Krankheiten, deren Entstehung und Entwicklung durch geistig-seelische Belastungen beeinflußt werden, weit über das einfache Magengeschwür des Managers hinausgeht. Zu ihnen zählt man die degenerativen Herzkrankheiten, Krebs, rheumatische Erkrankungen und chronische Infektionen – also kurz gesagt die meisten Krankheiten, bei deren Behandlung die Schulmedizin nur wenig erreicht hatte. Ein Pionier auf diesem Forschungsgebiet war Professor Hans Selye aus Montreal. In seinem 1976 erschienenen Buch *The Stress of Life* vertritt er die heute weithin anerkannte Ansicht, daß psychische Faktoren bei körperlichen Erkrankungen von eminenter Bedeutung sind.

UNTEN: *Ein 46jähriger Mann unterzieht sich auf einem Laufband einem Belastungstest. Die Sensoren am Brustkorb überwachen den Puls.*

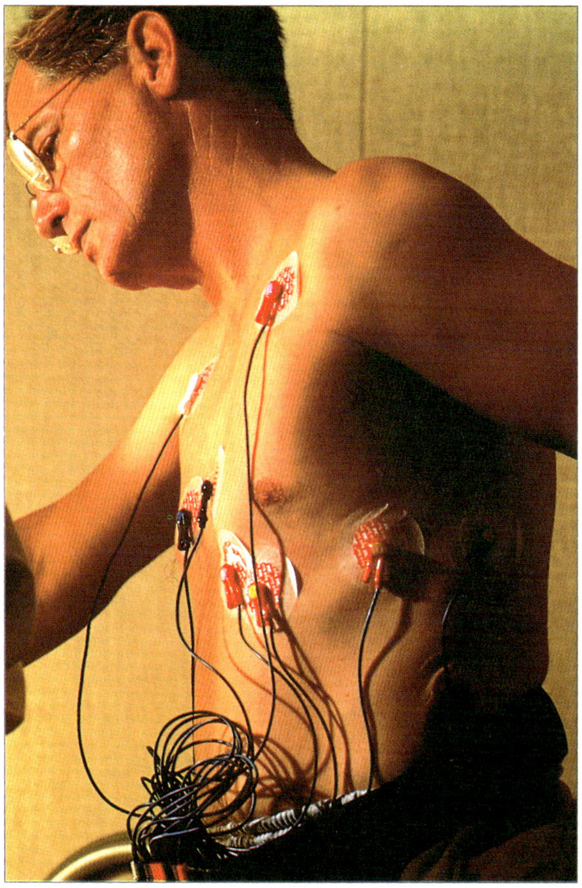

Tödlicher Streß

Der Begriff »Streß« bezeichnet körperliche Veränderungen, die sich bei der Wahrnehmung einer realen oder eingebildeten, körperlichen oder geistigen Bedrohung oder Herausforderung einstellen. Er wird durch die Freisetzung von Hormonen ins Blut und durch elektrische Impulse im Nervensystem ausgelöst und ist eigentlich ein Schutzmechanismus, denn er bereitet den Organismus darauf vor, die Herausforderung entweder anzunehmen oder vor ihr zu fliehen (»Flüchten oder Standhalten«). Dazu setzt er vielfältige Reaktionen in Gang, unter anderem eine gesteigerte Wahrnehmung, Beschleunigung von Puls und Atmung, Blutdrucksteigerung und Veränderungen in Muskeln und Verdauungsorganen.

Im Normalfall entwickelt sich Streß von seiner Entstehung bis zur völligen körperlichen und geistigen Anspannung in drei Phasen. In allen Stadien kann sich der Streß auflösen, wenn die wahrgenommene Bedrohung beseitigt, überwunden oder wenn man sich ihr durch Flucht entzieht; dann kehrt der Körper in einen ausgeglichenen, ruhigen und entspannten inneren Zustand zurück. Solange dieser Mechanismus funktioniert, ist Streß nicht nur unschädlich, sondern sogar nützlich. Ohne ihn gäbe es kein Gefühl von Leistung, Erregung oder Freude mehr, aber auch keine Furcht oder Angst.

Wie Selye und andere jedoch zeigten, hat die moderne Lebensführung bei vielen Menschen eine Unterbrechung des beschriebenen Ablaufs zur Folge. Die Reaktion von Flüchten oder Standhalten entwickelte sich bei Tieren und Menschen ursprünglich zur Bewältigung von Situationen, die sich schnell und einfach lösen lassen, Streß wurde durch körperliche Aktivität abgebaut. In einer modernen Gesellschaft sind die Streßursachen jedoch meist nicht körperlicher, sondern emotionaler oder geistiger Natur, und soziale Normen verhindern, sie durch körperlichen Einsatz zu beseitigen. Außerdem werden Streßursachen in vielen Fällen wachgehalten oder angehäuft. Das führt zu einer ständigen Alarmbereitschaft des Körpers, so daß er nicht in den Zustand völliger Entspannung zurückkehren kann.

Wie Selye als einer der ersten mit seinen Experimenten zeigen konnte, kann anhaltender negativer Streß bei Versuchstieren zu unheilbaren Krankheiten führen, die auch den Menschen zunehmend plagen: Dazu gehören Magengeschwüre, Herzerkrankungen und Schädigungen des Immunsystems. Darüber hinaus zeigte sich, daß der Körper von einem bestimmten Punkt an nicht mehr zum Normalzustand zurückkehren kann, selbst wenn die Streßursachen beseitigt werden. Die Menschen haben individuelle Toleranzschwellen gegenüber Streß, je nach seinem Ausmaß, seiner Art und seiner Dauer. Solche Entdeckungen machten deutlich, wie wichtig »Streßmanagement« für die Krankheitsvorbeugung und -behandlung ist. Man muß demzufolge Wege finden, negativen Streß so gering wie möglich zu halten oder ihn durch körperliche Aktivität abzubauen. Andererseits ist es wichtig, für Entspannung zu sorgen. Hier können alternative Methoden wie zum Beispiel Yoga im ganzheitlichen Sinne eine wichtige Ergänzung zur Schulmedizin darstellen.

Das Rätsel der Akupunktur

Die Rechtfertigung einer antiken Tradition

Die »Euphorie des Langstreckenläufers« – eine Erklärung für ein altes Phänomen

ENDE DER SECHZIGER JAHRE kam es nach zwei Jahrzehnten der Feindseligkeiten zu einer politischen Annäherung zwischen der Volksrepublik China und den USA. Das publikumswirksamste Anzeichen für die neue Qualität der Beziehungen war der Besuch des US-Präsidenten Nixon in Peking im Jahre 1972. Das Interesse in den westlichen Ländern am »Reich der Mitte« wuchs, und auf diesem Weg »entdeckte« man die alte medizinische Methode der Akupunktur (s. Seite 16), die im China Mao Tse-Tungs von über einer Million Menschen ausgeübt wurde.

Medizinische Delegationen, die in Nixons Kielwasser nach China kamen, brachten eindrucksvolle Berichte über die Operationen und Behandlungsmethoden der Akupunkteure mit: Sie benutzten Nadeln aus Silberlegierungen, rostfreiem Stahl und anderen Metallen, die an bestimmten Stellen – insgesamt gibt es 365 solche Akupunktur-Punkte – in die Haut des Patienten gestochen wurden. Nach der chinesischen Medizinphilosophie kann Energie (*chi*) durch die Nadeln in den Körper oder aus ihm heraus fließen und so zu einer Genesung oder Schmerzlinderung führen.

Die Akupunktur und eine ähnliche japanische Methode, das Shiatsu, bei dem statt der Nadeln mit dem Druck der Fingerspitzen therapiert wird, waren einem kleinen Kreis von Medizinern im Westen schon lange bekannt. Jetzt aber wurde die Akupunktur zusammen mit anderen Formen der Alternativmedizin in weitaus größerem Umfang zum Gegenstand von Diskussionen, Untersuchungen und Experimenten.

Behauptungen werden überprüft

Die extremsten Behauptungen über die Möglichkeiten der Akupunktur wurden Anfang der siebziger Jahre aufgestellt, doch sie wurden schon bald widerlegt. Selbst ihre überzeugtesten Verfechter geben heute zu, daß sie für zahlreiche Krankheiten keinen unmittelbaren Nutzen hat oder sogar ungeeignet ist, zum

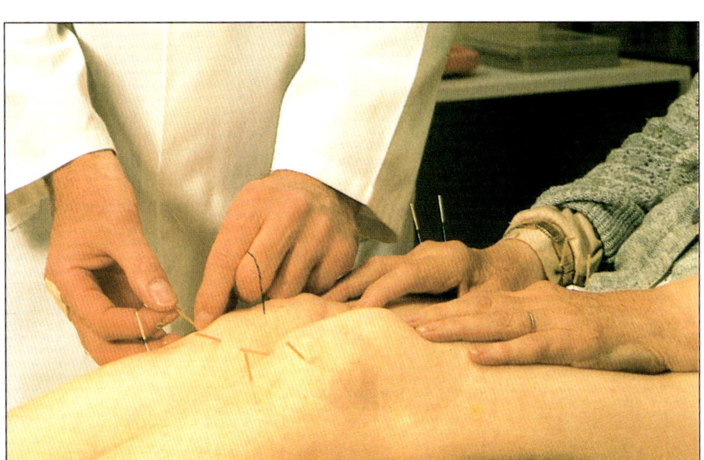

UNTEN: *In China soll es etwa eine Million Akupunkteure geben. Hier wird ein Kind in einer Taubstummenschule behandelt.*

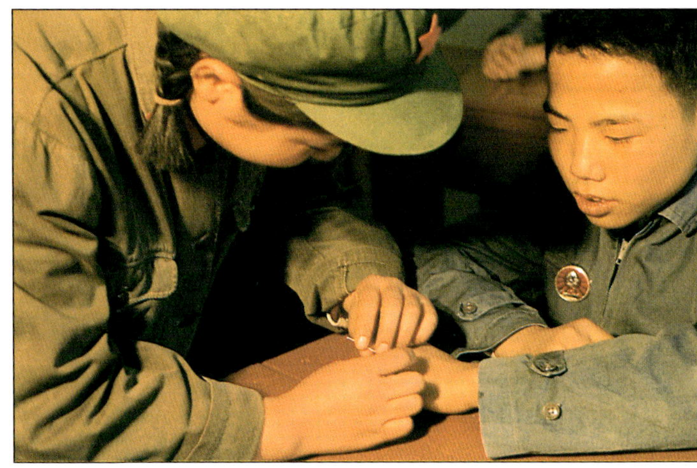

Beispiel für schwere Infektionskrankheiten, Krebs, Herzleiden, Erkrankungen der motorischen Nerven und Muskelschwund. Darüber hinaus kommt die Akupunktur mit Nadeln für sehr junge, sehr alte und sehr geschwächte Personen nicht in Frage; die entsprechenden Hautstellen können bei solchen Patientengruppen aber durch Akupressur behandelt werden.

Es bleibt aber eine lange Liste von seelischen und körperlichen Leiden, von Angstzuständen und Depressionen bis zu Arthritis und Hämorrhoiden, bei denen die Akupunktur nach Ansicht ihrer Verfechter nützlich ist. Die britische Royal Society of Medicine veröffentlichte 1973 eine Übersichtsuntersuchung mit 642 Krankheitsfällen aus neun Krankheitsgruppen, die mit Akupunktur behandelt worden waren. Insgesamt war der Studie zufolge bei 37 Prozent der Patienten die Krankheit durch Akupunktur »geheilt oder hatte sich stark gebessert«; bei den anderen Patienten war keine Veränderung im Krankheitsbild zu erkennen. Der größte Anteil an Heilerfolgen mit über der Hälfte der Patienten wurde bei Migräne, Asthma und Menstruationsbeschwerden verzeichnet. Am niedrigsten – mit über einem Drittel der Patienten ohne jede Verbesserung – war die Erfolgsquote wiederum bei Menstruationsbeschwerden, Magengeschwüren, Verdauungsstörungen, allgemeinen psychiatrischen Störungen, Impotenz und Frigidität. Neun von zehn Personen mit Muskelschmerzen, vier von fünf Heuschnupfenkranken und drei von vier Arthritikern bemerkten Verbesserungen.

Durch die Ergebnisse dieser und ähnlicher Studien war im streng wissenschaftlichen Sinne kaum etwas bewiesen. Dennoch boten immer mehr Schulmediziner die Akupunktur als Ergänzung der herkömmlichen Behandlung an.

LINKS: *Als Alternative zur Behandlung mit Steroiden bringt ein Akupunkteur Nadeln an Knien und Händen eines Arthritispatienten an.*

Was ist Akupunktur?

Der traditionelle chinesische Glaube an die Akupunktur beruht auf der Annahme, daß Energie (*chi*) durch den Körper zu den lebenswichtigen Organen hin und von ihnen weg fließt, und zwar entlang bestimmter Wege, der Meridiane. An den Akupunktur-Punkten, wo die Meridiane am dichtesten unter der Hautoberfläche verlaufen, kann ein geübter Akupunkteur den Energiefluß regulieren und so das Gleichgewicht erhalten oder wiederherstellen. Einen direkten Beweis, daß die Meridiane existieren, gibt es bis heute nicht.

Als westliche Wissenschaftler mit der Akupunktur konfrontiert wurden, führten sie ihre Wirkungen zunächst auf Hypnose oder Suggestion zurück; eine Reihe von Beobachtungen schien diese Vermutung zu bestätigen. Die Akupunkteure gaben auch zu, daß die Methode bei ungefähr jedem dritten oder vierten Menschen nicht wirkt. Außerdem war die Erfolgsquote der Akupunktur auch bei einer sehr strengen Bewertung in China höher als im Westen, was man darauf zurückführte, daß die Chinesen aus kulturellen und historischen Gründen dieser Methode sehr viel mehr vertrauten.

Diesen Argumenten hielten die Vertreter der Akupunktur jedoch entgegen, man habe das Verfahren mit Erfolg auch bei Tieren angewandt, von denen man nicht annehmen kann, daß sie auf Suggestion reagieren. Außerdem wiesen sie darauf hin, daß die Akupunktur in China zu einem ganzen Behandlungsplan gehört, der auch Ernährung, Bewegung und andere Therapiemethoden umfaßt.

Eine präzisere Theorie über die Gründe für die schmerzstillende Wirkung der Akupunktur entstand in den sechziger Jahren, mehrere Jahre bevor das Thema ins öffentliche Interesse rückte. Nach der »Tortheorie« von Ronald Melzack und Patrick Wall (s. Seite 190) könnte die Reizung durch Akupunktur oder Shiatsu als »Tor« wirken und die Schmerzsignale am Rückenmark blockieren. (Damit ist allerdings noch nicht vollständig erklärt, warum die Methode zum Beispiel auch bei den chronischen Schmerzen der Arthritis wirkt.) Wie sich außerdem bei eingehender Untersuchung der Akupunktur-Punkte herausstellte, handelt es sich vielfach um Stellen, an denen Nerven aus tiefergelegenem Gewebe bis in die Haut vordringen oder an denen Nerven an den von ihnen gesteuerten Muskeln ansetzen. Und schließlich fand man heraus, daß 71 Prozent der Akupunktur-Punkte den Reizpunkten entsprechen, die bei manchen Krankheiten besonders empfindlich sind, wenn zum Beispiel bei einem Leberleiden der Schmerz bis in die Schulter ausstrahlt.

In den siebziger Jahren stieß man bei der Untersuchung des Zentralnervensystems noch auf eine andere Erklärungsmöglichkeit für die Wirkung der Akupunktur. Wie sich herausstellte, wirken Drogen wie Morphium und Heroin über spezifische Rezeptoren in Gehirn und Rückenmark.

Natürlich, so die Überlegung, gibt es diese Rezeptoren nur, weil der Körper auch selbst ähnliche Substanzen produziert, die bei Kranken den Schmerz lindern und beim Gesunden das Wohlbefinden steigern. Im Jahre 1973 konnte man diese Substanzen, die man als Endorphine bezeichnete, isolieren und identifizieren.

Nach heutiger Kenntnis sorgen die Endorphine für die verzögerte Schmerzempfindung, die man vielfach bei Schwerverletzten und bei Sportunfällen beobachtet.

Vermutungen zufolge wirken auch Akupunktur und ähnliche Methoden, indem sie die Freisetzung der Endorphine und anderer Botensubstanzen anregen. Dieser Zusammenhang ist jedoch noch keineswegs schlüssig bewiesen, aber die Forschung geht weiter – nicht zuletzt, weil sich hier vielleicht ein ungefährlicherer Weg zur Schmerzlinderung eröffnet, der vielen Menschen wird helfen können.

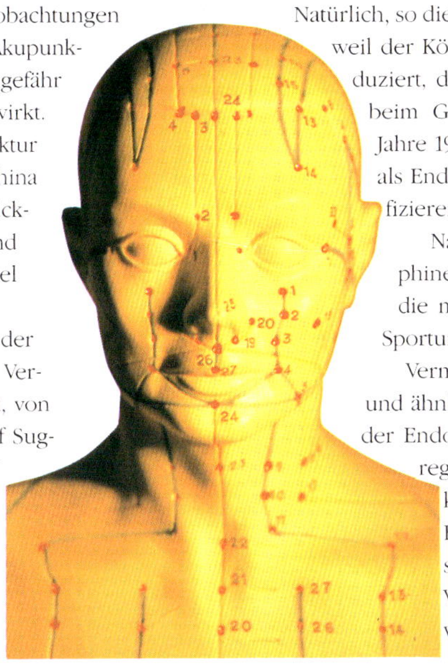

OBEN: *Ein traditioneller chinesischer Akupunkturplan für Kopf und Schultern. Eingezeichnet sind Meridiane und Akupunktur-Punkte.*

UNTEN: *Akupunkturnadeln, in diesem Fall im Gesicht angebracht, dienen unter anderem zur Behandlung von Heuschnupfen.*

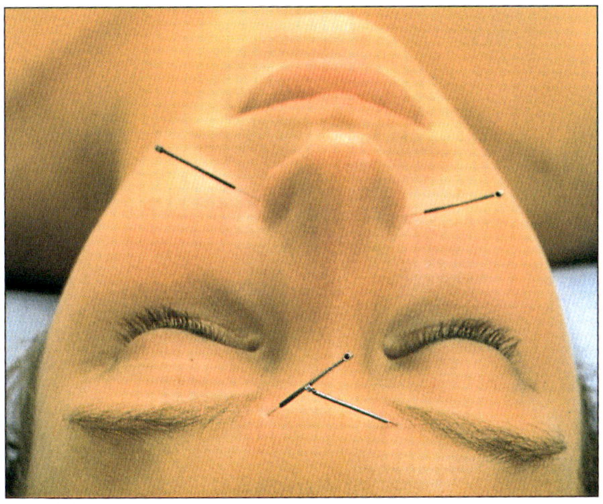

DIE SUCHE NACH ENDORPHINEN

Nachdem man seit den siebziger Jahren vermutete, daß der menschliche Körper eine eigene Form des schmerzstillenden Morphiums produziert, entwikkelte sich ein Wettlauf um die Entdeckung dieser Substanz. Schließlich machte ein Team der Universität Aberdeen (Schottland) unter der Leitung von Professor Hans Kosterlitz und Dr. John Hughes das Rennen. Sie entdeckten 1973 in Gehirn und Rückenmark zwei Substanzen, die den Vorhersagen entsprachen, und gaben ihnen die Namen Methionin-Encephalin und Leucin-Encephalin.

Später wurden weitere derartige Verbindungen nachgewiesen. Man bezeichnete sie nun zusammenfassend als Endorphine (»körpereigene Morphine«). Eines davon ist sogar hundertmal wirksamer als Morphium. Bis heute weiß niemand genau, wie die Endorphine wirken und was den Körper veranlaßt, sie freizusetzen. Aber man macht sie zum Beispiel für die »Euphorie des Langstreckenläufers« verantwortlich, jene suchtähnlichen Gefühle, die sich bei andauernder, starker körperlicher Betätigung einstellen.

10 Aufbruch in die Zukunft

Für dieses letzte Kapitel haben wir anerkannte Ärzte und Wissenschaftler gebeten, zu beschreiben, wie sich die Medizin nach ihrer Vorstellung in den nächsten 30 Jahren entwickeln wird.

Das war keine einfache Aufgabe, denn es sind viele Faktoren zu berücksichtigen: die ständig wachsende und immer älter werdende Bevölkerung, der Einfluß wachsender Industrialisierung bei abnehmenden natürlichen und finanziellen Ressourcen in den Entwicklungsländern, die Auswirkungen der Umweltverschmutzung in den Industrieländern – all das kann zur Entstehung neuer Gesundheitsprobleme führen. Und wie läßt sich vorhersagen, welche wissenschaftlichen und technischen Revolutionen vielleicht vor der Tür stehen, mit der Aussicht auf ungewöhnliche und bisher unvorstellbare Heilungsmöglichkeiten? Schließlich war es für die Menschen vor 30 Jahren einmal unvorstellbar, daß Nierentransplantationen zur Routine werden und daß man manche Krankheiten durch die Übertragung von Genmaterial heilen kann. Voraussagen über die Zukunft der medizinischen Entwicklung haben ihren eigenen Reiz.

Manche Zukunftsaussichten sind düster, andere dagegen machen Hoffnung. Der Fortschritt in Wissenschaft, Medizin, sozialem Leben, Politik und Umweltbewußtsein wird zeigen, wer recht hatte und wer nicht.

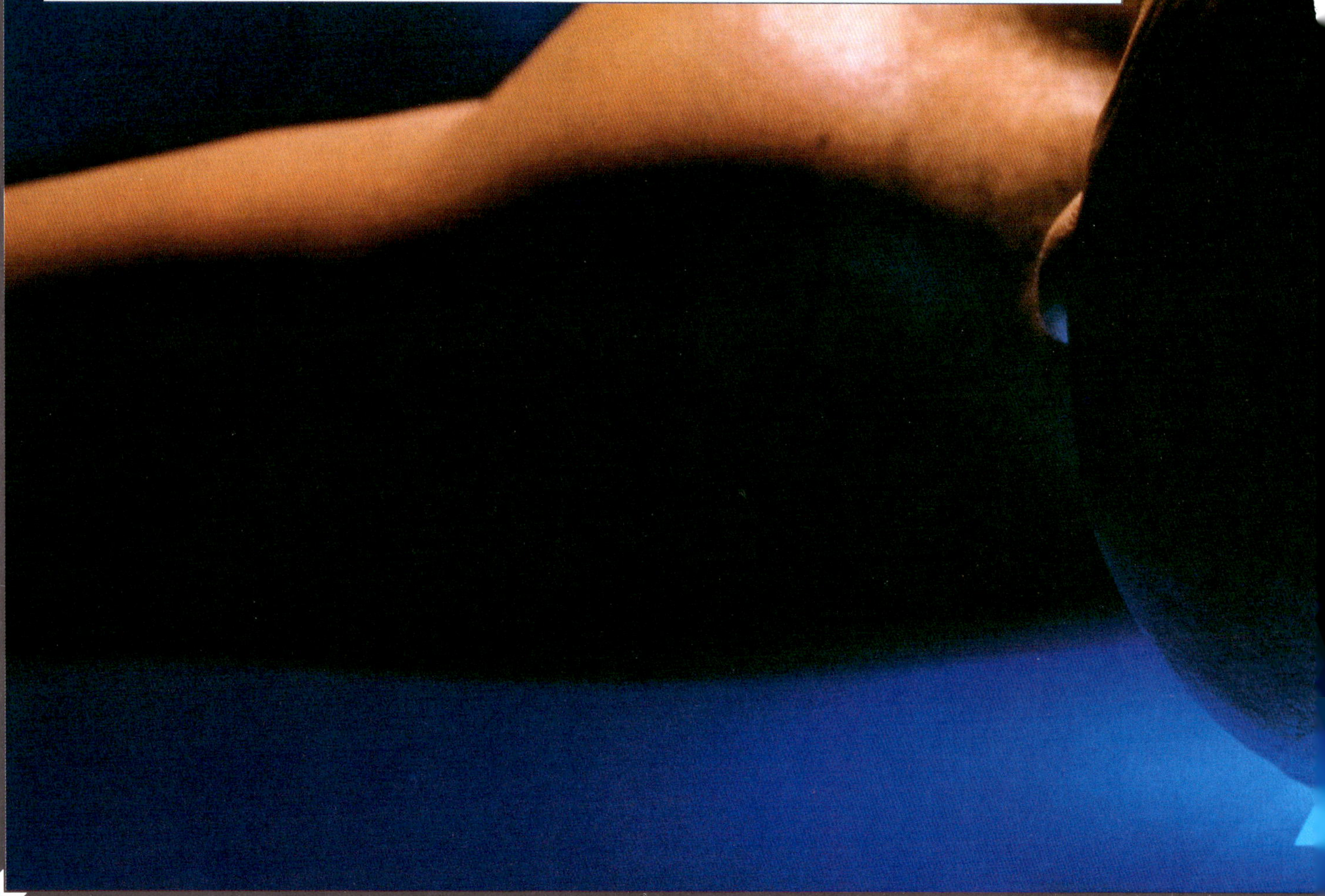

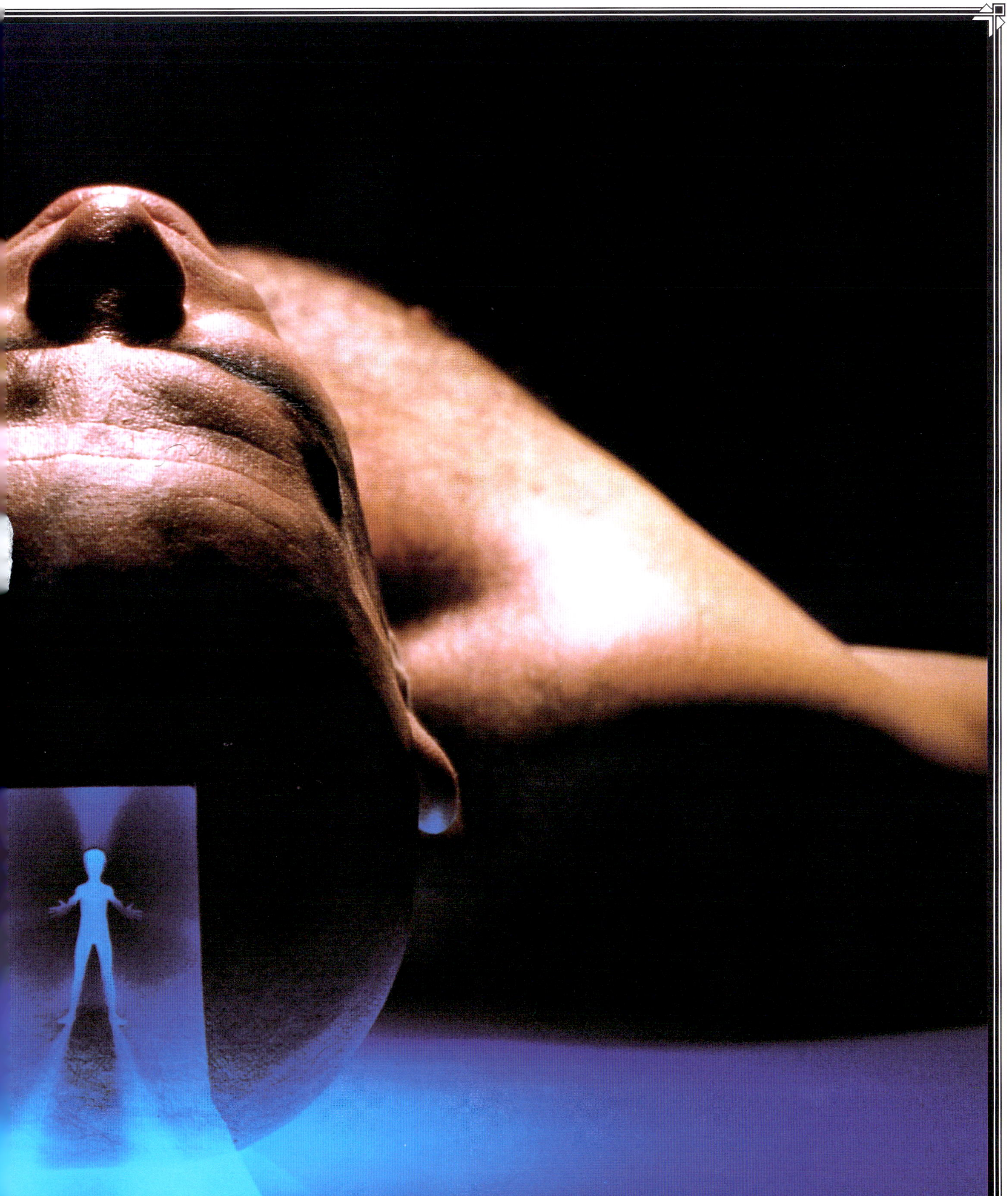

OBEN: The Inner Self, *Oscar Burrel.*

Krankheiten der Zukunft

von Dr. Nicola McClure

Hausärztin und Allgemeinmedizinerin, London

ALS ICH MITTE DER siebziger Jahre mein Medizinstudium beendete, sah es so aus, als seien die meisten großen Geheimnisse der Medizin enträtselt, oder als sei man zumindest auf dem Weg dorthin. Daß es noch wichtige neue Krankheiten geben könnte, erschien unvorstellbar – alles, was blieb, war die Suche nach Heilungsverfahren und die Zusammenfassung von Symptomen, die man zuvor für unabhängig gehalten hatte, zu einheitlichen, leicht zu beschreibenden Krankheitsbildern. Heute, fast 20 Jahre später, hat sich die Welt so verändert, daß man über die zukünftigen medizinischen Probleme der Menschheit unmöglich eine sichere Aussage machen kann.

Eine der größten Veränderungen in diesen 20 Jahren war für mich das Auftauchen von AIDS, doch das liegt möglicherweise nur daran, daß ich im Westen Londons arbeite, der Gegend mit der größten Dichte von AIDS-Fällen in Großbritannien. Es gibt unterschiedliche Meinungen darüber, wie lange AIDS oder zumindest HIV uns schon begleitet (s. Seite 206). Aber könnte nicht irgendwann auch noch ein anderes Virus um die Welt gehen und ähnlich verheerend wirken, genau wie die Pestwellen des Mittelalters?

Es gibt durchaus Gründe für die Annahme, daß das möglich ist. Neue Krankheiten entstehen offenbar durch neue Lebensumstände in Gesellschaft und Umwelt. Viren können zu neuen, eng verwandten Formen mutieren, die aber anders wirken (das HIV hat das anscheinend mehrmals getan), und Mutationen entstehen aus verschiedenen Gründen, unter anderem durch chemische Einflüsse (möglicherweise auch durch Umweltverschmutzung) und durch die Immunreaktionen des menschlichen Organismus. Manche Viren, die lange geruht haben, können auch durch Änderungen des Sozialverhaltens zum Leben erweckt werden, wie zum Beispiel das Kuru-Virus in Neuguinea (s. Seite 201), das durch die Einführung des rituellen Kannibalismus wirksam wurde.

Eine extreme, aber nicht ganz abwegige Theorie erklärt das Auftauchen neuer Viren in der Zukunft mit dem Ziel einer natürlichen Bevölkerungsbegrenzung. Bei manchen Tieren, zum Beispiel bei Ratten, werden die Weibchen bei zu hoher Populationsdichte unfruchtbar, wenn die Bevölkerungsdichte dann immer noch steigt, entstehen Aggressionen und schließlich sogar Kannibalismus. Auch Lemminge haben ihren eigenen Mechanismus zur Steuerung des Bevölkerungswachstums: Sie begehen »Selbstmord«, indem sie sich von Felsen stürzen. Ein besseres Beispiel für die in den nächsten 30 Jahren zu erwartenden Probleme der Bevölkerungsexplosion bietet allerdings die Wühlmaus: Bei diesen kleinen Nagetieren gibt es alle drei Jahre eine Bevölkerungsexplosion, dann werden die Tiere von Würmern im Gehirn derart dezimiert, daß die Populationszahl wieder auf das Normalmaß zurückgeht.

UNTEN: *Ein Behälter mit Atommüll wartet vor dem Kernkraftwerk Three Mile Island bei Harrisburg (Pennsylvania) auf den Abtransport. Das Kernkraftwerk wurde 1979 bei einem Störfall schwer beschädigt. Die Aufräumarbeiten dürften bis zu 40 Jahre dauern.*

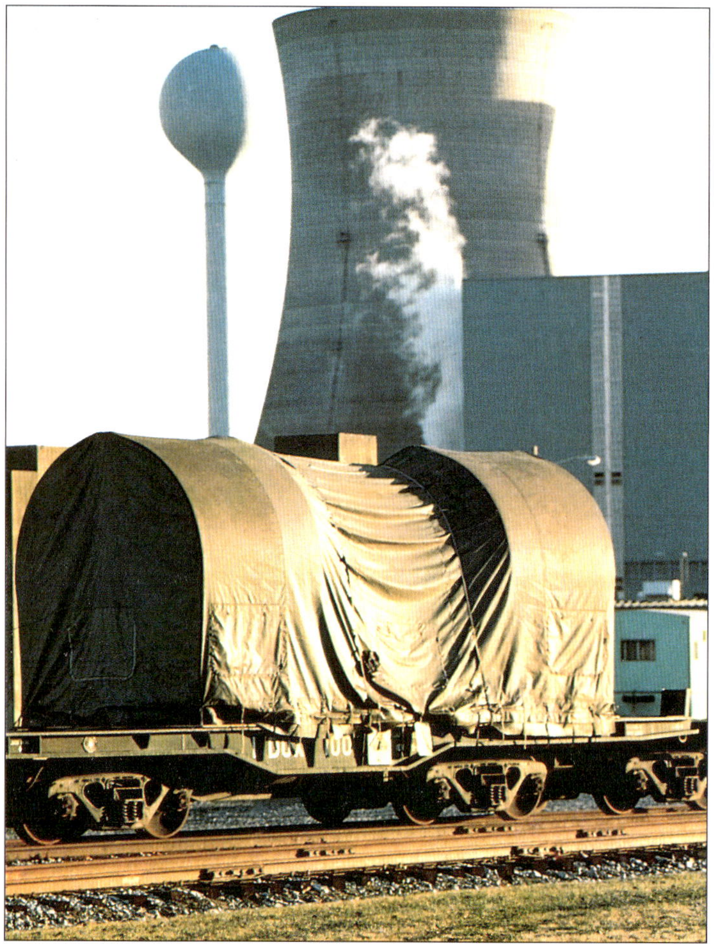

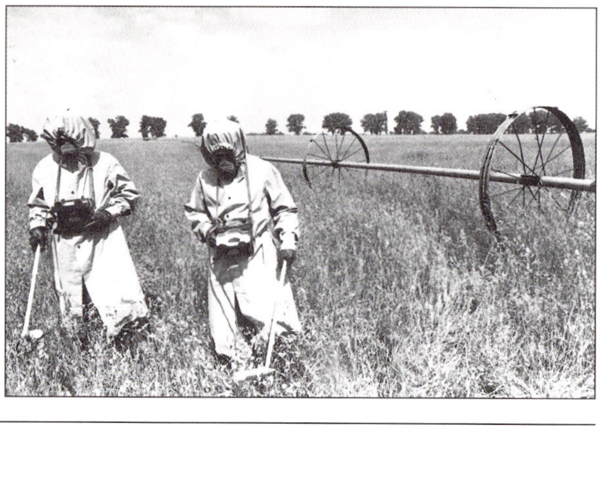

RECHTS: *Zwei Techniker in Schutzanzügen messen nach dem Störfall von Tschernobyl (Ukraine) vom April 1986 die radioaktive Strahlung.*

UNTEN: *Das Ozonloch in einer Aufnahme des amerikanischen Wettersatelliten Nimbus-7 vom Oktober 1986. Der starke Rückgang der Ozonschicht entsteht wahrscheinlich durch die Verschmutzung der Atmosphäre mit Fluorchlorkohlenwasserstoffen (FCKWs), die in Spraydosen und Kühlschränken verwendet werden. Das Ozonloch, hier der dunkelblaue, violette, schwarze und graue Bereich über der Antarktis (weiß umrandet), der sich bis über den Südatlantik erstreckt, wurde erstmals 1980 entdeckt und ist seither von Jahr zu Jahr gewachsen. Medizinisch ist es von Bedeutung, weil mehr Hautkrebs verursachende ultraviolette Strahlung durch die Atmosphäre dringen kann.*

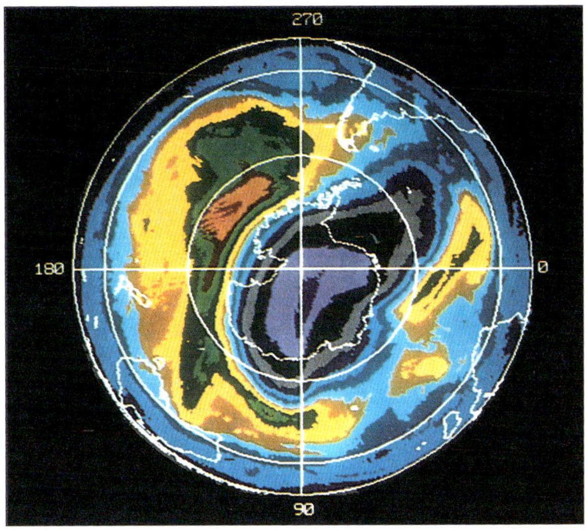

Eine Welt voller Umweltgifte

Industriechemikalien führen möglicherweise auch zur Mutation von Viren, aber wahrscheinlicher ist, daß sie selbst ein ganzes Spektrum akuter und chronischer Gesundheitsprobleme erzeugen werden. Dafür gibt es eine Reihe von Gründen, die zum Teil auch mit der Auflösung des Ostblocks zu tun haben. Die frühere Sowjetregierung kümmerte sich anscheinend nicht um die Auswirkungen der Industrie auf Umwelt und Volksgesundheit. Heute kann man im Westen kaum eine Zeitung aufschlagen, ohne darin eine neue Schreckensnachricht über die Verhältnisse jenseits des ehemaligen Eisernen Vorhangs zu lesen.

Nach einem Bericht der britischen Zeitung »Observer«, der sich auf Behauptungen des russischen Politikers Jablokow stützt, leben 20 Prozent der Russen in Regionen, die man als »ökologische Katastrophengebiete« bezeichnen könnte, weitere 35 bis 40 Prozent wohnen in »ökologisch ungünstigen« Zonen. Infolgedessen liegt die Lebenserwartung dort seinen Behauptungen zufolge um fünf bis sieben Jahre niedriger als in den westlichen Industrieländern – Ursachen sind außerordentlich starke industrielle Verschmutzung, unvorstellbare Arbeitsbedingungen und eine erschreckend hohe Strahlenbelastung in ländlichen Gegenden. Jablokow behauptet, Rußland müsse in den nächsten 20 Jahren das Doppelte seines Bruttosozialproduktes von 1991 aufbringen, um die Schäden zu beheben, und deshalb werde sich kaum etwas ändern. Hinzu kommt, daß es die politischen Strukturen des alten Ostblocks nicht mehr gibt, während zahlreiche veraltete und schlecht gewartete Kernkraftwerke weiterhin existieren. Bedenkt man außerdem, daß manche Schafe in Wales und einige Landstriche in Skandinavien noch heute die Spuren des radioaktiven Niederschlags von Tschernobyl tragen, so ergibt sich ein erschreckendes Bild.

Man kann also aufgrund der Umweltverschmutzung mit zahlreichen neuen Krankheiten rechnen, über deren Wesen wir heute nur spekulieren können. Wegen der, wenn auch geringen Strahlenbelastung dürfte auch die Zahl der Krebserkrankungen wachsen. Das gleiche gilt für neue Varianten bekannter systemischer Erkrankungen. Und wenn die Entwicklungsländer sich immer stärker industrialisieren, wird sich das Problem in Zukunft noch verschlimmern.

Industrialisierung und die Dritte Welt

Eine wichtige Erfahrung aus dem letzten Jahrhundert lautete: Viele industrielle Entwicklungen, mit denen man eine Nachfrage befriedigen wollte, erwiesen sich in der Folge als lebensbedrohlich oder umweltschädlich. Asbest galt als ideales Isoliermaterial – aber es erzeugt Krebs; Pestizide steigern die landwirtschaftliche Produktion – aber sie sind die Ursache von Mißbildungen bei Kindern oder von anderen Problemen; Spraydosen und Kühlschränke waren eine zivilisatorische Wohltat – aber sie tragen zur Zerstörung der Ozonschicht und damit vermutlich zur Entstehung von Hautkrebs bei. Welche Folgen wird der Konsum der neunziger Jahre im Jahr 2020 haben? Die Antwort lautet: Niemand weiß es genau, denn viele Substanzen werden nicht so eingehend geprüft wie zum Beispiel Medikamente.

Eines ist jedoch sicher: Die Probleme der Industrialisierung werden sich verschlimmern, und am schlimmsten wird es den Ländern ergehen, die man heute zur Dritten Welt zählt. Solche Staaten brauchen industrielle Entwicklung, um zu überleben und ihre ständig wachsende Bevölkerung zu ernähren (die Geburtenzahlen in Afrika, dem Nahen und Fernen Osten steigen exponentiell). Der Bedarf wird so stark sein, und die Arbeitskraft, die in Afrika ohnehin schon durch AIDS dezimiert ist, wird so wenig ausreichen, daß man hochentwickelte Sicherheitsstandards aus reiner Notwendigkeit über Bord werfen wird.

Unter solchen Voraussetzungen werden die Entwicklungsländer wenig Möglichkeiten zur Bekämpfung von Krankheiten haben, die mit leeren Staatskassen und dem Problem der Überbevölkerung Hand in Hand gehen: Cholera, Ruhr, Tuberkulose und Typhus. Die jüngsten Choleraepidemien in Südamerika sind ein vielsagender Hinweis auf die Zukunft. Antibiotika allein sind keine langfristige Lösung, denn die Bakterien haben die unangenehme Gewohnheit, neue Stämme zu entwickeln, die gegen die jeweils eingesetzten Antibiotika resistent sind. (Die Universität Sheffield in Großbritannien verfügt jetzt über eine Datenbank, in der neue Bakterienstämme mit ihren Antibiotikaresistenzen erfaßt werden – sie wird immer umfangreicher.) Die einzige Lösung besteht darin, mehr Mittel für Gesundheitserziehung, öffentliches Gesundheitswesen und verbesserte hygienische Verhältnisse aufzuwenden. Doch woher diese Mittel kommen sollen, ist noch keineswegs geklärt.

Finanzielle Möglichkeiten

Letztlich hängt alles am Geld. Die Medizin hat bei akuten Krankheiten bemerkenswerte Erfolge erzielt. Das hat in den Industrieländern zu einer immer älter werdenden Bevölkerung geführt: Es sterben einfach weniger junge Menschen an akuten Erkrankungen. Die Menschen leben in ihrer Mehrzahl immer länger, und schließlich erkranken oder sterben sie an chronisch-degenerativen Leiden. Chronische Krankheiten sind in der Pflege kostspieliger, und in den westlichen Ländern gibt es immer weniger Pflegepersonal. Hinzu kommt, daß die Ausweitung der Möglichkeiten für immer teurere Behandlungsmethoden bei akuten Krankheiten den finanziellen Spielraum noch weiter einschränkt. Manchmal – allerdings nicht sehr oft – bin ich dankbar, daß ich im Jahre 2020 im Ruhestand sein werde. Und noch dankbarer bin ich, daß ich Ärztin bin und keine Politikerin.

Vorbeugung

von Professor Michael Connor

Professor für medizinische Genetik und Leiter des West of Scotland Regional Genetics Service, Duncan Guthrie Institute, Glasgow

ALLE KRANKHEITEN GEHEN AUF genetische oder umweltbedingte Faktoren zurück, die einzeln oder in Kombination wirken. Die umweltbedingten Ursachen, beispielsweise Fehlernährung und Infektionen, wurden durch staatliche Gesundheitsfürsorge in vielen Ländern bereits stark zurückgedrängt, so daß der Anteil der Erkrankungen mit genetischen Ursachen stieg. Die Verhütung solcher Krankheiten ist heute eine zentrale Aufgabe der medizinischen Wissenschaft.

Die Klonierung menschlicher Gene

Die wichtigste Entwicklung, die zur Lösung dieses Problems beiträgt, wird die Isolierung und Klonierung aller menschlichen Gene im Labor sein. Von den schätzungsweise 100 000 Genen des Menschen sind bisher gerade etwas über 1000 kloniert, aber schon dieser kleine Anteil war von großem medizinischem Nutzen für die Behandlung einiger Erbleiden, die durch Defekte in einem oder beiden Genen eines Genpaars entstehen.

UNTEN *Ein Wissenschaftler betrachtet die Reihenfolge von DNA-Bausteinen, um festzustellen, welche Gene die Probe enthält.*

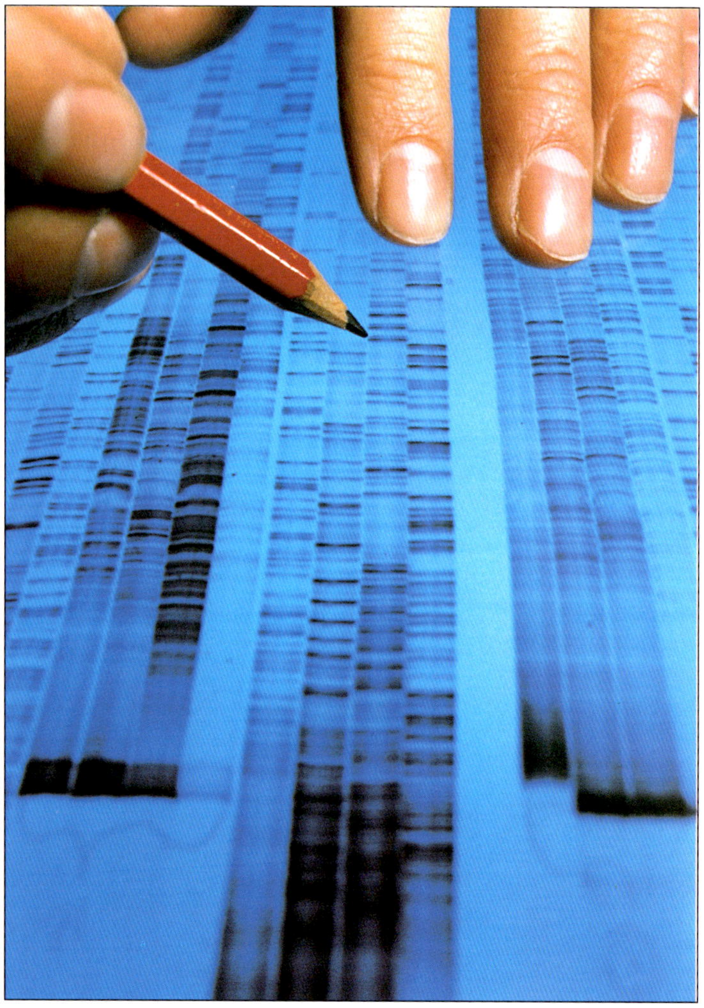

Ein gutes Beispiel ist die Mukoviszidose (cystische Fibrose): Man kann heute das fehlerhafte Gen in einer Familie aufspüren und gefährdeten Ehepaaren, falls sie es wünschen, schon vor der Geburt eine verläßliche Diagnose über eine Erkrankung des Kindes stellen. Würde man nach dem gleichen Verfahren die Gesamtbevölkerung untersuchen, könnte man jene fünf Prozent finden, die ein defektes Gen für Mukoviszidose tragen – auf diesem Weg würde die Häufigkeit der Krankheit deutlich sinken.

Solche DNA-Diagnosen sind heute auch das Kernstück im Umgang mit anderen genetisch bedingten Krankheiten wie geschlechtsgekoppelter Muskelschwund, myotone Dystrophie, Fragile-X-Syndrom, Sichelzellenanämie, Thalassämie und Chorea Huntington. Wenn die entsprechenden Gene kloniert sind, läßt sich das Verfahren auf alle Erbleiden anwenden, die auf Defekte eines einzigen Gens zurückgehen. Die Klonierung solcher Gene ermöglicht auch eine genaue Analyse der zugehörigen Proteine, was wiederum neue Möglichkeiten für die Behandlung der Krankheit eröffnet. Zu diesem Zweck kann man entweder die Gentechnik anwenden, wie zum Beispiel bei der Bluterkrankheit, wo man das fehlende Protein im Labor herstellt, oder man setzt die Gentherapie ein, bei der man dem Patienten ein gesundes Exemplar des fehlerhaften Gens einfügt, wie zum Beispiel bei der Immunschwäche, die durch einen Defekt des Enzyms Adenosindesaminase entsteht.

Zusammenhang mit Krebs

Manche Gendefekte können auch zu Krebs führen, und aus ihrer Untersuchung haben sich bereits unschätzbare Kenntnisse über die Entstehung der nichterblichen Krebserkrankungen ergeben. Durch Klonierung der entsprechenden Gene wird man Familien identifizieren können, in denen eine solche Veranlagung vererbt wird, und es eröffnet sich die Möglichkeit der Früherkennung bei gefährdeten Personen. Bei den nichterblichen Krebsformen wird die Kenntnis der Ereignisse, die bei der Entstehung der bösartigen Zellen ablaufen, eine genaue Prognose der einzelnen Krankheitsstadien ermöglichen und die Therapie für den jeweiligen Patienten beeinflussen. Vielleicht kann man eines Tages sogar einzelne Gewebe auf Hinweise für krebsverdächtige Veränderungen untersuchen. Außerdem wird man auch Umweltfaktoren identifizieren können, die solche genetischen Veränderungen auslösen oder mit ihnen in Wechselwirkung treten, und man kann herausfinden, ob manche Menschen für Karzinogene empfindlicher sind als andere. Manche Krebserkrankung läßt sich dann verhindern, wenn der einzelne das jeweilige Karzinogen meidet.

Diese Vorstellung von der genetisch begründeten Vorhersage über Krankheitsrisiken läßt sich auch auf andere verbreitete

RECHTS: *Im Labor des Krebsforschers Professor Stehelin am Pariser Pasteur-Institut wird ein Mikroskop aufgebaut, mit dessen Hilfe man genetisches Material in den Kern einer einzelnen Zelle injizieren kann.*

Krankheiten bei Erwachsenen ausweiten, beispielsweise auf frühzeitige Gefäßerkrankungen, Diabetes, Arthritis, Depressionen und Schizophrenie. Zur Entstehung all dieser Krankheiten reichen allein genetische oder allein umweltbedingte Faktoren nicht aus; sie lassen sich deshalb vielleicht verhüten, wenn man entsprechend veranlagte Menschen identifiziert und vor den betreffenden Umweltfaktoren schützt.

Vorgeburtliche Diagnostik

Manche genetisch bedingten Krankheiten lassen sich vor der Empfängnis nicht vorhersagen. Deshalb ist in vielen Fällen die Untersuchung während der Schwangerschaft sinnvoll und notwendig. Die Untersuchung des Fruchtwassers hat bereits zu einer Verdoppelung der Nachweishäufigkeit für schwere Chromosomenanomalien geführt, beispielsweise beim Down-Syndrom. Auch manche angeborenen Mißbildungen wie die Spina bifida lassen sich durch eine Fruchtwasseruntersuchung bei der Mutter nachweisen. Viele andere Geburtsfehler werden bei routinemäßigen Ultraschalluntersuchungen entdeckt. Es ist zu erwarten, daß diese und andere Methoden der Schwangerschaftsvorsorge weiterentwickelt werden.

Alle diese Methoden können dazu beitragen, die Belastungen genetisch bedingter Krankheiten zu verringern, mit positiven Auswirkungen für die betroffenen Familien und die Gesamtgesellschaft, doch jede Entwicklung muß mit allen ihren Fragen in der Öffentlichkeit diskutiert werden – medizinisch-technische Machbarkeit muß nicht zwangsläufig zur klinischen Praxis werden. Man sollte immer bedenken, daß Erbkrankheiten nur die Extremformen in der normalen Vielfalt der Erscheinungsformen sind, ohne die es keine Evolution gäbe.

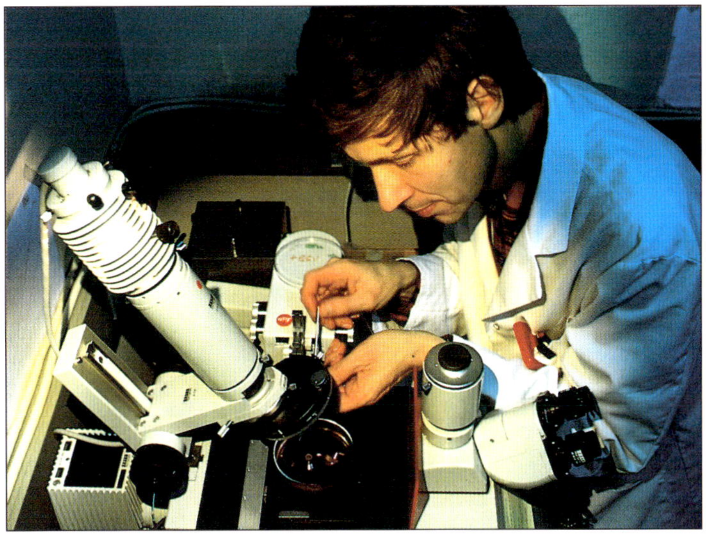

UNTEN: *Das Lichtmikroskop erleichtert die Mikromanipulation von DNA. Das genetische Material befindet sich in der Petrischale.*

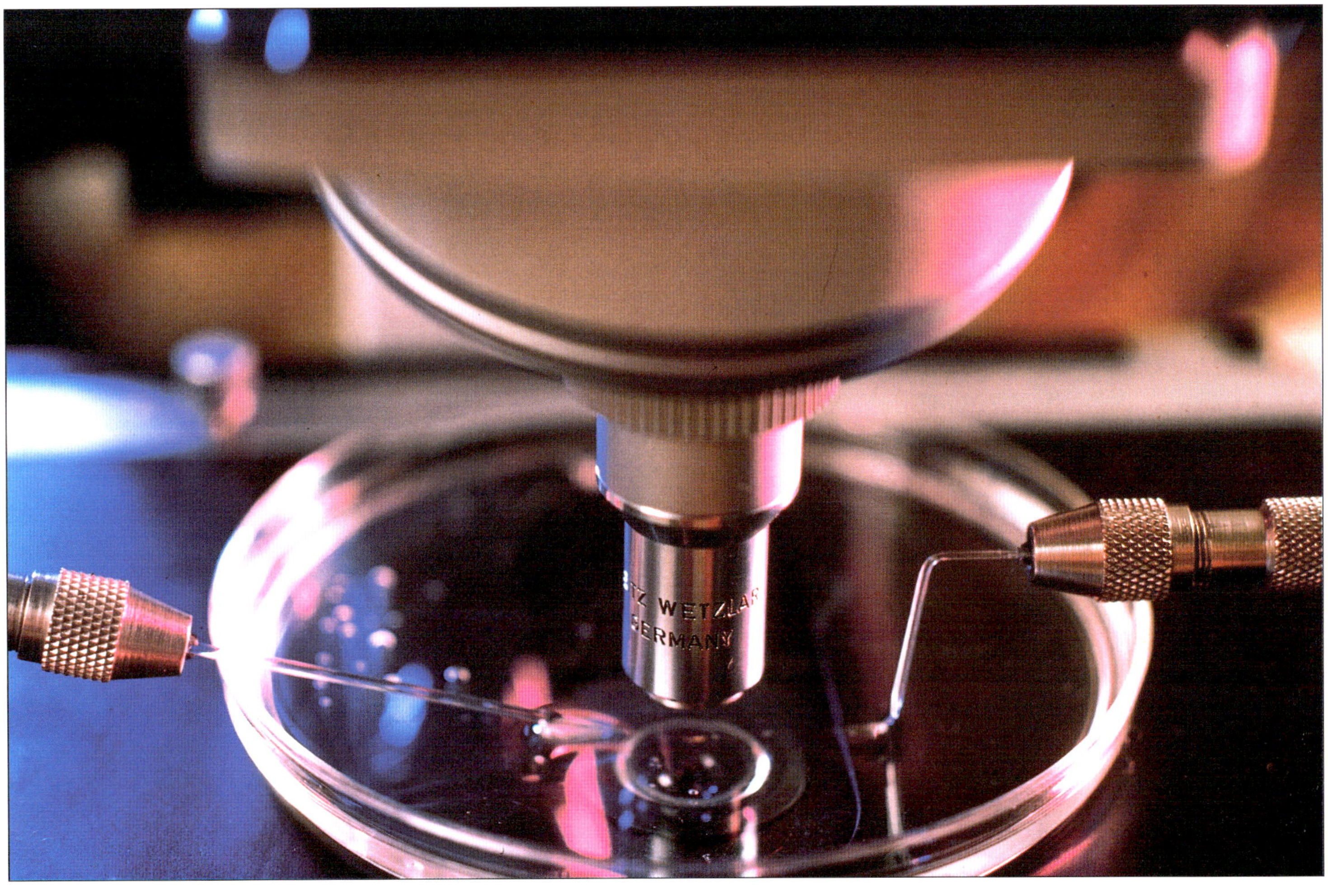

Diagnose

von Dr. Bill Lees

Facharzt für Radiologie, The Middlesex Hospital, London

SCHON WENIGE JAHRE nachdem Wilhelm Röntgen die nach ihm benannten Strahlen entdeckt hatte (s. Seite 126), waren die Grundprinzipien der Strahlenmedizin bekannt. Doch erst in den siebziger Jahren, also fast 80 Jahre später, gab es mit einer neuen Generation bildgebender Verfahren wie Ultraschall und Computertomographie in der medizinischen Diagnose wieder einen größeren Fortschritt.

Alle diese Abbildungsverfahren haben eine Gemeinsamkeit: Sie zerlegen den Körper in kleine Einheiten, nehmen daran zahlreiche Einzelmessungen vor und stellen daraus durch mathematische Rekonstruktion ein Bild her. Die ersten Computer, die man zu diesem Zweck einsetzte, waren relativ langsam und enthielten Analogbauteile, um eine annehmbare Rechengeschwindigkeit zu erreichen. Die verblüffende Weiterentwicklung aller dieser Methoden in den achtziger Jahren war vor allem der gestiegenen Leistungsfähigkeit der Computer zu verdanken.

UNTEN: *Räumliches Computerbild von einem Fetus in der 18. Schwangerschaftswoche. Solche Computerbilder revolutionierten die Diagnose.*

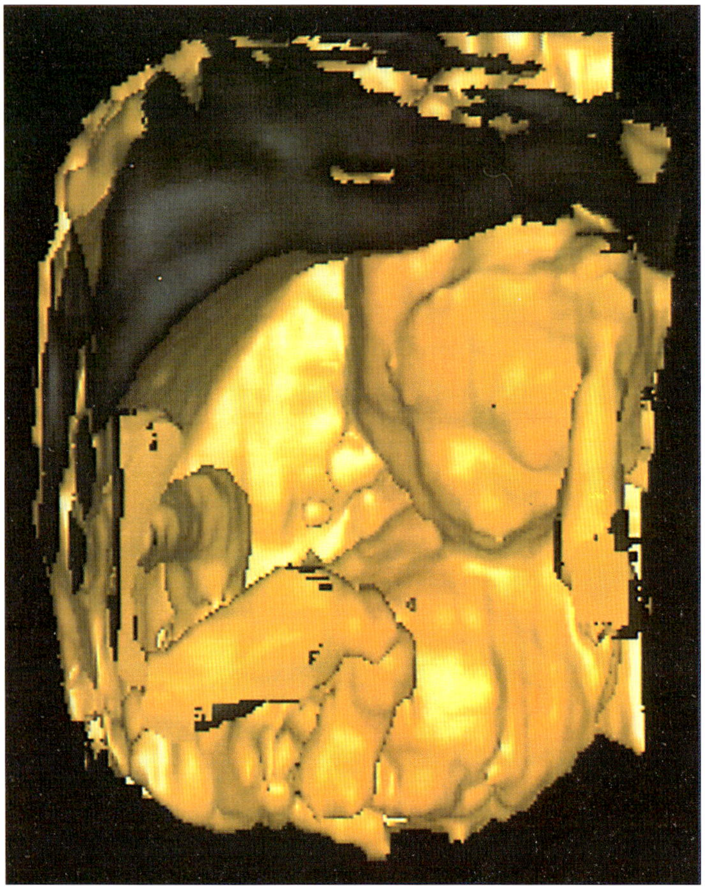

Ultraschall

Die ersten Ultraschallgeräte wurden Anfang der fünfziger Jahre gebaut (s. Seite 168). Oft handelte es sich um alte Radargeräte aus dem Krieg, die man so umbaute, daß sie Schallwellen aussenden und auf einfachen Oszillographen Flecken und Linien darstellen konnten.

Die Ultraschallgeräte der heutigen Generation stellen zweidimensionale Schichtbilder mit hoher Geschwindigkeit dar und erlauben so die Beobachtung bewegter Strukturen wie beispielsweise der Herzklappen. Sie können winzige Veränderungen der Gewebedichte darstellen und aufzeichnen. Gleichzeitig erfassen sie den Blutfluß in Farbe und im ganzen Bereich des bewegten Bildes. Ultraschall-Transducer in verschiedensten Formen hat man zur Darstellung einzelner Organe eingesetzt und in Körperöffnungen eingeführt. In jüngster Zeit wurden Sonden von nur einem Millimeter Größe konstruiert und in Kathetern angebracht, die man in Verbindung mit Endoskopen und chirurgischen Instrumenten benutzt. Sie lassen sich sogar in den Herzkranzgefäßen verwenden. Mit solchen Entwicklungen hat der Ultraschall heute alle Bereiche der Medizin erobert, und seit es tragbare Geräte gibt, wird er routinemäßig am Krankenbett, in der Klinik und im Operationssaal eingesetzt. In britischen Krankenhäusern handelt es sich im Durchschnitt bei 25 Prozent aller Bildaufnahmen um Ultraschallbilder. Diese Zahl steigt und wird vermutlich bald 40 Prozent erreichen – in manchen Kliniken liegt sie heute schon so hoch.

Da Ultraschall ungefährlich ist und ohne ionisierende Strahlung auskommt, wurde er zum bevorzugten Bildgebungsverfahren bei der Geburtshilfe und in der Gynäkologie, doch seine Einsatzmöglichkeiten gehen weit darüber hinaus. So kann man mit Doppler-Aufnahmen die Fließgeschwindigkeit des Blutes ermitteln, was den Gefäßchirurgen beim Aufspüren von Gefäßverengungen hilft. Das Verfahren beruht auf dem Doppler-Effekt – er ist jedem vertraut, der schon einmal darauf geachtet hat, wie sich die Tonhöhe einer Polizeisirene bei Annäherung und Entfernung des Polizeiwagens verändert. Weitere Bereiche, in denen der Ultraschall vermutlich in Zukunft zunehmend eingesetzt wird, sind die Gastroenterologie, Prostatauntersuchungen sowie die Herz- und Gehirnchirurgie bei Neugeborenen.

Computertomographie

Die ersten Computertomographen (s. Seite 170) waren langsam und schwerfällig, sie produzierten bestenfalls zwei Schichtbilder pro Minute. Die neuesten Geräte mit rotierenden Armen und einem beweglichen Tisch tasten den Körper spiralförmig ab und werfen den Röntgenstrahl so durch das Gewebe, daß in 30 Sekunden 30 Schichtbilder entstehen. Mit solchen Hochgeschwindigkeitsaufnahmen kann man die Bewegungen der meisten Körperteile »einfrieren« und so zum Beispiel den Weg eines intravenös injizierten Kontrastmittels durch die Blutgefäße und in Organe und Tumore verfolgen.

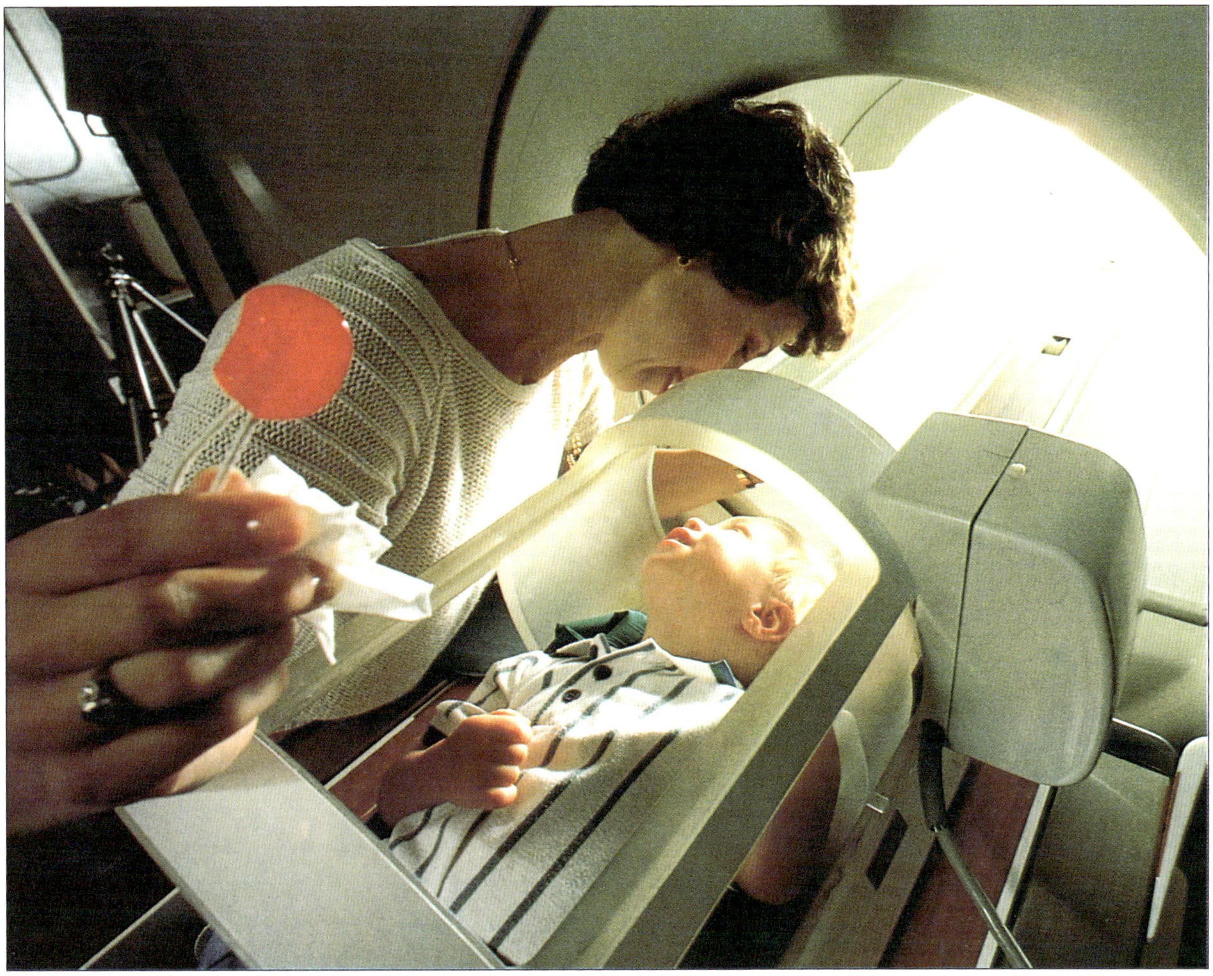

OBEN: *Ein Kleinkind mit seiner Mutter vor einem NMR-Gerät, mit dem ein angeborener Herzfehler untersucht werden soll. Eine Serie gewöhnlicher, zweidimensionaler NMR-Schichtbilder vom Computer wird zu diesem Zweck zu einer räumlichen Darstellung des Herzens zusammengesetzt.*

UNTEN: *Räumliche Falschfarben-Aufnahmen vom Herzen des Kindes in der Blickrichtung vom Fuß zum Kopf. Die dünne waagerechte Linie (oben links) ist eine winzige linke Herzkammer. Der linke und der rechte Vorhof sind nur durch einen dünnen Gewebestrang getrennt.*

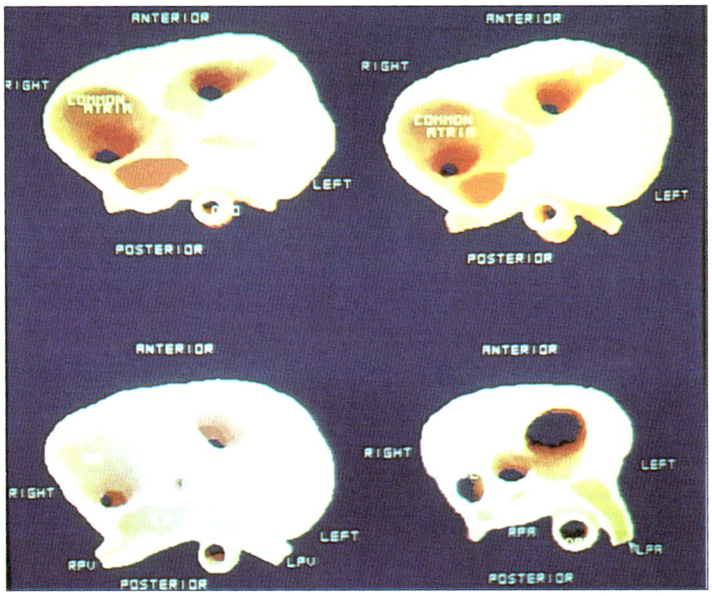

Die Computertomographie erfreut sich derzeit großer Beliebtheit, aber sie bringt für den Patienten eine relativ hohe Strahlenbelastung mit sich, besonders bei der Behandlung von Kindern. Deshalb ist damit zu rechnen, daß ihr Einsatz in Zukunft zugunsten anderer Methoden seltener werden wird. Doch zur Untersuchung von Lunge und Bauchorganen wird sie die Standardmethode bleiben.

NMR-Bildgebung

Die Durchleuchtung eines Patienten mit einer besonderen Abfolge von Radioimpulsen in einem starken Magnetfeld ermöglicht es, die Verteilung des Wassers und seines chemischen Umfeldes im Körper zu erkennen. Diese Methode, Kernspintomographie oder NMR-Bildgebung genannt (s. Seite 171), eignet sich hervorragend zur Darstellung unbewegter Körperteile wie z. B. des Kopfes. Sie hat die Diagnose neurologischer Krankheitsbilder revolutioniert, hatte große Auswirkungen auf die Darstellung des Bewegungsapparats und ist auch beim Erkennen von Lebertumoren von unschätzbarem Wert.

Die meisten NMR-Geräte arbeiten mit sehr großen, leistungsfähigen supraleitenden Magneten, die das erforderliche starke Magnetfeld erzeugen. Die Methode hat jedoch wegen des Verhältnisses zwischen Befund und Dosis ihre Grenzen: Je länger der Patient durchleuchtet wird, desto mehr Befunde kann man erheben, doch im gleichen Maße steigt auch die Belastung. Trotz dieses Nachteils werden Geschwindigkeit und Qualität der NMR-Bildgebung mit gewaltigem Forschungs- und Entwicklungsaufwand sowie mit originellen neuen Ideen weiter verbessert. Aufgrund solcher Anstrengungen wird das Verfahren in Zukunft auch neue Einsatzmöglichkeiten finden, beispielsweise bei der Darstellung von Blutgefäßen. Man nimmt allgemein an, daß sich die NMR-Bildgebung immer weiter verbessern wird, bis kleinere und billigere Systeme verfügbar sein werden.

Neue Entwicklungen der medizinischen Bildgebung

Mit der computergestützten Verarbeitung von Röntgenaufnahmen begann die Ära der digitalen Strahlenmedizin, die nach und nach die vorhandenen Methoden mit ihren Analogbauteilen und das Verwenden von Filmen auf Silberbasis verdrängt. Der Verlust an Auflösungsvermögen wird ausgeglichen durch die gewaltigen Vorteile der digitalen Röntgenbilder, besonders durch die Tatsache, daß die Strahlenbelastung des Patienten stark verringert werden kann. Deshalb wird der herkömmliche Röntgenfilm überflüssig werden, verdrängt von Digitalbildern auf hochauflösenden (2000 Zeilen) Computerbildschirmen. Diese Entwicklung ist durchaus denkbar, doch das Verfahren ist nach wie vor sehr teuer und eignet sich deshalb nicht für alltägliche Diagnosen.

Die Computertechnik hat unsere Vorstellung davon, was ein Bild ist, verändert. Früher war ein Bild ein greifbares Gebilde, ein Schattenmuster auf einem Stück Film. Heute ist es eher ein Muster aus Zahlen, das im Computer ein vieldimensionales Bild des Patienten ergibt und sich auf viele verschiedene Arten darstellen und manipulieren läßt. Die Bildgebungsgeräte werden zunehmend vernetzt, ihre Ergebnisse werden elektronisch gespeichert und weitergegeben, so daß sie jederzeit zugänglich sind. Mit den heutigen, enorm leistungsfähigen Computern kann man aus einem solchen Datensatz, der ein Bild darstellt, immer nützlichere Informationen gewinnen. Man kann räumliche Dar-

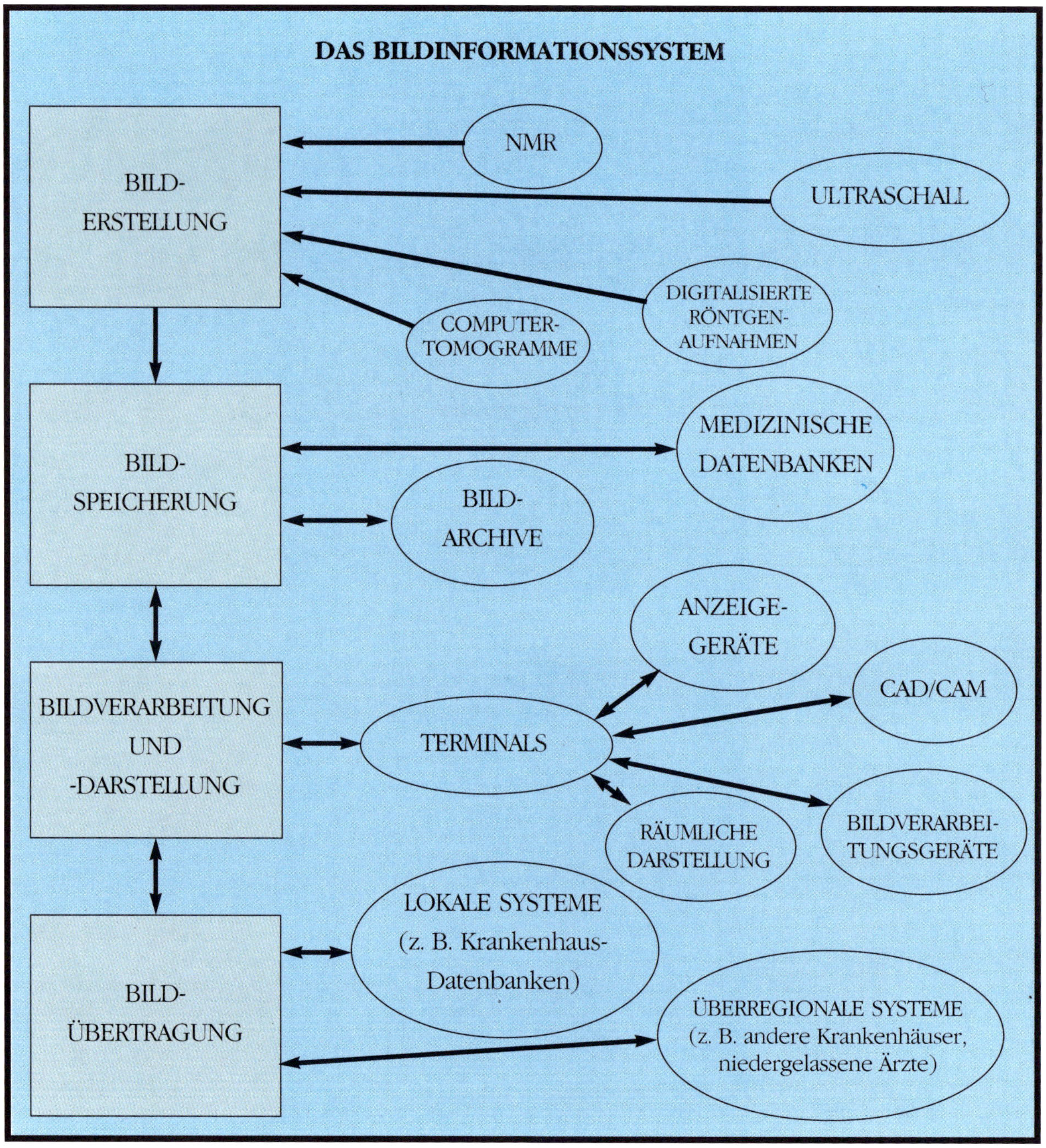

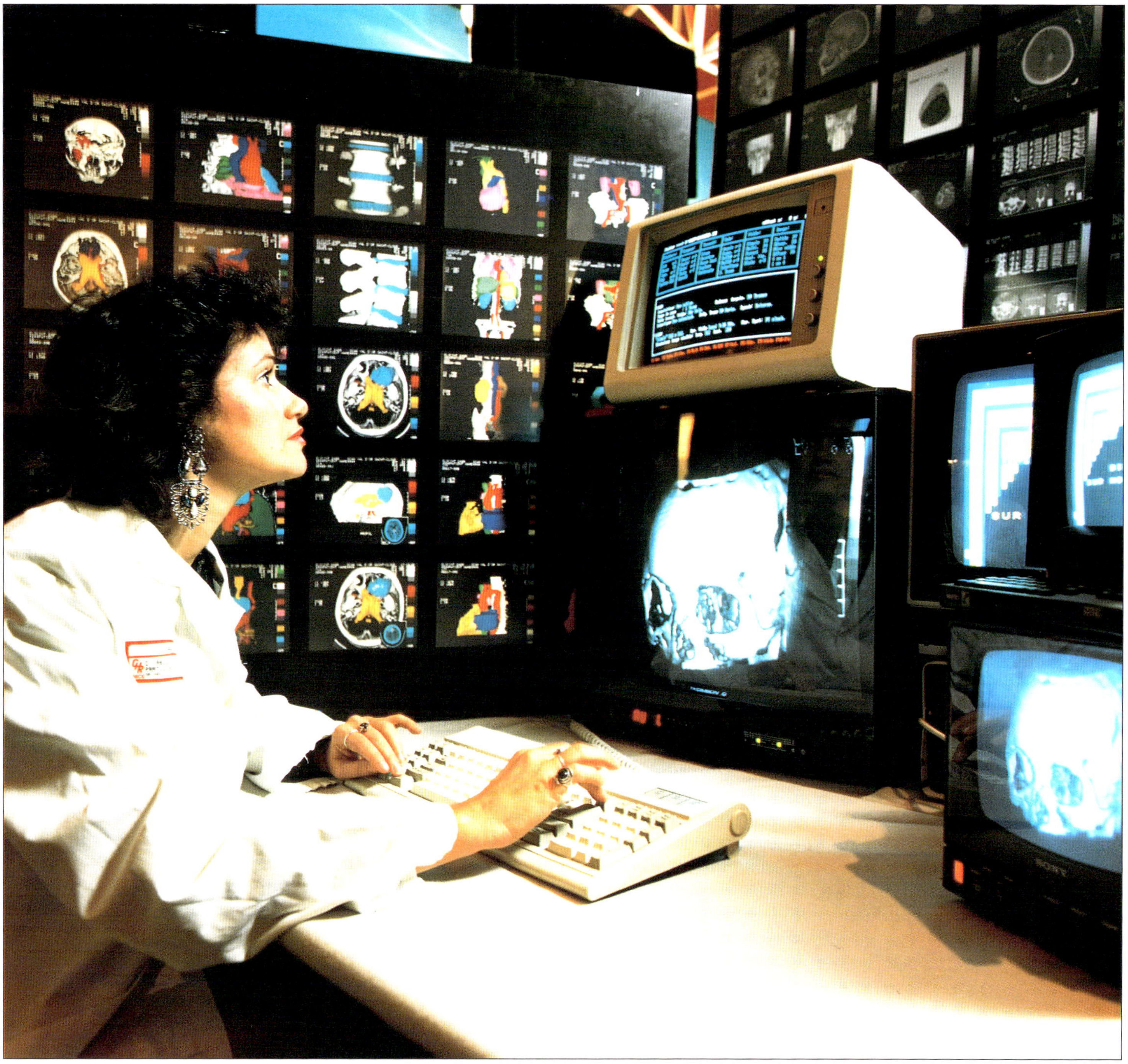

OBEN: *Die heutige Diagnosetechnik bedient sich zahlreicher Geräte. Hier werden medizinische Bilder über das RNIS-System übertragen, ein Leitungsnetz der französischen Telecom, das Ton, Bild und Daten in derselben Leitung zwischen Krankenhäusern überträgt.*

stellungen des Patienten erzeugen und sie am Computer so bearbeiten, daß sich die Kenntnisse über komplizierte anatomische Verhältnisse und räumliche Beziehungen erweitern. Schwierige chirurgische Eingriffe lassen sich simulieren und üben. Man kann die Ergebnisse in CAD/CAM-Form verarbeiten und danach Modelle für maßgeschneiderte Prothesen und andere implantierbare Geräte herstellen.

Man kann am Computer die Bild-Datensätze, die mit verschiedenen Bildgebungsgeräten gewonnen wurden, verschmelzen. In den so gewonnenen Mischbildern lassen sich noch mehr Einzelheiten aus dem Körperinneren erkennen. Mit diesem Verfahren kann man auch die Behandlungsmethoden noch genauer bestimmen. Der Computer »erfaßt« den Patienten und chirurgische Instrumente in einer einzigen räumlichen Darstellung, nach der Chirurgen und Radiologen ihre Kanülen, Laserstrahlen und sogar automatisierte chirurgische Instrumente ferngesteuert dirigieren können.

Alle diese Verfahren werden weiterentwickelt, so daß sie zu Beginn des 21. Jahrhunderts Allgemeingut sein werden. Neue Energieformen, neue Computer und mathematische Modelle werden weitere Informationen über die Strahlenbelastung liefern. Die Möglichkeiten der Radiologen und Chirurgen in Diagnose und Therapie werden sich damit verbessern, ohne daß die Beziehung zum Patienten leidet.

Der Körper wird »repariert«

von Professor Hero van Urk

Leiter der Abteilung für Gefäßchirurgie der Universitätsklinik Rotterdam (Niederlande)

Der Begriff »minimalinvasive Chirurgie«, der 1985 zum erstenmal verwendet wurde, beschreibt eine vielfältige Entwicklung, die darauf ausgerichtet ist, bei Operationen so wenig wie möglich in den Körper des Patienten einzudringen. Sie ist in weiten Bereichen nicht nur eine echte Alternative zur herkömmlichen Chirurgie. Wo es bisher noch kein geeignetes chirurgisches Verfahren gab, ist sie auch eine völlig neue Methode, zum Beispiel bei der Laserbehandlung von Muttermalen.

Das allgemeine Bestreben, die negativen Auswirkungen großer chirurgischer Eingriffe zu begrenzen, wurde durch die gleichzeitige Enwicklung zweier neuer diagnostischer und therapeutischer Verfahren begünstigt. Neue Bildgebungsverfahren (s. Seite 168–171) wie Ultraschall, Computertomographie, NMR-Bildgebung und Einzelphotonen-Emissionstomographie haben die Diagnoseverfahren verändert. Sie sind inzwischen zunehmend im Einsatz und werden in naher Zukunft in noch weiterem Umfang verfügbar sein.

Zu den therapeutischen Hilfsmitteln, die bei der Weiterentwicklung der minimalinvasiven Chirurgie eine wichtige Rolle gespielt haben, gehören Endoskope und ähnliche Instrumente sowie der Laser als Ersatz für das chirurgische Skalpell (s. Seite 173). Sie werden oft Hand in Hand mit neueren Bildgebungsverfahren eingesetzt. So dirigiert man zum Beispiel bei Biopsien die Nadel über Computertomograph und Ultraschall. Gleichzeitig identifiziert und charakterisiert man den fraglichen Gewebeschaden. Bauchhöhlenabszesse und Pseudozysten der Bauchspeicheldrüse kann man trockenlegen, indem man unter Ultraschallüberwachung eine Kanüle einführt.

Dem wachsenden Bewußtsein für die Komplikationen und schädlichen Nebenwirkungen offener chirurgischer Eingriffe kann man Rechnung tragen, indem man nur kleinere Eingriffe oder »Schlüsselloch-Operationen« ausführt, die ebenso wirksam sind. Derartige neue Entwicklungen werden nicht nur von der Öffentlichkeit, sondern auch von den Gesundheitsbehörden und Krankenkassen begrüßt.

Flexibel und steuerbar

Der Einsatz von Endoskopen (s. Seite 171) geht bis auf das Jahr 1853 zurück; damals wurde das erste brauchbare Instrument zur Darstellung von Harnröhre und Blase entwickelt. Über 100 Jahre lang war es üblich, Endoskope nur durch die natürlichen Körperöffnungen einzuführen, beispielsweise durch Mund, Anus oder Vagina. Die starren, mit einer Lampe ausgestatteten Endoskope wurden von weniger starren Instrumenten ver-

UNTEN: *Mit einem Laparoskop, das durch die Bauchdecke eingeführt wird, untersucht ein Chirurg die inneren Organe.*

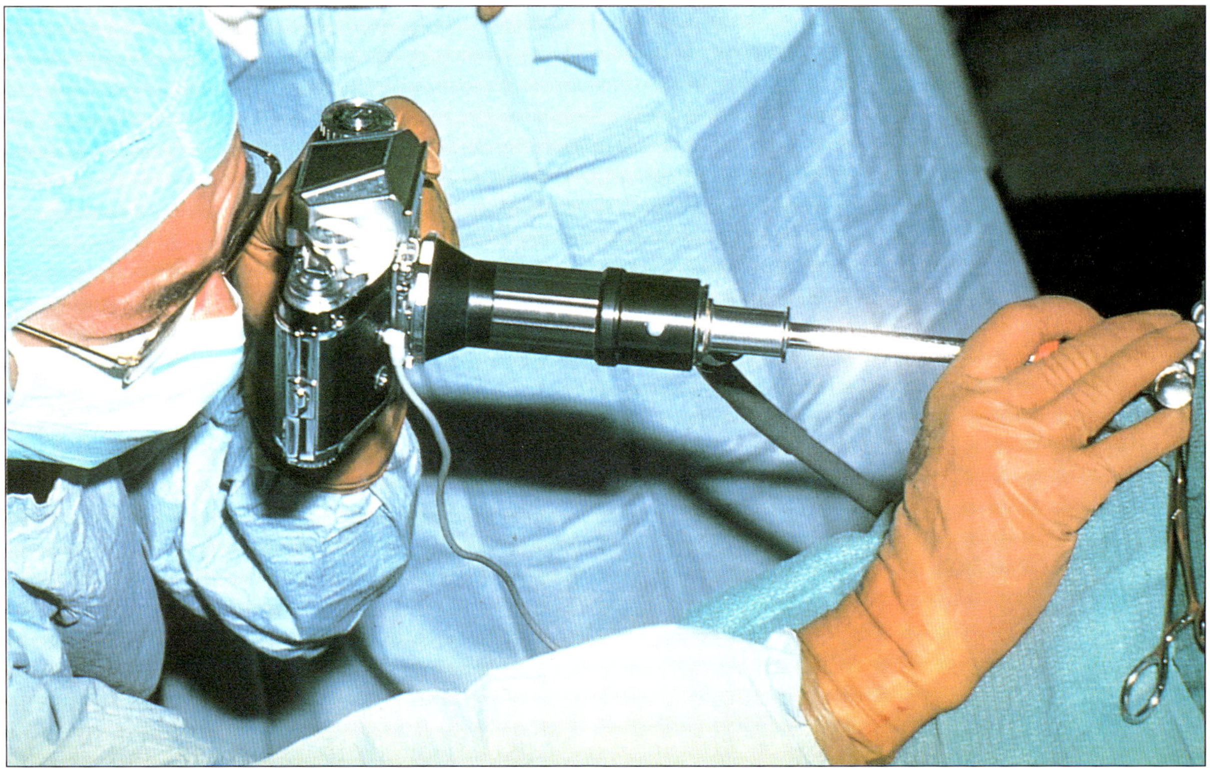

drängt, auf diese folgten die flexiblen Endoskope mit Glasfaseroptik.

Man baute in die Instrumente zusätzliche Kanäle ein, mit denen man ein Organ zur besseren Darstellung aufblasen und mit Wasser spülen konnte. Außerdem schuf man »Arbeitskanäle« zum Einbringen kleiner Instrumente wie Zangen, Schlingen und Koagulationsgeräte. Über optische Fasern kann man die Laserstrahlen zur Entfernung von Tumoren oder Arteriosklerose-ablagerungen dirigieren.

Das Material der flexiblen und steuerbaren Endoskope ist normalerweise recht empfindlich, so daß die Instrumente nur eine begrenzte Lebensdauer haben und unter hohem Kostenaufwand gewartet werden müssen. Erfindungsreiche Hersteller liefern Einmalgeräte oder Ersatzteile für die verschiedenen Endoskope und arbeiten an der Entwicklung von weiteren Lösungsansätzen für dieses Problem. Inzwischen hat man zu diagnostischen und therapeutischen Zwecken auch perkutane Verfahren entwickelt, bei denen man durch die Haut eindringt.

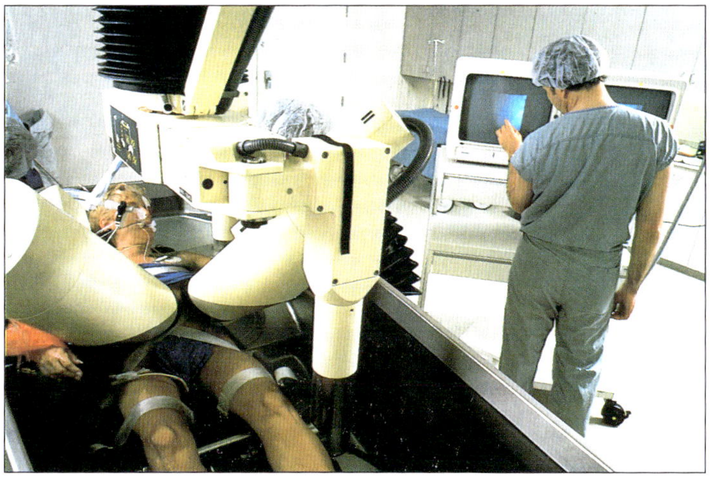

OBEN: *Bei der Stoßwellen-Lithotripsie werden die Nierensteine eines Patienten zu kleinen Stücken zertrümmert.*

So ist beispielsweise die perkutane Transluminal-Angioplastie (kurz PTA) mittlerweile ein Standardverfahren zur Behandlung von Gefäßerkrankungen, das jedoch möglicherweise durch Laser sowie durch Bohr-, Schneide- und Vibrationsgeräte verdrängt werden wird.

Man kann mittlerweile maßgefertigte Röhrchen aus Stahl oder Hartplastik, über Ultraschall oder Angioskopie gesteuert, einführen, um das Zusammenfallen von Blutgefäßen und Körpergängen zu verhindern. Solche Verfahren verbessern den langfristigen Erfolg perkutaner Katheteroperationen. Sich selbst erweiternde Röhrchen, Abzweigungen oder sogar Gefäßprothesen kann man heute mit minimalem chirurgischen Aufwand durch die Haut in den Körper bringen. Die extrakorporale Stoßwellenlithotripsie (ESWL) wurde Anfang der achtziger Jahre zur Behandlung von Harnwegssteinen eingeführt. Von außerhalb des Körpers werden Stoßwellen auf den Stein gerichtet, so daß er in kleine Stücke zerfällt, die leicht ausgeschieden werden können. Auch für Gallensteine und Steine im Pankreas-Ausführungsgang wird dieses nichtinvasive Verfahren immer mehr zur Standard-Therapiemethode. Im Experimentalstadium befinden sich andere Anwendungsmöglichkeiten des Verfahrens: So scheint ESWL bei der Behandlung nicht verheilender Knochenbrüche erstaunlich wirksam zu sein. In Zukunft wird es sich vielleicht auch zur Vorbehandlung stark verhärteter Arterioskleroseschäden in den Arterien eignen – anschließend kann eine Ballon-Angioplastie zur Gefäßerweiterung in Fällen eingesetzt werden, in denen eine Katheterisierung derzeit nicht möglich ist.

Gestiegener Bedarf

Seltsamerweise ist die technische Entwicklung weiter fortgeschritten als die klinische Anwendung. Viele neue Geräte sind nicht zur Deckung des klinischen Bedarfs entstanden, sondern waren das Ergebnis technischer Pionierleistungen. Katheterverfahren wie PTA können Bypass-Operationen überflüssig machen und bieten die Möglichkeit, die Kosten in diesem Bereich des Gesundheitswesens zu senken, weil sie kürzere Krankenhausaufenthalte ermöglichen und eine weniger kostspielige Klinikausstattung benötigen. In Zukunft wird die Genesungszeit nach perkutanen Eingriffen kürzer sein, so daß der Patient schneller ins Berufsleben zurückkehren kann – möglicherweise ein Weg, Geld zu sparen.

Es gibt aber auch eine Kehrseite der Medaille. Die Tatsache, daß es Katheterverfahren und andere minimalinvasive Verfahren gibt, und das vorgeblich geringe Risiko bei ihrer Anwendung haben auf der Verbraucherseite – bei den Patienten – die Nachfrage wachsen lassen.

Die Kostenwirksamkeit der Verfahren wurde bisher noch nicht endgültig ermittelt, und auch ihre Ungefährlichkeit wurde nicht immer mit verläßlichen Methoden untersucht. In den meisten Fällen fehlen klare Definitionen für Effizienz und Erfolgsquoten, und eine langfristige Beobachtung der Nachwirkungen gibt es bei den neueren Verfahren noch nicht. Manche Verfahren, zum Beispiel die Laser-Angioplastie, kamen schnell in Mode und wurden schon klinisch eingeführt, obwohl ihre Effizienz noch längst nicht verläßlich nachgewiesen war. Infolgedessen – und das ist keine Überraschung – sind manche Geräte aus dem Operationssaal ebenso schnell wieder verschwunden, wie sie aufgetaucht waren.

Zwar ist bei Voraussagen über die Zukunft beträchtliche Skepsis notwendig und angebracht, doch mehrere neue Behandlungsverfahren haben ihren Wert bereits jenseits aller Zweifel erwiesen und werden sicherlich beibehalten. Es sieht so aus, als sei die minimal-invasive Chirurgie ein eindeutiger Trend für die Zukunft; auf diesem Gebiet kann man sicher mit vielen neuen, reizvollen Entwicklungen rechnen.

UNTEN: *Mit einem flexiblen Endoskop dirigiert ein Chirurg einen Argonlaser zu Blutgefäßen in der Bauchhöhle, um eine Blutung zu stillen. Ein anderer Arzt (rechts) verfolgt den Vorgang über ein zweites Okular.*

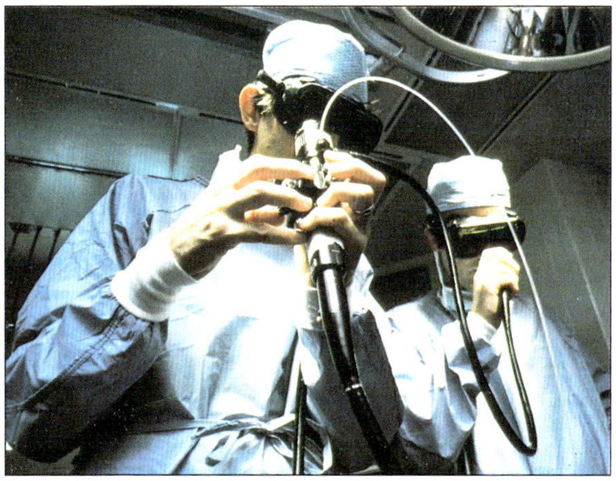

Hilfe für den Organismus

von Professor James Mowbray

Professor für Immunpathologie, St. Mary's Hospital Medical School, London

DIE ERSTEN WISSENSCHAFTLER, die erkannten, wie bedeutsam immunologische Vorgänge für die Infektionsabwehr des Organismus sind, waren Louis Pasteur und Robert Koch (s. Seite 56–59). Man hielt Immunität grundsätzlich für etwas Gutes und schrieb ihr die entscheidende Bedeutung für die Verteidigung des Körpers gegen alle infektiösen Erreger zu. Nachdem sich abzeichnete, welche Bedeutung sie für die Transplantatabstoßung und die Kontrolle von Tumoren hat, bewertete man Immunität auch als geeignet für Vorbeugung und Heilung. Das war der Stand der Dinge bis in die sechziger Jahre.

Dann spielte der australische Nobelpreisträger Sir MacFarlane Burnet den Fuchs im Hühnerstall: Er äußerte die Vermutung, Immunität sei oft eine »schlechte Sache« und könne Krankheiten hervorrufen, die man später als »Autoimmunerkrankungen« bezeichnete – sie entstehen, weil der Körper auf sich selbst reagiert. Burnets Vermutung führte zu viel Aufregung und zu neuen Forschungsanstrengungen: Zunächst identifizierte man die Auto-Antikörper, dann erforschte man zelluläre Immunreaktionen, die den Körper ebenfalls schädigen können. Es stellte sich heraus, daß die Auto-Antikörper in der körpereigenen Immunität als Nachrichtenüberträger dienen. Diese Substanzen rückten nun zunehmend in den Mittelpunkt des Interesses.

Einen weiteren Fortschritt bedeutete die Erkenntnis, daß zur Steuerung der verschiedenen Gruppen weißer Blutzellen (Lymphozyten) die Informationsübertragung von einer Zelle zur anderen erforderlich ist. Eine der ersten derartigen Botensubstanzen, der »makrophagenimmobilisierende Faktor« (MIF), macht, wie sich herausstellte, die phagocytierenden Zellen unbeweglich. Gleichzeitig identifizierten die Hämatologen auch Proteine, die sogenannten Wachstumsfaktoren, welche die Vermehrung verschiedenartiger Zellen im Knochenmark steuern. Ähnliche Wachstumsfaktoren fand man auch für die Lymphozyten.

UNTEN: *Eine mit IL-2 herangezüchtete Lymphokin-aktivierte natürliche Killerzelle (gelb) heftet sich an eine Krebszelle (rot).*

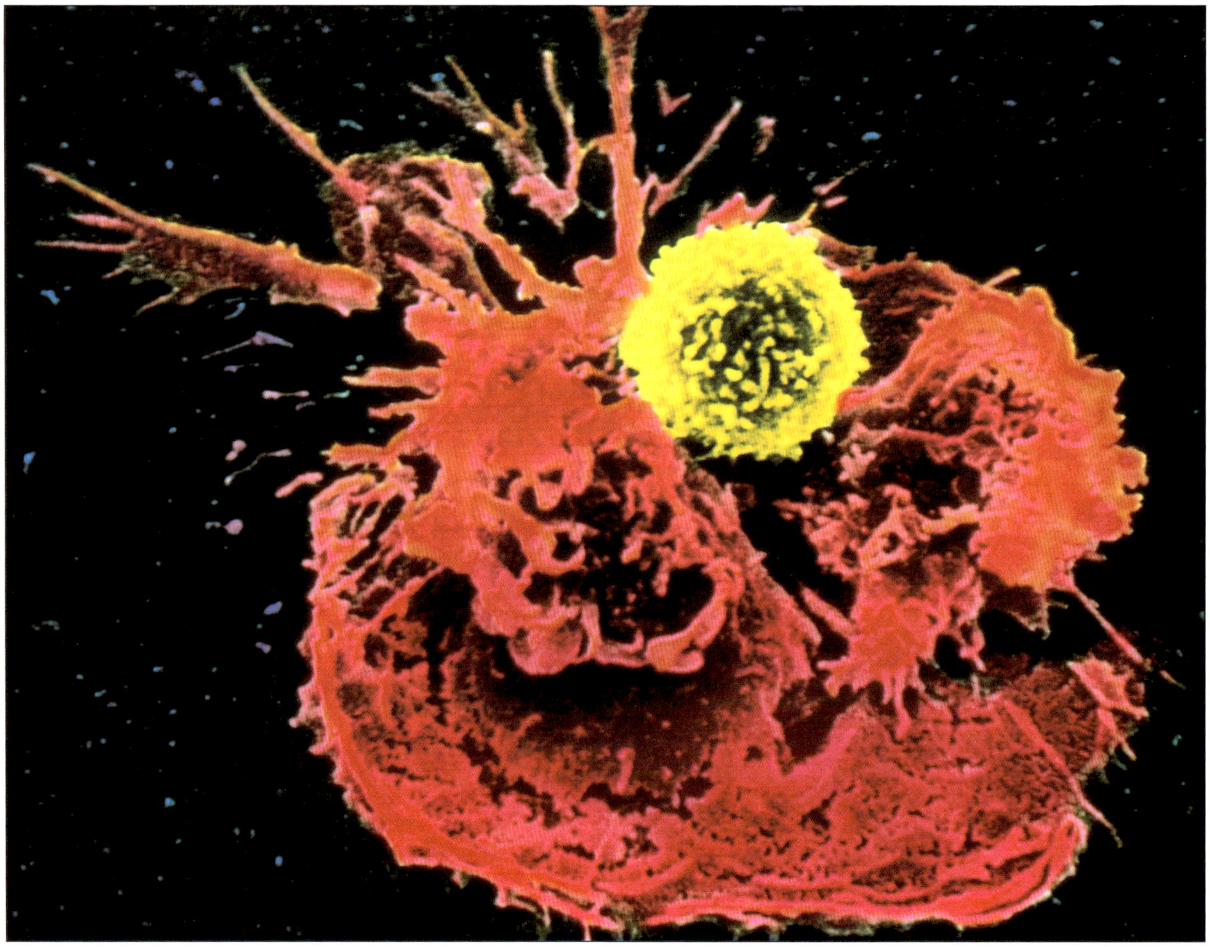

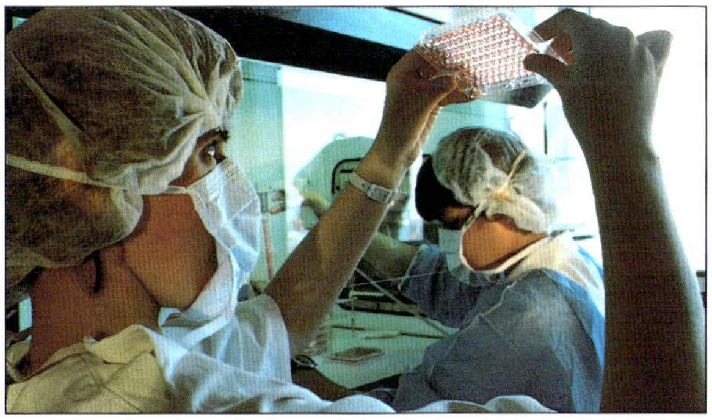

OBEN: *Ein Wissenschaftler überprüft eine Zellkultur mit Lymphozyten, die mit Interleukin 2 stimuliert wurden, auf mögliche Verunreinigungen.*

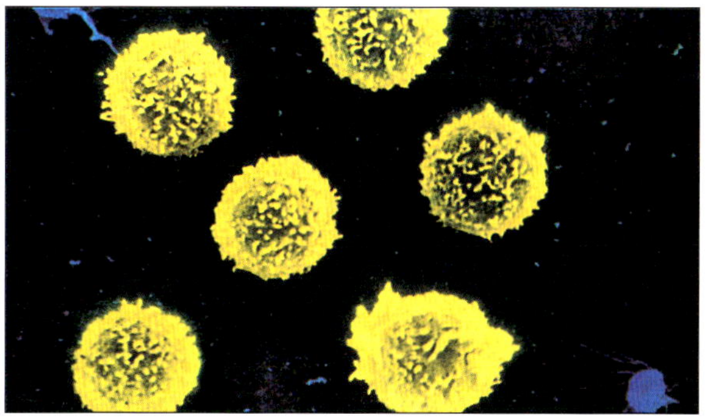

OBEN: *»Killer-T-Lymphozyten«: diese Zellen erkennen die Antigene auf Viren und Bakterien und setzen Enzyme zu ihrer Zerstörung frei.*

Man gab ihnen verschiedene Namen – am bekanntesten ist das Interleukin 2 (IL-2). Es wird an manchen Stellen als Reaktion auf ein bestimmtes Antigen freigesetzt und kann das Wachstum der beteiligten Zellen beschleunigen.

Die kleinen Proteine, die Botschaften von einer Zelle zur anderen tragen, bezeichnet man heute zusammenfassend als Zytokine. Zellen tragen auf ihrer Oberfläche Rezeptoren, an die sich die Zytokine anheften können; was dann geschieht, hängt von dem jeweiligen Zytokin und dem beteiligten Rezeptor ab: Die Zelle kann zur Vermehrung angeregt werden, sie kann aber auch durch ein anderes Zytokin über die Bindung an den gleichen Rezeptor an der Zellteilung und der Bindung weiterer Zytokine gehindert werden. Ein solches Zytokin kann aber an einem anderen Rezeptor – vielleicht an einer anderen Zelle – genausogut eine Zellteilung in Gang setzen.

Der weitere Weg

Doch wohin geht der weitere Weg? Noch fehlen viele Kenntnisse über die Kontrollsysteme, die von Antikörpern bestimmt werden, von der unterschiedlichen Wirkungsweise der Zytokine und der Wandlungsfähigkeit der Antigene. Welchen klinischen Nutzen kann man von theoretischen Kenntnissen über ein unglaublich komplexes System erwarten, an dem viele Zelltypen und Zehntausende von Antikörperspezifitäten beteiligt sind?

Viele Entwicklungen, die zur klinischen Anwendung der modernen Immunologie geführt haben, wurden durch Organtransplantationen angeregt. Nierentransplantationen sind heute so selbstverständlich, daß die vielen zehntausend Eingriffe, die jedes Jahr stattfinden, kaum noch Aufmerksamkeit erregen. Knochenmarkstransplantationen sind bei der Leukämiebehandlung ebenfalls Routine, und auch die Herzverpflanzung ist bei bestimmten Krankheitsbildern inzwischen durchaus üblich.

Eine Art der Transplantation ist bisher allerdings nur von begrenztem Nutzen – die von genetischem Material. Die Gentechnik entwickelt sich zwar zu einer Behandlungsmethode für manche Erbkrankheiten, doch bei bestimmten Erkrankungen ist es unter Umständen einfacher, ganze Gewebe mit dem gesunden Gen zu transplantieren, statt das Gen mit einem Vektor einzuschleusen.

Ich selbst war an einigen frühen Versuchen beteiligt, seltene Lysosomenkrankheiten zu behandeln. Wir verpflanzten Zellen von Geschwistern mit gleichen HLA-Antigenen in Kinder, bei denen das Gen für ein Enzym mutiert war. Derartige Verfahren haben große Zukunftsaussichten, wenn man die betreffenden Zellen in Gewebekulturen heranzüchten kann und wenn es gelingt, die Abstoßung zu verhindern, indem man entweder Familienangehörige mit verträglichen Zellen als Spender benutzt oder das Immunsystem mit Medikamenten wie Cyclosporin unterdrückt.

Etwa 10 Prozent der britischen Bevölkerung leiden an Krankheiten mit immunologischer Ursache wie der rheumatoiden Arthritis – trotz entzündungshemmender und auf die Antikörper wirkender Medikamente. Sobald man die Entstehungsmechanismen solcher Krankheiten kennt, wird man aber vermutlich Wirkstoffe entwickeln können, die die Aktivierungswege hemmen. Es wird sich bei den Medikamenten wahrscheinlich entweder um natürliche Zytokine handeln oder aber um gentechnisch hergestellte.

Monoklonale Antikörper

Im Jahre 1984 erhielten Cesar Milstein und Georges Köhler den Nobelpreis für die Entwicklung der monoklonalen Antikörper. Seither kann man Antikörper herstellen, die genau zu bestimmten Zellstrukturen passen. Diese Antikörper können dann einzelne Antigene auf der Zelloberfläche aufspüren und an Zellen eines Typs binden oder sogar an Zellen eines Typs in einem bestimmten Aktivierungsstadium. Mit monoklonalen Antikörpern kann man also zelltötende Medikamente zu Tumorzellen mit bestimmten Oberflächenmarkern dirigieren.

Außerdem sind auf der Oberfläche virusinfizierter Zellen auch Virusantigene vorhanden, und das bedeutet, daß man auch solche Zellen aufspüren und vernichten könnte – in der Theorie jedenfalls gibt es solche Systeme. Mit ihrer praktischen Entwicklung ließen sich vielleicht manche Viruserkrankungen wirksam behandeln, die der normalen Immunreaktion entkommen. Sie könnten auch zu einem Mittel zum Schutz für Menschen werden, die mit einem Erreger in Kontakt gekommen sind und deren Immunsystem noch keine Zeit für eine Reaktion hatte. Wahrscheinlich wird man monoklonale Antikörper zu diesem Zweck viel stärker heranziehen als natürliche Antikörper, die durch die Infektion oder Immunisierung von Menschen oder Versuchstieren entstanden sind.

In den letzten 20 Jahren ist die Immunologie fast in alle Bereiche der Medizin eingedrungen, vor allem weil sie die besten Methoden zur Prüfung von Hormonen und Medikamenten bietet. Nachdem monoklonale Antikörper bei analytischen Arbeiten schon häufig eingesetzt werden, dürften sie in den nächsten zehn Jahren auch für die Diagnose eine größere Rolle spielen. Die Methoden der Immunologie und Molekularbiologie werden viele der heutigen, arbeitsaufwendigen und häufig ungenauen Labormethoden verdrängen. Schon deshalb ist die Kenntnis der Vorgänge und vor allem der Methoden der Immunologie eine unabdingbare Voraussetzung für alle, die in der medizinischen Forschung tätig sind.

Auf der Suche nach Therapien

von Professor Karol Sikora

Professor für Onkologie, The Hammersmith Hospital, London

Seit die Menschen an Krankheiten leiden, suchen sie nach Heilungsmethoden. Diese Suche ist auch heute noch lange nicht zu Ende. Krebs der verschiedensten Typen, multiple Sklerose, AIDS und auch die gewöhnliche Erkältung – es gibt noch viele Krankheiten, bei denen bis heute alle Heilungsversuche fehlgeschlagen sind. Wie in der Renaissance und in der Zeit der Aufklärung (s. Seite 32), so hatte man auch im 20. Jahrhundert die Hoffnung, alle Krankheiten besiegen zu können: mit neuen Medikamenten, Impfstoffen und anderen Therapiemethoden. Leider wurde dieses Ziel nicht erreicht – aber es bleibt die Hoffnung, daß neue technische und wissenschaftliche Entwicklungen in den nächsten 30 Jahren zu weiteren Triumphen in Medizin und Forschung führen werden.

In den umweltbewußten neunziger Jahren wird den multinationalen Firmen endgültig klar werden, daß die schwindenden Genvorräte der reichhaltigen botanischen Lebensräume überall auf der Welt ein gewaltiges Reservoir an Arzneistoffen bereithalten. Zwei derartige Medikamente waren so erfolgreich, daß sie zweifellos ein Anreiz für die weitere Suche sein werden: Das Vincristin aus dem Madagaskar-Immergrün (s. Seite 195) hilft im Kampf gegen die Leukämie, und Taxol aus der Rinde der pazifischen Eibe dient zur Bekämpfung der Tumore bei Brust- und Eierstockkrebs. Das Erforschen und Erproben neuer Arzneistoffe – natürlicher wie synthetischer – wird in vielen pharmakologischen und pharmazeutischen Labors überall auf der Welt betrieben.

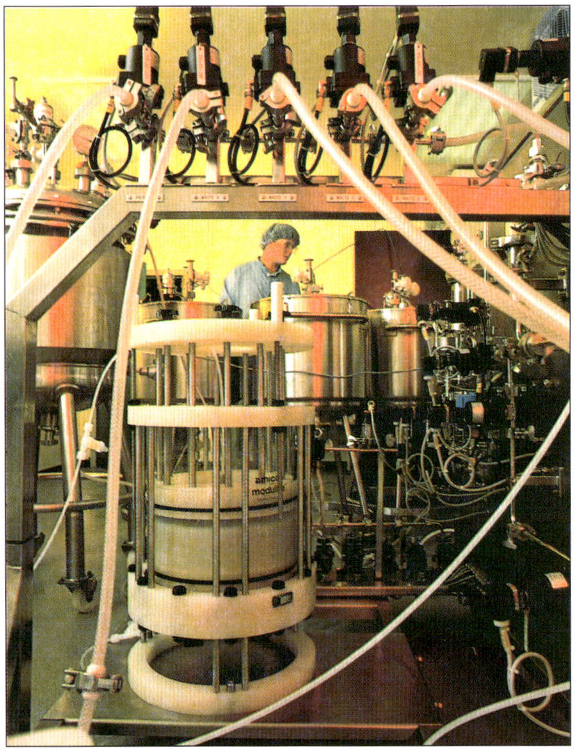

LINKS: *Ein Techniker überwacht die Reinigung monoklonaler Antikörper, bei der Proteinverunreinigungen durch Ionenaustauscherchromatographie entfernt werden. Dies ist einer der letzten Schritte des Verfahrens.*

Die Steuerung des Zellwachstums

Derzeit konzentriert sich die Forschung zur Verhütung (s. Seite 228) und Heilung von Krankheiten vielfach auf die Genetik. Das aufwendige Vorhaben des internationalen Genomprojekts (s. Seite 163), mit dem man bis zum Jahr 2006 sämtliche menschlichen Gene identifiziert haben will, ist ein gutes Beispiel für die Größenordnung der Anstrengungen, mit denen man Krankheiten in den Griff bekommen möchte. Aus diesem Projekt werden sich vermutlich während seiner gesamten Laufzeit wichtige Befunde ergeben, und es bestehen gute Aussichten, daß für viele der etwa 4000 Krankheiten, bei denen man eine genetische Ursache vermutet, eine Heilungsmethode unmittelbar vor der Tür steht. Außerdem werden die erweiterten Kenntnisse über unsere Gene auch das Wissen über die molekularen Grundlagen normalen und krankhaften Wachstums voranbringen – besonders darüber, wie Proteine und Ribonucleinsäure (RNA) der Zellen unter der Kontrolle der DNA-Matrize (s. Seite 160–163) synthetisiert werden. Durch derartige Fortschritte werden sich zu Beginn des neuen Jahrtausends mit ziemlicher Sicherheit auch die Diagnose- und Therapieverfahren verbessern.

Die Entdeckung und Analyse von Genen, die wachstumssteuernde Substanzen hervorbringen, werden voraussichtlich in den nächsten Jahrzehnten für Umwälzungen bei der Herstellung krebshemmender Medikamente sorgen. Mit Substanzen, die selektiv die Synthese einer bestimmten RNA an der DNA-Matrize blockieren, kann man die Aktivität ausgewählter Gene beeinflussen, d. h. man schaltet sie an oder ab und verhindert so, daß ein Tumor bösartig wird.

Auch in einem anderen Bereich der Krebsmedizin dürfte es Fortschritte geben: bei den Methoden, die Entstehung neuer Blutgefäße (die Angiogenese, einen normalen und lebenswichtigen Vorgang bei der Wundheilung) zu blockieren und so die Tumore an der Ausbreitung zu hindern. Dafür gibt es zwei mögliche Verfahren: Man kann die Gefäße verschließen, indem man kleine Kügelchen aus Stärke injiziert, oder man kann mit Medikamenten die Produktion der sogenannten Angiogenesefaktoren in dem betroffenen Körperbereich verhindern.

Zielgerichtete Angriffe

Eine Methode, dem Körper Hilfe zur Selbsthilfe zu leisten, ist die Abwandlung der genetischen Grundlagen der Immunität, auch genetische Immunmodulation genannt. Wenn man Gene, die für die Synthese der Zytokine sorgen (s. Seite 237) in Krebszellen oder Lymphozyten bringt, lösen sie eine zytotoxische Immunreaktion aus: Krebsartig veränderte oder sonstwie anormale Zellen werden abgetötet.

Derzeit rufen solche Zytokine noch unerwünschte Nebenwirkungen hervor, denn sie sind noch nicht so zielgerichtet, daß gesunde Zellen grundsätzlich verschont werden. Um ihre Selektivität zu verbessern, benutzt man zum Beispiel chemisch abgewandelte Krebsmedikamente, die ungiftig sind, bis sie ihr Ziel erreicht haben: Sind sie dort angekommen, werden sie durch Licht (Photoaktivierung), monoklonale Antikörper oder durch Enzyme aktiviert. Die Photoaktivierung ist bisher nur bei Hauttumoren an der Körperoberfläche möglich, doch durch Laser, Glasfaseroptik und *in-vitro*-Blutfraktionierung wird sich ihr Anwendungsbereich in Zukunft stark erweitern.

Selektivität war auch der Schlüssel bei der Suche nach anderen Heilungsmethoden. Monoklonale Antikörper heften sich an bestimmte Strukturen an der Zelloberfläche (s. Seite 237). Diese Strukturen sind eine Art molekularer Fingerabdruck, durch den sich verschiedene Zelltypen unterscheiden. Man ist inzwischen dabei, solche Strukturen bei gesunden und anormalen Zellen zu entschlüsseln und entsprechende monoklonale Antikörper zu entwikkeln. Bisher kann man sie zu diagnostischen Zwecken in ausreichender Menge herstellen, beispielsweise für Schwangerschaftstests oder zur mikroskopischen Untersuchung erkrankten Gewebes. Auch zu klinischen Zwecken wird man die monoklonalen Antikörper voraussichtlich in nicht allzu ferner Zukunft einsetzen. Ein solches klinisches Anwendungsgebiet könnte die Behandlung der multiplen Sklerose sein. Es handelt sich um eine Autoimmunerkrankung, bei der die Lymphozyten ihre normale Abwehrfunktion verlieren und statt dessen das Gehirn und das Nervensystem angreifen. Die Aussicht auf einen monoklonalen Antikörper, der sich an Strukturen solcher Lymphozyten heftet und sie daran hindert, das Nervengewebe zu zerstören, ist durchaus realistisch.

Einsatz von Viren und Bakterien

Genau wie monoklonale Antikörper sich an spezifische Oberflächenstrukturen der Zellen binden, so könnte man auch ungefährliche Viren einsetzen, die in eine Zelle eindringen und zelltötende Wirkstoffe transportieren. Erkrankte Zellen synthetisieren oft bestimmte Typen von RNA, die in gesunden Zellen fehlen und auch nicht erforderlich sind. Von Viren dirigierte Medikamente können theoretisch solche RNA-Moleküle erkennen und die zelltötende Verbindung unmittelbar zu den anormalen Zellen tragen.

Eine Gruppe ungefährlicher Viren hat man bereits im Kampf gegen Krankheiten eingesetzt: die Bakteriophagen, die krankheitserzeugende Bakterien angreifen und zerstören, besonders im Verdauungstrakt. Bei Tieren und auch bei manchen Erkrankungen des Menschen hatte man mit solchen Viren Erfolg. In Zukunft dürften sie sich bei Krankheiten wie Cholera und Ruhr als äußerst nützlich erweisen. Gegenüber den Antibiotika haben Bakteriophagen zwei Vorteile: Erstens sieht es bisher so aus, als könnten Bakterien gegen sie keine Resistenz entwickeln, und zweitens bleiben die Bakteriophagen auch nach der Zerstörung der Bakterien erhalten, so daß sie gegen eine erneute Infektion eine gewisse Immunität verleihen.

Seit den achtziger Jahren bedient man sich ungefährlicher Bakterien zur Herstellung bestimmter Substanzen wie Insulin, Interferon und anderer Medikamente. Die Biotechnologie als solche ist nichts Neues – bei der Wein-, Bier- und Joghurtherstellung verwendet man schon seit Jahrhunderten Bakterien und Hefen. Mit der Entdeckung, wie man Gene in einzellige Organismen einschleusen kann, war jedoch die Gentechnik geboren. Bakterien, in die man neues genetisches Material eingebracht hat, werden in Fermentationstanks herangezüchtet und produzieren das gewünschte Gen in großen Mengen, so daß man es abtrennen und zur Gentherapie einsetzen kann. Derzeit lassen sich nur Bakterien auf diese Weise einsetzen, denn andere Zellen vermehren sich nur, wenn sie sich an eine feste Unterlage anheften können. In Zukunft wird es vielleicht möglich sein, tierische und sogar menschliche Zellen auf winzigen Öltropfen wachsen zu lassen, so daß der Weg der Genverpflanzung in erkrankte Zellen abgekürzt werden kann.

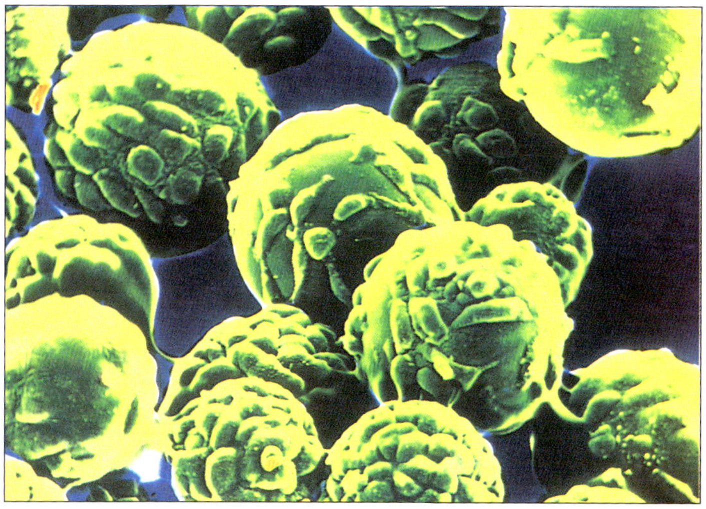

OBEN: *Gewebekulturzellen nach 48stündigem Wachstum auf winzigen Trägerperlen, die eine größere Oberfläche als eine Petrischale bieten.*

UNTEN: *Menschliche Hybridomzellen. Solche Zellen produzieren die monoklonalen Antikörper.*

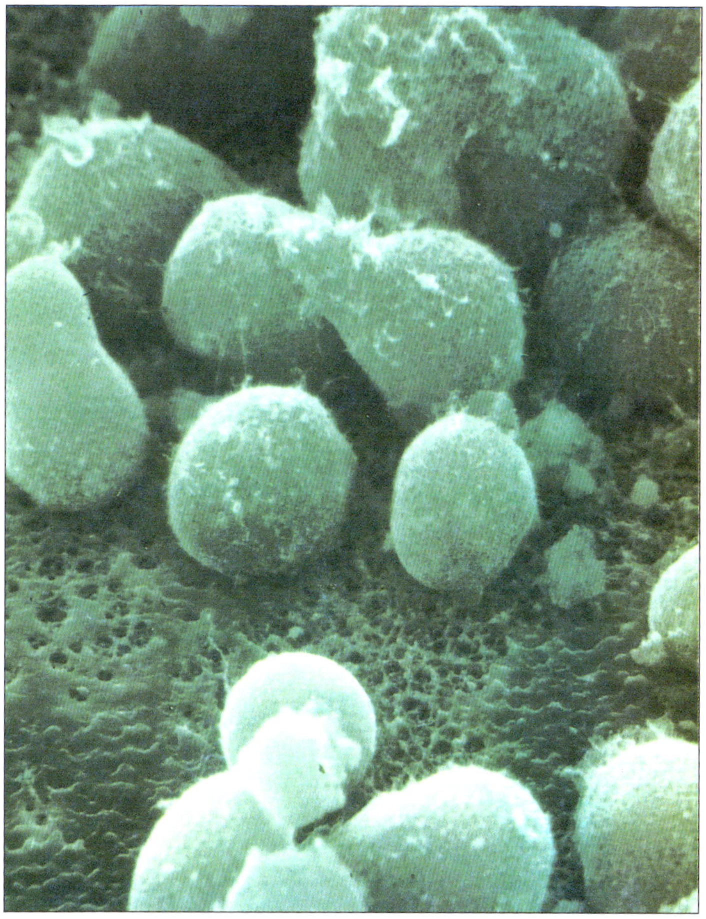

Alternative Medizin

von Dr. Patrick Pietroni

Gründer und früherer Vorsitzender der British Holistic Medical Association

NACH EINER UMFRAGE eines englischen Verbrauchermagazins aus dem Jahr 1982 gab es in Großbritannien etwa 30 000 Heilkundige, die irgendeine Form alternativer Medizin praktizierten. Die Entwicklung der folgenden Jahre läßt auf einen jährlichen Zuwachs von zehn Prozent schließen, so daß es heute ca. 50 000 sein dürften. Darüber hinaus stellte sich bei der Umfrage unter 2000 Lesern heraus, daß jeder siebte im vorangegangenen Jahr einen solchen Vertreter der Alternativmedizin aufgesucht hatte. Wie sich bei einer Untersuchung von MORI 1989 zeigte, wünschten sich 74 Prozent der Befragten (1826 Erwachsene), daß alternative Medizin (s. Seite 218–221) in irgendeiner Form in den National Health Service aufgenommen wird.

Auch das Interesse der englischen Hausärzte (in Großbritannien »General Practitioners« oder »GPs« genannt) ist in den letzten zehn Jahren gewachsen. Eine Umfrage von 1982 ergab bei 86 von 100 Ärzten, die sich in der Ausbildung befanden, eine positive Einstellung zur Alternativmedizin. Eine Untersuchung bei 200 GPs im englischen Avon-Distrikt zeigte, daß 38 Prozent der Befragten eine Zusatzausbildung in irgendeiner alternativen Therapiemethode erhalten hatten.

Klinische Befunde und Forschungsartikel aus mehreren Bereichen der Alternativmedizin halten inzwischen auch Einzug in schulmedizinischen Fachzeitschriften. Die bisher weitverbreitete starre Einstellung vieler Mediziner, Patienten grundsätzlich nicht an alternative Heilkundige zu verweisen, beginnt sich langsam zu wandeln. Der Druck, manche dieser Therapieformen anzuerkennen, wird weiter wachsen. Im Jahr 1991 wurde in einer englischen Parlamentsvorlage die Anerkennung alternativer Behandlungsmethoden gefordert, doch ihre Verabschiedung fiel den Wahlen vom April 1992 zum Opfer.

Die Herausforderung

In Großbritannien praktizieren die Vertreter alternativer Behandlungsmethoden unter dem allgemeinen Recht; sie sind bisher keinen berufsständischen Regeln unterworfen. Doch da die Alternativmedizin inzwischen an Popularität und Umfang gewonnen hat, wird sie diesen Status so kaum beibehalten können. Die Europäische Kommission nahm in der Frage der Alternativmedizin zunächst eine neutrale Position ein und überwies alle entsprechenden Streitigkeiten an die Rechtsprechung der Mitgliedsstaaten. In einem Urteil über einen bestimmten Fall, in dem ein nicht schulmedizinisch ausgebildeter Vertreter alternativer Behandlungsmethoden verwickelt war, stellte der Europäische Gerichtshof sogar fest: »Angesichts fehlender Harmonisierung auf Gemeinschaftsebene im Hinblick auf Tätigkeiten, die ausschließlich mit der medizinischen Praxis zu tun haben, schließt der Artikel 52 des EG-Vertrages nicht aus, daß ein Mitgliedsstaat paramedizinische Tätigkeiten ausschließlich denen vorbehält, die einen Doktortitel der Medizin besitzen.«

Das gleiche Urteil erging im Februar 1991 auch für die Ausübung der Akupunktur.

UNTEN: *Beim Shiatsu (japanisch für »mit dem Finger drücken«) werden Druckpunkte mit den Fingern gereizt.*

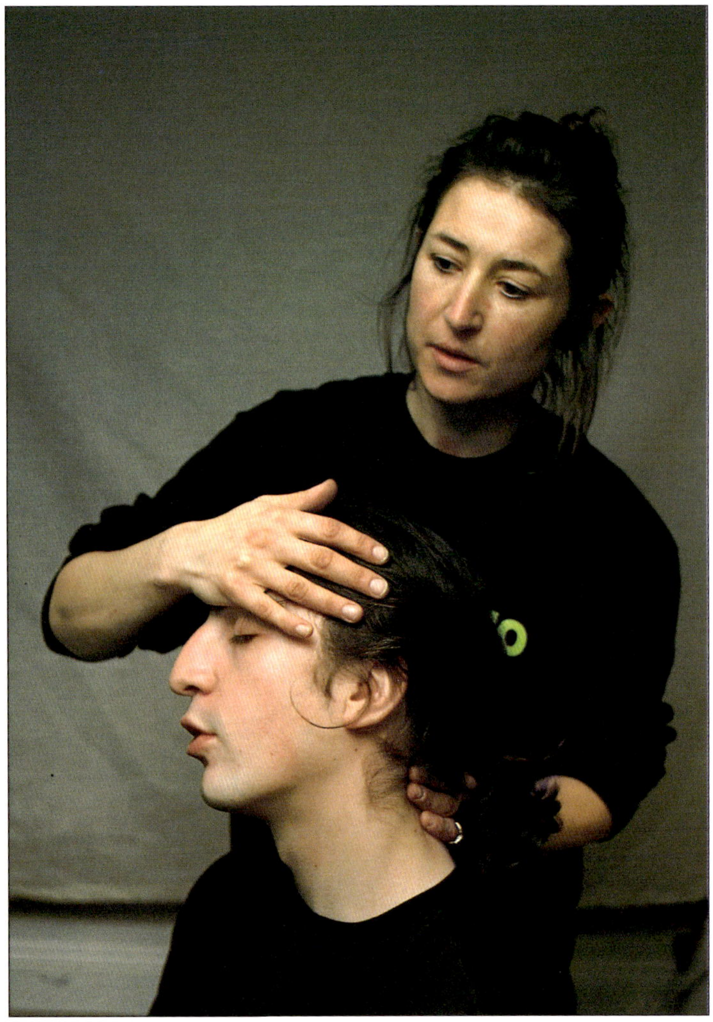

Der jahrhundertealte Streit zwischen den Ärzten und ihrem alternativen Gegenüber, sei es nun traditionell oder volkstümlich, wird weitergehen: Die machtvolle Medizinerlobby wird alles tun, um ihr Monopol zu erhalten. Doch es ist zweifelhaft, ob sie damit Erfolg haben wird. Für die alternativen Heilkundigen wird sich vor allem die Frage stellen, ob sie im Rahmen der Gesundheitsgrundversorgung arbeiten und damit die Rolle der Allgemeinärzte in Frage stellen wollen, oder ob sie sich mit einer Stellung als »Spezialisten« zufriedengeben. In Großbritannien gibt es viele Beispiele für die Zusammenarbeit zwischen Schul- und Alternativmedizinern, und manche Kliniken überweisen ohne weiteres an Chiropraktiker, Kräuterheilkundige, Homöopathen und Massagetherapeuten.

UNTEN: *Britische und amerikanische Ärzte überweisen die Patienten heute routinemäßig an Physiotherapeuten. Hier wird ein Nerven- oder Muskelknoten durch Druck mit den Daumen behandelt.*

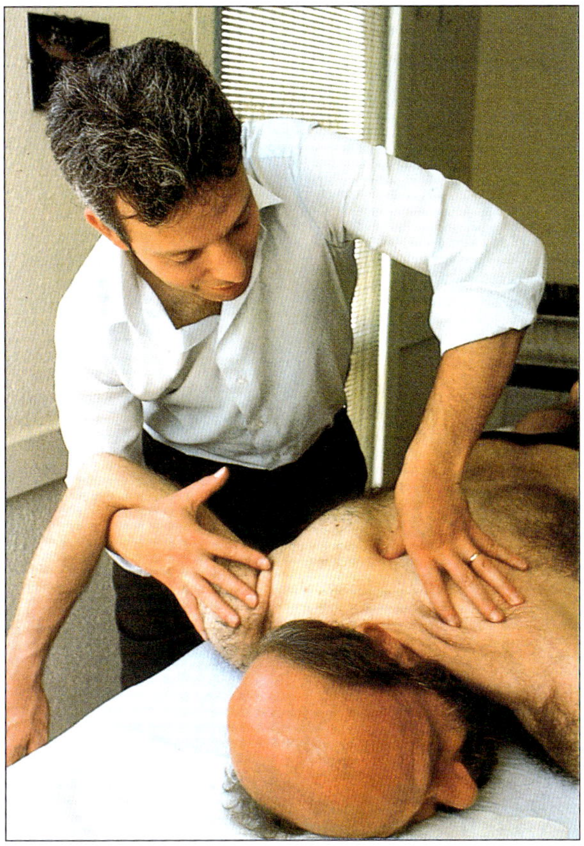

Die Neuorganisation des englischen Gesundheitswesens von 1990, die wirtschaftliche Gesichtspunkte in das Arzt-Patienten-Verhältnis einführte, wird die Integration der alternativen Medizin weiter erleichtern. Mancher Allgemeinarzt weiß es zu schätzen, wenn er mit Hilfe eines Chiropraktikers oder Massagetherapeuten seine Arzneikosten senken und die teure Überweisung an einen Orthopäden vermeiden kann. Der Trend, sich von der Apparatemedizin abzuwenden, die viele Patienten als unpersönlich erleben, ist verbunden mit der Aufwertung alternativer Therapieformen, die als persönlich, preisgünstig und relativ ungefährlich gelten. Die abendländische Medizin war im großen und ganzen eine Domäne der Männer mit entsprechend »maskulinen« Methoden (Medikamente, Operationen, Strahlentherapie).

Als Folge der gesellschaftlichen Veränderungen im Verhältnis zwischen Mann und Frau hat sich die Medizin nach und nach auch mehr »weiblichen« Einflüssen geöffnet (mehr Ärztinnen, wachsende Bedeutung der Pflegeberufe), und viele »sanfte« oder »feminine« Therapieformen (Beratung, Massage, Aromatherapie) haben an Bedeutung gewonnen. Die alternative Medizin ist mit diesem sanfteren Ansatz der Gesundheitsfürsorge verknüpft, und man kann damit rechnen, daß ihre Popularität und ihr Ansehen im Bewußtsein der Menschen weiter steigen werden.

Die amerikanische Perspektive

In den USA war die Alternativmedizin den gleichen Anfeindungen der Schulmedizin ausgesetzt wie in Europa. Die Chiropraktik ist jedoch voll anerkannt. Derartige Behandlungen fallen sogar in den Versicherungsschutz von Blue Cross und Blue Shield. Es gibt ungefähr 45 000 praktizierende Chiropraktiker und 14 anerkannte Schulen, die einen vollständigen, fünfjährigen Ausbildungsgang anbieten. Auch die Ausbildung von Naturheilkundigen und Homöopathen ist in den USA weiter entwickelt als in Europa.

Die Anziehungskraft der Alternativtherapie ist in den USA zum Teil das Ergebnis der hohen Kosten der modernen Schulmedizin, doch wie in Europa spiegelt sich darin auch der Wunsch nach »ganzheitlicher Medizin« wider. In einer Umfrage von zwei amerikanischen Magazinen sagten 62 Prozent der Amerikaner, die nie mit alternativer Medizin behandelt wurden, daß sie sich einer solchen Therapie unterziehen würden, wenn die herkömmlichen Methoden versagten. Und 84 Prozent derer, die schon einmal einen alternativen Therapeuten aufgesucht hatten, gaben an, sie würden in jedem Fall das gleiche noch einmal tun.

Viele populärwissenschaftliche Bücher aus den USA haben zur Popularität der vielen »Seele-Körper-Therapien« beigetragen, die darauf abzielen, den Krankheitsprozeß umzukehren und »Gleichgewicht« und »Harmonie« des Menschen wiederherzustellen. Bücher wie *Love Your Own Cancer* und *The Anatomy of an Illness* haben geholfen, die Ansicht zu verbreiten, daß positives Denken eine Alternative zum herkömmlichen Umgang mit Krebs sei.

Das medizinische Establishment steht solchen Ansätzen in den USA wesentlich kritischer gegenüber als in Großbritannien, doch das Interesse an allen alternativen Therapieformen wächst wesentlich stärker. Es gibt etwa 1800 Therapeuten für Biofeedback (s. Seite 220). Hypnose ist bei ausgebildeten Psychologen sehr beliebt. Ein großer Teil der ernsthaften Forschung auf diesem Gebiet findet in den USA statt.

Stark entwickelt hat sich auch das neue Spezialgebiet der Psychoneuroimmunologie, das inzwischen immer mehr an Ansehen gewinnt: Es konzentriert sich darauf, wie das Verhalten, die Lebensweise, Stimmungen und Einstellungen die Körpervorgänge im endokrinen System, im vegetativen Nervensystem und bei der Immunabwehr beeinflussen. Wenn alternative Therapieformen wissenschaftlich anerkannt werden, dann wird das sicherlich das Verdienst der Forschung auf diesem neuen Spezialgebiet sein.

UNTEN: *In der Klinik »Universe of You« in Kalifornien entspannen sich die Klienten bei einer »Brain-tune-up«-Sitzung. Farbiges Licht besänftigt die Augen, und das Geräusch von Wellen schmeichelt den Ohren.*

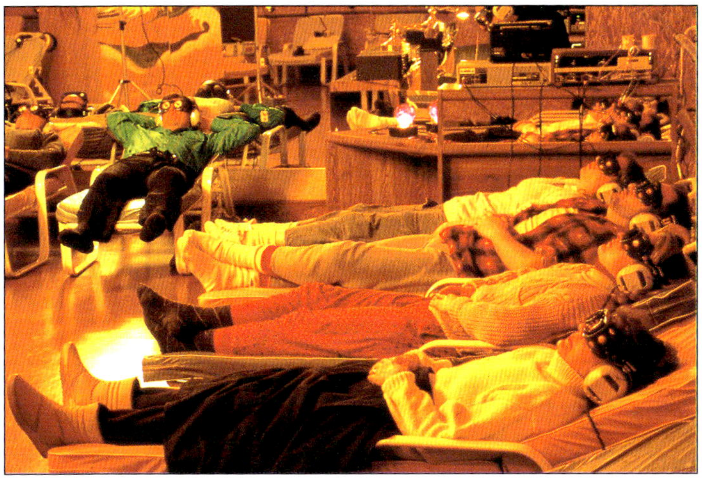

Körper und Geist

von Dr. Cosmo Hallström

Facharzt für Psychiatrie, Charing Cross Hospital, London

In der Psychiatrie wird es in den nächsten 30 Jahren zweifellos große Fortschritte und Erfolge geben. Durch die Kartierung des menschlichen Genoms (s. Seite 163) wird man voraussichtlich die genetischen Anomalien lokalisieren und eingrenzen können, die erblichen Krankheitsbildern wie der Chorea Huntington zugrunde liegen und auch für komplexere Leiden wie Schizophrenie und manisch-depressive Psychose verantwortlich sind. Man wird die an diesen Krankheiten beteiligten Proteindefekte aufspüren und Behandlungsmethoden entwickeln, mit denen man die Anomalien nachweisen und beheben kann – entweder schon vor der Geburt oder bevor sie sich im Leben auswirken.

Verbesserte und weiterentwickelte Bildgebungsverfahren für das Gehirn werden die heutigen Methoden ersetzen. Insbesondere durch die Weiterentwicklung der NMR-Bildgebung (s. Seite 231) werden Serienaufnahmen die gleichzeitige, hochauflösende Darstellung von Strukturen und Funktionen ermöglichen. Daraus wird man neue Kenntnisse über die Anomalien in Organisation, Struktur und Stoffwechsel gewinnen, die Geisteskrankheiten zugrunde liegen. Durch die genaue Lokalisierung der elektrischen Gehirnaktivität mit Hilfe hochentwickelter Computer-Elektroenzephalographen wird man die Funktionen des Gehirns genauer eingrenzen, und auch dabei werden sich Anomalien der geistigen Aktivität und Organisation zeigen.

Medikamente und Geist

Große Fortschritte dürfte es in der Psychopharmakologie geben. Durch die Weiterentwicklung der derzeitigen Therapieansätze werden die Medikamente ungefährlicher und in der Anwendung angenehmer werden, so daß sich die Akzeptanz der Patienten verstärkt. (Derzeit ist mangelnde Akzeptanz noch ein großes Hindernis für eine wirksame Langzeitbehandlung und Vorbeugung.) Außerdem werden sich die Nebenwirkungen verringern, so daß die Medikamente in der richtigen, wirksamen Dosis eingenommen werden können – bei Medikamenten gegen Depressionen ist dies bisher häufig ein großes Problem: Sie werden oft in therapeutisch nicht ausreichenden Dosen verabreicht, weil die Nebenwirkungen nicht verantwortbar sind.

Die Benzodiazepine (leichte Beruhigungsmittel) werden zu neuen Ehren kommen, wenn sich die Kenntnisse über ihre positiven, negativen und selektiven Wirkungen auf der Ebene der Rezeptoren und Nervenbahnen erweitern. Man weiß zum Beispiel, daß das klassische Medikament Diazepam (Valium) nicht nur angstlösend wirkt, sondern auch Krämpfe verhindert, das Gedächtnis beeinträchtigen und die Wirkung von Alkohol verstärken kann. Einige neuere Benzodiazepine können starke Angstzustände und Anfälle auslösen, andere dagegen verstärken die Erinnerungsfähigkeit und blockieren die Giftwirkung des Alkohols. Als Nootropica bezeichnet man Substanzen, die wie ein Anregungsmittel wirken: Sie haben keinen bestimmten Effekt, sondern stärken allgemein die Gesundheit und schützen gegen Streß. In Japan und anderen Regionen des Fernen Ostens gewinnen sie zunehmend an Beliebtheit, und sie werden in Zukunft als Wirkstoffe eingesetzt werden, die gegen schädliche Umwelteinflüsse schützen. Solche Substanzen könnten zum Beispiel den Alterungsprozeß verzögern und die Auswirkungen von Krankheiten mildern.

UNTEN: *Die BEAM-Aufnahmen eines Epileptikers zeigen im Gehirn eine hohe elektrische Aktivität: Man erkennt sie als roten Fleck in der Vertikalaufnahme (oben) und orange-rosa in Querrichtung (unten).*

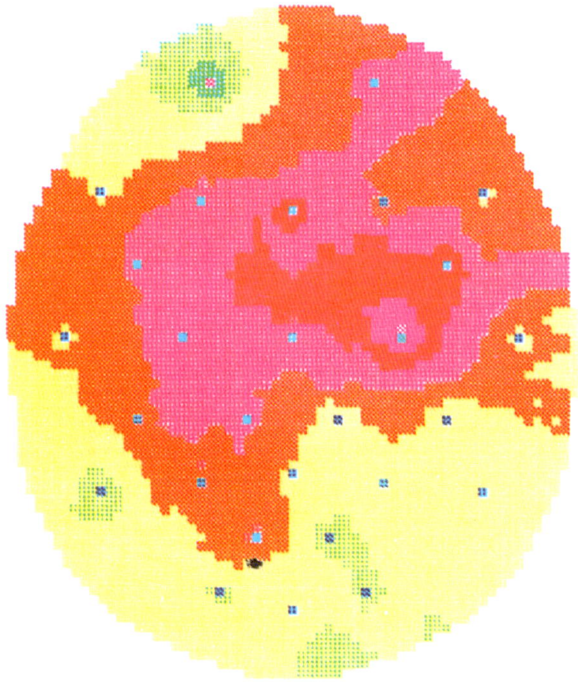

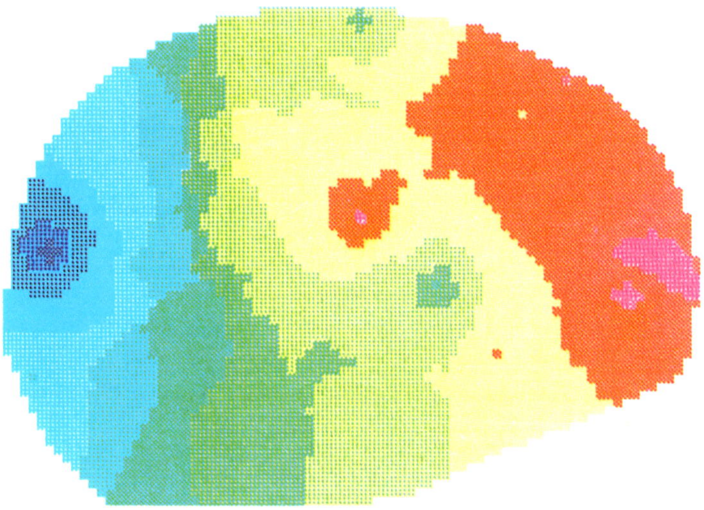

Viele andere Medikamente mit neuartigen Wirkungsmechanismen werden entstehen, und daraus ergeben sich berechtigte Hoffnungen auf ein breiteres Spektrum der therapeutischen Anwendung. In manchen Fällen werden sich die Erwartungen nicht erfüllen, in anderen jedoch wird man zweifellos Erfolg haben, und es werden Methoden zur Behebung grundlegender Defekte bei Geisteskrankheiten entstehen.

Neue Erkenntnisse

Mit dem steigenden Durchschnittsalter der Bevölkerung wird auch die senile Demenz vom Alzheimer-Typ häufiger auftreten. Auch hier wird man den Entstehungsmechanismus besser kennenlernen, so daß man die Krankheit früher erkennen und ihr Fortschreiten durch neue Behandlungsmethoden aufhalten kann. Ein neues Medikament, das auf der Ebene der Rezeptoren wirkt, hat bei altersbedingten Gedächtnisstörungen eine erhebliche Linderung der Symptome möglich gemacht – ein Beispiel für die vielen Mittel zur Verstärkung der Gehirntätigkeit, die sich derzeit in der Entwicklung befinden.

Größeren Wert wird man auch auf die Früherkennung und Langzeitprophylaxe aller psychiatrischen Krankheiten von Angstzuständen über Depressionen bis zur Schizophrenie legen, wenn man den chronischen Charakter dieser Krankheiten in vollem Umfang erkannt hat. Außerdem wird man mehr über die biologischen Mechanismen in Erfahrung bringen, die gesellschaftlichen und psychologischen Abweichungen zugrunde liegen, zum Beispiel der Alkohol- und Drogenabhängigkeit. In Vorbereitung sind verbesserte Medikamente zur Behandlung von Entzugserscheinungen und zur Reduktion der Zwänge, die zu Rückfällen führen.

Entwicklungen der Sozialpsychiatrie

Mit bedeutenden Veränderungen kann man in der Organisation der Psychiatrie rechnen, die letztlich ein psychosoziales Arbeitsgebiet ist. Die Verlagerung von der Anstalts- zur häuslichen Pflege wird sich mit der Schließung psychiatrischer Kliniken beschleunigen, und die Gemeinden und Sozialdienste werden viele Menschen aufnehmen müssen, die früher langfristig in Anstalten gelebt hätten.

Diese Verlagerung wird voraussichtlich zu vielen Schwierigkeiten führen und sich sowohl positiv als auch negativ auswirken. In den Gemeinden wird es neue Pflegemodelle geben, die den Patienten ein humaneres und persönlicheres Umfeld bieten. Die »Eingliederung« (der Betroffene wird ermutigt, sich dem normalen Leben so stark anzunähern, wie es im Rahmen seiner Krankheit möglich ist) wird zu einer deutlich verbesserten Lebensqualität für viele Patienten mit psychiatrischen Dauerleiden führen. Leider wird es aber auch vorkommen, daß Patienten diese Anpassung nicht gelingt, wenn man ihre Schwierigkeiten unterschätzt.

Um die erforderlichen Wohnverhältnisse zu schaffen, wird man zunehmend Hilfspersonal und ungelernte Kräfte einstellen; damit mag man anfangs vielleicht Geld sparen, doch es wird die Qualität der Pflege beeinträchtigen. Deshalb sind neue Pflegeformen und eine geeignete, wirkungsvollere Gesetzgebung erforderlich.

Die steigenden gesellschaftlichen und finanziellen Anforderungen bei der Bereitstellung eines umfassenden, gemeinschaftlich organisierten psychiatrischen Gesundheitswesens und die Erkenntnis, daß nicht alle geistigen Störungen heilbar sind und nicht alle Patienten sozial integrierbar sind, werden wahrscheinlich zu einer Versorgungsstruktur führen, die eine Pflege in

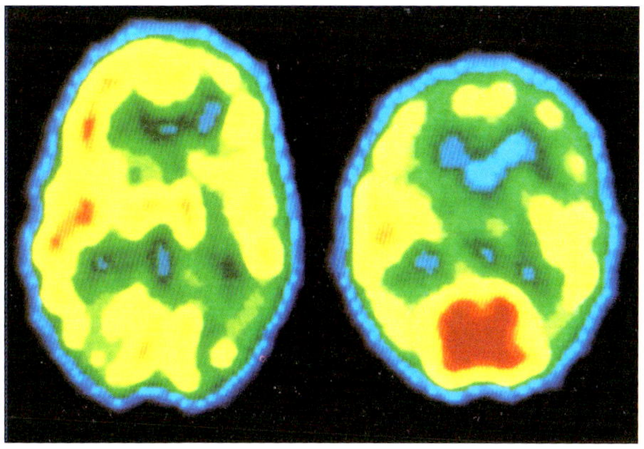

OBEN: *PET-Axialaufnahmen von einem gesunden Gehirn (links) und dem eines Schizophreniekranken (rechts). In dem erkrankten Gehirn erkennt man einen erhöhten Glucosestoffwechsel (roter Bereich).*

Anstalten vorsieht, die kleiner und persönlicher sind, als man es bisher kannte.

Fortschritte der Psychotherapie

Die Psychotherapie wird sich wahrscheinlich von ihren Wurzeln in der klassischen Psychiatrie entfernen und in der Grundversorgung eine größere Rolle spielen. Beratung wird häufiger verlangt werden und verbreitet verfügbar sein, wenn die Menschen sich mit steigendem Wohlstand mehr und mehr um ihr gesamtes Wohlbefinden kümmern. Die Psychotherapie wird sich deshalb auch mehr mit kurzfristigen, zielgerichteten Therapieformen beschäftigen und weniger mit der langwierigen klassischen Psychoanalyse.

In Zukunft wird die Psychotherapie wahrscheinlich mehr die Funktion haben, Menschen mit geistigen Störungen die psychologischen Wurzeln ihrer Symptome bewußtzumachen. Heute kommen viele Patienten zum Haus- oder Facharzt mit körperlichen Symptomen, die eindeutig von psychischen Konflikten hervorgerufen oder wenigstens verstärkt werden.

Fortschritte in der Verhaltenstherapie und besonders in der Beherrschung von Angstzuständen werden zu Therapieformen führen, mit denen sich die psychischen Belastungen reduzieren lassen, die schwerere Geisteskrankheiten wie zum Beispiel die Schizophrenie heraufbeschwören.

Die Kostenfrage

Die Behandlungen werden immer teurer, deshalb wird man Pläne entwickeln müssen, wie man die Lebensqualität der Patienten so kosteneffektiv wie möglich steigert. Die Patienten werden zunehmend auf ihre Rechte als Verbraucher pochen und zu juristischen Schritten greifen, um Entschädigungen für die schädlichen Nebenwirkungen von Medikamenten und für Fehler der Ärzte zu erhalten.

Bedeutende Erkenntnisse über Ursachen, Behandlung und Versorgung von Geisteskrankheiten stehen zweifellos ins Haus. Doch die Vergangenheit hat gezeigt, daß sich solche Erkenntnisse gewöhnlich – trotz der hohen Entwicklungskosten und trotz des Aufwandes – ungeplant und nur schwer vorhersehbar ergeben. Wenn aber große Fortschritte gemacht werden, haben sie meist revolutionäre Auswirkungen. Auf einen solchen Schritt folgt gewöhnlich eine Phase der therapeutischen Verfeinerung und Konsolidierung. Man kann jedoch unmöglich vorhersagen, wann und wo sich der nächste Durchbruch ereignen wird, denn nicht jede Anstrengung wird vom Erfolg belohnt.

Umgang mit dem Tod

von Dr. Robert Twycross

Dozent für palliative Medizin der Universität Oxford und Facharzt am Sir Michael Sobell House, Churchill Hospital, Oxford

»WER BEHAUPTET, er sehe dem Tod ohne Furcht entgegen, der lügt. Alle Menschen haben Angst vor dem Sterben, das ist das große Gesetz aller fühlenden Wesen, ohne das die gesamte Menschheit bald zerstört wäre.«

Diese Worte des französischen Philosophen Jean-Jacques Rousseau aus dem 18. Jahrhundert werden im Jahr 2020 noch genauso gelten wie vor 200 Jahren, und die Herausforderung, mit dem Tod umzugehen, wird noch immer die gleiche sein. Die Gesellschaft wird sich zwar vor allem auf Jugendlichkeit, körperliche Leistungsfähigkeit und materiellen Profit ausrichten. Auf der anderen Seite wird die Bedeutung der Kranken- und Altenpflege weiter wachsen.

Pflege des ganzen Menschen

Infolge der heftig geführten Debatte, die sich Anfang der neunziger Jahre über die in Holland praktizierte Sterbehilfe entspann – ein gesellschaftliches Experiment, das schnell aus dem Ruder lief –, und nachdem es an allen medizinischen Fakultäten in Großbritannien Lehrstühle für palliative Medizin gibt, werden Auswahl und Ausbildung der Medizinstudenten sich in Zukunft drastisch wandeln. Angeregt durch Empfehlungen des Europarates und durch die Einbeziehung der palliativen Pflege in das Programm »Europa gegen Krebs« werden Ärzte und Pflegepersonal die Kommunikation mit dem Patienten und seine psychologische Einschätzung besser beherrschen lernen. Diese nichtkörperlichen Gesichtspunkte bei der Pflege werden keine untergeordnete Bedeutung mehr haben, und man wird sie nicht mehr als Luxus betrachten. Die »Pflege des ganzen Menschen« wird das Motto sein, und sie erfordert Pflegekräfte, die in einem multidisziplinären Team vielschichtig denken und handeln können.

Trotz der Fortschritte in Früherkennung und Behandlung von Krebs wird diese Krankheit im Jahr 2020 viel häufiger auftreten als heute, und auch der Anteil der Todesfälle wird entsprechend höher sein.

»Ein Ort der Geborgenheit und des Leidens«

Glücklicherweise werden die Kenntnisse der Schmerz- und Symptomlinderung sich so weit entwickelt haben, daß die

UNTEN: *Wegen der steigenden Lebenserwartung für Männer und Frauen in den Industrieländern wird ein System unterstützender Pflege immer wichtiger – so wie hier in diesem Seniorenheim.*

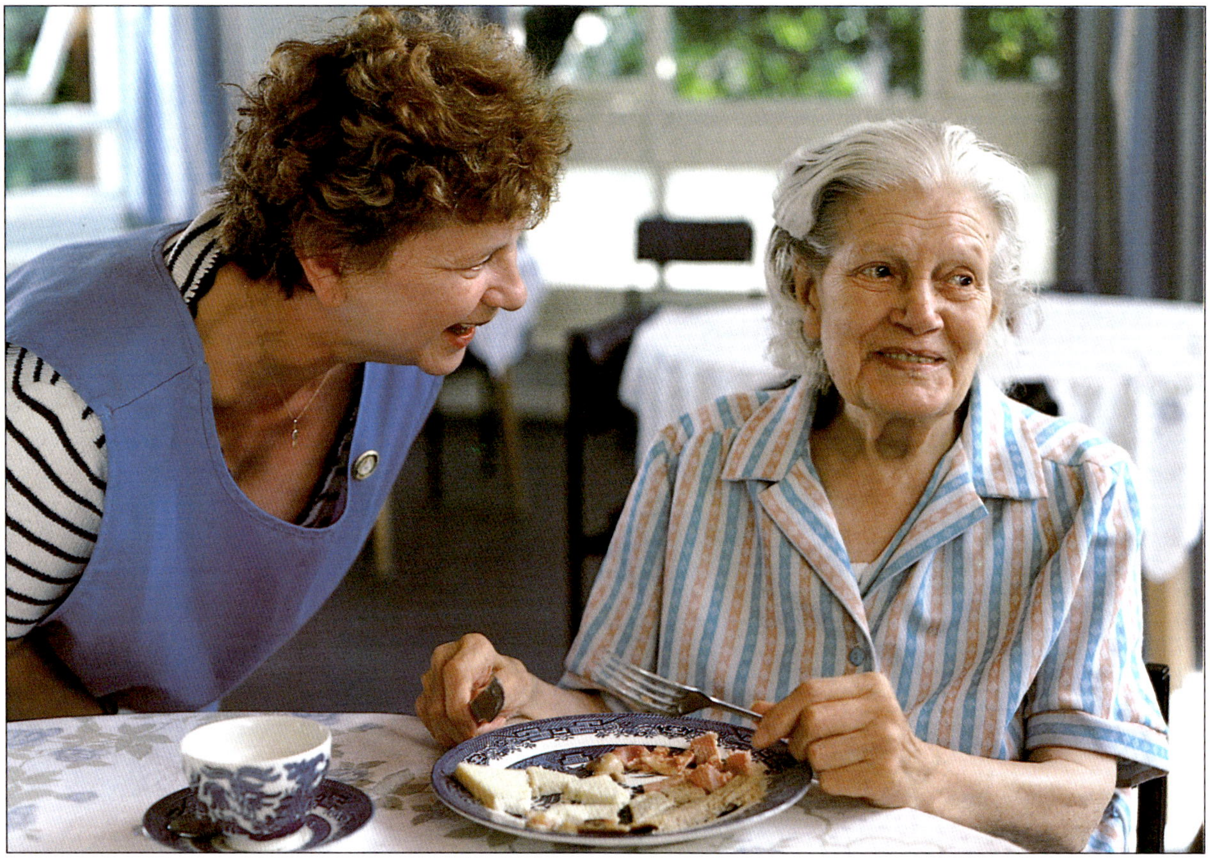

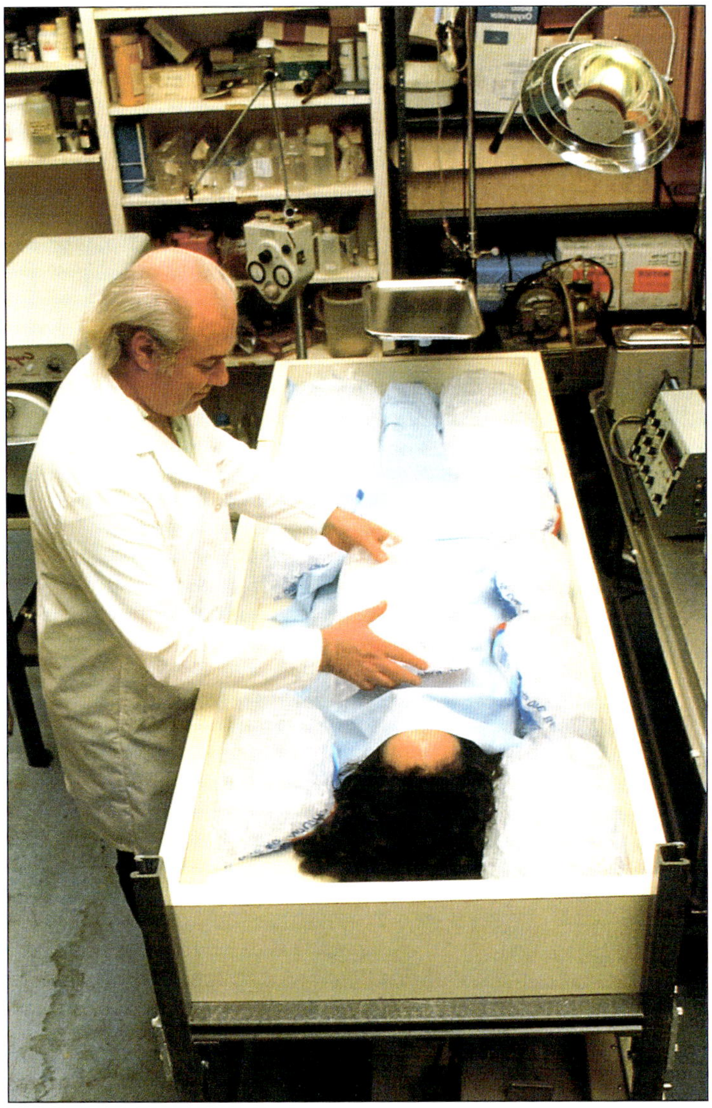

OBEN: *Manche Patienten, denen heute medizinisch nicht mehr geholfen werden kann, können in Zukunft vielleicht geheilt werden. In der Trans Time Clinic in Kalifornien wird ein klinisch toter Patient eingefroren.*

Patienten fast keine körperlichen Schmerzen mehr empfinden werden. Der Gedanke an einen qualvollen Tod wird der Vergangenheit angehören. Doch wenn die Patienten nicht mehr von ungezügelten Schmerzen abgelenkt und erschöpft sind, haben sie mehr Zeit und Energie, um über den bevorstehenden Tod nachzudenken. Wie heute werden dabei nur wenige ihr inneres Gleichgewicht bewahren. Die Menschen werden sich innerlich auf unterschiedliche Weise wehren, manche durch beständiges Leugnen der Realität. Die meisten Patienten werden jedoch Phasen der emotionalen Irritation durchleben, wenn sie gezwungen sind, das Unvermeidliche in ihre persönliche Weltsicht zu integrieren. Das Pflegeheim wird weiterhin »ein Ort der Geborgenheit und des Leidens« sein. »Sie müssen wissen, daß ihre innere Unruhe und Pein ein Zeichen für eine wichtige Anpassung ist und nicht für die beginnende Verrücktheit, denn die Angst vor dem Verrücktwerden ist größer als die Angst vor dem Tod«, schrieb Dr. A. Stedeford 1987 in *Palliative Medicine.* Angesichts dieser Situation werden die Pflegekräfte lernen müssen, Menschen bei ihrer persönlichen Todesvorbereitung zu begleiten. Ein Arzt formulierte es so: »Langsam lerne ich, wie wichtig die Machtlosigkeit ist. Ich erlebe sie in meinem eigenen Leben, und ich lebe damit bei meiner Arbeit. Das Geheimnis ist, keine Angst davor zu haben – und nicht wegzulaufen. Die Sterbenden wissen, daß wir nicht Gott sind ... Sie wollen nur, daß wir sie nicht im Stich lassen.«

Wenn es zur Jahrhundertwende wie erhofft einen Impfstoff gegen HIV gibt, wird AIDS glücklicherweise, wie die Pocken, in den Geschichtsbüchern zu den besiegten Krankheiten gezählt werden. Bei der Alzheimer-Krankheit sind die Aussichten weniger günstig, besonders wegen der zunehmenden Zahl der über 80jährigen. Doch auch hier gibt es durch die Fortschritte der Neuropharmakologie Hoffnungen, und die Zahl der schweren Fälle wird recht gering sein.

Oberfläche und Tiefe

Um dem ständigen Bedarf an unterstützender Pflege gerecht zu werden, muß ein Netz von Pflegeheimen für Patienten mit Alzheimer und ähnlichen degenerativen Erkrankungen eingerichtet werden. Wie die älteren, auf Krebspatienten ausgerichteten Heime, so werden auch diese sich auf die häusliche Pflege mit spezialisierten Gemeindeschwestern stützen, die mit dem eigentlichen Pflegeteam zusammenarbeiten. Im Mittelpunkt solcher Einrichtungen wird die Tagesklinik stehen, die aber auch über Betten für vorübergehende Einweisungen und zur langfristigen Versorgung der Schwerstkranken verfügt.

Die Heime beider Typen werden mit dem Oberflächlichen und dem Tiefen, dem Bewußten und dem Unbewußten, dem Faßbaren und dem Unfaßbaren zu tun haben. Das Schwergewicht wird zwangsläufig auf Linderung und nicht auf Heilung liegen: Man wird versuchen, die »richtige Beziehung« (d. h. die Harmonie) zum Ich, zum Nachbarn und zum Schöpfer herzustellen. Zum Programm aller Heime werden Dinge gehören, die den Übergang von der Oberfläche zu den tieferen Erfahrungen erleichtern, wie Dichtung, Kunst, Handwerk usw., aber auch Musik, Massage, Erinnerung und Entspannung. Im Vordergrund wird dabei besonders die Suche nach Bedeutung, nach dem Sinn des Leidens stehen. Auch im Jahr 2020 wird das Leiden ein unvermeidlicher, unauslöschlicher und fest verwurzelter Teil der menschlichen Erfahrung bleiben. Und auch im Jahr 2020 werden die Worte eines hinterbliebenen Ehemanns, der den schrecklichen Widerspruch kommentierte, ihre Bedeutung nicht verloren haben: »Ich glaube, meine Frau hat in diesen schrecklichen Monaten über unsere Liebe mehr gelernt als je zuvor, und wir von ihr auch ... Das Leiden bei einer langen, unheilbaren Krankheit ist nicht umsonst.«

UNTEN: *Durch die verbesserte medizinische Versorgung in Pflegeheimen wird es körperlichen Schmerz vor dem Tod nicht mehr geben.*

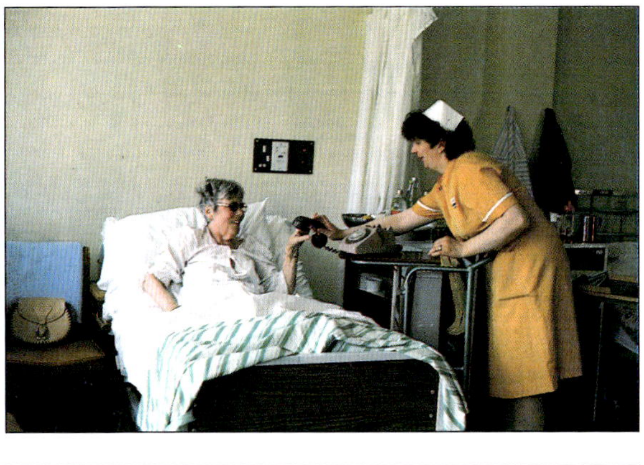

Register

Seitenzahlen, die *kursiv* erscheinen, weisen auf Bildunterschriften hin.

D

E

F

G

H

I

J

K

Danksagungen

Morgan Samuel Editions möchten den folgenden Personen für ihre Mitwirkung am Zustandekommen dieses Buches ausdrücklich danken:

Claire und Stuart Brown; Pat Cairns; Andy Clarke und Julia Kamlish von Science Photo Library; Dick Cliff-Atkins von Lablink; Sam Garst und Tynan von Pre-Press Ltd, London; Professor G. W. Hanks; Dr. John Ingles; Dr. Anna Kuroska; Per und Peter Saugman von Blackwell Scientific Publishing, Oxford; William Schupbach und Catherine Draycott vom Wellcome Institute for the History of Medicine, London; Mr. John Shepherd; Ian Shepphard; Maxwell Summerhayes; Paul Valerio und Catherine Pearce von Toppan (London); Dr. Jonathan Waxmann; Emma Worth.

Besonderer Dank gilt darüber hinaus Nicola Perryman und Thomas Perryman.

Die vgs verlagsgesellschaft bedankt sich bei Franz Knieps vom AOK-Bundesverband, Bonn, für seinen Beitrag über die Entwicklung des Gesundheitswesens in der gesetzlichen Krankenversicherung in Deutschland und bei Ulrike Ohage für ihre vielen hilfreichen und konstruktiven Anmerkungen zum deutschen Text.

Fotonachweise

Bayer AG 49, 51, 95 (rechts); **Bridgeman Art Library** 24, 30, 36 (rechts), 42, 82 (links), 84 (oben), 89 (unten), 117 (oben); **National Portrait Gallery** 84 (unten); **British Library** 41 (oben), 43 (links), 47, 52 (rechts), 53 (links); **British Museum, Courtesy of the Trustess** 8/9, 10 (oben), 14 (links), 14 (rechts), 15 *Dr. Dominique Collon*, 19 (links); **British Red Cross** 211 (unten); **Christies South Kensington** 53 (rechts); **Columbia Pictures** 189 (rechts); **Commonwealth Institute** 201 (unten) *John R. Leach*; **Format** 241 (oben); **Frank Spooner Pictures** 206 (links), 206 (rechts) *Pascal Maitre/Gamma*, 207 (oben) *Mike Okoniewksi/Liaison USA*, 245 *Kermani/Liaison USA*; **Allen Furbeck** 189 (oben links); **Dr. Cosmo Hallstrom** 242; **Heather Angel** 21 (links), 195 (unten); **Hulton Deutsch** 19 (rechts), 20, 23, 25 (oben), 26, 27, 37, 39, 66 (rechts), 74 (rechts), 74 (unten), 75, 77 (rechts), 78, 81 (unten), 82 (rechts), 83, 85 (unten), 88, 93, 94 (rechts), 109 (oben), 110 (rechts), 111 (links), 115, 119, 131, 135 (unten), 138 (rechts), 139 (oben), 140/141, 142, 147, 153 (unten), 164 (unten), 180 (unten), 193 (oben); 69, 90, 91, 101 (oben), 102 (rechts), 105 (links), 109 (rechts), 147 (links) *Bettman*; **The Hutchison Library** 10 (unten), 151 (unten), 210, 211 (oben), 222 (oben); 218 (links) *Melanie Friends*; **The Illustrated London News Picture Library** 164 (oben); **The Imperial War Museum** 123 (oben), 130 (oben), 132/133, 134, 135 (oben), 138 (links), 143; **Dr. Bill Lees** 230; **Magnum Photos** 216 (unten) *Stuart Franklin*; **Mary Evans Picture Library** 35 (rechts), 38 (oben), 43 (rechts), 43 (unten), 56, 57, 59, 73, 79 (links), 79 (rechts), 80 (links), 81 (oben), 85 (oben), 120 (oben), 128; **MGM-UA** 186; **National Medical Slide Bank** 188; **Popperfoto** 157 (unten) *Reuter*, 187 (unten), 193 (unten); **Royal College of Surgeons** 76; **St. Bartholomew's Hospital** 22 (oben), 48; 32/33 *Department of Medical Illustrations*; **Sally & Richard Greenhill** 240, 244, 245 (unten); **Science Museum** 12 (rechts), 71 (links), 116, 124 (links), 127 (Mitte), 169.

Science Photo Library 38 (unten), 54 (rechts), 65, 67, 71 (unten), 103, 106, 117, 122, 123 (unten), 129 (oben), 184/185, 194, 199 (rechts), 200, 214, 216 (oben); 218 (rechts), 220 (unten) *Paul Biddle*; 208/209, 219, 222 (unten), 223 (unten) *Paul Biddle/Tim Malyon*; 111 (rechts), 151 (oben) *Biophoto Associates*; 136 *Martin Bond*; 94 (links), 96 *Dr. Tony Brain*; 171 (oben) *BSIP Boncharlat*; 50 *Dr. Jeremy Burgess*; 224/225 *Oscar Burriel/Latin Stock*; 187 (oben) *CEA-Orseay/CNRI*; 25 (unten), 40, 60, 64, 100, 101 (rechts), 120 (unten), 125 (links) *Jean-Loup Charmet*; 92, 97 (oben), 99, 107 (oben), 107 (rechts), 108, 110 (links), 130 (unten), 158/159, 160, 176, 195 (oben) *CNRI*; 61 *CNRI Rhone Merieux*; 191 (unten) *Martin Dohrn*; 201 (oben), 202 *A. B. Dowsett*; 54 (links) *John Durham*; 170 *Simon Fraser*; 182 *Simon Fraser/Freeman Hospital, Newcastle-Upon-Tyne*; 197 *Simon Fraser/RVI, Newcastle-Upon-Tyne*; 154 *Lowell Georgia*; 204 *Graphico*; 127 (oben) *David Grossman*; 149 (oben) *Adam Hart-Davis*; 238 *James King-Holmes, Celltech Ltd*; 233 *Ivaldi, Jerrican*; 199 (links) *Kings College Hospital, Breast Screening Unit, London*; 98 (oben) *Kings College School of Medicine, Department of Surgery, London*; 217 (oben) *Richard Kirby, David Spears*; 6/7, 34, 196 *Mehau Kulyk*; 183 *David Leah*; 98 (rechts) *Francis Leroy, Biocosmos*; 234 *Charles Lightdale*; 212 *London School of Hygiene and Tropical Medicine*; 217 (unten) *Andrew McCleneghan*; 155 (rechts), 167 (oben), 220 (oben), 221 *Will & Deni McIntyre*; 124 (rechts) *D. McMullen*; 125 (rechts); 162 (unten), 203 (oben), 241 (unten) *Peter Menzel*; 104 (unten), 215 *Astrid & Hans-Frieder Michler*; 95 (links) *Moredun Animal Health Ltd*; 173 (oben), 174, 180 (oben), 191 (oben), 229 (unten) *Hank Morgan*; 150 *Larry Mulvehill*; 227 *NASA*; 18 *National Library of Medicine*; 97 (unten) *National Medical Library*; 139 (unten) *Joseph Nettis*; 205 *NIBSC*; 149 (unten) *Robert Noonan*; 129 (unten); 226 (unten) *Novosti*; 105 (rechts) *Dr. L. Orci, University of Geneva*; 165 *David Parker*; 144/145 *Petit Format/Nestle*; 229 (oben), 237 (links) *Philippe Plailly*; 172 *Chris Priest*; 236, 237 (rechts) *J. C. Revy*; 89 (oben), 113 (rechts), 157 (oben), 166 *St. Bartholomew's Hospital*; 137 (links), 137 (rechts) *St. Mary's Hospital Medical School*; 112, 148 *David Scharf*; 162 (oben rechts) *Science Source*; 102 (oben links), 113 (unten) *Secchi Lecacque, Roussel, UCLAF, CNRI*; 239 (unten) *Professor Karol Sikora*; 235 (links) *SIU*; 228 *Sinclair Stammers*; 178, 179 *James Stevenson*; 155 (links), 239 (oben) *Tektoff-RM-CNRI*; 203 (unten) *Sheila Terry*; 167 (unten) *Geoff Tompkinson*; 12 (links), 168, 171 (unten), 173 (unten), 177, 181, 226 (oben), 231, 235 (rechts) *Alexander Tsiaras*; 152 *Tom Tucker*; 243 *US National Institute of Health*; 46 *Van Bucher*; 72 *US National Library of Medicine*; 223 (oben) *World View/Igno Cuypers*; 163 *Hattie Young*.

Sigmund Freud Copyrights/Freud Museum, London 118; **Tate Gallery** 86/87; **Terrence Higgins Trust** 207 (unten); **Topham Picture Source** 153 (oben); **University of Pennsylvania School of Medicine, Philadelphia** 44/45; **Weidenfeld & Nicholson Archives** 162 (oben links) *A. C. Barrington-Brown*; **Wellcome Institute, London** 11, 13, 16, 17 (links), 17 (rechts), 21 (rechts), 22 (links), 28, 29, 31, 35 (links), 36 (links), 41 (unten), 52 (links), 55, 58, 66 (links), 68, 70, 77 (links), 80 (rechts), 98 (links), 104 (oben), 114, 122 (oben), 126, 146, 156, 190, 192; **World Health Organisation** 213 (oben), 213 (unten) *Dr. D. Tarantolf*.